U0339667

Gerard A. Malanga, MD / Victor Ibrahim, MD

Regenerative Treatments in Sports and Orthopedic Medicine

骨科与运动损伤再生治疗

主　　编　〔美〕杰拉德·A.马兰加
　　　　　　　　维克多·易卜拉欣

主　　译　裴国献

副 主 译　毕　龙　杨　柳　樊俊俊

主译助理　雷　星　穆亚莉

天津出版传媒集团

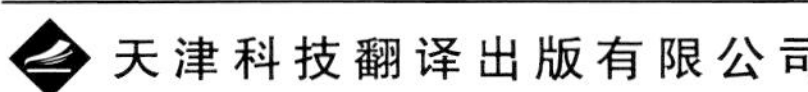
天津科技翻译出版有限公司

著作权合同登记号:图字:02 -2018 -142

图书在版编目(CIP)数据

骨科与运动损伤再生治疗/(美)杰拉德·A.马兰加(Gerard A. Malanga),(美)维克多·易卜拉欣(Victor Ibrahim)主编;裴国献主译. — 天津:天津科技翻译出版有限公司,2020.10

书名原文:Regenerative Treatments in Sports and Orthopedic Medicine

ISBN 978-7-5433-4016-9

Ⅰ.①骨… Ⅱ.①杰… ②维… ③裴… Ⅲ.①骨再生-研究 Ⅳ.①R68

中国版本图书馆 CIP 数据核字(2020)第 055344 号

The Original English language work: Regenerative Treatments in Sports and Orthopedic Medicine, first edition

9781620701126

by Gerard A. Malanga MD & Victor Ibrahim MD

has been published by: Springer Publishing Company New York, NY, USA

授权单位:Springer Publishing Company
出　　版:天津科技翻译出版有限公司
出 版 人:刘子媛
地　　址:天津市南开区白堤路 244 号
邮政编码:300192
电　　话:(022)87894896
传　　真:(022)87895650
网　　址:www.tsttpc.com
印　　刷:北京博海升彩色印刷有限公司
发　　行:全国新华书店
版本记录:787mm×1092mm　16 开本　17 印张　300 千字
　　　　2020 年 10 月第 1 版　2020 年 10 月第 1 次印刷
　　　　定价:180.00 元

献给所有正在遭受病痛的患者：希望你们能寻找到新的康复方法。

主译简介

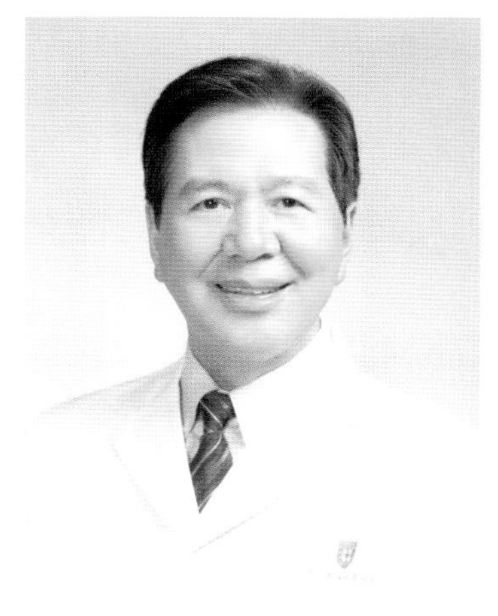

裴国献 医学博士，文职将军，现任南方科技大学医院院长，讲席教授，主任医师，博士研究生导师。原任空军军医大学(第四军医大学)西京骨科医院院长，空军军医大学国际骨科教育学院院长，全军骨科研究所所长。我国著名骨科专家，开创了亚洲异体肢体移植的先河，被誉为“亚洲异体肢体移植第一人”；开拓了新兴交叉学科“数字骨科学”，为我国数字骨科学的开拓者和领军人；在国内较早开展再生骨科的研究，提出了血管、神经与组织工程骨同步构建的理论，在国际上率先成功开展大段骨缺损(12cm)组织工程骨修复。

担任国务院学位委员会第五届学科评议组成员、科技部“生物材料与组织器官修复”重点项目专家组成员、国家科技奖和中华医学奖评审专家、国际复合组织移植学会首任秘书长、中华医学会显微外科学分会第七届委员会主任委员、中华医学会医学工程学分会数字骨科学组组长、中国研究型医院学会骨科创新与转化专业委员会主任委员、SICOT中国部数字骨科学会主任委员、《中华创伤骨科杂志》总编辑等学术职务。主持国家863重大专项、国家973项目、国家自然科学基金重点项目、军队重点与杰出中青年人才基金等22项；主编专著21部，其中*Microsurgical Orthopedics*、*Digital Orthopaedic*为国际著名出版集团Springer邀约主编，全球发行；总主编大型丛书《数字骨科学》；以第一完成人获国家科技进步二等奖1项、省部(军队)级科技进步一等奖4项及军队专业技术重大贡献奖2项，发明专利10项，发表SCI论文89篇；荣立个人二等功2次，三等功4次。享受国务院政府特殊津贴，先后被授予“全国首届中青年医学科技之星”“国家级有突出贡献的中青年科学技术专家”“全国百千万人才工程首批人选”“军队科技金星”“首批总后院士后备人选”“中央直接掌握联系的高级专家”，以及“中国医学科学家”等称号。

译者名单

主　　译　裴国献

副 主 译　毕　龙　杨　柳　樊俊俊

主译助理　雷　星　穆亚莉

译　　者　（按姓氏汉语拼音排序）

毕　龙　程朋真　樊俊俊　高　祎
雷　星　李俊琴　刘　斌　苗　胜
穆亚莉　裴国献　宋　岳　吴　昊
杨　柳　张帅帅

主编简介

Gerard A. Malanga, MD

Partner/Founder
New Jersey Sports Medicine, LLC
Partner/Founder
New Jersey Regenerative Institute
Cedar Knolls, New Jersey
Clinical Professor
Department of Physical Medicine and Rehabilitation
Rutgers School of Medicine— New Jersey Medical School
Newark, New Jersey

Victor Ibrahim, MD

Founding Partner
Regenerative Orthopedics and Sports Medicine
Washington, DC

编者名单

Raisa Bakshiyev, MD
Department of Physical Medicine and Rehabilitation
Northwell Health
Manhasset, New York

Marko Bodor, MD
Assistant Professor
Department of Physical Medicine and Rehabilitation
University of California at Davis
Sacramento,California;
Interventional Physiatrist
Department of Spine and Sports Medicine
Bodor Clinic
Napa, California

Joanne Borg-Stein, MD
Associate Professor/Associate Chair
Sports and Musculoskeletal Rehabilitation;
Associate Director, Harvard/Spaulding Sports Medicine Fellowship
Department of Physical Medicine and Rehabilitation
Harvard Medical School
Wellesley, Massachusetts

Jay E. Bowen, DO
New Jersey Regenerative Institute, LLC
Cedar Knolls, New Jersey

Sherman O. Canapp, Jr., DVM, MS, CCRT, DACVS, DACVSMR
Chief of Staff
Orthopedic Surgery, Sports Medicine, and Regenerative Medicine
Veterinary Orthopedic and Sports Medicine Group;
President and CEO
Orthobiologic Innovations
Annapolis Junction, Maryland

Brittany Jean Carr, DVM, CCRT
Canine Sports Medicine and Rehabilitation Veterinarian
Sports Medicine and Rehabilitation
Veterinary Orthopedic and Sports Medicine Group
Annapolis Junction, Maryland

Ricardo E. Colberg, MD, RMSK
Sports Medicine Physician
Andrews Sports Medicine and Orthopedic Center
American Sports Medicine Institute
Birmingham, Alabama

Sean Colio, MD
Clinical Assistant Professor
Department of Orthopedic Surgery
Stanford University
Redwood City, California

Robert Diaz, MD
Resident Physician
Department of Physical Medicine and Rehabilitation
Spaulding Rehabilitation Hospital/Harvard Medical School
Charlestown, Massachusetts

Ryan Dregalla, PhD
Regenerative Science Research and Development
Dregalla Medical Technologies, LLC
Scottsdale, Arizona

Robert W. Engelen, DO
Sports Medicine Physician
Department of Orthopedics
Comprehensive Orthopedics and Sports Medicine/Physician Group of Utah
Salt Lake City, Utah

Angela T. Gordon, PT, DSc, MPT, COMT, OCS, ATC, FMS
Co-Founder and Physical Therapist
Advanced Kinetics Physical Therapy and Sports Performance
Falls Church, Virginia

Kwang Han, PT, MPT
Co-Founder and Physical Therapist
Advanced Kinetics Physical Therapy and Sports Performance
Falls Church, Virginia

Zaid Hashim, MBBS, MRCS (Eng), PGCMedEd
Specialty Trainee in Trauma and Orthopedics
Department of Trauma and Orthopedics
York Teaching Hospitals
York, United Kingdom

Fadi Hassan, MBBS, BSc (Hons)
Junior Doctor
Good Hope Hospital
Heart of England NHS Foundation Trust
Birmingham, United Kingdom

Sony M. Issac, MD
Resident
Department of Physical Medicine and Rehabilitation
Nassau University Medical Center
East Meadow, New York

Wade Johnson, DO
Department of Physical Medicine and Rehabilitation
New York-Presbyterian Hospital
New York, New York

Leah M. Kujawski, RN, BSN
Clinical Operations Manager
Regenerative Orthopedics and Sports Medicine
Washington, DC

Ariane Maico, MD
Department of Physical Medicine and Rehabilitation
University of Alabama School of Medicine
Birmingham, Alabama

Kenneth R. Mautner, MD
Associate Professor
Departments of Physical Medicine and Rehabilitation and Orthopedics
Emory University;
Director, Primary Care Sports Medicine
Emory Sports Medicine Center
Atlanta, Georgia

Timothy J. Mazzola, MD
Non-Operative Orthopedic and Regenerative Medicine Specialist
Cornerstone Orthopedics and Sports Medicine
Louisville, Colorado;
Senior Clinical Instructor
Department of Family Medicine
University of Colorado School of Medicine
Aurora, Colorado

William D. Murrell, MD, MS
Chief Science Officer
Emirates Healthcare
CEO and Consultant
Orthopedic Sports Medicine
Emirates-Integra Medical and Surgical Centre
Dubai, UAE;
Orthopedics, Rehabilitation, and Podiatry Department
Fort Belvoir Community Hospital
Fort Belvoir, Virginia

Karl M. Nobert, Esq.
FDA Regulatory Attorney
Principal
The Nobert Group, LLC
Sterling, Virginia;
President
ReCellerate Inc.
Middleburg, Virginia

José A. Ramírez-Del Toro, MD
Director of Sports Medicine Fellowship
Department of Physical Medicine and Rehabilitation
University of Pittsburgh Medical Center
Pittsburgh, Pennsylvania;
Director of Sports Medicine
California University of Pennsylvania
California, Pennsylvania

Michael A. Scarpone, DO
Medical Director
Sports Medicine Trinity Health System;
Assistant Professor
Drexel School of Medicine AGH Campus
Team Physician Pittsburgh Pirates
Steubenville, Ohio

Brian J. Shiple, DO, CAQSM, RMSK
Founder
The Center for Sports Medicine
Glenn Mills, Pennsylvania;
Assistant Clinical Professor of Family and Community Medicine
Temple University School of Medicine
Philadelphia, Pennsylvania

Imran James Siddiqui, MD, RMSK
Director of Clinical Care
Regenerative Orthopedics and Sports Medicine
Department of Physical Medicine and Rehabilitation
George Washington University
Washington, DC

Jay Smith, MD
Professor
Departments of Physical Medicine and Rehabilitation, Radiology, and Anatomy
Mayo Clinic
Rochester, Minnesota

Walter I. Sussman, DO, RMSK
Sports Medicine Physician, CAQSM
Orthopedic Care Physician Network
North Easton, Massachusetts;
Assistant Professor
Department of Physical Medicine and Rehabilitation
Tufts University
Boston, Massachusetts

Suad Trebinjac, MD, PhD
Associate Professor
Medical Director
Dubai Physiotherapy and Rehabilitation Center (DPRC);
Consultant
FIFA Medical Center of Excellence
Dubai, UAE

Andre J. van Wijnen, PhD
Professor
Department of Orthopedic Surgery
Mayo Clinic
Rochester, Minnesota

Christopher J. Visco, MD
Associate Professor
Department of Rehabilitation and Regenerative Medicine
Columbia University Medical Center
New York, New York

David C. Wang, DO, DABPMR
Director of Education and Training
Regenerative Orthopedics and Sports Medicine
Washington, DC

Christopher J. Williams, MD
Attending Physician
Regenerative Orthopedics
Centeno-Schultz Clinic
Broomfield, Colorado

Peter I-Kung Wu, MD, PhD
Resident Physician
Department of Physical Medicine and Rehabilitation
Spaulding Rehabilitation Hospital/Harvard Medical School
Charlestown, Massachusetts

中文版前言

再生医学是一门研究如何促进创伤与组织器官缺损生理性修复，以及如何进行组织器官再生与功能重建的学科。通过研究机体的正常组织特征与功能、创伤修复与再生机制及干细胞分化机制，寻找有效的生物治疗方法，促进机体自我修复与再生，或构建新的组织与器官以维持、修复、再生或改善损伤组织和器官功能。在过去的20年里，再生医学取得了巨大的进展，特别是在骨科和运动医学领域，为软骨、半月板、椎间盘、肌腱和韧带等不可再生组织的损伤治疗提供了新的途径。

正如书中所述，目前骨科和运动医学中的很多治疗方案已经过时且无效，如肩袖肌腱病变、肱骨外上髁炎和膝关节半月板损伤等疾病，国内更多的骨科医生偏向于传统的封闭注射或手术治疗，这种方式只能治“标”而并非治“本”，其结果是抑制了肉芽组织和胶原的合成，破坏了半月板结构的完整性，最终导致病情复发或加重。相反，如果掌握再生医学疗法，那么上述疾病有望得到根本治愈。究其原因，是再生医学在国内开展起步较晚，多数骨科医生对此还不熟悉，也很少有专业书籍供临床参考。通过查阅数据库，目前国内还没有一本针对骨科与运动医学的专业再生医学书籍。在此背景下，我们推出了《骨科与运动损伤再生治疗》译著，旨在传播与骨科临床紧密相关的再生医学知识和最新进展，也为拟开展或正在开展再生治疗的骨科医生提供参考。

本书共分14章，第1章介绍常见肌肉骨骼疾病的病理生理和影响治疗的因素；第2章到第4章介绍再生医学涉及的名词术语(第2章)、监管(第3章)和操作注意事项(第4章)；第5章介绍再生医学在犬类动物模型中的应用；第6章到第10章介绍再生医学中富血小板血浆在人类骨科与运动疾病中的应用情况，系统说明富血小板血浆的作用原理、制备方法(第6章和第10章)、常见肌肉骨骼疾病中单独(第7章)或配合手术(第8章)应用的效果评价，同时也介绍了几种新兴的再生制剂(第9章)；第11章到第12章介绍收集干细胞的方法和干细胞在骨科再生医学中的应用；第13章是骨科再生医学操作技术，详细介绍了人体全身重要关节及肌腱、韧带的解剖与病理、治疗适应证和操作要点。此外，本书还配有大量的超声图像来标明具体的解剖结构以及超声引导下的进针角度;第14章针对常见的肌肉骨骼疾病,提出对应的再生治疗后康复方案。

总之,本书作为首部针对骨科和运动医学领域的再生医学专著,基本囊括了骨科常见肌肉骨骼疾病和对应的再生医学干预原理和方法,内容详细,图文并茂,深入浅出,使读者易于学习和掌握,是初学者必备的参考书。需要注意的是,在开展再生医学的过程中,需严格遵守操作规范和适应证,以增加治疗的安全性和有效性。

在本译著付梓之际,感谢为本书付出辛勤劳动的各位译者及主译助理雷星博士、穆亚莉秘书;感谢天津科技翻译出版有限公司编辑的悉心指导和全力支持。书中翻译从信、达、雅角度难免有所不及,乃至不妥及纰漏,恳请读者不吝雅正。

期待本书的出版能起到传播骨科再生医学知识、拓展骨科医生临床视野、转变疾病诊疗思路和规范再生操作的作用,为助推中国骨科再生医学的发展和骨科治疗水平的提升尽绵薄之力!

裴国献

2020年5月于深圳

前言

随着产业的进步和医学研究的融合，再生医学在全球的临床应用呈指数级增长。基于再生医学的兴起，人们对这一领域权威专著的需求越来越大。现代研究对细胞因子和细胞再生理论已有了更深入、更复杂的理解，并且实现了再生医学的临床转化。本书阐述了再生医学由基础理论向临床转化的发展历程。

当今骨科和运动医学的许多标准治疗方案已经过时且无效，正在被再生医学干预所取代。这些治疗方案包括长期应用抗炎药物；皮质类固醇注射治疗非炎症性疾病，如跟腱炎；应用关节镜行部分半月板切除术治疗退行性半月板撕裂；反复进行硬膜外皮质类固醇注射；以及许多正在开展的脊柱融合手术。很明显，目前的美国卫生保健系统需要改进，以便向患者提供更好的医疗服务。医疗保健应趋向于更加个性化的方法，以及全面减少药物处方数量和外科干预病例，因为这两者都具有显著的潜在负面作用和风险。

再生治疗的复杂性很早就在医学文献中得到阐释。本书通过对这些文献报道进行提炼，使之更专注于与临床相关的再生成果。人体具有非凡的自然愈合能力，通过促进或加速该过程，能够减少或避免外科干预。如常见的半月板和肩袖撕裂，可以通过非手术“观察和等待”原则解决，而不是靠外科手术。由于半月板和肩袖手术的失败率很高，通常高达30%，此外手术往往会导致进一步的关节退行性变，因此手术干预不是解除患者痛苦的良方。本书提供和介绍了一种新的非手术治疗途径，用来加速这些损伤和退行性变的自然愈合过程。迄今为止，这些干预措施已被证明是安全、简单和有效的，对我们的现代卫生保健系统具有潜在的经济效益。

在开始再生治疗之前，需要具备基本的医学知识。首先，临床医生必须获得适当的病史。其次，临床医生必须有进行全面骨科物理检查的能力，包括掌握物理检查操作并了解这些操作在信息收集中的优缺点。另外，还需要有阅片能力，包括与患者病史和检查结果直接相关的X线片和MRI。治疗不应完全依据影像结果，而是需要基于病史和体检期间收集的信息，因为大量信息表明影像结果的异常也常可见于无症状人群中。

有兴趣开展再生医学实践的临床医生必须意识到，随访患者需要时间，并且需要对治疗过程和所有可供患者选择的治疗方案进行长时间的回顾评价。这应包括许多非手术和微创治疗的选择，如饮食/减肥、维生素补充剂、矫正、支撑、积极强化和透明质酸注射等。一些有生物力学问题（如关节粘连、交锁或不稳定）的患者可以通过外科干预（生物治疗辅助）得到更好的治疗。临床医生需要及时掌握再生治疗的最新科学进展，并尽可能多地向患者提供有关治疗效果的信息，这些信息来源于已发表的基础科学、动物和人类研究。临床医生必须花时间和患者在一起，为他们提供个性化的治疗方法。

许多再生治疗的倡导者相信这些再生治疗方法的有效性，但往往很难为这些方法提供全面和基于证据的理论基础。本书旨在为开展再生治疗的临床医生提供参考，也为运动医学领域的再生治疗提供精炼、循证的理论依据。来自哈佛大学和梅奥诊所等多家知名医疗中心的专家阐述了这一理论基础，以指导读者通过这些典型病例转变思路。

关于现代再生医学技术如何革新骨科和运动医学治疗，编者从基础理论到典型病例均提供了独特的见解。我们希望本书能激发人们对围绕这场革命的深刻认识：从实践管理到监督管理。各章编者对各自基础研究和临床应用中涉及的生物治疗拥有非常丰富的知识、经验和热情，在此方面我们是幸运的。我们要感谢编者在提供有关其主题领域最新信息方面的辛勤付出。我们还要感谢来自 Demos 出版公司的编辑 Beth Barry 对该项目的支持，感谢她帮助完成了本书的成稿和出版。

我们希望本书能给读者提供一个有用的参考，以便深入了解这一令人振奋的骨科治疗新领域。我们希望大家能考虑参与数据收集、登记或其他研究模式，以进一步提高患者的治疗效果，这样患者和医疗保健系统都会受益匪浅。

再生治疗从根本上讲是一种提高人类愈合能力的现代方法。本书旨在为读者提供一个治疗框架，以利用这些知识来实现所有医生的呼声——治愈患者。

（雷星 译　裴国献 校）

目 录

本书配有智能阅读助手，帮你实现

“时间花得少，阅读效果好”

▶ 建 议 配 合 二 维 码 一 起 使 用 本 书 ◀

我们为本书特配了智能阅读助手，它可以为你提供本书配套的线上资源，帮助你提高阅读效率，提升阅读体验。

针对本书，你可以获得以下读者资源：

- 主 译 论 文：免费阅读主译裴国献教授的15篇精选论文，学习骨科再生治疗相关知识。
- 读者交流群：入群与本书读者交流阅读心得，分享学习体会。
- 读 书 卡 片：记录阅读轨迹，养成阅读习惯。
- 推 荐 书 目：精选天津科技翻译出版有限公司骨科学精品图书，拓展阅读。
- 伴 读 书 僮：定制阅读计划，提供伴读服务，还有更多长期尊享权益。

微信扫码，添加智能阅读助手

阅 读 助 手 ， 助 你 高 效 阅 读 本 书 ， 让 读 书 事 半 功 倍 ！

第 1 章

影响骨科治疗的病理生理学新概念

Christopher J. Visco, Wade Johnson

长期以来，针对骨科疾病非手术治疗的目的是减少炎症，从而减轻患者疼痛。众所周知，炎症反应是愈合过程中重要的病理生理过程，愈合过程中的关键细胞信号传导通路也是炎症环境的组成成分。因此，服用以减轻炎症和相关细胞信号传导为目的的非甾体抗炎药（NSAID）和皮质类固醇等药物，长远看来可能有一定危害。随着对肌肉骨骼疾病的病理生理学机制了解更加深入，或许能够通过针对炎症反应的特定环节来改善治疗效果。

再生治疗包括富含血小板的血浆（PRP）和间充质干细胞（MSC）在内，近年来在骨科病理领域成为热门。PRP 在 20 世纪 70 年代被研发出来，1987 年首次记载于 Ferrari 等人在意大利实施的心脏手术中。20 世纪 90 年代，PRP 可促进愈合的相关报道大量出现，广泛应用于颌面、牙周和整容手术中。21 世纪早期，PRP 的使用扩展到骨科领域。Mishra 和 Pavelko 于 2006 年首次发表了 PRP 在慢性肌腱病方面的相关应用[1]。

本章将重点介绍与软骨和肌腱相关的慢性及退行性病变的病理生理过程，以及这些过程对目前和未来防控疾病策略的影响。关于再生治疗作用的相关机制将在后面的章节中详细描述。

常见肌肉骨骼疾病

运动医学和骨科中的多数肌肉骨骼疾病采用非手术治疗的方法。肌肉、肌腱、韧带、骨骼和软骨的损伤都可以选择非手术治疗，这些疾病同时也是再生治疗（包括 PRP 和 MSC）的潜在治疗目标。其中急性肌肉韧带拉伤以及肌腱和软骨的慢性退行性过程（包括纤维软骨和透明软骨）的病理生理学已有详细记载[2-10]。

肌腱疾病

正常肌腱结构

要了解肌腱病变的病理生理学，应该先熟悉肌腱的基本解剖结构。肌腱由成束的胶原蛋白组成，这些胶原蛋白由三条多肽链三螺旋聚合形成。蛋白聚糖（包括聚合聚糖和核心聚糖）使胶原原纤维结合在一起，并以平行和重叠的方式排列形成胶原纤维。腱内膜包裹捆绑胶原纤维，形成一个基本纤维束，即亚束。亚束进一步形成二级纤维束（图 1.1）。纤维束之间相互交叉形成的三级结构即为肌腱，肌腱表面被腱鞘包裹起来。

肌腱的胶原构成为约 97% 的 Ⅰ 型胶原

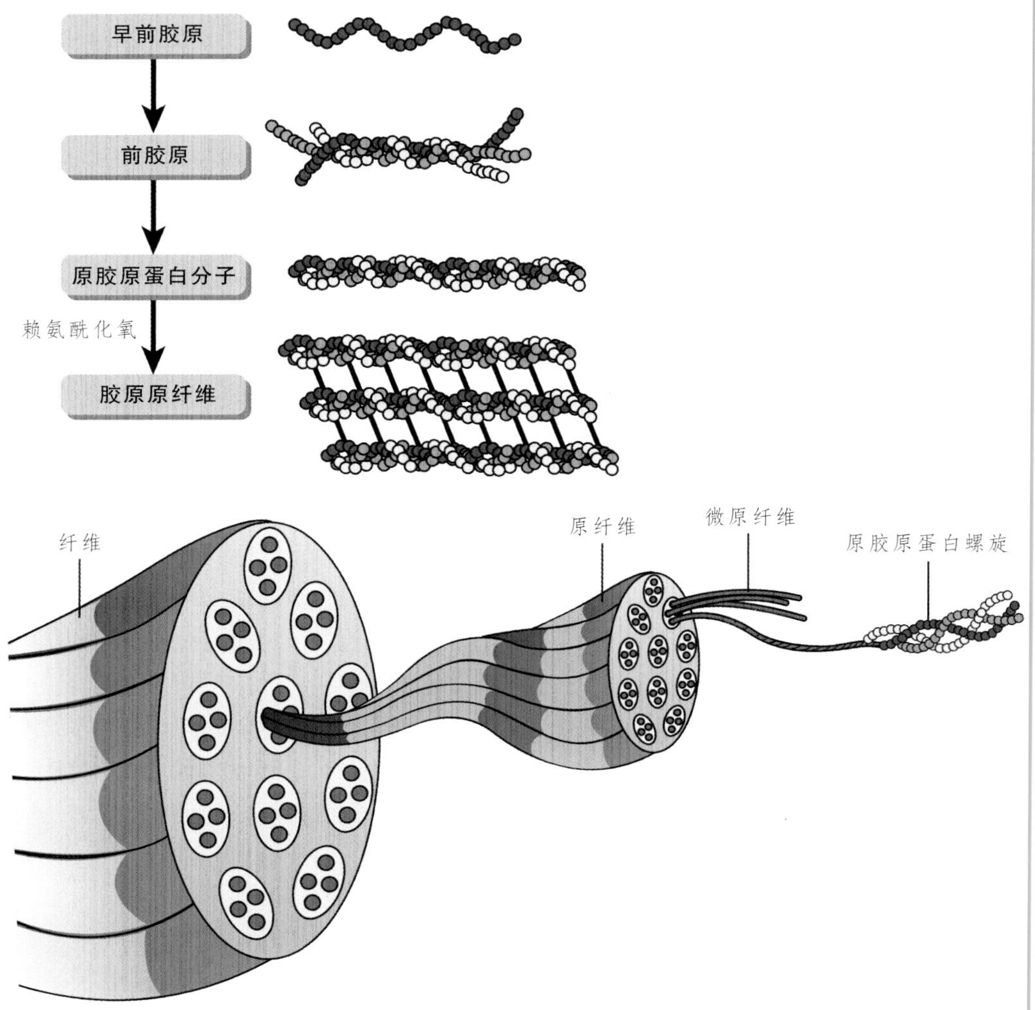

图 1.1 肌腱结构。(Source : From Ref. [13]. Caldwell M, Casey E, Powell B, Shultz SJ. Sex hormones. In: Casey E, Rho M, Press J, eds . Sex Differences in Sports Medicine. New York, NY: Demos Medical Publishing LLC; 2016:11.)

蛋白,与少量的Ⅱ、Ⅲ、Ⅳ、Ⅴ、Ⅸ和Ⅹ型胶原蛋白主要形成肌腱支持组织。细胞外基质(ECM)由 65%~80%的胶原组成,并提供强度。其中弹性纤维含量很少,主要是维持肌腱的柔韧性。ECM 的其余成分被称为"基础物质",主要由水(占肌腱质量的 70%)、少量蛋白多糖和糖蛋白组成。少量肌腱,如手和手腕的外侧肌腱和伸肌腱, 含有滑膜鞘,而大多数肌腱被腱周组织所包裹,腱周组织与肌腱之间有黏多糖润滑[5]。腱鞘是一条细长、疏松的结缔组织鞘,含有血管、淋巴和神经。腱周组织由Ⅰ型和Ⅲ型胶原蛋白组成,内表面有滑膜细胞线状排列。一些含有腱周组织的肌腱功能类似于脂肪垫, 比如肱三头肌肌腱、髌腱和跟腱[11,12]。

肌腱的细胞成分包括成肌腱细胞和肌腱细胞,成肌腱细胞和肌腱细胞在肌腱长轴的胶原纤维中平行排列。成肌腱细胞是未成熟的纺锤体状细胞,细胞质内含有多种细胞器,反映其高代谢状态。成肌腱细胞随着老化而变长，并转变为肌腱细胞。肌腱细胞的功能是合成胶原蛋白和 ECM 的其他成分，并且代谢活性很高。成肌腱细胞和肌腱细胞共同构成肌腱细胞成分的 90%~95%。其余 5%~10%的细胞成分包括位于肌腱末端的软骨细胞，位于腱鞘中的滑膜细胞和营养肌腱的小动脉内皮细胞。

肌腱中有两个组织学上独特的转接点：肌肉肌腱连接点和骨骼肌腱止点（“肌腱末端”）。肌肉肌腱连接点富含神经受体，在肌肉收缩时可感受明显的机械应力。此处肌腱的胶原纤维嵌入肌肉的深凹陷中，使肌肉纤维产生的张力能够传导到肌腱的胶原纤维。这种结构减少了施加在肌腱上的牵拉应力，但仍是肌腱复合体的薄弱点。典型的止点结构表现为由肌腱向软骨和板层骨的逐渐过渡，由四个区域组成：致密肌腱区、纤维软骨区、矿化纤维软骨区和骨区。这种过渡结构有助于分散应力，以防胶原纤维的损伤[2]。骨骼肌腱止点处肌腱以肌肉形式嵌入骨骼，如髂肌远侧。与软骨型止点相比，肌肉止点血液供应更好，因此退行性病变发生率更低。需要注意的是，肌肉和肌腱并不总是嵌入骨骼，其他形式包括肌肉嵌入韧带（例如，股内侧肌嵌入内侧髌股韧带）、韧带嵌入肌腱（例如，股外侧肌嵌入髂胫束，这条沿大腿外侧走行的纤维束对于膝盖在伸展、微弯情况下的稳定非常重要），以及肌腱嵌入韧带（例如，冈上肌腱嵌入肩袖韧带）。

肌腱血液供应和神经支配

肌腱自身的血液供应位于肌肉肌腱和骨骼肌腱的连接处，外源性血液供应来自腱周组织和滑膜鞘。源自肌肉的血管供应肌肉肌腱连接，但不超过近端肌腱的 1/3，肌腱止点处的血液供应相当有限，主要位于骨膜附近的嵌入区。大血管形成的血管丛营养鞘内肌腱，位于滑膜鞘内的表浅部分；无鞘肌腱的血液供应源于腱周组织中的表浅血管。外源血管通过穿支血管与内在血管相互连通。肌肉肌腱的连接点和止点的血液供应容易受到损伤。年龄增加和机械负荷可能会进一步减少这些区域的血液供应。肌腱止点还有一些重要的脂肪组织，无论是脂肪垫、垫嵌入区脂肪、腱内膜和腱鞘中的脂肪都是其表现形式，这些区域富含血管和神经，在肌腱病变时产生大量的生长因子和促炎标志物，表明肌腱受到外部血液供应[8,11]。

肌腱的神经支配来自皮神经和传入神经。除少量神经外，多数神经与动脉或小动脉伴行[14]。小的传入神经位于整个腱周组织，形成穿支神经进入腱鞘的神经丛，但缺乏更深层的支配。肌腱内有四种类型的神经末梢：Ⅰ型是 Ruffini 小体，属于慢适应、低阈值的压力感受器；Ⅱ型 Pacini 小体，是快适应的动态压力感受器；Ⅲ型是高尔基腱器官，对张力和空间位置产生反应；Ⅳ型游离神经末梢，负责接收感觉和伤害信息。高尔基腱器官在肌肉肌腱连接处数量最多，主要是由于此处张力较高[15]。

生物力学

不同功能需求对肌腱的生物力学性质影响很大，因此，肌腱的结构和成分在不同部位有很大差异。胶原蛋白在处于高应力的肌腱（如冈上肌腱）中处于高转换状态，而在较低应力（如远端肱二头肌腱）处则较为稳定。尽管有差异，但肌腱的代谢率很低，其耗氧量比肌肉低 7.5 倍，而且肌腱中胶原的转换周期为 50~100 天，导致肌腱愈合时间较长。

肌腱处于放松状态时，胶原纤维以卷曲的形式排列，可为纤维伸长提供缓冲，从而避免胶原纤维的损伤。胶原蛋白纤维可伸长 4%，在释放张力后恢复到原始长度。当伸长达到 4%时,肌纤维沿着长轴移动,在镜下可以观察到明显的纤维失用。而一旦达到 8%的伸长量,由于纤维的拉伸损伤和纤维间剪切力的破坏,肌腱会发生肉眼可见的撕裂。弹性蛋白在伸长至长度的 70%时仍无明显失用,可以使肌腱的拉伸损伤最小化;而弹性蛋白达到 150%伸长量时才会发生完全破裂。随着机体老化,肌腱中弹性纤维丢失,弹性蛋白被组织弹性蛋白酶降解,肌腱抗拉伸的能力也逐渐退化。

肌腱病的病理生理学

研究人员认为,肌腱病是由过度负荷和拉伸应变引起的。反复荷载可引起肌腱腱鞘的炎症反应,肌腱体退化或复合病理反应。肌腱对反复荷载的反应取决于其横截面积和长度。横截面积越大,抵抗反复荷载的能力也越强;而肌腱纤维越长,其肌腱拉伸失用的风险越大。肌腱承受的应力可用如下公式表达:

$$\sigma=F/A$$

其中(σ)表示应力,(F)表示施加在肌腱承受的力,(A)表示肌腱的横截面积。

血液供应较差的区域出现肌腱疾病的风险较大,主要是此区域肌腱纤维的微断裂(继发于反复荷载)修复效率较低。组织损伤可导致炎症并释放生长分化因子(GDF)和转录因子 Scx[5]。Scx 激活肌腱成纤维细胞中编码Ⅰ型胶原的基因,从而促进损伤肌腱的修复。然而,反复荷载会诱发不良反应阻碍愈合,例如,反复荷载会升高前列腺素 E2 等分子的含量,而前列腺素 E2 是Ⅰ型胶原合成的有效抑制剂。

血液供应不良使受损肌腱易发生组织缺氧,受损肌腱中升高的乳酸会加重此情况,而组织缺氧促进血管内皮生长因子(VEGF)的表达。VEGF 诱导新血管生成,此过程与神经向内长入同时发生。神经向内生长被认为是导致肌腱病某些临床症状的原因,如疼痛等。谷氨酸、P 物质和降钙素基因相关肽(CGRP)的水平增高也间接证实了这一点。同时 VEGF 也会上调基质金属蛋白酶(MMP)的表达,从而导致 ECM 的降解和肌腱结构的破坏[5]。

软骨损伤

当软骨损伤时,需要区分两种常见的损伤类型:透明软骨损伤和纤维软骨损伤。透明软骨衬在骨性关节的表面,在关节炎发生过程中常受到影响;而纤维软骨在椎间盘和半月板损伤中更易受影响。两类损伤在组织成分、位置和生物力学方面都存在显著差异。因此,损伤背后的潜在病理生理学也有区别,将在后文中讨论。

关节解剖结构

再生治疗针对的骨关节炎(OA)主要是滑膜关节。滑膜关节主要由被关节囊包绕的两块骨组成。关节囊是一个纤维结缔组织结构,附着于关节外骨组织。关节表面覆盖有透明软骨层,使得毗邻表面之间保持平滑,透明软骨的成分主要是Ⅱ型胶原。关节间隙间充斥着滑膜分泌的滑膜液,可以为血运较差的关节软骨提供营养。

骨关节面的透明软骨缺乏血管、神经和淋巴管,导致其愈合能力差。关节软骨由致密的 ECM 组成,其中含 80%的水,其余 20%的主要成分是胶原和蛋白多糖。ECM 周围有少量的软骨细胞,主要负责关节软骨的再生和修复,但随着老化其功能逐渐下降[16]。

关节软骨分为四个区域;浅表区、中间区、深部区和钙化区(如图 1.2 所示)。

浅表区直接与滑膜液接触,占关节软骨厚度的 10%~20%。在浅表区内存在相对较多的扁平软骨细胞，胶原纤维与关节表面相互平行且紧密连接，使该区域能够对抗关节活动时的拉伸应力。中间区占软骨厚度的 40%~60%，由蛋白多糖和厚胶原纤维以及极少的软骨细胞组成，中间区的主要功能是对抗压缩应力。深部区约占软骨厚度的 30%，也起到对抗压缩应力的作用，由于其胶原纤维的走行垂直于关节表面，使得深部区的胶原纤维直径最大，蛋白多糖含量最多。深部区与钙化区分界的标志是潮线，其仅可见于关节软骨中。钙化区的功能是将深部区的胶原纤维锚定在软骨下骨，本质是儿童发育期的软骨内骨化残余物。

骨关节炎

OA 是影响数百万人的骨科常见关节疾病，大多数患者年龄超过 65 岁。最常受累的关节包括手部关节、膝关节、髋关节和脊椎关节。极少数 OA 患者存在透明软骨的发育缺陷，如Ⅱ型胶原基因缺陷。绝大多数 OA 患者起病源于一次创伤或反复微创伤，造成关节透明软骨的损伤。OA 中损伤的关节软骨是再生医学针对性治疗的一个常见靶点。

骨关节炎危险因素

目前，骨关节炎已知的危险因素中最重要的是年龄因素。随着年龄增长，关节软骨 ECM 的成分发生了显著变化。ECM 中蛋白多糖的大小和结构的异常以及糖基化终产物的积累，造成关节生物力学环境的变化。随着年龄增长，软骨细胞合成代谢的活性和反应性降低，造成其再生能力相对受限。

OA 进展的其他危险因素包括肥胖、关节失稳（力线不正）、周围神经病变和晶体性关节病的发生。有关 OA 进展的遗传因素也有相关研究，例如双胞胎研究和家族聚集性研究。其中维生素 D 受体、类胰岛素样生长因子、成纤维细胞生长因子以及转化生长因子等基因在 OA 产生中的作用已经被证实。

病理生理学

如前所述，OA 进展的起始因素是透明软骨损伤，更常见的是反复的微创伤。此种损伤导致软骨基质纤维化，外观出现裂隙、溃疡和软骨丢失、软骨下骨厚度随后增加，关节边缘新骨（骨赘）、软骨下囊肿形成，透明软骨和软骨下骨交界处出现软骨钙化。软骨-骨交界处易发生血管侵入，导致生物力学环境恶化和进一步软骨破坏。OA 终末阶段出现滑膜炎，主要是由于蛋白酶和促炎细胞因子的释放增加。MMP（包括胶原酶和基质降解素）是主要参与 ECM 降解的蛋白酶。当软骨 ECM 分解时，软骨碎片释放到滑膜液中，进一步加重炎症。炎症反应中的促炎细胞因

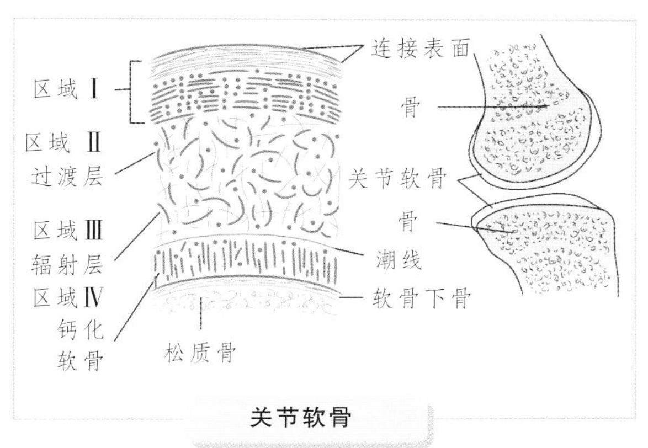

图 1.2　软骨分区。(Source: From Ref. [13]. Caldwell M, Casey E, Powell B, Shultz SJ. Sex hormones. In: Casey E, Rho M, Press J, eds. Sex Differences in Sports Medicine. New York, NY: Demos Medical Publishing LLC; 2016:11.)

子主要包括白细胞介素-1β(IL-1β)和肿瘤坏死因子-α(TNF-α),这些因子会抑制 ECM 成分(如胶原蛋白和蛋白多糖)的合成。由此可见,IL-1β 和 TNF-α 可加重滑膜炎症,使受损的软骨基质修复受阻，从而导致 OA 发展为进行性软骨变性。

纤维软骨损伤

透明软骨损伤是 OA 再生治疗的靶点,而纤维软骨损伤则是椎间盘损伤、半月板损伤和肌腱-骨界面损伤时主要的治疗靶点。上述部位的纤维软骨主要由Ⅰ型胶原组成。腰椎间盘通常由被称为“环状纤维环”的纤维软骨环包绕着凝胶状的减震髓核形成。半月板是两个 C 形的楔状物,分为内侧和外侧半月板，内侧半月板固定良好且体积更大,外侧半月板为环形且活动度更大。

椎间盘损伤

如前所述,腰椎间盘的环状纤维环主要由Ⅰ型胶原纤维软骨形成,其包绕着含有水、蛋白多糖、Ⅱ型胶原纤维软骨的髓核。环状纤维环决定椎间盘的拉伸强度,而髓核则为椎间盘提供减震能力。椎间盘损伤模式有两种:急性撕裂和慢性退行性变。受损的椎间盘中炎性细胞因子和 MMP 水平升高,从而导致愈合不良。髓核细胞容易损伤并发生愈合不良,主要是由于血液供应最近处为 8mm 外的毛细血管网,此毛细血管网需要穿过相邻椎体的软骨下板才能到达髓核。

衰老、机械负荷、生活方式和遗传因素都会影响椎间盘退行性变。纤维环中的细胞量随着老化而降低,髓核内蛋白多糖的亲水成分也会随之下降,可影响椎间盘自身愈合的能力。钙化髓核可经椎体终板疝出形成 Schmorl 节,导致椎间盘在负重情况下功能受损。从而造成纤维环应力增加,导致纤维环凸出、功能障碍和撕裂。此过程在影像学上表现为椎间盘高度降低、椎间盘突出或脱出至椎管(图 1.3)。椎间盘撕裂和突出的发生与 IL-1、TNF 家族成员的核因子 κ-B 配体(RANKL)和骨保护素的水平升高相关。

半月板损伤

膝关节半月板由较大的 C 形内侧半月板和较小的圆形外侧半月板组成。主要分为三个区域;外部 1/3 区域主要是Ⅰ型胶原、成纤维样细胞以及部分血管网络,被称为“红色区域”;内部 2/3 区域即“白色区域”,主要由Ⅱ型胶原和软骨细胞样细胞组成,缺乏血管和神经支配;“红色区域”和“白色区域”之间是过渡区域，其同时具有两种区域的特征,被称为“红白区域”[8]。

出生之时,半月板高度血管化。儿童时期,血管化程度急剧下降,到 10 岁时只有 10%~30%的半月板仍受血管支配。半月板撕裂通常是急性运动损伤的结果,常发生于年轻患者,老年患者发生撕裂主要是长期退行

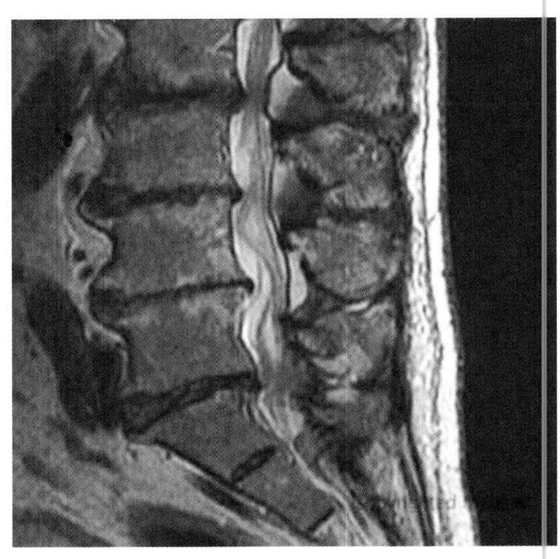

图 1.3 退行性椎间盘疾病中椎体高度的丢失。(Source : From Ref. [17]. Panagos A. Spine. New York, NY: Demos Medical Publishing LLC;2009.)

性变的结果。退行性撕裂多发生在半月板后角和中间体，撕裂体多位于外部红色区域，血供相对丰富，因此愈合潜力更高[8,18]。

目前常用的治疗方法

如前所述，常见的肌肉骨骼损伤治疗倾向于消炎止痛、缓解症状。保守治疗可以很好地控制疼痛，辅助恢复活动能力，但是不能使受损组织愈合。许多药物会干扰炎症反应并阻断细胞信号传导，可能会加重慢性退行性发展。

对乙酰氨基酚是 OA 治疗的一线药物，能够抑制 P 物质和脊髓一氧化氮的产生，发挥镇痛效果。目前未发现对乙酰氨基酚对愈合有负面影响。NSAID 能够通过抑制环氧化酶-2(COX-2)发挥镇痛作用。这一过程影响炎症反应中 COX 功能和花生四烯酸转化为前列腺素。NSAID 的抗炎作用使慢性降解循环发生，从而使 OA 病理生理恶化，不利于治疗。非选择性 NSAID 药物会阻断 COX-1。而抑制 COX-1 会影响蛋白多糖合成，在动物模型中长期使用此类药物被证明对软骨有负面影响[19]。长期使用吲哚美辛会加速髋关节 OA 过程导致关节破坏[20]。短期使用塞来昔布可导致动物韧带愈合受损[21]。在一项纳入 10 000 名患者的回顾性研究中，骨折后前 3 个月使用非选择性 NSAID 药物与骨不连有关[22]。

类固醇类药物因其强效的抗炎作用广泛用于骨科治疗。口服和局部注射类固醇可治疗包括椎间盘突出和肌腱炎在内的多种炎性病症，有效减轻炎症并缓解疼痛，但皮质类固醇被证明会干扰全身各组织的愈合反应。在软骨修复方面，全身使用皮质类固醇可降低循环的胰岛素样生长因子 1(IGF-1)水平并诱导 IGF-1 抵抗。这导致软骨细胞生成以及基质合成减少[23]。使用糖皮质激素会影响胶原蛋白的合成，局部注射皮质激素可减少软骨中蛋白聚糖和蛋白质的合成[24]。

除了直接影响炎症和信号传导外，糖皮质激素的全身影响也需要引起重视，尤其是长期使用时。长期口服糖皮质激素时，糖皮质激素可通过下丘脑-垂体-肾上腺轴(HPA)抑制肾上腺功能。外源性糖皮质激素可抑制下丘脑促肾上腺皮质激素释放激素（CRH)的产生，使促肾上腺皮质激素(ACTH)水平降低，对肾上腺的刺激减少。结果造成皮质醇和内源性激素的分泌减少，临床表现为萎靡、虚弱、疲劳、肌无力及其他症状。肾素-血管紧张素系统正常时，包括醛固酮在内的盐皮质激素受到的影响较小[25]。此外，当 HPA 轴抑制时，生长激素作为促进蛋白质合成的重要代谢激素，其合成和释放也受到影响。

NSAID、类固醇药物以及其他全身使用的抗感染药物，在 PRP 和 MSC 注射时应避免使用，因为其干扰了炎症反应和细胞信号传导。而吸入型皮质类固醇药物可经肺部全身吸收，也应避免使用。但也有研究表明，在使用阿司匹林和氯吡格雷的患者中注射 PRP 对生长因子的作用没有影响[26]。

外科治疗

在关节软骨、半月板和椎间盘等肌腱和软骨退化性疾病中，外科手术通常在保守治疗效果不佳时实施。与肌腱炎的总体发生率相比，外科手术的指征很少，同时疗效与病情分级相关。但与其他治疗相比，外科手术疗效更好。

肌腱病变的手术矫正通常仅用于保守治疗 6 个月后仍无改善的病例[27]。经典的外科治疗方案包括切开腱周组织，清除粘连及退化组织[28]。手术通常(但不总是)采用肌腱的纵向切口，可促进愈合反应。一项综合了 26 次手术治疗的系统评价显示，肌腱炎手术治疗的效果不确切。结果显示:研究证据等级越低,得出的结论反而越积极[27]。某些情况下,手术治疗的不良反应更容易发生。特别是切除钙化肌腱时,与非手术治疗相比,手术治疗肌腱破裂率更高[29]。

关节软骨的退行性疾病有多种手术选择用于治疗,最常见的手术部位是髋关节和膝关节。膝关节OA(伴或不伴有半月板撕裂)的关节镜下清创术是一种常见手术,但随机实验结果并不支持手术治疗[30]。考虑到手术带来的并发症以及有限的获益,应谨慎选择手术。尤其是60岁以上个体手术治疗的效果较差[31],全关节置换术是目前用于治疗髋关节和膝关节OA最常见的权威方法。与保守治疗(包括物理疗法、口服NSAID、类固醇注射和玻璃酸钠注射)相比,终末期OA进行全髋关节和膝关节置换术在12个月时可显著缓解疼痛并改善关节功能[32]。然而,全关节置换术带来的并发症包括(但不限于)手术部位感染、假体周围骨折、静脉血栓栓塞以及极少数的死亡情况[30,32]。

急性半月板撕裂手术治疗的时机是:保守治疗困难且症状频繁发生并影响日常行为活动时。手术治疗可阻止关节软骨进一步损伤,以防患者发生膝关节OA。慢性退行性半月板撕裂在不伴有明显关节炎的情况下,手术治疗效果并不优于物理治疗(通过疼痛和功能评分)[30,33]。此外,在一项为期6年的随访研究中,50岁以上急性半月板撕裂患者手术获益更明显,而慢性退行性半月板撕裂的手术效果则相当有限[30,33]。

椎间盘退行性疾病也常采用手术治疗。无神经根症状的下腰痛通常是椎间盘退行性疾病引起的,脊柱融合术也常用来治疗此类疾病。与非手术治疗相比,腰椎融合并切除退变椎间盘,无论是否使用内固定器,在疼痛和功能方面都没有更多改善[34]。脊柱融合术也易使融合脊椎附近的脊柱节段发生退行性变化,造成手术翻修和手术范围的扩大[34]。

影响治疗的其他因素

吸烟

吸烟会影响血栓形成,主要是提高血小板活性,增加血液中的纤维蛋白原浓度,并抑制内皮释放组织纤溶酶原激活物。吸烟可延迟组织愈合60%,一些研究揭示了延迟愈合发生的不同途径。烟草的成分尼古丁被证明会干扰干细胞分化为软骨细胞。与非吸烟者相比,吸烟者的循环干细胞数量减少了50%。

乙醇

乙醇对MSC的负面影响有明确记载。大量饮酒会降低MSC的活性和数量,并限制其多向分化的潜力。但适量饮酒对MSC的影响却鲜为人知。剂量依赖性的血小板聚集抑制是目前已知的饮酒后反应。根据目前了解的饮酒后不良反应,通常建议在PRP和干细胞注射后避免饮酒。

锻炼

目前认为,注射后高质量的康复计划有助于再生治疗的效果最优化。注射后早期(通常指注射后3~5天)可制订针对关节保护和轻度活动的治疗方案。在注射后2周内,开始强化运动和神经肌肉控制运动。2周后可进行动态运动和特定项目运动。

睡眠和代谢紊乱

睡眠对愈合过程起关键作用。在睡眠期间体内的合成代谢活性最高,低水平的皮质醇和儿茶酚胺可反映这一情况,儿茶酚胺会干扰细胞分裂,细胞分裂是愈合过程中不可或缺的部分。生长激素在深度睡眠时大量分泌，这有助于动员游离脂肪酸供能并促进蛋白质合成。而剥夺睡眠会导致全身氮含量的下降，从而导致蛋白质分解[35]。小鼠模型中的研究表明，睡眠剥夺会抑制植入的多能干细胞的迁移和归巢。

肥胖和其他代谢紊乱可能对注射 MSC 的分化潜能和有效性有重大影响。在小鼠的研究中，肥胖对所采集 MSC 的成脂、成骨和成软骨潜能有负面影响[36]。除肥胖外，营养不良也对组织愈合有不利影响。蛋白质营养不良会干扰胶原蛋白的合成。而人体也需要充足的葡萄糖为组织合成和血管生成供能。但是，大鼠模型中的研究也发现高血糖可能与肌腱愈合不良有关[37]。

结论

正如本章所述，退行性骨科疾病的保守治疗通常是减轻炎症，以达到减轻疼痛和改善功能的目的。尽管减轻炎症在短期改善症状方面是有效的，但是相关文献报道了其长期应用的潜在有害作用。对退行性疾病进行外科手术干预，患者的差异反应及其潜在风险也已被证实。愈合反应中炎症环境的重要作用仍需我们进一步去理解认知，从而推动治疗策略的优化。利用炎症级联反应促进机体愈合也是近期再生治疗研究的方向。这些概念在后续章节中将进一步讨论。

（杨柳　译　李俊琴　校）

参考文献

1. Mishra A, Pavelko T. Treatment of chronic elbow tendinosis with buffered platelet-rich plasma. *Am J Sports Med*. 2006;34(11):1774–1778.
2. Sharma P, Maffulli N. Biology of tendon injury: healing, modeling and remodeling. *J Musculoskelet Neuronal Interact*. 2006;6(2):181–190.
3. Johnson WE, Roberts S. Human intervertebral disc cell morphology and cytoskeletal composition: a preliminary study of regional variations in health and disease. *J Anat*. 2003;203(6):605–612.
4. Raj PP. Intervertebral disc: anatomy-physiology-pathophysiology-treatment. *Pain Pract*. 2008; 8(1):18–44.
5. Abate M, Silbernagel KG, Siljeholm K, et al. Pathogenesis of tendinopathies: inflammation or degeneration? *Arthritis Res Ther*. 2009;11(235). http://arthritis-research.biomedcentral.com/articles/10.1186/ar2723
6. Martel-Pelletier J. Pathophysiology of osteoarthritis. *Osteoarthritis Cartilage*. 2004;12:S31–S33.
7. Goldring SR, Goldring MB. Clinical aspects, pathology and pathophysiology of osteoarthritis. *J Musculoskelet Neuronal Interact*. 2006;6(4): 376–378.
8. Makris EA, Hadidi P, Athanasiou KA. The knee meniscus: structure-function, pathophysiology, current repair techniques, and prospects for regeneration. *Biomaterials*. 2011;32(30): 7411–7431.
9. Page P. Pathophysiology of acute exercise-induced muscular injury: clinical implications. *J Athl Train*. 1995;30(1):29–34.
10. Cereatti A, Rippani FR, Margheritini F. Pathophysiology of ligament injuries. In: F Margheritini & R Rossi (Eds.) *Orthopedic Sports Medicine*. Milan, Italy: Springer; 2011:41–47.
11. Benjamin M, Redman S, Milz S, et al. Adipose tissue at entheses: the rheumatological implications of its distribution. A potential site of pain and stress dissipation? *Ann Rheum Dis*. 2004;63(12):1549–1555.
12. Shaw HM, Santer RM, Watson AH, et al. Adipose tissue at entheses: the innervation and cell composition of the retromalleolar fat pad associated with the rat Achilles tendon. *J Anat*. 2007;211(4):436–443.
13. Caldwell M, Casey E, Powell B, Shultz SJ. Sex hormones. In: Casey E, Rho M, Press J, eds. *Sex Differences in Sports Medicine*. New York, NY: Demos Medical Publishing LLC; 2016:11.
14. Danielson P. Innervation patterns and locally produced signal substances in the human patellar tendon. https://www.diva-portal.org/smash/get/diva2:140418/FULLTEXT01.pdf
15. Benjamin M, Kaiser E, Milz S. Structure-function relationships in tendons: a review. *J Anat*. 2008;212(3):211–228.

16. Loeser RF. Aging and osteoarthritis: the role of chondrocyte senescence and aging changes in the cartilage matrix. *Osteoarthritis Cartilage*. 2009;17(8):971–979.
17. Panagos A. *Spine*. New York, NY: Demos Medical Publishing LLC; 2009.
18. Fox AJ, Bedi A, Rodeo SA. The basic science of human knee menisci. *Sports Health*. 2012; 4(4):340–351.
19. Mastbergen S, Jansen N, Bijlsma J, et al. Differential direct effects of cyclo-oxygenase-1/2 inhibition on proteoglycan turnover of human osteoarthritic cartilage: an in vitro study. *Arthritis Res Ther*. 2005;8(R2). http://arthritis-research.biomedcentral.com/articles/10.1186/ar1846
20. Huskisson EC, Berry H, Gishen P, et al. Effects of antiinflammatory drugs on the progression of osteoarthritis of the knee. LINK Study Group. Longitudinal Investigation of Nonsteroidal Antiinflammatory Drugs in Knee Osteoarthritis. *J Rheumatol*. 1995;22(10):1941–1946.
21. Elder CL, Dahners LE, Weinhold PS. A cyclooxygenase-2 inhibitor impairs ligament healing in the rat. *Am J Sports Med*. 2001;29(6): 801–805.
22. Bhattacharyya T, Levin R, Vrahas MS, et al. Nonsteroidal antiinflammatory drugs and non-union of humeral shaft fractures. *Arthritis Rheum*. 2005;53(3):364–367.
23. Olney RC. Mechanisms of impaired growth: effect of steroids on bone and cartilage. *Horm Res*. 2009;72(Suppl 1):30–35.
24. Behrens F, Shepard N, Mitchell N. Alterations of rabbit articular cartilage by intra-articular injections of glucocorticoids. *J Bone Joint Surg Am*. 1975;57(1):70–76.
25. Raff H, Sharma S, Niemann L. Physiological basis for the etiology, diagnosis, and treatment of adrenal disorders: Cushing's syndrome, adrenal insufficiency, and congenital adrenal hyperplasia. http://www.ncbi.nlm.nih.gov/pmc/articles/PMC4215264
26. Smith CW, Binford RS, Holt DW, et al. Quality assessment of platelet rich plasma during anti-platelet therapy. *Perfusion*. 2007;22(1):41–50.
27. Coleman BD, Khan KM, Maffulli N, et al. Studies of surgical outcome after patellar tendinopathy: clinical significance of methodological deficiencies and guidelines for future studies. Victorian Institute of Sport Tendon Study Group. *Scand J Med Sci Sports*. 2000;10(1):2–11.
28. Nelen G, Martens M, Burssens A. Surgical treatment of chronic Achilles tendinitis. *Am J Sports Med*. 1989;17(6):754–759.
29. Gohr CM, Fahey M, Rosenthal AK. Calcific tendonitis: a model. *Connect Tissue Res*. 2007; 48(6):286–291.
30. Herrlin S, Hållander M, Wange P, et al. Arthroscopic or conservative treatment of degenerative medial meniscal tears: a prospective randomised trial. *Knee Surg Sports Traumatol Arthrosc*. 2007;15(4):393–401.
31. Redmond JM, Gupta A, Cregar WM, et al. Arthroscopic treatment of labral tears in patients aged 60 years or older. *Arthroscopy*. 2015;31(10): 1921–1927.
32. Skou ST, Roos EM, Laursen MB, et al. A randomized, controlled trial of total knee replacement. *N Engl J Med*. 2015;373(17):1597–1606.
33. Moseley JB, O'Malley K, Petersen NJ, et al. A controlled trial of arthroscopic surgery for osteoarthritis of the knee. *N Engl J Med*. 2002;347(2):81–88.
34. Mirza SK, Deyo RA. Systematic review of randomized trials comparing lumbar fusion surgery to nonoperative care for treatment of chronic back pain. *Spine*. 2007;32(7):816–823.
35. Adam K, Oswald I. Sleep helps healing. *Br Med J (Clin Res Ed)*. 1984;289(6456):1400–1401.
36. Wu CL, Diekman BO, Jain D, et al. Diet-induced obesity alters the differentiation potential of stem cells isolated from bone marrow, adipose tissue and infrapatellar fat pad: the effects of free fatty acids. *Int J Obes (Lond)*. 2013;37(8):1079–1087.
37. Egemen O, Ozkaya O, Ozturk MB, et al. The biomechanical and histological effects of diabetes on tendon healing: experimental study in rats. *J Hand Microsurg*. 2012;4(2):60–64.

第 2 章

再生医学术语解析

Jay Smith, Andre J. van Wijnen

再生医学是近年来的新兴学科，发展迅速。近年来，该学科在主要学术期刊中所占比重明显增多，目前已有多个期刊专注于干细胞与再生医学的研究。缺乏再生医学教育背景的临床工作者在查阅相关科学文献时，会被晦涩的术语所误导。故本章为读者介绍再生医学相关文献与讲座中的常用术语，以期读者阅读后可获得一定的基础知识，在日后可自如阅读相关文献或参与相关讨论。本章所列术语按英文名称首字母顺序排列。本章中的注释术语有一定的代表性，但难以全面概括，望读者理解。

再生医学常用术语

《21 世纪治愈法案》(21st Century Cures Act)——该法案于 2016 年末通过，再生医学部分在此法案中位于第 3033~3036 条。这些相关条款在多方面反映了《再生法案》(Regrow Act)中的一些提案，该法案于 2016 年初提出，但至今尚未获通过。关于再生医学，《21 世纪治愈法案》提到在本质上有三重目的：①加紧推进“再生医学先进疗法(Regenerative Advanced Therapies)”审批流程；②授权制订关于用来制备生物制剂的医疗器械的监管措施指南；③授权制订再生医学相关制剂的标准和共识。该法案将“再生医学先进疗法”定义为《公共卫生服务法案》(Public Health Service Act，PHS 法案)中非第 361 条监管的再生医学疗法，用于治疗“严重或危及生命的疾病”，并且有初步临床证据表明，该再生疗法具有弥补当下重病临床需求的可能性。药品制造商向美国食品与药物管理局(Food and Drug Administration，FDA)提交生物制剂的新药研究申请(Investigational New Drug application，IND)后，可以要求产品被归类为再生医学先进疗法。FDA 将进一步审核申请材料，如果该药物被指定为“再生医学先进疗法”药物，则有资格获得快速批准。FDA 需要为该药物指定适当的批准途径，与过去相比，可能不再强制提交前瞻性随机对照试验。《21 世纪治愈法案》要求 FDA 与制造商共同制订审批途径，某些情况或许也可以得到批准，如基于注册信息、集体临床经验以及除了前瞻性随机对照试验的类似形式文件。以上构成了法案的基本框架，使得该法案有加速批准选择性生物制剂的潜力。

21 CFR 1271——指《联邦法规(CFR)》第 21 章第 1271 款，为人类细胞、组织以及基于细胞或组织的产品 (统称为 HCT/P)概述了监管途径。所有组织机构在制造和运输 HCT/P 时都必须遵循 FDA 制订的相关监管要求。21 CFR 1271 根据《PHS 法案》第 361

条("361")和 21 CFR 1271 确定了 HCT/P 的管理标准。符合"361"的 HCT/P 必须符合以下标准:①干预最小化;②同源使用;③制备过程中,未添加除水、晶体液或杀菌、保存、存储剂之外的其他任何试剂; ④不产生全身反应,且不依赖活体细胞的代谢过程发挥作用;否则,必须是符合作用同源性且用于 1、2 级亲属的异基因移植或作为生殖应用。符合以上所有标准的 HCT/P 被认为符合第"361"条监管,不再需要 FDA 的上市前批准(Premarket Approval,PMA)。任何不符合"361"标准且不符合 "当日手术豁免权"(21 CFR 1271.15, 是指获得符合条件的 HCT/P 产品后,可不再需要一些检测流程,但需当日或一定期限内使用以保证产品质量) 资格的 HCT/P 则受《PHS 法案》第 351 条监管,并被归类为"药物"。此类药物必须经历与商业制造药物相同的过程, 即上市生产运输前向 FDA 提交生物许可证申请。在实用层面,一个 HCT/P 产品通常受"361"或"351" 监管。例如,符合当前 FDA 准则解释的操作,从骨髓中利用抽吸与离心获得的骨髓提取浓缩物(Bone Marrow Aspirate Concentrate,BMAC)注射入自体关节时,BMAC 受"361 条"管制。此时的操作者(可能是医生或办公环境中的医护人员)不需要从 FDA 获得 PMA,但必须在 FDA 注册并遵循相应的 HCT/P 操作规范。然而,从 BMAC 中提取的骨髓间充质干细胞(Mesenchymal Stem Cells,MSC)经过培养扩增获得的产物——即培养扩增的 BMSC,即使应用目的类似,但此类产品因"培养扩增"这一操作也未能符合"干预最小化"原则,而受"351"管制成为药物,且未经 FDA 批准时不可用于患者。

脂肪源性干细胞 (Adipose-Derived Stem Cells,ADSC)——指脂肪来源的 MSC (Adipose-Derived Mesenchymal Stem Cells, AMSC)。这些 MSC 从脂肪组织的基质血管成分(stromal vascular fraction,SVF)中提取(图 2.1)。ADSC 位于脂肪组织内的毛细血管和大血管外膜周围,被认为由周细胞分化而来。ADSC 与 BMSC 的共同特征包括:部分相同的细胞表面标记物、相似的基因表达模式以及分化潜能(图 2.2)。它们的不同之处在于,相对于 BMSC,ADSC 在单位体积脂肪组织中含量更多,体外培养时增殖能力更强,且在扩增培养时更不容易衰老分化,这些优点使得其应用成为再生医学的热

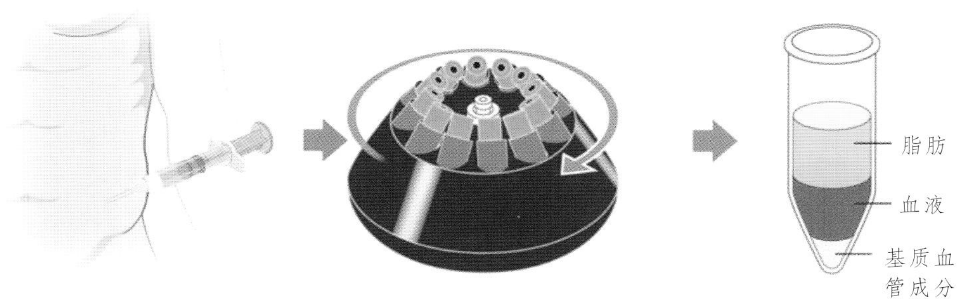

图 2.1 SVF 获取过程。脂肪组织可从腹壁或其他区域抽吸,将脂肪组织经酶消化后离心获得 SVF。离心后,位于离心管底部的沉淀即 SVF, 可直接用于再生医学操作或将其进一步处理富集获得一定数量的 ADSC。SVF 沉淀中不但包括大量的 ADSC,还有其他多种祖细胞,这些祖细胞也可用于其他的治疗用途。ADSC,脂肪源性干细胞;SVF, 基质血管成分。(Source: Mayo Clinic,Rochester,Minnesota. © Mayo Clinic. Used with permission.)

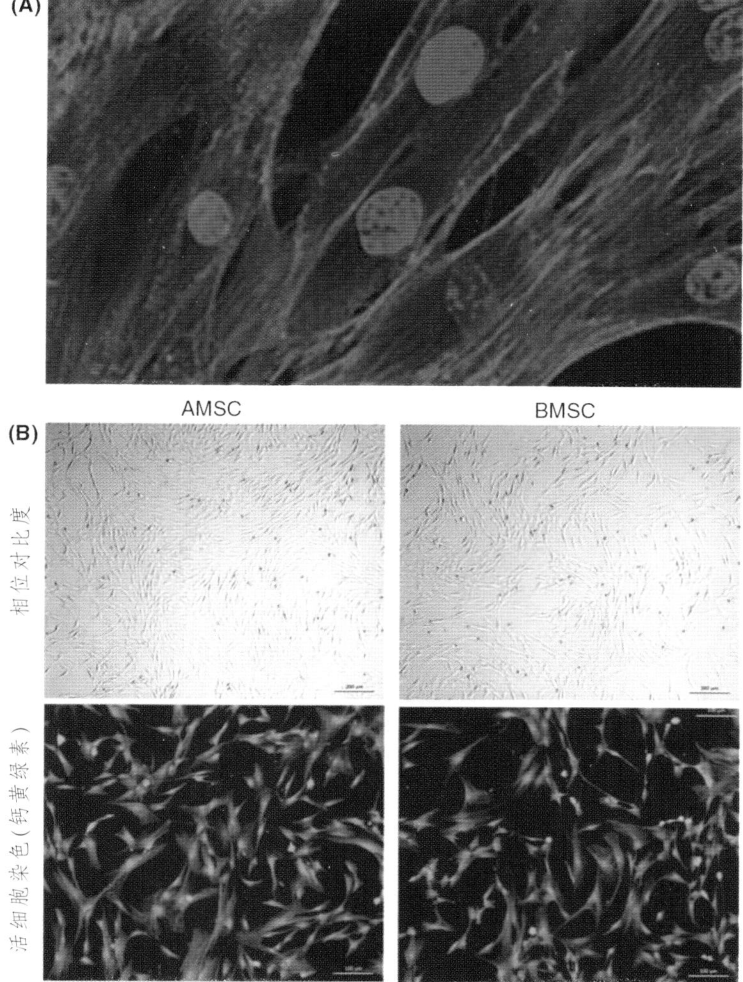

图 2.2 (A)用特殊染色法培养扩增的 ADSC 细胞具有成纤维细胞外形,并具有大的细胞核。其中具有成纤维细胞形态是 MSC 的特点。(B)上面两张图片是 AMSC,而下面两张图片是 BMSC 在相差显微镜下取图,可见这两种细胞有相似的成纤维细胞形态。人体中不同来源的 MSC 通常具有相同的形态、免疫表型及功能。ADSC,脂肪源性干细胞;AMSC,脂肪来源的间充质干细胞;BMSC,骨髓来源的间充质干细胞;MSC,间充质干细胞。(Source:Mayo Clinic,Rochester,Minnesota. © Mayo Clinic. Used with perrnission.)

点之一。ADSC 以 SVF 或培养扩增 ADSC 细胞的形式使用。然而,关于 BMSC 与 ADSC 应用于骨骼肌的临床实验比较还缺乏同行评议文献。

脂肪组织 (Adipose Tissue)——含有脂肪的组织广泛存在于整个机体,被称为脂肪组织,此类组织由结缔组织和富血管网络构成的基质组织周围环绕脂肪细胞形成。由于单位体积脂肪组织中可以获得较骨髓中更大量的 MSC,使得其近年来成为再生医学的研究热点,这些 MSC 大部分与血管壁相关。脂肪组织在整形手术中经过处理后获得相对完整的更小的脂肪组织用于脂肪移植或脂质转移,这一操作目前也被用于再生医学。脂肪组织也可经过酶解或非酶分解过程移除脂肪细胞、血细胞和油脂等,获得SVF(见图 2.1)。SVF 中含有相对高浓度的 ADSC、多种祖细胞与基质组分,可经过进一步处理分离 ADSC 细胞进行培养扩增。目前,SVF 的制度和 ADSC 培养扩增的获取过程由于不符合 FDA“干预最小化”标准,被认为是“351 HCT/P”。

成体干细胞 (Adult Stem Cells,ASC)——ASC 是多潜能干细胞,可以分化为多种类型的细胞,如 MSC(图 2.3)、胎儿干细胞(从脐带血获得,与胚胎干细胞不同)、羊膜干细胞和造血干细胞。ASC来源于各自不同的组织,可用于再生治疗。尽管ASC有很多共同特征,但它们的临床用途因其来源差异各有不同。相较胚胎干细胞具有分化为身体所有细胞的多能干性,各种ASC仅可分化为特定种类的细胞,其分化方向受细胞所处微环境限制,这使得ASC更不易于恶性转化。

同种异体 (Allogeneic)——指生物制剂的供体与受体为同一物种不同个体的情况。同种异体生物治疗(如注射同种异体制剂)易受到免疫系统攻击,这可能危害受体健康或降低治疗效率。MSC细胞中主要组织相容抗原1(major histocompatibility complex 1, MHC1)表达水平低,且无主要组织相容抗原2(major histocompatibility complex 2,MHC2)的表达,这使MSC获得"免疫豁免权",开发基于MSC的治疗为同种异体治疗不再使用免疫抑制剂提供了希望。需要注意,只有纯化的MSC具有"免疫豁免权",不纯的细胞相关产品如BMA、BMAC与SVF中还混有其他细胞或蛋白组分,这些产品会产生免疫反应且不能用于同种异体。同种异体MSC治疗的另一个优势是能够从更年轻、健康的个体中获得MSC,并将其储存,以便更及时地使用。目前已有几种基于同种异体MSC的商业产品处于不同的开发阶段。

羊膜干细胞 (Amniotic Stem Cells)——见成体干细胞

凋亡(Apoptosis)——又称程序性细胞死亡。凋亡是指正在死亡的细胞,在再生医学的背景下,这些细胞被认为是开始死亡的"生病"或年老的细胞。凋亡细胞显然是"不良分子",因为它们使细胞无法履行其预期的治疗功能。通常使用Annexin V染色和流

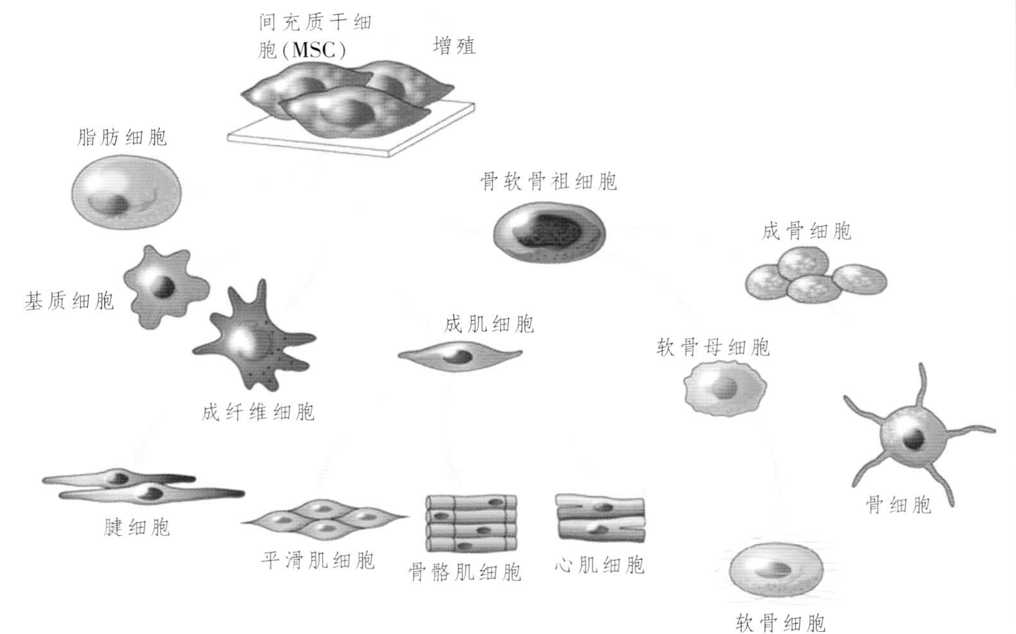

图2.3 MSC分化示意图。MSC具有多能干性,可以分化为多种组织的细胞,包括主要肌肉骨骼组织。ASC,成体干细胞;MSC,间充质干细胞。(Source: Mayo Clinic, Rochester, Minnesota. © Mayo Clinic. Used with permission.)

式细胞术检测凋亡细胞，Annexin V 染色阳性的细胞为凋亡细胞。值得注意的是，MSC 细胞具有抗凋亡特性，并可能“治愈”正在凋亡的细胞。

自体移植 (Autologous)——根据 21 CFR 1271.3(a)，自体移植是指“将人体细胞或组织植入、移植、输注或转移回细胞组织来源的同一个体”。换言之，自体是指生物制剂的受体与供体是同一个体。相类似的名词有同种异体移植，指生物制剂的供体受体为同一物种不同个体；异种移植，指生物制剂的供体与受体来源于不同物种。例如，从患者 A 中提取扩增的 BMSC，若再回输患者 A，属于自体移植；若提供给患者 B，属于同种异体移植；若输注给兔子应用于临床实验，则属于异种移植。需要注意，“自体移植”受 FDA“361”条监管(见 21 CFR 1271)。

生物许可证申请 (Biologic License Application，BLA)——制造商向 FDA 申请将生物制剂作为药物应用于临床实践时，必须向 FDA 提交 BLA(即“351”产品，见 21 CFR 1271)。尽管 BLA 基于洲际商业法规，但在实际临床使用时，任何受 FDA 依据《PHS法案》351 条管制的生物制剂，在临床应用前，都必须向 FDA 提交 BLA。这也是制药公司将新药推向市场必须遵循的途径。

骨髓提取浓缩物 (Bone Marrow Aspirate Concentrate，BMAC)——又称为骨髓浓缩物(bone marrow concentrate，BMC)，是一种含有 MSC(图 2.3)、HSC、内皮祖细胞、血浆和各种可溶性生物活性物质的骨髓抽吸物的浓缩形式。成人骨髓由不同分化阶段的血浆和血细胞组成。骨髓的细胞成分可分为有核细胞和无核细胞，其中有核细胞包括白细胞及其前体，是有核细胞的绝大多数(有核红细胞和巨核细胞也是其中的有核细胞，但数量很少)。BMSC 和 HSC 也存在于有核细胞中，BMSC 细胞仅占有核细胞的 1/50 000~1/10 000，且 BMSC 的密度会因年龄、疾病、特定药物治疗及其他患者特有因素等下降。尽管如此，通常仍将“有核细胞计数”“总有核细胞计数”和更特异的“单核细胞计数”用作 BMAC 中所含骨 BMSC 细胞数量的替代指标。最常使用的获取 BMAC 的方法是从骨盆中抽取骨髓，经过密度梯度离心以减少不需要的液体与细胞组分后，将 BMAC 尽快输注受体。基于 BMSC 是 BMAC 功能发挥中的主要介质这一推测，多项技术致力于增加 BMAC 中 BMSC 细胞的产量，如可以完成多个小容量、高压力的抽吸过程构成的提取装置。另一种策略是将 BMSC 从 BMAC 中分离并扩增培养，获取大量的细胞用于治疗，此时的 BMSC 细胞由于进行了体外操作，依据 FDA 相关规定，受到“351”条管制使用(即作为药物，见 21 CFR 2171)。

骨髓间充质干细胞 (Bone Marrow Mesenchymal Stem Cells，BMSC)——BMSC 除了被称为骨髓间充质干细胞外，还指从 BMA 或 BMAC 中分离获得的 MSC。BMSC 紧密贴附于髓腔中的骨小梁，这与 ADSC 和周细胞所在的“基质”类似。BMSC 与 ADSC 具有共同的特征，包括其假定的周细胞起源、共同细胞表面标志物的表达、基因表达谱和分化潜能(图 2.2)。与 ADSC 相比，BMSC 在单位体积组织中的数量较少，在培养过程中增殖较慢，可能更容易受到衰老的影响。BMSC 可从骨髓中提取或体外扩增培养获得，关于 BMSC 与 ADSC 应用于骨骼肌系统的临床实验还缺乏同行评议。

CD 标记物——见分化集群标记物 (Cluster of Differentiation Markers)

细胞治疗/基于细胞的治疗 (Cell Therapy/ Cell-Based Therapy)——指以治

疗为目的,将新细胞引入机体的过程,其中最早的细胞治疗之一是输血。在再生医学中,富血小板血浆(platelet-rich plasma,PRP)、BMAC、SVF 和体外培养扩增的BMSC都被归类为基于细胞的治疗制剂(尽管血小板并不是细胞——见血小板)。

生物制剂评估和研究中心(Center for Biologics Evaluation and Research,CBER)——CBER 是 FDA 内监管人类细胞、组织、细胞和组织产品(HCT/P)的部门。

分化集群标记物(Cluster of Differentiation Markers)(**简称 CD 标记物**)——CD 代表“分化集群”,是一种根据细胞表面分子来表征细胞的约定因子。利用免疫表型技术,如流式细胞术可以识别细胞的表型特征。例如,根据国际细胞治疗协会(ISCT)的标准,MSC 的特征是表达标记物 CD73、CD90 和 CD105,而 CD14、CD34 和 CD45 为造血功能缺失的标记物。

集落形成单位(Colony-Forming Units, CFU)——从再生医学的角度来看,在给定患者样本(例如,BMAC、SVF)中,CFU 是衡量细胞总数中干细胞数量的指标。缩写 CFU 的后面经常跟随着一个字母[例如,集落形成单位-成纤维细胞(CFU-F)],来表明形成集落的细胞类型。生长在 CFU 中的细胞类型取决于样品的生物来源和细胞培养基中各生长因子的混合比例。CFU 试验是通过以非常低的密度将细胞接种在塑料培养皿上来进行的,在培养物生长数天后再用染料染色(例如,结晶紫将细胞染成紫色)。应用光学显微镜,染料可以轻松显示生长的任何细胞。不过该方法仅能检测那些分裂活跃以形成细胞簇(集落)的细胞,而对衰老(“老化”)、静止(“休眠”),或非常缓慢分裂的细胞则检测不到。形成的菌落数被认为是初始细胞悬浮液中干细胞数量的直接反映。

培养扩增(Culture Expansion)——通过刺激分离的 MSC 增殖来增加以治疗为目的的 MSC 数量。由于通过骨髓抽吸或脂肪移植/脂肪转移获得的 MSC 数量相对较少(大约几千到几十万),因此研究人员利用培养扩增来产生大量的 MSC(大约几百万到几个亿)用于临床研究或收益性治疗。培养扩增通常通过从骨髓或脂肪组织中分离 MSC,再将它们转移到塑料培养皿中并用适当的培养基培养,使其增殖并覆盖培养皿表面。待 MSC 融合(即完全覆盖培养皿表面)后,就将其转移到另外的培养皿中重新培养。细胞收集、接种和培养的一个周期称为“传代”。培养扩增的 MSC 通常使用传 3~5 代的细胞,因为 MSC 可能变老和(或)在过度扩增后遗传改变的风险增加(大于 7~10 代)。在多数情况下,培养的 MSC 扩增至第 3~5 代即冷冻保存以备后期使用。

胚胎干细胞(Embryonic Stem Cells, ESC)——为亚全能干细胞,来源于卵子受精后的胚泡。ESC 可以分化成任何细胞,这与 ASC 不同:ASC 虽然是多能的,但分化潜能的范围相对受限。ESC 的亚全能性使其成为基于细胞治疗潜在的有力工具。然而,ESC 的使用仍然存在伦理争议,而且可能会增加恶性转化的风险。

外泌体(Exosome)——指一种细胞源性的囊泡,直径为 30~150nm。在再生医学的背景下,MSC 产生和分泌含有多种生物活性分子的外泌体,以及微小 RNA(miRNA)形式的遗传物质。外泌体内容物可由 MSC 根据环境变化进行修饰,而且是 MSC 在局部环境中有力地影响细胞的主要载体,称为“旁分泌效应”。刺激 MSC 产生条件特异性外泌体用于临床治疗代表着再生医学中的一个活跃领域。

脂肪移植(Fat Graft)——自体脂肪组织/脂肪从身体的一部分转移到另一部分。虽然脂肪移植物的大小和形状各不相同，但本质上是保持供体组织的天然微观结构，包括脂肪细胞，ADSC 和嵌入其基质“微环境”的其他细胞。脂肪移植也被称为“脂质转移”，后一术语更常用于指较小体积脂肪移植物的转移。

流式细胞术/荧光激活细胞分选(Flow Cytometry/Fluorescence-Activated Cell Sorting，FACS)——流式细胞术或 FACS 是一种复杂的技术，用于表征细胞群的同质性和特性(细胞计数)，以及识别特定细胞亚群(分选)(图 2.4)。在再生医学中，FACS 分选用于干细胞群的质量控制，以确保选择的用于培养扩增和随后治疗的细胞具有特异的和期望的干细胞表面标志物(参见分化集群标记物)。FACS 的基本原理是激光在细胞悬液的液体流(即“流动细胞”)中激发光，并由检测数据的探测器记录光与细胞的相互作用(即，有期望的特征)，并且还可以发送信号鉴别和分选不同的细胞类型。通过改变细胞流方向的电磁信号(静电偏离)对细胞进行分选，从而将细胞收集在各自独立的容器中。它们可以表征一系列属性，包括大小和形状(通过光的前向和侧向散射)、DNA 含量(通过嵌入 DNA 的荧光染料染色)、细胞内蛋白(在渗透化并固定处理的细胞中)或细胞表面标记物(使用针对超过 300 种已知细胞表面抗原的抗体——参见分化集群标记物)。细胞表面抗原在干细胞的分选中特别有用，并将选出的特异细胞亚群在细胞培养基中培养。例如，使用 FACS，可以通过识别 MSC 的表面标记如 CD73、CD90 和 CD105，从 SVF 中识别和分类 ADSC。

美国食品与药物管理局(FDA)——负责监督和管理生物制品(包括 HCT/P)的政府机构。FDA 执行国会颁布的法律，规范食品、药物、医疗器械、血液、生物制品和化妆品。

良好生产规范(Good Manufacturing Practice，GMP)——也被称为“现行良好生产规范”(cGMP)。cGMP 是一套法规，确保恰当的设计、监测和控制生物制品的制备过程。cGMP 确保所制造产品的特性、纯度、效

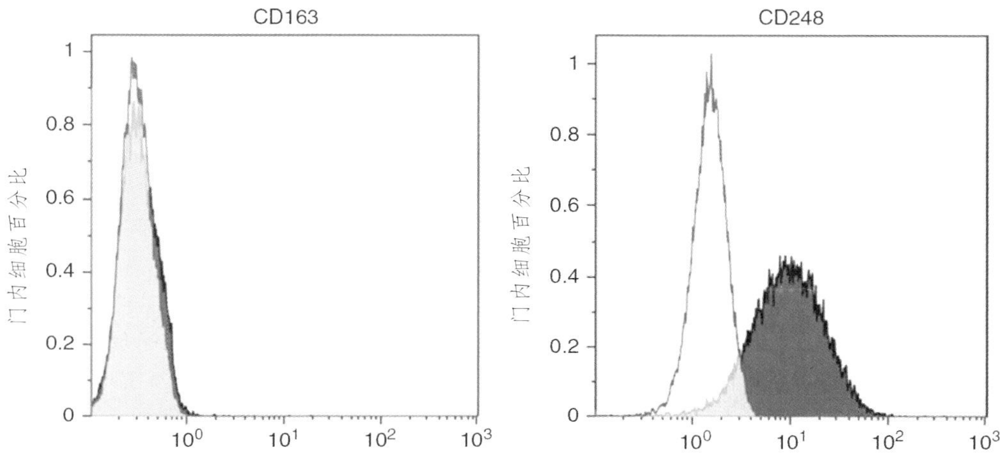

图 2.4 从间质血管获得的脂肪源性 MSC 的流式细胞术/ FACS 结果，证明缺乏细胞表面标志物 CD163(巨噬细胞标志物)，而存在标志物 CD248(周细胞标志物)。左边的峰值代表阴性对照。所以，如左图样品和阴性对照峰的重叠所示，样品中所有细胞的 CD163 均为阴性。相反，右图所示样品中细胞的 CD248 是阳性的。FACS，流式辅助细胞分选。(Source：Mayo Clinic，Rochester，Minnesota. © Mayo Clinic. Used with permission.)

价/强度和安全性,此规范也是分离和培养扩增 MSC 的必要条件。

造血干细胞 (Hematopoietic Stem Cells,HSC)——ASC 主要位于骨髓和血液中,负责血液和免疫细胞的持续更新。与其他 ASC 类似,HSC 是多能的,可以通过免疫表型鉴定一组特征性的细胞表面分子,如 CD14、CD34 和 CD45 (参见分化标记物群)。多年来,人们一直在进行 HSC 移植以恢复癌症患者在消融(清髓)化疗后的骨髓和血液(即"干细胞移植"或"骨髓移植")。从再生医学的观点来看,HSC 在 BMAC 中很普遍,这可能解释了 BMAC 的一些治疗效果。HSC 也可在外周血和脐带血中发现,可以被分离并用于治疗目的。

归巢 (Homing)——是 MSC 向体内目标区域的迁移。如前所述,MSC 存在于与局部脉管系统有关的全身所有组织中。MSC 在管周的定位方便响应于自身体远处传输的血管信号。这些信号可能激活 MSC,使其离开管周组织并传播到远处区域,并对受损的组织和细胞(包括组织驻留干细胞)发挥作用。这个过程被称为"归巢",其受多种化学信号途径调节,最显著的是基质衍生因子-1(SDF-1)-趋化因子受体 4 型(CXCR4)途径。尽管归巢为经血管内注射/输注将 MSC 输送到远处区域提供了理论基础,但许多 MSC 聚集在肺、肝脏和脾脏中,也可以在局部区域聚集,如 MSC 可以特异性地重新定位到器官或腔隙(例如,关节)内受伤或发炎的区域。

同源 (Homologous)——这个术语的意思是"相同的"或"基本相同的"。FDA 关于 HCT/P 的规定,在 21 CFR 1271.3(c)中将同源定义为"用具有相似功能的供体 HCT/P 替换或补充受体细胞或组织"。HCT/P 是以同源还是非同源的方式使用是根据《PHS 法案》第 361 条(相对于 351 条)规定的标准执行"(参见 21 CFR 1271 部分)。值得注意的是,由于目前同源物是基于功能的定义,因此不必将细胞或组织移植于与受体相同或同源的位置。

人体细胞、组织、细胞和 HCT/P(Human Cells,Tissues,Cell and HCT/P)——FDA 负责监督、管理 HCT/P。21 CFR 1271.3(d)将 HCT/P 定义为"用于植入、移植、输注或转移到受体体内的,包含或由人体细胞或组织组成的产品",除了少数例外,如血管化的人类器官移植和干预最小化的骨髓同源移植。FDA 负责 HCT/P 的监督和管理,包括根据《PHS 法案》第 361 条或 351 条来确定 HCT/P 是否受到监管(参见 21 CFR 1271 部分)。

诱导多能干细胞(iPSC)——为重编程的、自体的成年 MSC,表现出胚胎干细胞样特性。由于与成人多能干细胞相比,iPSC 具有更大的治疗潜力,因此研究者们正在积极开展用于多种临床应用的研究。

吸脂术(Lipoaspiration)——指将脂肪组织从体内去除的过程。通常用无菌生理盐水、利多卡因和肾上腺素配成的封闭液来浸润皮下脂肪,达到局部麻醉目的。此时脂肪组织会转化为更多液相,便于通过小插管手动或机械吸除。吸脂术的英文单词 lipoaspiration 也可用 liposuction 指代,前者可能指手动抽吸(例如,注射器)相对较小体积的脂肪组织,而后者可能倾向于机械抽吸较大量的组织。被切除的组织称为"脂肪抽吸物(lipoaspirate)"。脂肪抽吸物可以被丢弃,或者就再生医学而言,可以用来行脂肪移植/脂肪转移(见脂肪移植)或者提取 SVF 或 ADSC(图 2.1)。

脂肪抽吸术(Liposuction)——见吸脂术。

脂肪转移(Lipotransfer)——见脂肪

移植。

间充质干细胞(MSC)——它们也被称为“间充质基质细胞”。MSC 是多能 ASC,分布于全身，尤其在脂肪和骨髓中分布极多。通常以 ADSC 和 BMSC 的形式收集和培养用于研究或治疗。MSC 的特征包括具有成纤维细胞形态(细长)(图 2.2 和图 2.3)、贴壁性、低免疫原性、抗炎、抗凋亡、抗纤维化、免疫调节、自我复制、多向分化性(如软骨细胞,骨细胞和脂肪细胞)、归巢性、广泛性、适应性、旁分泌活性和表达表面分子(参见分化集群标记物,尽管没有单独的 MSC 特异性表面标记)。MSC 的主要作用是替换局部环境中丢失或受损的细胞和组织。鉴于 MSC 与其驻留的微环境之间存在显著的相互作用,所以来自不同组织和区域 MSC 的表型不完全相同。然而,在大多数情况下,这些表型差异的临床意义尚不清楚。如前所述,MSC 与周细胞有许多共同特征,包括它们在血管周围组织的定位和周细胞标记物如 CD248 的表达。因此,目前的证据表明所有 MSC 均源自周细胞。

微小 RNA (miRNA)——是一种小的非编码 RNA 分子,含有 15~30 个核苷酸,可调节基因表达。MSC 分泌 miRNA 于外泌体内 (参见外泌体)。通过区域细胞摄取 MSC 产生的外泌体及其包含的 miRNA 后，miRNA 可以对细胞功能发挥深远而强大的作用。这种旁分泌形式被认为是 MSC 影响局部环境的主要机制。

干预最小化(Minimally Manipulated)——FDA 关于 HCT/P 的指南,在 21 CFR 1271.3(f)中将干预最小化定义为:“对于结构组织,所施加的操作不会改变组织修复、重建或替换相关的特性;对于细胞和非结构组织,操作不会改变细胞或组织的相关生物学特征”。干预最小化的例子包括密度梯度分离、离心和细胞分选或选择,但通过酶消化从脂肪组织产生 SVF 或者 MSC 的培养扩增却超出了干预最小化范畴。HCT/P 是否为干预最小化,是确定适用《PHS 法案》中第 361 条或第 351 条的标准(参见 21 CFR 1271)。

微环境 (Niche)——指一个地方或位置。在再生医学中,“微环境”通常指干细胞所处的或发挥功能的环境。干细胞与其所处的微环境之间存在着明显的相互作用。从本质上讲,干细胞对其微环境有反应,这解释了:①存在于身体不同部位的干细胞之间有表型差异;②干细胞可重新定位或归巢到新环境;③诠释环境信号;④为了治疗或再生目的执行适应性反应的能力。

未经批准(Off-Label)——在再生医学的背景下,用来描述未被 FDA 批准却用于治疗的生物制剂。例如,在膝关节内注射 BMAC 治疗骨性关节炎就没有得到 FDA 的批准,因此被认为是“未经批准”。虽然目前有许多产品符合 361 条款(见 21 CFR Part 1271)规定,如可以用 FDA 510K 许可的装置和试剂盒生产 HCT/P,但将这些 HCT/P 产品用于患者即表示“未经批准”使用。“未经批准”不等同于“非法”,因为未经批准使用商业上可生产的药物是常见的,并且被认为是医学实践的组成部分。从实用的角度来看,在知情同意过程中应当告知患者未经批准(超说明书)疗法的使用,并向患者说明许多第三方付款人不会报销未经批准疗法的费用。

骨科生物学(Orthobiologics)——这个术语通常用来描述用于治疗骨科/肌肉骨骼疾病的再生药物谱，包括但不限于 PRP、BMAC、血小板裂解物(PL)、脂肪移植物和 MSC。

旁分泌(Paracrine)——旁分泌信号是

细胞间通信的一种形式，细胞通过旁分泌产生信号以诱导附近细胞的变化。旁分泌信号通过细胞与细胞直接接触或释放生物活性因子发挥作用，这些生物活性因子随后传播到邻近细胞并与其相互作用。目前的证据表明，MSC通过旁分泌信号而不是分化成新的细胞类型发挥大部分治疗和再生作用。通过旁分泌信号传导，MSC对驻留细胞发挥免疫调节、抗凋亡、抗纤维化/抗瘢痕形成和营养作用(增殖和分化)。旁分泌大多通过外泌体介导。

传代(Passage)——从技术上讲，指将一群细胞从一个培养板转移到另一个培养板的行为。当初始培养基中的细胞生长到开始抑制彼此生长的密度时(即，细胞融合时)进行传代。此时，将细胞从第一个板上移出置于悬浮液中并计数。然后在新的细胞培养皿上重新接种相同的细胞数。在再生医学中，传代数是一个群体中细胞分裂次数的代名词。通常，传代数越少越好，因为细胞更原始。然而，完全没有经过细胞培养的细胞(原代细胞)可能含有污染物，因为细胞培养通过选择最适合的细胞来纯化细胞群体(只有有利于生长的细胞才会生长)。倍增的数量(体现在"传代"中)非常重要，因为来源于患者的干细胞不是永生的，仅具有有限的细胞倍增次数。后者被称为"Hayflick极限"：细胞在衰老或死亡之前可以分裂约30次。从分子原因上分析是细胞逐渐从染色体末端失去端粒(即，在DNA末端起保护帽作用的保护性重复序列)。这种丢失会造成染色体损伤。通常，来自患者的干细胞在衰老之前可经历9~10次传代。与Hayflick极限(30次细胞分裂)一致，这意味着细胞通常在每个培养期("传代")经历约三轮细胞分裂。由于ASC每24~30小时分裂一次，一个典型的培养周期大约需要4天，此期间原代细胞数量可增加约10倍。从实用的角度来看，MSC通常培养扩增至第3~5代，然后冷冻保存以备后用。

周细胞(Pericyte)——指普遍存在于血管周围的血管细胞。最近的研究表明，MSC来源于周细胞，并且位于管周组织中。MSC在血管周围的位置允许其监测局部的、区域的和远处的环境条件，并迅速应对伤害或炎症。

血小板(Platelet)——虽然通常被称为一种"血细胞"，但血小板是源自骨髓巨核细胞并释放到血流中的小的无核体，在血液中循环5~9天后被更新。由于血小板在血液中无处不在，所以血小板是损伤或炎症的"第一反应者"。血小板含有数百种生物活性因子，如生长因子、细胞因子和位于其α-颗粒和致密颗粒内的趋化因子。当遇到损伤或炎症，血小板动员和制造并释放适当的生物活性因子以促进止血、启动和调节内源性反应，激活常驻MSC，从远处招募MSC(参见归巢)，以促进组织愈合。血小板的多种有益特性导致PRP作为再生剂而发展，以调节炎症和促进愈合。

血小板裂解液 (Platelet Lysate，PL)——也被称为人血小板裂解物(HPL)，为浓缩血小板的衍生物。通过浓缩和裂解血小板，将生长因子、细胞因子、血浆蛋白营养素和其他血小板产品浓缩成无细胞液体。HPL通常通过反复冻-融裂解血小板，通过添加氯化钙诱导产生凝块，并离心以沉淀细胞和组织碎片。上清液层代表HPL，为血小板无细胞和组织的产物。自体HPL可作为PRP或其他生物制剂的替代或辅助之用，而同种异体HPL则是目前最常用的MSC扩增培养基。

富血小板血浆(Platelet-Rich Plasma，PRP)——是一种含有高于正常浓度的血小板溶液。PRP注射通常用于输送超生理剂量的血小板源性生物活性因子，其能够调节炎症并促进组织愈合。目前 PRP 是通过密度梯度离心法制备的，离心后全血被分离成血细胞和血浆两部分，血浆内富含血小板。有多种市售的、FDA 510K 批准的离心机-PRP 配套设备，但在处理所需的全血量、处理时间，以及浓缩血小板，去除红细胞、白细胞（WBC）或 WBC-多形核细胞亚型的能力方面存在显著差异。虽然没有普遍认可或科学证实的 PRP 定义，但一些学者提出每微升 PRP 应该含有至少 100 万个血小板（正常值为 150 000~350 000 个/μL），同时伴随生长因子和细胞因子的增加。然而，其他作者则强调 PRP 中血小板的总剂量可能比实际浓度更重要。在实验室条件下，PRP 可促进 MSC 的增殖和分化，增加或减少炎症，促进组织愈合。临床上，通过向肌腱、韧带和关节内注射 PRP 来改善病灶疼痛和功能，治疗效果各有不同。有些差异可能是有临床意义的，例如用于关节内注射的 PRP 中，红细胞数量追求最小化。目前，还没有 FDA 批准的 PRP 用于治疗肌肉骨骼疾病的适应证（即，再生的 PRP 注射被认为是“未经批准的”）。

潜能（Potency）——在干细胞的背景下，指干细胞分化成各种细胞类型的潜能。亚全能（pluripotent）干细胞在胚胎发育期间位于胚泡中，能够分化为人体的任何细胞。ESC 是亚全能干细胞的一个例子。多能（multipotent）细胞比亚全能细胞分化程度高，但仍能分化为多种组织类型。ASC 是多能干细胞，包括 MSC、从 UCB 获得的胎儿干细胞（不要与胚胎干细胞混淆）、羊膜干细胞和 HSC。随着干细胞潜能的降低，干细胞分化成各种组织类型的能力也降低。然而，在某些情况下，适当的刺激可以改变干细胞的潜能，如 iPSC（参见诱导多能干细胞）。

增生疗法（Prolotherapy）——也被称为“增殖疗法”。增生疗法是通过注射刺激性溶液来激活低级别的炎症反应，以促进组织增生和愈合。尽管有多种增殖剂可供使用（例如，鱼肝油酸钠），但最常见的增生注射剂可能是高渗性葡萄糖。

衰老（Senescence）——“老化”，常用于增殖的 MSC，以描述培养扩增过程中重复分裂和复制的老化效应。衰老的 MSC 可以通过实验室测试（例如，端粒缩短）进行鉴定，而细胞衰老意味着次优的治疗潜力。此外，在某些情况下，细胞衰老可能与恶性转化的风险增加有关。因此，MSC 的培养扩增（即传代次数）存在一个极限，在培养扩增后应检测 MSC 的纯度并检测衰老表型（参见良好生产规范）。

基质（Stroma）——在再生医学中，通常指组织或器官中起构架作用的部分。例如，脂肪组织由脂肪细胞及其周围的基质组成，基质则由支持细胞的结缔组织构架以及向细胞提供血液和营养的血管系统组成。由于目前认为 MSC 来源于周细胞并定位于全身的基质组织，一些学者/研究人员提倡使用“间充质基质细胞”而不是“间充质干细胞”。从实用的观点来看，这些术语可以互换使用。

基质血管成分（Stromal Vascular Fraction，SVF）——为脂肪抽吸物的成分，除了多种祖细胞和细胞成分外，还含有高浓度的 ADSC。SVF 最常由脂肪抽吸物通过酶促（即胶原酶）消化、裂解红细胞、过滤和离心，以从基质中释放 ADSC 而产生，并将 ADSC 和其他细胞沉淀成小颗粒（图 2.1），以便高剂量的 ADSC 和其他祖细胞能输送至受伤或炎症区域用于治疗或研究。虽然与 BMAC 或脂肪移植物/脂肪抽吸物相比，SVF 有更高剂量的 MSC，但是 SVF 目前被 FDA 归类为 351 HCT/P（即“药物”），因为在使用脂肪组织制备 SVF 的过程中“超出干预最小化”。虽然已经开发了制取 SVF 的非酶方法，但还需要关于等效性和调节途径的进一步分析。

端粒（Telomere）——在细胞染色体中每一条 DNA 末端的帽状物。端粒保护染色体，并随着细胞分裂周期的累加而逐渐缩短。因此，端粒缩短反映细胞的年龄，并用于评估细胞的衰老。

活力（Viability）——用来表示细胞死亡或存活状态。相比之下，凋亡是指那些“生病”或“衰老”直至死亡的细胞（见凋亡部分）。虽然在某些情况下，MSC 的作用可以挽救凋亡细胞，但没有活性的细胞只能被替换。评价细胞活力的常用方法包括台盼蓝染色和 DAPI(4’,6-二氨基-2-苯基吲哚)染色。

异种（Xenogenic）——指从一种动物获得并输送给第二种动物的生物制剂。异种治疗目前仅限于研究领域。一个常见的例子是用人 MSC(hMSC)治疗兔子以研究 hMSC 在膝骨关节炎中的作用。异种治疗使研究人员能够检查和记录人类 HCT/P 在动物模型中的作用。

致谢

感谢我们的同事，以及我们实验室的现任和前任成员所发挥的积极作用，他们是 Wenchun Qu，Holly Ryan，Tao Wu，Hai Nie，Min Su，Rebekah Samsonraj，Janet Denbeigh 和 Amel Dudakovic。这项工作得到了梅奥诊所再生医学中心的支持和 William 与 Karen Eby 的慷慨慈善捐赠。

（雷星 李俊琴 译 裴国献 校）

第 3 章

关于再生治疗临床应用的监管问题

Karl M. Nobert

美国再生医学相关法律

联邦监管与监督的历史基础

美国食品与药物管理局(FDA)在实施人体细胞、组织,以及基于细胞和组织的产品(HCT/P)监管标准之前,进行了广泛的基于证据–风险的分析,关于这一点可以参见联邦法规(CFR)的 21 CFR 1271。如果满足条件,允许某些 HCT/P 仅根据《公共卫生服务法案》(PHS 法案) 第 361 条和第 1271 部分的规定进行管制,以预防传染病的传播,而不用按照联邦食品、药品和化妆品法案(FDCA)对药物、生物或医疗器械产品进行上市前管理。第 1271.10(a)节规定了下列标准:

(a)如果 HCT/P 符合以下所有标准,则仅根据 PHS 第 361 条和本部分的规定进行监管:

(1)HCT/P 仅受最低程度的人为操作。

(2)HCT/P 仅为同源使用,如标识、广告或制造商客观反映的其他用途。

(3)除水、晶体、灭菌剂、保存剂或贮存剂之外,HCT/P 的制造不涉及与其他来源的细胞或组织相结合,水、晶体或灭菌、保存或贮存剂除外。还须保证添加的水、晶体、灭菌剂、保存剂或贮存剂等不会对 HCT/P 的临床安全产生影响。

(4)或者(i)HCT/P 没有全身影响,主要功能不依赖活细胞的代谢活性; 或者(ii)HCT/P 有全身影响或主要功能依赖于活细胞的代谢活性,并且①用于自体移植;②用于一级或二级血亲的异体用途;或③用于生殖用途。

在最终确定这些标准和第 1271 部分的规定之前,FDA 从业界和其他利益相关方收集了大量数据和信息,以确定那些可以仅按传染病传播进行监管,而无须进行任何上市前审查的 HCT/P 类型 [1]。首先,FDA 承认长期使用和有关某些细胞和组织产品的可用信息。FDA 在 1997 年提出供人体使用的"细胞和组织产品管理的建议方案"时指出:

长期以来,组织被广泛用于医学移植领域——例如,严重烧伤后的皮肤替代、肌腱和韧带损伤的修复、有缺陷心脏瓣膜的替换、为恢复视力的眼角膜替代,以及使用人类精子和卵子植入帮助不育夫妇……

建议方案进一步指出:"……根据《公共卫生服务法案》(PHS 法案) 的授权, 除了 1993 年以来作为医疗器械监管的少数组织之外,FDA 对用于替代目的的常规组织监管重点是防止传染病的传播[2]……"

为强调传统的组织产品风险较低,而不

是新的生物技术产品，FDA再次声明："……近年来，科学家们开发了许多新技术，其中许多是从生物技术中衍生出来的，这些技术扩大了人体细胞和组织作为治疗产品的使用范围。这些新技术有望为癌症、AIDS、帕金森病、血友病、贫血、糖尿病和其他严重疾病提供治疗……（只有）大多数传统组织和生殖组织不会受到上市前批准要求的约束[3]……（强调补充）"

FDA声明："许多基于结构组织的产品是在医学界具有长期使用历史的传统组织"，因此不需要安全数据和上市前授权[4]。用于治疗骨科疾病的骨组织就是这种传统组织的一个例子。

在建议方案中，FDA还讨论了干细胞产品的问题，并承认缺乏有助于任何简化监督的信息。FDA表示，在未来使用特定产品加工控制和产品标准对某些干细胞产品进行监管之前，需要获得相关的数据[5]。FDA还没有提出这种特殊的控制措施。相反，关于通过选择同源使用作为某些HCT/P的"下调"标准，FDA得出结论：有足够的依据来预测产品的表现；因此，在此基础上得出低风险的结论，从而支持免于上市前通知和批准的要求[6]。

FDA"最低限度操作"标准原则在分析产品安全性和风险方面的意义和应用

如前所述，法规第1271.10(a)规定了FDA依赖于HCT/P安全和潜在风险的评估。鉴于目前某些纳入标准的含义和范围的不确定性，解决FDA标准应用到特定HCT/P产品时所面临的困难可能有所帮助。

最低限度操作

根据21 CFR 1271.3(f)(2)款，最低限度操作指："……不改变细胞或组织的相关生物学特性的处理[7]"。

实际上，这个定义一点也不清晰。HCT/P监管计划在2005年之前已经全面实施，从那时起，FDA收到了许多来自各个制造商的关于其产品分类的问题。2006年9月，FDA发布和实施了指导工业和FDA员工指南——结构组织的最低限度操作（管辖权更新），其中FDA声明：FDA已经收到了几个RFD（指定性要求），要求确定某些HCT/P是否仅根据《PHS法案》361条款进行监管，具体取决于产品加工过程中的操作类型……为了确定一种结构组织产品是否经过最低限度的操作，如果该组织特征存在于供体组织中，则该组织特征是"原始的"。如果一个组织的特征对组织在重建、修复或替换时的表现产生有意义的影响，那么它就是"相关的"。当结构组织可能增加或减少原始组织用于重建、修复或替换的效用时，结构组织的特征是相关的。因此，FDA评定结构组织是否符合《PHS法案》361条款的规定，包含了对所有改变组织重建、修复或更换，即改变特征可以提高或降低组织效用的潜在影响的考虑，无论其是积极的还是消极的[8]（强调补充）。

HCT/P效用改进的最低限度操作，如去细胞化以排除免疫反应，是FDA从未阐明的概念。对增加效用或对相关特征产生积极变化的因素进行狭义解释，可能会导致常规HCT/P作为药物、生物或医疗器械产品受到监管。

毫无意外，FDA后续收到了这些问题反馈。组织参考组（TRG）一直以来都负责回答这些问题。TRG小组发表了回应摘要，就特定产品的监管状况提出建议。自2006年以来，FDA已在TRG的网页上发布了22条针对最低限度操作的此类建议[9]。例子包括：

2014 年：

经过脱脂和脱细胞处理的脂肪组织超出最低限度操作。由于该处理改变了脂肪组织用于重建、修复或替换的原始特征，因此不属 HCT/ P 361 条款管理。

2013 年：

同种异体脱细胞脂肪基质组织产品超出最低限度操作。由于该过程改变了脂肪组织用于重建、修复或替代的原始相关特性，因此不属于 HCT/P 第 361 条款管理。

在培养中扩增的骨髓来源的间充质干细胞不仅仅是最低限度的操作，因此不属于 HCT/P 361 条。

2012 年：

细胞选择激活的 T-细胞受体 （TCR）不满足最低限度操作，因为 TCR 细胞激活改变了特定细胞群的相关生物学特性。

2008 年：

同种异体脱矿骨基质联合来自同一捐赠者的人胶原蛋白是一种医疗器械。载体的处理改变了脱矿骨基质的原始相关特征，这超出了最低限度操作。

2006 年：

用酶处理的脐带干细胞以增加移植被认为是生物制品，并受到研究新药申请(IND)和生物许可证申请(BLA)的限制，因为这种处理超过最低限度操作。

2014 年 12 月 23 日，FDA 发布了一份关于 HCT/P 最低限度操作的指南草案(HCT/P 指南草案)，试图再次澄清最低限度操作的含义。FDA 承认司法管辖权的更新没有充分阐明最低限度操作的含义[10]。除其他事项外，HCT/P 指南草案规定"从结构组织中提取或分离细胞，其中与重建、修复或替换相关的其余结构组织的相关特征发生变化，通常不被认为是最低限度的操作[11]。例如，FDA 发现："(骨髓)间充质干细胞在培养基中扩增，超出了最低限度的操作，因此不属 HCT/P 第 361 条款管理[12]。"

然而，HCT/P 指南草案警告说，确定最低限度操作并不容易。FDA 指出"尽管某些结构组织可能在不改变组织原有相关特征的情况下进行改变细胞或细胞外基质成分的处理，但相同的处理可能会改变不同组织的原有相关特征。"在 HCT/P 指南草案中没有更多关于如何理解某一操作在一种情况下被认为是最低限度操作，而在另一种情况下就超出最低限度操作的内容。

同源使用

对于 HCT/P，"同源使用"一词的定义见于第 21 章第 1271.3(c)节，其内容为：同源使用是指用 HCT/P 修复、重建、替代或补充受体的细胞或组织，HCT/P 在受体中发挥与供体相同的基本功能。作为定义应用的一个例子，TRG 在 2008 年得出结论：(自体)脂肪组织酶被消化和加工用于治疗尿失禁和阳痿……是一种非同源使用[13]。

同源使用还表明细胞相关产品移植后应发挥相同的功能。例如，自体脂肪来源的成体干细胞被用于治疗创伤性和退行性疾病，包括肌腱、韧带损伤、骨关节炎和骨软骨缺损。这些产品目前未经 FDA 的预先批准就在市场上销售。尽管 FDA 肯定不会同意，因为干细胞有分化成不同细胞的潜力，有人可能会说这些应用事实上都是同源的。

由于显而易见的原因，FDA 需要更多的信息和解释来充分理解同源使用的含义和范围。

支持法律的案例：美国政府对再生科学公司[14]

在 2014 年 2 月的一项裁决中，华盛顿法院确认FDA对基于细胞的产品拥有监督管辖权,产品超出最低限度操纵的标准需要在上市前进行审查和批准。这个案例很重要,因为它有可能直接影响这个领域的医生和医学研究人员。

该案例涉及两名医生使用培养的干细胞治疗各种骨科疾病。他们辩称,其提供的是一种在医学实践中被允许的"操作",而不是FDA监管权限范围内的产品。该过程包括从患者身上提取骨髓,分离间充质干细胞(MSC),在添加其他物质的培养基中进行培养增殖和分化。在获得足够数量的细胞后进行回植,并加入强力抗生素以防止细菌污染。最后,将这种混合物注射到细胞来源患者的受损部位。

法院发现,尽管这些培养的细胞来自同一名患者,并返还给了该患者,但它们超出了原先的标准,从而成为一种未经批准的药物产品。使用它们违反了美国联邦法律。这是因为:①MSC的培养旨在确定产生的细胞群体的生长和生物学特性;②添加到干细胞培养基中的物质影响了骨髓细胞的分化。

由于担心患者可能使用了不安全、受污染或有害的产品,法院裁定支持FDA对其进行监管监督。它依靠现有的联邦法规来做到这一点,该法规授权FDA制定法规要求,以防止传染病的传入、传播。这导致制造商(这里指医生)接受了相关检查,并被要求证明他们的细胞产品的制造方式可以确保其纯度和效力。

相比之下,符合真正最低限度操作标准的细胞和组织产品免除了FDA严格的药物批准程序。法庭驳回了这两名医生在这个案件中提出的每一个论点。他们争论说,FDA没有法律权力实施涉及这种自体疗法的规定,因为该"操作"只涉及将患者自己的干细胞返还给患者本人。他们认为,实施的过程是一种医疗操作技术,而不是FDA监管的产品。

从这个案例中得出的关键结论包括:

- 如果执业医生和医学研究人员使用的细胞操作超出了最低限度操作标准,那么他们可能会受到FDA的监管。
- 在美国,FDA对细胞产品和疗法的使用具有监督管辖权。
- 法院驳回了这类操作属于行医范围而不在FDA监管之内的论点。

联邦法规胜过任何其他美国各州或州医疗委员会通过的法律、法规或指导方针。

生产基于细胞的产品或提供基于细胞疗法的"制造商",包括诊所内的医生,超过标准都要接受检查,并必须遵守FDA的监管要求。

目前FDA的执法裁量权及其范围

虽然目前多种形式的再生医学技术违反了再生科学案例代表的法律规定,但FDA目前似乎显示出对那些不会对患者构成重大危险的自体细胞疗法的"执法裁量权"。这很有可能是因为目前市场上还没有FDA批准的细胞药物产品。然而,随着人兽医疗产品开始进入市场,这种情况可能会改变。就目前而言,FDA似乎只会对那些因为夸大宣传、设备检查不力和患者受伤从而引起广泛关注的情况采取强制措施。

基本的执法裁量权是指政府机关在特定情况下不采取经授权的执法行动的决定。FDA"决定起诉或不起诉(FDCA的所有案件中),无论是通过民事程序还是刑事程序,都是由机构的绝对裁量权做出的决定"[15]。只有当法院有一个确定的"标准来判断机构行使的自由裁量权"时,这种决定才可被法院复审[16]。FDCA提供了这样一个标准,因此限制了 FDA 的自由裁量权。

FDA 监管执法和医生的潜在风险

2015 年 12 月 30 日，FDA 向 3 位在加利福尼亚、佛罗里达和纽约拥有并经营干细胞治疗中心的医生发出了警告信，通知他们回收和处理脂肪组织，以进行干细胞治疗的行为是非法的。此类事件意义重大，因为其标志着 FDA 不再像以往一样，对那些为患者提供此类治疗的医生几乎没有监管（通常称为"执法自由裁量权"），而是以一种更积极的执法方式取而代之。

这些中心正在收集并使用自体间质血管碎片（SVF）进行静脉注射（IV）和鞘内注射，以及经鼻腔或口腔雾化给药。这些方法用于各种严重疾病，包括但不限于自闭症、帕金森病、肺纤维化、慢性阻塞性肺疾病、多发性硬化症、脑瘫和肌萎缩性脊髓侧索硬化症。它们作为治疗方法的应用使其成为需要 FDA 审查和批准的药物[17]。

出于监管目的，这些产品因为它们的生产方式而被认为是药物。这是因为这种处理改变了脂肪组织原有的相关特征，这些特征与脂肪组织用于重建、修复或替换的功能有关。

FDA 还发现，这些中心没有遵守 FDA 关于干细胞用途的脂肪组织加工和制造的相关要求[18]。

这些医疗中心被警告，如果未能及时纠正这些违规行为，可能会导致监管机构在没有进一步通知的情况下采取行动，包括在最严重的情况下，可能会采取的例如产品和设备扣押、禁令或刑事调查等行动。在短期内 FDA 明显打算加强在这一领域的监管监督和执法活动，对不能遵守相关规定的临床医生进行曝光。

（樊俊俊　译　毕龙　校）

注释

1. *See* 1997 Proposed Approach to Cellular and Tissue-Based Products. Retrieved from http://www.fda.gov/downloads/biologicsbloodvaccines/guidancecomplianceregulatoryinformation/guidances/tissue/ucm062601.pdf
2. *Id.*, p. 8. Examples of conventional tissues include skin as a wound covering and bone for orthopedic conditions.
3. *Id.*, pp. 5–6.
4. *Id.*, p. 20. *See* Transcript "Open Public Meeting: Manipulation and homologous use in spine and other orthopedic Reconstruction and Repair," August 2, 2000, p. 40.
5. *Id.*, p. 11.
6. *Id.*, p. 19.
7. *See* Draft Guidance for Industry and FDA Staff: Minimal Manipulation of Human Cells, Tissues, and Cellular and Tissue-Based Products (HCT/P Draft Guidance), December 23, 2014, p. 8. Retrieved from http://www.fda.gov/biologicsbloodvaccines/guidancecomplianceregulatoryinformation/guidances/cellularandgenetherapy/ucm427692.htm. Interestingly, the HCT/P regulation, unlike the proposed Draft Guidance, provides another definition of minimal manipulation for structural tissue. Minimal manipulation "[f]or structural tissue, [means] processing that does not alter the original relevant characteristics of the tissue relating to the tissue's utility for reconstruction, repair, or replacement." Although cells generally would be considered nonstructural, the FDA has proposed in the HCT/P Draft Guidance for the minimal manipulation of HCT/Ps that "if you isolate cells from structural tissue, you should apply the definition of minimal manipulation for structural tissue."
8. Guidance for Industry and FDA Staff—Minimal Manipulation of Structural Tissue (Jurisdictional Update) (September 2006). Retrieved from http://www.fda.gov/regulatoryinformation/guidances/ucm126197.htm
9. The TRG does not publish its responses to protect

the confidentiality of persons who ask the TRG for a recommendation as to the classification of its products. Instead, the TRG publishes brief summaries of its recommendations. For a summary of all of the TRG's recommendations, including those listed here, *see* TRG Update. Retrieved from http://www.fda.gov/BiologicsBloodVaccines/TissueTissueProducts/RegulationofTissues/ucm152857.htm

10. *See* Draft Guidance for Industry and FDA Staff: Minimal Manipulation of Human Cells, Tissues, and Cellular and Tissue-Based Products, December 23, 2014. Retrieved from http://www.fda.gov/biologicsbloodvaccines/guidancecomplianceregulatoryinformation/guidances/cellularandgenetherapy/ucm427692.htm. This HCT/P Draft Guidance would replace the Jurisdictional Update if finalized.
11. *Id.*, p. 5.
12. *See* TRG Update at http://www.fda.gov/BiologicsBloodVaccines/TissueTissueProducts/RegulationofTissues/ucm152857.htm
13. *Id.*
14. U.S. *v.* Regenerative Scis., LLC, 741 F.3D 1314 (D.C. Cir. 2014). In its decision, the court also affirmed the lower court's decision ruling that the U.S. District Court did not err in permanently enjoining the company for violating federal drug regulations.
15. 5 U.S.C. § 701(a).
16. Heckler *v.* Chaney, 470 U.S. 821, 828 (1985).
17. Section 201(g) of the FD&C Act [21 U.S.C. 321(g)] and a biological product as defined in Section 351(i) of the PHS Act [42 U.S.C. 262(i)].
18. Included in the regulations, these requirements are referred to as current Good Manufacturing Practice (cGMPs) and current Good Tissue Practice (cGTPs).

第 4 章

再生医学操作的临床及管理注意事项

Leah M. Kujawski, Michael A. Scarpone, David C. Wang

除了通常的医疗办公设备之外，再生医学临床实践需要更特定的员工和特殊的设备。基本的再生医学操作需求包括实验室通风橱、冰箱、抽血工作站和相关用品。病房的设计是以符合患者的有效护理，以及遵守美国联邦和州政府的指导需求作为主要参考目标。

实验室

实验室必须与患者的护理空间分开，并设置一个可以完全关闭的安全门(图 4.1)。其内设有适宜的可封闭存储柜用于存储各种药物、化学品和静脉切开术所必需的用品(注射器、针头、局麻药品、其他可注射溶液和再生医学药物)。用于静脉抽血的房间应单独设立，应具有舒适的抽血椅和需用的所有物品，这样将有助于提高抽血效率和患者的舒适度。同样，离心机、超净橱、细胞计数器、水槽和其他用于组织准备的设备也应高效布局，以便在制备过程中最大限度地减少移动、提高时间效率、减少污染机会。

设置实验室的医疗机构需满足职业安全与健康管理局(OSHA)制定的若干要求。

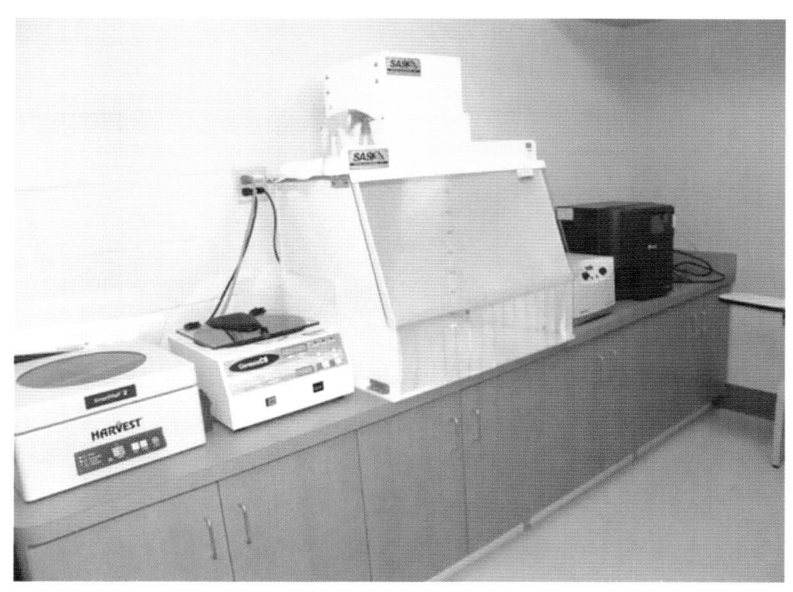

图 4.1 采血及处理室：配备采血及组织准备设备，包括离心机、无菌罩、Coulter 细胞计数器。

OSHA政策和临床工作人员的标准操作程序(SOP)应张贴在实验室,并且应每年更新以保持合规性[1]。用于干细胞程序制备的实验室应符合疾病控制和预防中心(CDC)的要求,以保持符合2级生物安全实验室的规定[2]。注射操作必须在无孔的工作空间进行,站立高度应保持舒适[3]。此外,实验室应常规设置尖锐物品容器和生物危害品保存箱,以及个人防护设备(PPE),如面罩、眼罩或护目镜、手套和隔离衣等。带眼睛冲洗站的水槽应靠近实验室,因为当眼睛受到飞溅伤害时,手部清洁和眼睛冲洗是必需的。如果存在玻璃容器,则必须在实验室放置用于清洁破碎玻璃的专用装备,如小扫帚和簸箕,并且必须标记为“仅供玻璃使用”。

进行高等级大批量操作时可能需要高压灭菌器。考虑到成本控制,另一种选择是使用实验室外部(医院、外科中心等)的高压灭菌设施,每次收取较低的费用。每次操作都应该进行成本分析,以根据实际条件确定最适合的方法。某些操作需要使用高质量的生物样品专用冰箱,用于存储同种异体干细胞移植物和血小板裂解产物。为储存羊膜干细胞等组织,则还需要一个-80°C的冰箱。根据OSHA规定,“食品和饮料不得放在可能沾染感染物质的冰箱、冰柜、储物架、通风橱、操作台面或者操作凳上”[4]。符合OSHA标准的生物危害标签是维持安全标准所必需的。

检查间

每个检查间应有足够的空间[大约10英尺×12英尺(3m×3.6m)或更大],以方便超声诊断机的操作(图4.2)。在再生实践的早期阶段,建议使用更小、更便宜的便携式超声波装置,以最小的成本提供最大的多功能性。关于超声诊断单元的完整性讨论超出了本书的范围,但有许多可用资源可帮助决定获得此种设备的价值。中等大小(30~42英寸)的、分辨率至少1080p的高清平板电视可以放置在同视线水平,与超声波装置大约相差90°(通常将其放置在临床医生的治疗台上),以便在超声引导过程中改善人体工程学。房间内还应放置其他常规使用的设备和用品,如电动升降检查台、轮式气压凳、水槽、

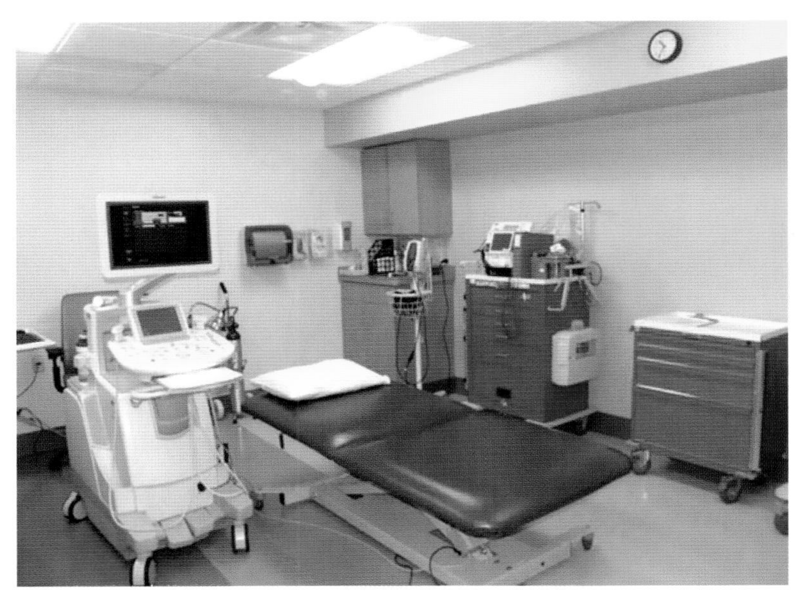

图4.2 手术室:如果需要,可配备肌肉骨骼超声和清醒镇静设备。

病号服、一次性纸短裤、毛巾、餐桌纸、一次性卡盘、身体垫和枕垫。推荐使用空间更大、设备更完善的手术室至少为 14 英尺×14 英尺 (4.2m×4.2m) 到 15 英尺×15 英尺 (4.5m×4.5m)大小,以放置更大型的推车式超声波检查仪、透视设备和适当的透视手术台。还应配有先进心脏生命支持(ACLS)设备——推荐移动急救复苏站("急救车")、脉搏血氧仪、制氧机,以及用于执行静脉置管和潜在清醒镇静的用品和设备,以用于更高级的手术。每个房间都应有无菌操作用品,包括无菌单、探头罩套、无菌衣和手套。

交通和辅助服务

由于再生医学实践的创新性,理想情况下办公室应位于交通便利、人口较多的地区,应靠近高人流量区域、公共交通、机场和其他医疗设施,这可以有利于医生转诊。高级成像设备(X 线、CT 和 MRI)在及时确诊时非常重要。物理治疗、按摩疗法、脊椎按摩疗法、营养咨询、综合医疗,以及运动和个人训练设施可以为跨系统协作治疗提供方便。

操作人员

与任何其他医疗实践一样,拥有训练有素且积极主动的员工将有助于改善患者护理和优化实践效率。对于参与患者沟通的所有人员而言,使用标准化答案回答常见问题可以在实践中保持清晰、有凝聚力的沟通。鉴于再生医学的新颖性和目前尚未得到公认的性质,员工与患者沟通的特定教育尤为重要,其应包括:什么是再生医学? 相关科学和基础知识及治疗前、治疗中和治疗后的预期结果,还有成本考虑等。人员因素可分为临床和行政两部分。

临床工作人员,特别是经过认证的医疗助理(CMA),可以通过系统的患者入院记录,为再生和非再生手术进行准备,维护用品设备,协助手术后护理,解决患者关注的问题,并通过支持性护理改善患者的整体体验。由于再生手术的独特生理效应,通常会导致手术后短暂的疼痛和僵硬。因此临床工作人员在了解患者的感受后如何为患者提供咨询和安慰,以及如何将患者的正常反应与真正的不良反应,如感染或组织损伤等区分开来——这一点非常重要。由于为再生疗法制备细胞样品要求非常严格,在方案和技术中的高水平质量控制是至关重要的。因此,指定一名能够确保 CMA 表现一致性的实践全程临床管理人员是非常有价值的。配备清醒镇静的实践所需的麻醉师或经认证的注册护士麻醉师(CRNA),以及注册护士在现场进行清醒镇静管理中发挥必要作用。

行政人员,包括前台和电话接线员、计费/编码员、法律和合规人员以及营销人员等,必须具备丰富的再生医疗服务经验。在撰写本书时,医疗保险的范围通常不包括再生疗法,但通常涵盖其他伴随服务,包括医学评估和管理、诊断超声检查和非再生手术。因此,行政人员需要自信地指导患者了解其治疗过程中的保险问题和经济问题。熟悉标准覆盖服务和无覆盖再生程序之间差异的计费专家,明确不断变化的本地覆盖范围及其更新,对于维持再生实践的财务和法律稳定性至关重要。由于美国联邦指南的复杂性以及在一致的基础上保持合规的重要性,建议有专门的工作人员负责核实以确保合规性(参见下一节)。

行政管理

知情同意

尽管再生医学对肌肉骨骼健康有潜在

的积极影响，但它仍然不被视为标准治疗方法。因此，在任何再生治疗之前获得患者的知情同意是特别重要的。虽然知情同意通常是医疗过程的标准做法，但再生疗法的知情同意必须解决特有的具体问题。与其他治疗一样，书面知情同意治疗应明确计划的具体程序、讨论风险/并发症、益处和替代治疗，并在问题得到解答后由患者和证人，如CMA或治疗医生签字。关于潜在的并发症，通常是由经皮穿刺手术所引起的，包括治疗后疼痛/酸痛/僵硬/肿胀、血管迷走神经反应、症状恶化、感染、瘀伤、出血、血管损伤、神经损伤、器官损伤（穿刺性）、硬脑膜损伤（穿刺性）、脊柱注射脊髓性头痛、过敏/过敏反应和死亡。再生手术特有的并发症，包括由于激活患者的炎症性愈合反应引起的更显著的治疗后疼痛、酸痛、僵硬、肿胀；糖尿病患者用葡萄糖增殖疗法后瞬时升高的血糖（虽然这在医学文献中尚未证实）；血管迷走神经反应，特别是在富血小板血浆（PRP）的静脉采血制备过程中，干细胞采集部位的局部疼痛以及骨髓抽吸部位的骨损伤和骨折。知情同意书应该涉及在患者治疗期间可能进行的所有治疗，或者可以为每种个体治疗使用单独的操作。理想情况下，每次患者接受手术时都要对表格进行签名和更新。

除了知情同意治疗外，患者还应在其入院文书上签署财务同意书（例如，高级受益人通知书）。该表格应明确指出：再生疗法通常不属于承保服务，也不是医疗保险可报销的，并且患者有责任支付非保险覆盖的服务。表格应包含治疗的潜在成本，以及何时支付。患者财务的任何变化都应以书面形式提出，并应在患者接受任何类型的再生治疗之前签署。

职业安全与健康管理局

如前所述，再生医学通常不被视为标准治疗，因此应特别谨慎且始终如一地保持遵守所有联邦标准。除联邦要求外，每个州的管辖区还可能有单独的法规。再生医学办公室必须具有包含政策要求的OSHA活页夹以及紧急行动计划（EAP）、暴露控制计划（ECP）、血源性病原体计划（BBP）、危害沟通计划（HCP）、锁定/标记计划、锐器伤害记录和呼吸计划[5]。可以在OSHA.org网站上查看完整的要求和指南。OSHA由劳工部（DOL）监管，并且经常更新法规——建议遵循这些更新并实施所有新规范。必须为包括医生在内的所有员工举行年度OSHA会议，并且必须将这些会议的出勤记录存档。需要实施OSHA政策，并且必须记录以便保持合规。办公室可能会对OSHA审查员进行一次咨询访问，而不会产生官方影响，以评估他们的合规程度。

疾病预防与控制中心

虽然OSHA法规是联邦法律，但疾病预防控制中心和其他国会机构也颁布了公共卫生法[6]。疾病预防控制中心颁布法规和建议。法规是追究医疗实践责任的规则，并且由联邦政府制订。建议是最佳医疗实践指南，但不是联邦政府要求的。在制订实践政策时，了解法规和建议之间的差异非常重要。联邦登记册中包含所有活跃或可能正在审查或修订的法规的搜索列表[7]。

健康保险流通与责任法案

为了提高医疗保健系统的效率和有效性，1996年制订了健康保险流通与责任法案（HIPAA），即公法104-191，其包括要求卫生和人类服务部（HHS）采用国家标准的行政简化规定、用于电子医疗保健交易和代码集、唯一的健康标识符和安全性[8]。HIPAA 受 HHS 监管。拥有符合 HIPAA 标准的电子病历(EMR)、保护受保护健康信息(PHI)的政策以及致力于遵守 HIPAA 政策的受过教育的员工都需要保持 HIPAA 合规性。在医疗办公室内,HIPAA 政策必须每年更新,并且员工应对现有政策的变更进行培训。患者必须被告知遵守 HIPAA 政策的机构办公室。为了使医疗办公室能够合法地将患者的医疗记录发布给其他实体,患者必须签署一份 HIPAA 发布表,以确定哪些个人有权接收 PHI。HIPAA 每季度发布更新,办公室必须保持关注,以保证政策更新。医疗实践必须遵循三种主要的 HIPAA 合规措施:必须制定供员工理解和实施的政策,办公室工作人员用于患者护理的所有电子设备和平台必须根据 HIPAA 标准进行测试并确保安全,并且必须定期记录书面政策的实际执行情况。

临床实验室改进修正案

临床实验室改进修正案(CLIA)规范了实验室检测,并要求临床实验室在接受人体来源的材料之前获得证书,以便为任何疾病或损伤的诊断、预防和治疗或评估人类健康提供信息[9]。CLIA 要求临床实验室通过其州以及医疗保险和医疗补助服务中心(CMS)进行认证,然后才能接受人体样本并进行诊断测试。实验室可以根据他们进行的各种诊断测试获得多种类型的 CLIA 证书[10]。美国食品和药物管理局(FDA)、CMS 和 CDC 等三个联邦机构负责监管 CLIA。每个联邦机构都参与确保实验室测试,但 CMS 调控政策可能与医疗办公室运营最相关。发布实验室证书、进行检查、执行合规性以及发布 CLIA 规则和条例是 CMS 的主要职责。

办公实验室处理的特定类型的生物材料以及标本是否将用于诊断、预防或治疗特定疾病,决定了实验室是否需要获得 CLIA 认证。在撰写本书时,再生医学实践尚不需要在 CLIA 认证的实验室进行。但是,如果办公室为了诊断目的而检测标本,则需要获得 CLIA 认证。

联合委员会标准

联合委员会[原联合医疗保健组织认证联合委员会(JCAHO)]只在办公室接受医疗保险和(或)医疗补助时才通过联邦政府授权。许多类型的医疗保健组织可以获得联合委员会的认证,包括医院、医生办公室、疗养院、办公室手术中心、行为健康治疗设施和家庭护理服务提供者[11]。通过联合委员会的认定说明,这些获得认证的医疗保健组织可以明确达到或超过了医疗保险和医疗补助要求[12]。有多种诊所可自愿选择认证,如门诊手术中心、家庭健康机构和临终关怀机构。在撰写本书时,再生医学私人执业办公室不需要联合委员会认证。

(毕龙　译　樊俊俊　校)

注释

1. 29 CFR 1910.1030(d)(1).
2. Page 43, OSHA Laboratory Safety Guidelines.
3. Laboratory Safety—Ergonomics for the prevention of musculoskeletal disorders in laboratories fact sheet.
4. 29 CFR 1910.1030.
5. https://www.osha.gov/as/opa/worker/employer-responsibility.html
6. http://www.hhs.gov/hipaa/for-professionals/index.html
7. http://www.cdc.gov/regulations/index.html
8. https://www.federalregister.gov/documents/search?conditions%5Bagency_ids%5D%5B%5D=44&conditions%5Btype%5D%5B%5D=RULE&conditions%5Btype%5D%5B%5D=PRORULE&order=oldest

9. Administrative Procedures for CLIA Categorization—Guidance for industry and food and drug administration staff (introduction referencing 42 CFR Part 493).
10. http://www.fda.gov/MedicalDevices/DeviceRegulationandGuidance/IVDRegulatoryAssistance/ucm124105.htm
11. https://www.jointcommission.org/achievethegoldseal.aspx
12. https://www.jointcommission.org/facts_about_federal_deemed_status_and_state_recognition

第 5 章

犬类再生医学：一种转化模型

Sherman O. Canapp, Jr, Brittany Jean Carr

生物制剂在犬类中的应用

目前，人们已经采用了多种动物模型来探究再生医学在临床上的各种潜在应用。其中，最适用的一种就是犬类动物模型。该模型中探讨的许多原则均可直接应用于人类，本章将针对这些原则进行详细的讨论。过去5~10年里，生物制剂在犬类运动医学中的应用持续增加。另外，再生医学疗法也越来越受欢迎，例如，富血小板血浆、脂肪或骨髓来源的干细胞治疗，并且已有文献报道其用于骨关节炎和软组织损伤的治疗。同样，透明质酸在犬科中的应用也持续增加，特别是用于骨关节炎的治疗和作为术后关节滑液的替代品。

富血小板血浆

富血小板血浆是一种主要由血小板和生长因子组成的自体液体浓缩物。目前，研究证明富血小板血浆可通过提供生长因子、细胞因子、趋化因子和其他生物活性物质来促进伤口愈合[1-7]。虽然富血小板血浆的首次临床应用仅仅局限于促进牙科治疗中的骨愈合，但是，其现在已具有更广泛的临床应用，并已延伸到骨科手术和运动医学。最近研究表明，其在治疗骨关节炎和软组织损伤方面同样具有显著效果[3,4,7-31]。

血小板通过释放生长因子刺激并募集机体其他细胞迁移到创伤区域，在止血和伤口愈合中发挥重要作用。这些生长因子包括血小板来源的生长因子、转化生长因子-β1、转化生长因子-β2、血管内皮生长因子、碱性成纤维细胞生长因子以及表皮生长因子[1-4,6]。研究证明，这些生长因子可单独或协同增强细胞迁移、增殖、血管生成及基质沉积，进而促进肌腱和伤口愈合、加速骨愈合并抵消与骨关节炎相关的软骨破裂[2-8,10-13,19-22,26,29,31]。因此，富血小板血浆已用于多种骨科疾病的治疗。其在软组织愈合中的应用也引起了大家的广泛关注[10,11,19,20,21,24-27,30]。最近的一项双盲、随机、对照试验结果显示，相比于对照组，经富血小板血浆治疗的髌骨肌腱病变的患者功能恢复更好，并且患者疼痛得到明显缓解[11]。在动物模型和人类患者体内的多项研究已经证明了富血小板血浆在治疗骨关节炎方面的应用潜力[7,8,12-18,22,23]。最近的一项前瞻性、双盲、随机试验显示，在改善骨关节炎患者的膝关节功能方面，单剂量的富血小板血浆比安慰剂更有效[22]。此外，最近的研究也表明，血小板募集、刺激并为干细胞提供支架，富血小板血浆与干细胞联合应用，可更好地促进软骨、骨和软组织愈合[27,31–39]。

最佳富血小板血浆产品

先前研究报道表明，富血小板血浆中血小板的浓度为正常血浆的4~7倍[2–4,6]。然而，相关研究证明包含或不包含单核细胞、中性粒细胞或者红细胞通常会影响富血小板血浆注射后的免疫反应，因而可能会改变产品在各种应用中的功效[2,5,10,19–22,40–44]。

富血小板血浆产品中红细胞的浓度是一项极其重要的指标[40]。最近研究发现，富血小板血浆中红细胞的浓度越高，一些非必要的炎症介质的浓度也会随之升高，特别是白细胞介素-1和转化生长因子-α。该研究还表明，与白细胞丰富的富血小板血浆、白细胞较少的富血小板血浆和磷酸盐缓冲液相比较，经浓缩红细胞处理的滑膜细胞，其死亡率明显增加[40]。

最近，富血小板血浆中白细胞浓度的影响也引起了大家的广泛关注。相关研究已经证实，白细胞丰富的富血小板血浆中促炎症介质也会增多，包括白细胞介素-1β、白细胞介素-6、白细胞介素-8、γ-干扰素、肿瘤坏死因子-α[1,2,5,10,40,41]。富血小板血浆中白细胞浓度的增加也与金属蛋白酶的基因表达升高以及软骨寡聚基质蛋白、核心蛋白聚糖基因表达降低有关[10,36,45,46]。这在很大程度上归因于中性粒细胞的存在。此外，相关研究表明，富血小板血浆中性粒细胞浓度的增加与金属蛋白酶-9浓度的增加呈正相关，这些酶可以降解胶原蛋白和其他细胞外基质分子[20,36,41,45]。最近的另一项研究发现，与白细胞缺乏的富血小板血浆和磷酸盐缓冲盐水相比较，白细胞丰富的富血小板血浆更容易引起滑膜细胞死亡率升高[40]。因此，相对于白细胞丰富的富血小板血浆，白细胞缺乏的富血小板血浆被认为在对抗骨关节炎相关的炎症反应方面表现更佳[10,19,20,40,45]。然而，关于理想的中性粒细胞浓度仍存在许多争议。

除此之外，富血小板血浆产品中单核细胞和淋巴细胞浓度对其治疗效果的影响在很大程度上也是未知的。血小板通过白介素-6表达的增加来激活外周血单核细胞(淋巴细胞、单核细胞和巨噬细胞)进而促进胶原蛋白的生成[47,48]。因此，单核细胞可促进成纤维细胞的细胞代谢和胶原蛋白的产生，并减少抗血管生成细胞因子干扰素和白介素-12的释放[47,48]。然而，单核细胞和淋巴细胞在富血小板血浆治疗中的作用尚不清楚。

目前，人们已经开发出多种商用富血小板血浆分离系统，并已用于人类和马的富血小板血浆制备。不同的富血小板血浆分离系统可产生不同浓度的血小板、白细胞和生长因子[6,43]。此外，在支持人类和马的富血小板血浆分离系统中，能用于犬类的则十分有限。最近的研究发现，人类和马的富血小板血浆分离系统在犬类中并没有产生类似或可靠的分离结果[44,49,50]。在一项研究中，将5种最常见的商用犬富血小板血浆分离系统的关键参数在健康成年犬中进行了比较。结果显示，不同分离体系的富血小板血浆浓度不同。具有最高血小板产量的系统是SmartPReP®2 ACP+和CRT纯富血小板血浆。然而，尽管SmartPReP®2 ACP+系统使血小板含量平均增加了219%，红细胞含量比基线减少了85%，但该系统未能降低中性粒细胞的浓度。CRT纯富血小板血浆系统可使血小板含量平均增加550%，同时可清除95%以上的红细胞和85%以上的中性粒细胞。然而，从这些研究中并不能推断出富血小板血浆对犬的治疗效果或评价其制剂的疗效。进一步的研究还需评估商用犬富血小板血浆产品中生长因子和细胞因子的浓度，并进一步确定达到预期治疗效果所需的血小板和生长因子的浓度。

犬类富血小板血浆

最近,许多研究成果相继发表以支持富血小板血浆在犬类软组织损伤和骨关节炎中的应用,并针对富血小板血浆在犬类前交叉韧带损伤中的应用进行了研究。其中一项研究表明,与接受休息和非甾体类抗炎药治疗的对照组相比,实验组在采用单一的关节腔内注射少白细胞的富血小板血浆治疗 8 周后,疼痛、跛足明显缓解,积液、滑膜炎症和降解的生物标志物明显减少[51]。另一项研究发现,经局部前交叉韧带横断和单膝半月板松解处理的实验组每周接受 5 次少白细胞的富血小板血浆注射治疗后,其骨科检查结果有显著改善,与接受单纯生理盐水治疗的对照组相比,治疗 6 个月后,实验组关节镜下可见滑膜炎症状减轻,前交叉韧带修复明显,组织病理学病变较轻[52]。其他类似的研究也发现,富血小板血浆的使用增强了前交叉韧带重建后的犬的自体移植物中血管和神经的再生[53,54]。另外,相关文献报道,使用富血小板血浆可治疗犬冈上肌肌腱病。最近的一项研究表明,在接受超声引导下注射富血小板血浆单一治疗的患有冈上肌肌腱病的犬中,治疗 6 周后跛行和功能得到主观(所有者评估)改善,40%的犬肌腱异质性得到改善,60%的犬超声检查肌腱回声改善[55]。此外,关于使用富血小板血浆治疗犬骨关节炎和软骨损伤的文献有限。一项研究表明,关节软骨全层缺失的犬模型中,在治疗 4 周和 6 周后与对照组相比,采用白细胞-富血小板血浆或白细胞-富血小板纤维蛋白治疗的犬,其软骨缺损具有更好的平均宏观和微观评分[56]。虽然这些研究的结果令人鼓舞,但还需要更多的研究来评估富血小板血浆治疗的效果,并进一步明确其在犬类中的临床应用。

富血小板血浆的管理

富血小板血浆治疗通常采用一种微创手术过程,可以在门诊进行。通常为 1~3 次的连续系统性注射,每次注射间隔 2 周。根据我们的经验,如果使用富血小板血浆来治疗中度到重度的骨关节炎,大约 50%的患犬需要多次注射才能获得功能上的显著改善。

大多数商用系统均需要使用 18 号针头或蝶形针头从患犬颈静脉中采集 9~60mL 的血液,然后进行加工,最后准备注射。一旦富血小板血浆制备完毕后,要处理的区域就会被提前修剪剃毛并做无菌处理。注射时根据注射部位而采用镇静或全身麻醉。

对于骨关节炎的患犬来说,富血小板血浆关节注射通常不需要镇静。然而,一些关节,如髋关节则需要镇静,也可能需要先进成像技术(X 线透视)的引导。如果医生不熟悉关节注射,明智的做法是将患犬镇静,直到对这个过程感到满意为止。

富血小板血浆也可用于肌腱和韧带损伤,最常用来治疗低级别的扭伤。对于软组织损伤,由于直接注射富血小板血浆于损伤部位效果最佳,因此需要使用超声引导以确保注射部位的准确性。通常还需患犬保持镇静,因为其注射是在超声引导下进行的,故其必须保持静止。

富血小板血浆微创疗法最常见的副作用是与注射相关的不适,如果需要,可以通过止痛药来控制,通常在注射后 12~24 小时内就会自动消失。必须在富血小板血浆注射治疗前后 2 周内避免非甾体抗炎药和类固醇的使用,因为非甾体抗炎药可以改变血小板功能[57]。最后,富血小板血浆治疗应该与专业的康复治疗方案联合应用,以达到和保持最充分的肌肉骨骼潜力和性能水平。由于某些方式对富血小板血浆的影响还没有很好的文献报道,所以在其治疗后的4周内不推荐使用治疗性超声、电刺激和水疗法等。

干细胞治疗

几乎所有的兽医学研究都集中于成体干细胞,特别是骨髓或脂肪组织来源的间充质干细胞。最近的几项研究已经证实干细胞治疗犬类骨关节炎的有效性,其中,人们主要研究了其在犬类肘部骨关节炎中的治疗效果[58-60]。一项关于由自发性冠状突破碎引起的犬肘骨关节炎的研究表明,那些在接受关节镜下碎片切除和尺侧近端骨切除术并接受基质血管成分或同种异体造血干细胞治疗的患犬,其预后比单纯手术治疗效果更好[58]。在其他慢性骨关节炎患犬中进行的研究发现,采用脂肪来源的间充质干细胞治疗的分组中患犬症状得到了显著改善[59,60]。此外,研究人员也对间充质干细胞治疗髋关节骨性关节炎的效果进行了评价。最近的一项研究表明,患有髋关节骨性关节炎的犬在接受关节腔内单一注射脂肪来源的干细胞治疗后,其预后效果较对照组和接受富含生长因子血浆治疗组均有显著提高[61]。一项随机、双盲、多中心对照试验显示,与对照组相比,采用脂肪干细胞疗法治疗的慢性髋关节骨性关节炎患犬的跛足评分得到显著改善,并对疼痛和运动范围进行了评分[62]。最近的两项研究发现,采用单一关节腔内注射脂肪来源的干细胞治疗180天后,髋关节骨性关节炎患犬的跛足定量评价显著降低[63,64]。另外,干细胞治疗膝关节骨性关节炎的应用也得到了评估[65,66]。一项研究表明,犬前交叉韧带横切后脂肪源性间充质干细胞和富血小板血浆治疗组中细胞外基质合成和软骨细胞增殖均明显增加[65]。另一项研究表明,接受猪脂肪来源的干细胞治疗的慢性膝关节疾病的犬,在治疗12周后跛行症状有所减轻[66]。

与此同时,最近的一些研究也评估了干细胞在治疗软组织损伤中的应用价值。一项采用骨髓间充质干细胞治疗腓肠肌拉伤犬的病例研究称,干细胞疗法采用常规的、渐进的、动态的矫形装置可能是一种可行的、微创的治疗选择[67]。另外,干细胞也被用于冈上肌附着点病变的治疗效果评估。最近的一项研究报道了55只冈上肌附着点病变的患犬接受脂肪源性祖细胞和富血小板血浆的治疗[68]。经超声引导注射了脂肪源性祖细胞和富血小板血浆90天后,在受伤(治疗)的前肢和肩部肌肉骨骼超声诊断中,总压指数百分比显著增加,显示肌腱大小(平方厘米面积)显著减小,受影响的冈上肌肌腱纤维形态显著改善[68]。另有报道,部分前交叉韧带断裂的患犬也采用了干细胞注射疗法[69]。

成人来源的间充质干细胞最常见的获取部位是患者的骨髓或脂肪组织。到目前为止,还没有证据表明其中一种干细胞在存活能力或干细胞的效力方面优于另一种。然而,由于多种原因,脂肪组织可能是犬间充质干细胞的首选来源,原因包括易于获得、并发症及与采集相关的疼痛较少和较多的间充质干细胞数量(特别是镰状的)等。一旦干细胞采集完毕,就应立即进行处理并准备注射。骨髓间充质干细胞和脂肪来源的干细胞都可以在采集现场处理或运往大学或私人公司进行处理、培养和储存,以备将来使用[70]。

与其他形式的再生治疗一样,干细胞治疗也是一种微创手术,通常可以在门诊进行,根据注射部位的不同,需要或不需要进行镇静。此外,最近的研究表明,富血小板血浆具有募集和刺激干细胞的效果。因此,其常常与干细胞结合使用,既可以激活干细胞,又可以作为干细胞的支架[71-77]。

基质血管组分和脂肪来源的祖细胞在犬类中均有所应用。到目前为止，尚无研究表明，在治疗犬类骨科疾病方面，脂肪源性基质血管组分和体外扩增培养的脂肪源性间充质干细胞相比，哪一种更具有优越性。基质血管组分和脂肪来源的祖细胞均可直接注射至损伤组织或关节，或通过静脉途径输注。然而，最近的研究表明，静脉输注的干细胞实际上并不能到达关节或受伤组织[78]。因此，目前笔者不建议在骨科的干细胞治疗中采用静脉输注的方法。

骨髓来源的间充质干细胞最常用于马的再生医学研究，同时，其亦可用于犬类的研究中。犬骨髓来源的间充质干细胞疗法的两种主要技术是：骨髓浓缩技术和体外扩增培养技术。通常，只有 2%~4%的骨髓单核细胞被认为是间充质干细胞。骨髓浓缩技术的发展使得从骨髓中提取的组织抽吸物的有核细胞部分被浓缩，然后应用于损伤组织。这种方法的优势在于其可以在骨髓采集完毕后进行快速处理，以适应更快的治疗应用需求。如果可以通过使用商品化的试剂盒在内部进行处理，则处理过程仅需 1~2 小时。与体外扩增培养方法相比，骨髓浓缩技术能让医生将患犬或患者的初始治疗时间提前 3~4 周。这些通过骨髓浓缩技术获得的细胞在处理过程中并没有像体外扩增培养那样被操纵，这意味着它们不会通过多次传代进行黏附、扩增或胰蛋白酶化，从而改变细胞表型。另外，骨髓来源的间充质干细胞可以被分离、培养和扩增。因而获得了一个更加均匀的群体，有更多的细胞可进行注射。到目前为止，尚无研究表明骨髓浓缩技术在治疗犬类骨科疾病方面优于体外扩增的骨髓来源的间充质干细胞。此外，尚无研究证明骨髓来源的间充质干细胞优于脂肪来源的干细胞，也没有研究证明治疗软组织损伤或骨关节炎具体所需的干细胞数量是多少。

干细胞和富血小板血浆联合疗法

间充质干细胞具有有效的抗炎、抗纤维化、促血管生成的特性，可以整合到组织中促进创伤处愈合[79]。间充质干细胞体外培养过程中需要补充特定的生长因子，而肌腱病变处的微环境可能无法保证其处于最佳的增殖和整合状态[80]。此外，间充质干细胞更喜欢处于三维的纤维环境中[81]。富血小板血浆既可以提供促进间充质干细胞移植所需的生长因子，也可以提供其在注射和血小板活化时所需附着的纤维蛋白支架。相关研究已经证明，富血小板血浆在激活后 5 天释放其中的生长因子，间充质干细胞亦被证明其可在注射部位存活至少 30 天，因而针对创伤处可以起到早期的、持续的刺激作用以促进愈合[82]。相关研究亦报道过干细胞和富血小板血浆之间的协同作用[83-86]。血小板释放的某些生长因子和细胞因子与干细胞表面的受体结合，启动信号转导、基因表达和干细胞增殖、迁移及分化相关的级联反应。此外，富血小板血浆为干细胞的存活和适当的分化提供了一种运载工具和三维支架[36]。由于这些原因，其经常与干细胞联合应用于再生治疗。

干细胞治疗的管理

干细胞和富血小板血浆的注射是一种微创手术过程，通常可以在门诊进行。根据注射部位的不同，可能需要镇静或全身麻醉。关节注射通常不需要镇静。然而，一些关节如髋关节，由于可能需要先进成像技术（X线透视）的引导而需要进行镇静。如果医师不熟悉关节注射，明智的做法是使患者镇静，直到对该过程感觉满意为止。对于软组织损伤通常需要镇静，超声引导可以确保注射部位的准确性，因为将富血小板血浆和干细胞直接注射到损伤部位是最有效的治疗方式。该过程最常见的副作用是与注射相关的轻微不适，通常在12~24小时内消失。

干细胞疗法后的康复治疗

根据病情的诊断状况，通常建议再生治疗后的12周内，在经过培训和认证的康复人员指导下进行专门的康复治疗。康复治疗应当每周进行一次，并适当结合家庭锻炼计划。康复治疗有助于减少炎症和肿胀、增加肌肉质量、增加活动范围、提高整体舒适度，从而加速愈合。这些治疗课程通常包括手工治疗、标准等距运动和Ⅲb级激光治疗。我们推荐Ⅲb类低水平激光治疗，因为最近的研究表明，它可以刺激干细胞分化、促进其增殖和生存能力[87]。某些治疗在接受再生治疗的前8周内是禁止的，因为它们对干细胞和富血小板血浆的影响尚未得到充分研究。这些治疗包括Ⅳ类低水平激光治疗、水下跑步机治疗、超声治疗、冲击波治疗、神经肌肉电刺激或经皮神经电刺激和非甾体抗炎药。一旦通过骨科检查、步态分析、超声诊断或关节镜检查确认组织已愈合，康复计划的重点则应转变为力量的加强和调节。当达到适当的肌肉力量后，患犬就可以接受再训练并重新参加运动。平均而言，在治疗4~6个月后，接受再生治疗的患犬通常会恢复之前的正常活动。

透明质酸

透明质酸黏弹性补充疗法治疗骨关节炎是在犬类疾病治疗中常采用的一种方法，其以改善关节内的流变学特性为基础。透明质酸可以减缓骨关节炎的进展，减少关节内炎症[88-95]。具体地说，它能增加关节液的黏度、增加软骨（糖胺聚糖）的形成、减少降解酶和细胞因子[88,89,92-95]。人体内的几项临床研究已经证实，在关节内注射透明质酸后可缓解与骨关节炎相关的关节疼痛[96-99]。尽管针对关节内注射透明质酸对犬类自发性骨关节炎的治疗效果的报道有限，但一些在犬类关节内应用透明质酸的实验研究已经在进行[88-91,100,101]。这些研究的结果显示，透明质酸能减轻患犬的疼痛、跛行、骨赘形成、滑膜充血和肥大以及软骨退化等[88-91,100,101]。然而，透明质酸产生这些积极治疗效果的具体作用机制仍然存在争议[90,97,100,101]。

犬体内的透明质酸

在评估关节内透明质酸对犬类的影响研究中，常使用的剂量范围为10~20mg，治疗周期为每周3~16次注射[90,100,101]。整个注射过程必须在无菌条件及镇静或全身麻醉下进行。其并发症可能包括暂时性的疼痛、跛行和感染性关节炎。据报道，超过70%的实验犬对透明质酸反应良好，在给药6个月后症状均得到明显改善[91]。

透明质酸的管理

关节内注射透明质酸是一种微创手术过程，通常可以在门诊进行。笔者每周进行3次关节内注射。根据注射部位的不同，可能需要镇静或全身麻醉。关节注射通常不需要镇静，然而，一些关节如髋关节，因为可能需要先进成像技术（X线透视）的引导，故需要镇静。如果医师不熟悉关节注射，明智的做法是使患者镇静，直到对该过程感觉满意为止。该过程最常见的副作用是与注射相关的轻微不适，通常在注射后12~24小时内消失。

生物制剂对骨关节炎的治疗

骨关节炎是一种极其常见的犬类疾病，其发病率约占成年犬的1/5[102,103]。与人类相似，犬骨关节炎尚无治愈方法，目前只能采用一种长期的多模式管理方式进行治疗。犬类的管理包括各种锻炼计划、体重管理，康复治疗包括手法治疗、仪器治疗和水疗法，口服关节调节剂、非甾体抗炎药、外科治疗以及近来常用的关节内注射治疗。

关节内生物制剂注射疗法是骨关节炎多模式管理方式中一个发展较快的部分。整个注射过程在无菌条件下进行（备皮和准备），并可以在患犬清醒状态下进行肩部、肘部、腕关节和膝关节的注射。然而，髋关节和跗关节通常需要镇静或在麻醉条件下进行注射，因为该过程执行起来更具挑战性。同时，也可以在体表标志性部位引导的触诊技术、透视、影像或超声引导下进行注射。

这些产品在犬类中最早的一些报道则与透明质酸有关。在探索透明质酸对骨关节炎的治疗效果的早期研究中，研究人员多使用犬作为动物模型。相关报道显示，经透明质酸关节内注射治疗后，软骨损伤引起的疼痛、跛足、炎症以及宏观和微观退化的症状有显著好转[88-91,100,101]。犬类骨关节炎的透明质酸疗法与其在人类和马中的应用相似，通常是每周进行一次关节内注射，连续3周。与人类和马相比，犬类透明质酸分子的道尔顿尺寸要小一些（700 000~900 000），因此，替代分子的尺寸通常采用相等或更大剂量。对于一般平均体型的犬来说，其典型的关节内注射剂量为1mL或10mg。

在过去的3~5年里，富血小板血浆在治疗骨关节炎方面的应用也有了较大增长。根据笔者的经验，轻度至中度骨关节炎患者在单次注射富血小板血浆4~6个月后，其舒适度和功能均有所改善。如果患者在2周内单次注射富血小板血浆后，临床症状仍无客观改善，通常建议其再进行一次注射。如果患者在3次注射富血小板血浆后症状仍无明显改善，通常建议改用干细胞治疗。

脂肪源性干细胞和骨髓源性干细胞在犬类骨关节炎的治疗中也越来越受欢迎。Black等人首次采用关节内脂肪源性干细胞注射治疗骨关节炎，包括髋关节和肘关节骨关节炎的治疗[62]。从那时起，其他许多文献已经证明了这些生物制剂对骨关节炎治疗的有效性[51-56,58-69]。

在兽医学中，脂肪源性干细胞可能包含脂肪基质血管成分和培养扩增的间充质细胞。到目前为止，文献中尚无报道证明在治疗犬类骨关节炎中哪一种技术更有效。与人类通过吸脂来收集脂肪组织不同，犬类的脂肪组织通常是通过外科手术获得镰状韧带或各种皮下组织来进行收集。然后通过机械和酶促法在床旁立即对脂肪组织进行处理（脂肪基质血管成分），或者通过在实验室中进行为期2周的扩增培养。

对于骨髓间充质干细胞而言，骨髓穿刺浓缩液和体外扩增培养是常用的方法。由于髂骨体积较小，在犬科动物中难以定位，故通常自股骨或肱骨处采集骨髓。然后，可以在床旁通过离心分离的方法对骨髓立即进行处理，或者通过在实验室条件下进行为期3周的体外扩增培养来获得。到目前为止，在关于犬类骨关节炎的治疗文献中尚无报道明确这两种方案哪一种治疗效果更佳。

对于犬类骨关节炎的治疗来说，无论采用何种干细胞何种技术，无论是脂肪来源的干细胞还是骨髓来源的干细胞，或无论是床旁还是实验室扩增技术，均为一种十分简便的治疗方式。它是我们“工具箱”中用于管理骨关节炎的多模式方式中的另一个有效“工具”。对于患犬的主人来说，重要的是要认识到即使在犬科动物中使用干细胞疗法，其所患疾病也不会被治愈，而只能得到一定程度的改善。虽然干细胞不能使关节再生，但是能够减少与骨关节炎级联相关的炎症介质的产生并减轻疼痛。临床上，似乎单次干细胞注射即可使患者在6~12个月内症状得以改善，在此期间也需要干细胞的强化注射。将富血小板血浆与干细胞相结合使用似乎确实能获得更强、更持久的治疗效果。此外，重复干细胞/富血小板血浆联合注射及连续的富血小板血浆注射确实可以获得更强、更持久的治疗效果。

生物制剂用于软组织损伤

据报道，每年美国肌腱和韧带损伤约占所有肌肉骨骼损伤的45%[103]。同样，由于活动中肌腱和韧带持续承受重复的作用力，软组织损伤亦成为困扰运动、表演和现役犬的常见原因[104,105]。此前对运动犬类的一项调查发现，32%的犬在训练期间存在一定程度的跛足，在兽医的评估诊断中53%是由肌肉或肌腱受伤引起[104]。肌腱和韧带在运动过程中容易受到较大的作用力，如果其因反复性的微创伤而受损，与其他结缔组织相比，由于血管密度较低，则愈合相对较慢。虽然肌腱断裂或撕脱通常通过一期手术来进行修复，但这并不是内部肌腱病变的典型性选择。内部肌腱损伤通常是通过继发性愈合或纤维化来达到修复效果而不是通过再生愈合[73,74]。因为存在组织基质的丧失，所以这些组织失去了弹性，容易再次受损。这些损伤中许多是采用再生疗法保守治疗的。生物制剂的应用为延长竞技犬的职业生涯和提高其生活质量带来了新的希望。

肌腱注射通常需要镇静或全身麻醉。注射总是在超声引导下进行，除非为了扩大修复部位而选择在开放手术条件下进行。开窗技术通常用于犬肌腱注射。肩胛下肌腱等关节内肌腱最常用的治疗方法是关节内注射。对于侧副韧带，最常见的也是在超声引导下进行注射，除非需要在开放手术下扩大其修复部位。关节内韧带，如前十字韧带，最常用的治疗方法是关节内注射。

软组织损伤的干细胞治疗

目前为止，犬类研究中尚无证据表明脂肪来源的干细胞比骨髓来源的干细胞在再生治疗中更具优越性。同样，在犬类文献中似乎也没有确凿的证据表明体外扩增培养技术优于床旁工作台加工处理技术。已有充分的文献表明，相比于床旁脂肪基质血管成分或骨髓穿刺浓缩液的处理，实验室体外扩增培养的明显优势是能获得更多的成体间充质细胞。我们的研究表明，体外扩增培养脂肪或骨髓来源的间充质细胞最终可获得的典型剂量约为5×10⁶/mL[106]。相比之下，脂肪基质血管成分制备后间充质细胞的剂量约为344 000/mL，而骨髓穿刺浓缩液可获得的间充质细胞剂量约为4800/mL[106]。尽管在细胞数量上存在巨大差异，但我们研究中的阳性临床结果和客观的检测结果表明，体外扩增培养的间充质细胞对损伤肌腱和韧带的修复具有与脂肪基质血管成分和骨髓穿刺浓缩液相类似的治疗效果。因此，该损伤的修复可能仅仅因为活细胞的作用，而与细胞类型(骨髓或脂肪来源)以及细胞数量无关。

虽然我们尚未发现接受体外扩增培养治疗的患者与床旁治疗的患者的预后存在显著差异，但我们确实看到了相对于体外扩增培养的治疗方法，床旁治疗技术更具实际意义。体外扩增培养技术的主要优势包括：它提供了一个均匀的细胞群体；可产生 500 万~1000 万/mL 的细胞量；安全且可控的加工标准；可储存细胞以备将来使用。然而，其缺点主要包括：较长的体外培养周期(2~3 周)，这意味着客户或患者必须在晚些时候再回来接受治疗(在许多情况下需要经历两次麻醉)；运输问题(细胞在运输过程中可能会受损或丢失)；成本较高(因为需要额外的实验及运输费用)；以及一些人认为，与新鲜细胞相比，体外扩增培养的细胞“再生能力”相对要低。扩增培养细胞的最后一个缺点是食品与药品监督管理局担心细胞操作以及其跨州运输可能引起的问题。

基于前面概述的优缺点，可以清楚地看到，与体外扩增培养相比，住院患者床旁处理可能更具实际的临床操作优势。然而，患者床旁技术(基质血管组分对骨髓穿刺浓缩液)也有利有弊。相对于骨髓穿刺浓缩液而言，基质血管组分的优点是：脂肪组织的采集是一种较为简单的手术方法，且与骨髓穿刺浓缩液相比，基质血管组分中间充质细胞的含量更多。基质血管组分的缺点包括：采集并发症较高；采集必须在手术室进行(程序成本较高)；收集过程较长；处理时间较长(1.5~3 小时)；尚未建立受控处理机制；昂贵的试剂盒和酶；细胞是用酶处理的，将来可能被食品与药品监督管理局认为是一种“药物”。另外，骨髓穿刺浓缩液的优势包括：易于从股骨或肱骨处采集；采集并发症较少；可在治疗室或手术室进行(操作费用较低)；采集迅速；处理时间短(15 分钟)；以及自包含系统。

干细胞和富血小板血浆联合治疗软组织损伤

软组织损伤多采用干细胞-富血小板血浆联合治疗。由于尚无文献证明这两种组分在使用中的最佳比例，笔者通常采用的富血小板血浆和干细胞的比例为 1:1。联合治疗方案为损伤处的组织再生提供了干细胞，上调了所需要的生长因子。同时，富血小板血浆可作为一种支架以维持注射部位的干细胞，并允许软组织移植。

犬类中常用的软组织损伤治疗方法

许多活跃的犬科动物常会经历许多类似于人类容易受到的软组织损伤。肩袖损伤(冈上肌、肩胛下肌和二头肌)、髂腰肌和跟腱损伤是犬类最常见的肌肉肌腱损伤，其大多采用生物制剂进行治疗。前十字韧带(类似前交叉韧带)部分撕裂和腕骨(腕关节)及跗骨(踝关节)副韧带Ⅱ级扭伤是犬类中最常见的韧带损伤。

犬类的肩袖损伤

肩袖损伤是犬前肢跛行的常见原因。其病因被认为是重复的应变活动和慢性重复性活动导致的肩关节过度使用，并且没有进行适当的休息和重塑[107-110]。像人类一样，其治疗具有挑战性，且易复发。虽然炎症可能在冈上肌附着点病变的启动过程中发挥重要作用，但它通常不参与疾病病程的传播和发展。病理上冈上肌腱的组织学表现为无炎症或轻微炎症、细胞数量减少、胶原蛋白丧失、蛋白多糖含量增加，由于损伤而缺乏新生血管[110-119]。反复劳损的肌腱表现为肌腱纤维不连续、杂乱无章的肌腱纤维且几乎没有炎症，肌腱内偶有矿化，以及在慢性病例中的骨重塑[111-118]。在慢性病例中，人和犬的体内均有关于插入部位钙化的记录[114,119-122]。

肌肉骨骼超声诊断是一种相对较新的技术，已被用于人类和犬类肩袖损伤的诊断[107,123–130]。肌肉骨骼超声为肩袖损伤提供了一个无创的确定性诊断，并允许以一种方便的、低成本–高效率的连续检查对治疗效果进行评估。在超声诊断中，如果发现肌腱的大小、形状和回声有所变化，均可能提示肩袖损伤[131]。医生根据这些发现可以提出相应的治疗建议。

既往关于犬冈上肌附着点病变的治疗报道主要包括手术治疗，但其易复发。在内科保守治疗方面，一项对 327 例患有冈上肌附着点病变的实验犬进行的回顾性研究显示，75%的实验犬对休息和非甾体抗炎药的治疗无效，40%的实验犬对专门的康复治疗方案无效[132]。这可能表明保守治疗往往不足以治疗冈上肌附着点病变。最近的研究揭示了再生治疗在人冈上肌附着点病变治疗中的潜在价值[133,134]。一项关于间充质干细胞对损伤肌腱修复效果的荟萃分析表明，间充质干细胞治疗可增加胶原纤维密度，增强其组织结构，恢复接近正常的肌腱–骨界面，提高生物力学强度[135]。除了间充质干细胞对肌腱的影响，还有证据表明当间充质干细胞被提取出来并置于体内肌腱的微环境后，其仍可较好地存活下来，另外，间充质干细胞也可以储存起来备用。由于临床试验数据不足，干细胞用于损伤肌腱的确切修复效果仍证据有限，但数十项人类临床前研究已强烈支持其在肌腱愈合方面的潜在作用。最近的一项研究表明，对 10 只实验犬采用单一富血小板血浆注射治疗冈上肌附着点病变后，在跛行和功能方面均表现出主观性的(所有者评估)改善，40%的实验犬肌腱异质性得到明显改善，60%的实验犬肌腱回声增强[136]。

最近一项回顾性研究描述了采用脂肪源性祖细胞和富血小板血浆联合治疗患犬冈上肌附着点病变的修复效果[68]。超声引导下注射脂肪源性祖细胞–富血小板血浆后，在治疗 90 天后对 55 只患犬中的 25 只进行了客观的步态分析。经联合治疗后，在受伤(治疗组)的前肢中可观察到 TPI%的显著增加，88%的患犬受伤肢体与对侧肢体的 TPI%已无明显差异。其余 12%的患犬症状也得到了显著改善。双侧肩关节诊断性肌肉骨骼超声检查发现，与初始面积(cm^2)相比，在治疗 90 天后肌腱病变大小明显缩小(面积/cm^2)。超声肩关节病理分级量表显示，所有患犬的冈上肌肌腱纤维形态均有明显改善。从客观的步态分析和超声诊断结果来看，脂肪源性祖细胞–富血小板血浆针对犬冈上肌附着点病变的治疗具有较好的应用前景，尤其是针对内科保守治疗和康复治疗无效的患犬。

一般情况下，我们推荐Ⅱ~Ⅲ级拉伤和(或)经休息、药物治疗和康复理疗等保守治疗失败的拉伤可选择再生疗法。间充质干细胞和富血小板血浆注射是一种微创手术，通常可以在门诊进行。因为富血小板血浆和干细胞在直接作用于损伤部位时才能起到最有效的修复作用，所以我们需要镇静并在超声引导下进行操作，以确保注射部位的准确性。最常见的副作用是与注射相关的轻微不适，通常在 12~24 小时内消失。

再生治疗 12 周后，通常建议在经过培训和认证的犬科康复人员指导下进行专门的康复治疗。每周的康复治疗应与家庭锻炼计划一起施行。康复治疗可通过减少炎症和肿胀、增加肌肉质量、增加活动范围、提高整体舒适度来加速损伤愈合。这些治疗课程通常包括手法治疗(如按摩)，标准静力锻炼和Ⅲb 类激光治疗。建议使用Ⅲb 级低强度激光治疗，因为最近的研究表明它可以刺激干细胞分化和增殖，提高其活力[87]。一旦通过骨科检查、步态分析和诊断超声检查确认损伤组织已经愈合，康复计划则开始侧重于力量方面的加强和调节。当达到适当的肌肉量后，患犬就可以接受再训练并重新参加运动。一般而言，患有髂腰肌肌腱病的犬在接受再生治疗后4~6 个月内通常可以恢复比赛或正常活动。

髂腰肌肌腱病变

犬类 32%的后肢肌肉拉伤与髂腰肌群有关[137]。当进行偏心收缩时，如果驱动肌肉的外力超过了肌肉本身的收缩力负荷，肌肉则容易因过度拉伸而产生急性应变损伤[138-142]。然后，肌纤维可能会中断，失去连续性。同时，血管供应的进一步中断则会导致间质出血和肿胀[141]。髂腰肌群的急性和慢性损伤是近年来人们普遍关注的一个话题，与这种疾病的诊断和治疗相关的文献也越来越多。

髂腰肌不适的临床表现主要包括步态异常和伴髋关节伸展减少的跛行。Ⅰ级拉伤后，髂腰肌仍具有完整的结构，并伴肌炎和瘀伤。这类劳损通常是肌肉反复收缩而导致肌节的肌肉细胞受到轻微损伤所致。这些损伤在体格健壮的或表演性动物中很少被及时发现或诊断。通常，经过约 1 周的适当休息后即可缓解。Ⅱ级拉伤则为肌炎伴筋膜撕裂。Ⅲ级拉伤则包括筋膜撕裂、肌纤维断裂和血肿形成[143]。

关于髂腰肌病变的影像学描述也有过相关报道[144-154]。特别是利用 18mHz 探头进行超声评估，已成为评估髂腰肌及其周围肌肉组织损伤程度的一种有效方法。相关研究证实该方法是评估急性和慢性髂腰肌拉伤的一种准确的诊断工具，这与以往的体检结果密切相关[147,150]。诊断超声可用于明确诊断，对病理进行分级，建立适当的治疗策略，并监测患犬的康复进程。

跟腱病变

跟腱病变常见于表演性犬类。这种损伤可以是急性的，也可以是慢性的，可以是部分跟腱受损，也可以是整个跟腱受损[155-157]。据报道，无论是在正常的活动范围内还是由于外伤而引起，大多数跟腱损伤发生于中型犬或大型犬[155-157]。现在，普遍认为跟腱的长期重复性活动而导致的过度劳损是引起表演性犬跟腱病的一个重要因素[155]。快速转身、跳跃落地和跳跃–转身组合等活动常常使软组织结构处于极端应力之下，并可能导致拉伤[155-157]。肌肉拉伤降低了肌腱的抗拉强度，易致肌腱的进一步损伤。反复拉伤导致肌腱纤维断裂，引起疼痛和炎症。犬类肌腱的部分断裂已常见于各种报道[155]。无论如何，一个或多个结构的断裂可能是一种肌腱强度逐步削弱而导致的损伤。

最近，人和动物的跟腱损伤已可采用再生疗法进行治疗。近年来，一些采用富血小板血浆治疗大鼠跟腱病变的研究表明，接受治疗的大鼠跟腱愈伤组织成熟程度更高、机械阻力更强、新生血管增多、组织学外观得到改善[158-161]。一项采用富血小板血浆治疗患犬跟腱损伤的研究表明，接受治疗的损伤跟腱在组织学上得到了改善，且其恢复功能的速度明显快于对照组[162]。富血小板血浆也被用于治疗人类跟腱病变。一项包含 27 例跟腱顽固性疾病的系列案例显示，富血小板血浆注射治疗慢性顽固性跟腱病变总体效果良好，中期随访结果稳定[163]。最近的一篇综述也描述了富血小板血浆在跟腱断裂治疗中的积极作用，并揭示了该疗法可提高细胞增殖、DNA 和氨基葡聚糖的水平[164]。

干细胞在治疗跟腱损伤方面也显示出巨大的应用前景。一项采用干细胞和富血小板血浆联合治疗大鼠跟腱病变的研究表明，该疗法有助于提高损伤跟腱早期的机械强度和功能恢复[165-167]。另外，骨髓穿刺浓缩液和脂肪源性祖细胞也已经在兔跟腱损伤中进行了修复效果评估。研究表明，与单纯采用手术治疗的对照组相比，同时使用脂肪源性祖细胞治疗的实验组新生血管明显增多、炎症减少、手术修复的组织结构明显增加[168]。一例急性腓肠肌肌腱拉伤的犬经自体骨髓间充质干细胞和定制的矫形器治疗后，其力板步态分析和一系列超声诊断评估结果均显示损伤肌腱的结构得到了显著改善，且功能恢复正常[169]。人类中也有关于干细胞治疗跟腱病的报道。一项采用骨髓穿刺浓缩液加速 27 例跟腱断裂患者的术后修复的回顾性研究中报道了其良好的治疗效果，平均(5.9±1.8)个月即可恢复运动[170]。尽管再生医学的应用前景较好，但仍需要进一步的随机、双盲、对照研究来充分阐明跟腱损伤时生物制剂的适应证、疗效及应用。

针对犬类跟腱损伤的治疗方案主要以肌肉骨骼超声显示的损伤程度为依据。对于Ⅰ级拉伤主要采用休息、非甾体抗炎药物、低强度激光康复治疗。Ⅱ级拉伤通常需要上述治疗和再生治疗(通常是富血小板血浆伴或不伴干细胞治疗)。对于Ⅲ级拉伤(完全撕裂或断裂)，我们推荐进行外科重建并辅以再生治疗(富血小板血浆伴或不伴干细胞治疗)。之前我们已描述过多种外科修复技术，在此不做赘述。手术进行与否往往取决于超声诊断及术中可见的结构损伤程度。再生治疗是指在术中或术后立即通过超声引导将富血小板血浆和(或)干细胞直接注射到手术修复部位。经外科手术-再生医学联合治疗后，损伤恢复时间大约为 16 周。在此期间，患处在前 6 周内采用夹板绷带包扎，6 周后转为定制的铰链式支具固定，以便在恢复期对患肢进行力量锻炼并逐渐允许跗骨关节处有更大的活动范围，以便跟腱断裂处结合良好。在康复期间，患犬亦需接受康复治疗。治疗过程通常包括手法治疗(如按摩)、标准静力锻炼、Ⅲb 级激光治疗。每周的康复治疗应与家庭锻炼计划一起进行。

一旦通过诊断超声证实组织已达愈合，康复计划的重点则应转为肢体力量的加强和调节。在达到正常的纤维结构和适当的肌肉量后，患犬即可重新训练并回到比赛中。平均而言，通常接受手术和(或)再生治疗的患犬在治疗结束后 6 个月内可以恢复比赛。

前十字韧带损伤

前十字韧带断裂是犬类后肢跛行最常见的原因之一，也是犬类膝关节损伤最常见的原因之一[171-173]。目前，治疗该损伤的金标准为手术干预，以便纠正关节失稳、恢复膝关节功能和推迟骨性关节炎的发生[174-179]。作为一种已知的术后并发症，关于骨性关节炎的进展已有文献报道[176,180-189]。虽然对于不稳定的膝关节或韧带完全撕裂的膝关节，通常选择手术治疗以维持稳定，但对于早期部分撕裂的处理仍然存在许多争论，因为在这种情况下，仍然存在功能稳定的膝关节。如果不治疗，由于退化级联效应的发生，部分撕裂很可能发展成完全撕裂，但如果采用手术“稳定”膝关节则可能被认为是过度治疗。因此，科学家们对早期的前十字韧带局部撕裂采用再生医学进行了初步的探索性治疗，许多研究表明间充质干细胞是韧带再生修复的最佳来源，因为其具有高增殖活性和胶原生成潜力，并且能够快速分化为韧带成纤维细胞[190,191]。

许多动物研究已经对间充质干细胞的再生潜力进行了评估，这些研究表明，在关节腔内注射间充质干细胞可将其移植到前十字韧带、半月板和软骨[192,193]。另外一项研究发现，经生物力学和组织学评估，关节内注射间充质干细胞可加速大鼠前交叉韧带部分撕裂的愈合[194]。在大鼠关节内注射新鲜骨髓细胞或体外扩增培养的间充质干细胞后也可达到类似的修复效果，注射前被标记的细胞后来位于前交叉韧带内，且组织学观察正常，具有更成熟的梭形细胞[195]。人类临床研究也显示了类似的潜力，Ⅰ~Ⅲ级前交叉韧带撕裂的患者在经过骨髓间质干细胞注射治疗后，患者前交叉韧带完整性的客观测量和主观评价结果均有所改善[196]。同时，临床使用的安全性已得到证实，且没有肿瘤等并发症发生[197]。

富血小板血浆中含有各种生长因子，可以增强和促进间充质干细胞的植入，进而起到协同作用。同时，生长因子可促进间充质干细胞增殖及合成代谢，促进其向成纤维细胞分化[198-201]。此外，富血小板血浆为间充质干细胞提供了一个三维支架以促进其在传递过程中的存活和分化[202]。最近的一项研究表明，多次富血小板血浆单一关节内注射为犬类前十字韧带的修复和重塑提供了可靠依据[203]。这些发现促进了富血小板血浆-间充质干细胞联合疗法在韧带修复中的应用。

此外，最近一项关于犬类的回顾性研究评估了自体骨髓穿刺浓缩液或脂肪来源祖细胞联合富血小板血浆治疗早期前十字韧带部分撕裂的效果[69]。步态分析结果显示，采用上述治疗 90 天后，患犬两侧后肢对测试板施加的压力相等，与治疗前患肢施加明显减小的压力相比，差异具有显著性[69]。后膝关节镜显示，69%的患犬前十字韧带得到了完全再生，8%的患犬症状得到了显著改善，而23%的患犬经该法治疗后修复失败。此外，研究发现，在平均随访 1.8 年后，17%的犬赫尔辛基慢性疼痛指数≥12，表明患有慢性疼痛，83%的犬赫尔辛基慢性疼痛指数<12，表明运动和舒适度正常[69]。所有的犬主人都认为他们的犬有极好的或非常好的生活质量，并且他们的犬在治疗后有极好的或良好的修复结果[69]。尽管这些研究有望使再生医学作为犬早期前十字韧带部分撕裂的传统手术治疗的一种替代疗法，但结果却出现了更多的额外问题。还需要进一步的研究来确定这些结果在更大样本量的随机、双盲、对照试验中是否可重复。

在所有早期疑似部分韧带撕裂的患者中，我们建议进行膝关节镜检查以明确是否有部分撕裂，同时排除其他并发的膝关节病理改变，如半月板撕裂。在关节镜检查中，通过使用标准化的 L 形探针对前十字韧带的撕裂部分（百分比）进行测量。如果结果显示≤50%的前十字韧带受损，则推荐使用干细胞和富血小板血浆联合治疗。然而，如果镜下观察到>50%的韧带撕裂，通常建议手术治疗。关节镜检查后，如果患者被认为是再生治疗的良好候选人，可以收集脂肪或骨髓和血液用于干细胞和富血小板血浆的制备处理。干细胞和富血小板血浆的注射是一种微创手术，可以和关节镜检查同时进行。如果不能同时进行或者需要择期注射的话，干细胞和富血小板血浆的收集、处理和注射通常可以在门诊进行。在大多数情况下，干细胞和富血小板血浆是在无菌条件下注射到膝关节内的。然而，亦可通过关节镜的引导直接注射到前十字韧带中。该疗法最常见的副作用是与注射相关的轻微不适，通常在12~24 小时内消失。

经过再生治疗后，我们建议在经过培训和认证的犬科康复人员指导下进行专门的康复治疗，该治疗通常需要 12 周。在此期间，患肢通常被放置在一个定制的、可控制活动范围的铰链式膝关节支具中，以进一步保护愈合中的膝关节。每周康复治疗应与家庭锻炼计划一起进行。康复治疗有助于减少炎症和肿胀，改善肌肉质量，增加活动范围，提高整体舒适度，从而加速愈合。这些治疗通常包括手法治疗(如按摩)、标准静力锻炼、Ⅲb级激光治疗。我们推荐Ⅲb级弱激光治疗，因为最近的研究表明，它可以刺激干细胞增殖、分化，提高其生存能力[87]。一旦通过骨科检查、步态分析和二次关节镜检查明确前十字韧带已经愈合，那么康复计划的重点则应转为力量的加强和调节。当达到适当的肌肉量后，这些犬就可以进行再训练并重新开始比赛。平均而言，接受再生治疗的早期部分前十字韧带损伤患犬，在治疗后4~6个月内通常可恢复到竞赛或正常活动的水平。

膝关节副韧带损伤

膝关节副韧带损伤在人类，尤其是运动员中较为常见[204-206]，在犬中则较少出现。然而，像人类一样，犬类的副韧带损伤通常也是继发于关节过度内翻或外翻而引起的创伤。该病的诊断通常起于怀疑与体格检查结果一致的关节内侧或外侧不稳定，并最终通过诊断性超声进行确诊。对于膝关节副韧带完全破裂或撕脱的患者，我们推荐进行手术治疗。对于低级别的扭伤(Ⅰ级或Ⅱ级)，我们通常推荐采用再生医学治疗。

到目前为止，尚无关于在内侧或外侧副韧带损伤的犬身上使用生物制剂的研究报道。然而，在人或者其他动物身上进行的相关研究则有过报道。最近的一个案例报道中，一名患有高级别内侧副韧带损伤的足球运动员经多次富血小板血浆注射治疗25天后，膝关节的运动范围及功能得到了完全恢复，并重返赛场[207]。采用间充质干细胞治疗大鼠侧副韧带损伤的研究表明，间充质干细胞可以促进韧带的功能性愈合[208-210]。在犬和人类中进行的随机、对照、双盲试验进一步证明了生物制剂在副韧带损伤中的作用和功效。

犬类副韧带损伤的治疗是根据肌肉骨骼超声所显示的损伤程度进行的。对于Ⅰ级扭伤，通常采用休息、非甾体抗炎药物、低水平激光康复治疗等方法。对于Ⅱ级扭伤，通常需要上述治疗和再生医学治疗(通常是富血小板血浆伴或不伴干细胞治疗)。对于Ⅲ级扭伤(全撕裂或撕脱)，我们推荐外科手术重建并辅以再生医学治疗(富血小板血浆伴或不伴干细胞治疗)。再生医学治疗是指术中或术后在超声引导下将富血小板血浆和(或)干细胞直接注射到手术修复部位。手术治疗和再生医学治疗后，恢复时间大约为16周。在康复期间，患者开始进入康复治疗计划。这些治疗通常包括手法治疗(如按摩)、标准静力锻炼、Ⅲb级激光治疗。每周的康复治疗应与家庭锻炼计划一起进行。一旦通过诊断超声检查明确前十字韧带已愈合，康复计划的重点则应转为力量的加强和调节。一旦达到了正常的纤维结构和适当的肌肉量，患犬就可以重新训练并回到运动比赛中。平均而言，接受手术和(或)再生医学治疗的患犬通常在治疗结束后6个月内可恢复到比赛水平。

结论

犬类运动医学中生物制剂的应用持续显著增加，研究和临床报告的结果鼓舞人心。再生医学在外科修复和(或)康复治疗中的应用前景广阔。未来的研究应该包括随机、双盲、安慰剂对照研究，以进一步明确生物制剂治疗犬类骨性关节炎和软组织损伤的适应证、应用范围、作用机制和疗效。

(刘斌 译　张帅帅 校)

参考文献

1. Boswell SG, Cole BJ, Sundman EA, et al. Platelet-rich plasma: a milieu of bioactive factors. *Arthroscopy*. 2012;28(3):429–439.
2. Dohan Ehrenfest DM, Doglioli P, de Peppo GM, et al. Choukroun's platelet-rich fibrin (PRF) stimulates *in vitro* proliferation and differentiation of human oral bone mesenchymal stem cell in a dose-dependent way. *Arch Oral Biol*. 2010;55(3):185–194.
3. Filardo G, Kon E, Roffi A, et al. Platelet rich plasma: why intra-articular? A systematic review of preclinical studies and clinical evidence on PRP for joint degeneration. *Knee Surg Sports Traumatol Arthrosc*. 2013;23:2459. doi:10.1007/s00167-013-2743-1
4. Hsu WK, Mishra A, Rodeo SR, et al. Platelet-rich plasma in orthopaedic applications: evidence-based recommendations for treatment. *J Am Acad Orthop Surg*. 2013;21(12):739–748.
5. McLellan J, Plevin S. Does it matter which platelet-rich plasma we use? *Equine Vet Educ*. 2011;23(2):101–104.
6. Pelletier MH, Malhotra A, Brighton T, et al. Platelet function and constituents of platelet rich plasma. *Int J Sports Med*. 2013;34(1):74–80.
7. Sundman EA, Cole BJ, Karas V, et al. The anti-inflammatory and matrix restorative mechanisms of platelet-rich plasma in osteoarthritis. *Am J Sports Med*. 2014;42(1):35–41.
8. Abrams GD, Frank RM, Fortier LA, et al. Platelet-rich plasma for articular cartilage repair. *Sports Med Arthrosc*. 2013;21(4):213–219.
9. Cho K, Kim JM, Kim MH, et al. Scintigraphic evaluation of osseointegrative response around calcium phosphate-coated titanium implants in tibia bone: effect of platelet-rich plasma on bone healing in dogs. *Eur Surg Res*. 2013;51(3–4):138–145.
10. Dragoo JL, Braun HJ, Durham JL, et al. Comparison of the acute inflammatory response of two commercial platelet-rich plasma systems in healthy rabbit tendons. *Am J Sports Med*. 2012;40(6):1274–1281.
11. Dragoo JL, Wasterlain AS, Braun HJ, et al. Platelet-rich plasma as a treatment for patellar tendinopathy: a double-blind, randomized controlled trial. *Am J Sports Med*. 2014;42(3):610–618.
12. Filardo G, Kon E, Di Martino A, et al. Platelet-rich plasma vs hyaluronic acid to treat knee degenerative pathology: study design and preliminary results of a randomized controlled trial. *BMC Musculoskelet Disord*. 2012;13:229. doi:10.1186/1471-2474-13-229
13. Filardo G, Kon E, Buda R, et al. Platelet-rich plasma intra-articular knee injections for the treatment of degenerative cartilage lesions and osteoarthritis. *Knee Surg Sports Traumatol Arthrosc*. 2011;19(4):528–535.
14. Franklin SP, Cook JL. Prospective trial of autologous conditioned plasma versus hyaluronan plus corticosteroid for elbow osteoarthritis in dogs. *Can Vet J*. 2013;54(9):881–884.
15. Jang SJ, Kim JD, Cha SS. Platelet-rich plasma (PRP) injections as an effective treatment for early osteoarthritis. *Eur J Orthop Surg Traumatol*. 2013;23(5):573–580.
16. Khoshbin A, Leroux T, Wasserstein D, et al. The efficacy of platelet-rich plasma in the treatment of symptomatic knee osteoarthritis: a systematic review with quantitative synthesis. *Arthroscopy*. 2013;29(12):2037–2048.
17. Kon E, Buda R, Filardo G, et al. Platelet-rich plasma: intra-articular knee injections produced favorable results on degenerative cartilage lesions. *Knee Surg Sports Traumatol Arthrosc*. 2010;18(4):472–479.
18. Kon E, Mandelbaum B, Buda R, et al. Platelet-rich plasma intra-articular injection versus hyaluronic acid viscosupplementation as treatments for cartilage pathology: from early degeneration to osteoarthritis. *Arthroscopy*. 2011;27(11):1490–1501.
19. McCarrel T, Fortier L. Temporal growth factor release from platelet-rich plasma, trehalose lyophilized platelets, and bone marrow aspirate and their effect on tendon and ligament gene expression. *J Orthop Res*. 2009;27(8):1033–1042.
20. McCarrel TM, Minas T, Fortier LA. Optimization of leukocyte concentration in platelet-rich plasma for the treatment of tendinopathy. *J Bone Joint Surg Am*. 2012;94(19):e143–e148.
21. Mishra A, Pavelko T. Treatment of chronic elbow tendinosis with buffered platelet-rich plasma. *Am J Sports Med*. 2006;34(11):1774–1778.
22. Patel S, Dhillon MS, Aggarwal S, et al. Treatment with platelet-rich plasma is more effective than placebo for knee osteoarthritis: a prospective, double-blind, randomized trial. *Am J Sports Med*. 2013;41(2):356–364.
23. Raeissadat SA, Rayegani SM, Babaee M, et al. The effect of platelet-rich plasma on pain, function, and quality of life of patients with knee osteoar-

thritis. *Pain Res Treat*. 2013;1:1–7.
24. Randelli P, Arrigoni P, Ragone V, et al. Platelet rich plasma in arthroscopic rotator cuff repair: a prospective RCT study, 2-year follow-up. *J Shoulder Elbow Surg*. 2011;20(4):518–528.
25. Sampson S, Gerhardt M, Mandelbaum B. Platelet rich plasma injection grafts for musculoskeletal injuries: a review. *Curr Rev Musculoskelet Med*. 2008;1(3–4):165–174.
26. Silva RF, Carmona JU, Rezende CM. Intra-articular injections of autologous platelet concentrates in dogs with surgical reparation of cranial cruciate ligament rupture: a pilot study. *Vet Comp Orthop Traumatol*. 2013;26(4):285–290.
27. Smith JJ, Ross MW, Smith RK. Anabolic effects of acellular bone marrow, platelet rich plasma, and serum on equine suspensory ligament fibroblasts *in vitro*. *Vet Comp Orthop Traumatol*. 2006;19(1):43–47.
28. Souza TF, Andrade AL, Ferreira GT, et al. Healing and expression of growth factors (TGF-β and PDGF) in canine radial ostectomy gap containing platelet-rich plasma. *Vet Comp Orthop Traumatol*. 2012;25(6):445–452.
29. van Buul GM, Koevoet WL, Kops N, et al. Platelet-rich plasma releasate inhibits inflammatory processes in osteoarthritic chondrocytes. *Am J Sports Med*. 2011;39(11):2362–2370.
30. Xie X, Wu H, Zhao S, et al. The effect of platelet-rich plasma on patterns of gene expression in a dog model of anterior cruciate ligament reconstruction. *J Surg Res*. 2013;180(1):80–88.
31. Xie X, Wang Y, Zhao C, et al. Comparative evaluation of MSCs from bone marrow and adipose tissue seeded in PRP-derived scaffold for cartilage regeneration. *Biomaterials*. 2012;33(29):7008–7018.
32. Broeckx S, Zimmerman M, Crocetti S, et al. Regenerative therapies for equine degenerative joint disease: a preliminary study. *PLOS ONE*. 2014;9(1):e85917. doi:10.1371/journal.pone.0085917
33. Cho HS, Song IH, Park SY, et al. Individual variation in growth factor concentrations in platelet-rich plasma and its influence on human mesenchymal stem cells. *Korean J Lab Med*. 2011;31(3):212–218.
34. Del Bue M, Riccò S, Ramoni R, et al. Equine adipose-tissue derived mesenchymal stem cells and platelet concentrates: their association *in vitro* and in vivo. *Vet Res Commun*. 2008;32(Suppl 1):S51–S55.
35. Drengk A, Zapf A, Stürmer EK, et al. Influence of platelet-rich plasma on chondrogenic differentiation and proliferation of chondrocytes and mesenchymal stem cells. *Cells Tissues Organs (Print)*. 2009;189(5):317–326.
36. Dohan Ehrenfest DM, Rasmusson L, Albrektsson T. Classification of platelet concentrates: from pure platelet-rich plasma (P-PRP) to leucocyte- and platelet-rich fibrin (L-PRF). *Trends Biotechnol*. 2009;27(3):158–167.
37. Mishra A, Tummala P, King A, et al. Buffered platelet-rich plasma enhances mesenchymal stem cell proliferation and chondrogenic differentiation. *Tissue Eng Part C Methods*. 2009;15(3):431–435.
38. Schnabel LV, Lynch ME, van der Meulen MC, et al. Mesenchymal stem cells and insulin-like growth factor-I gene-enhanced mesenchymal stem cells improve structural aspects of healing in equine flexor digitorum superficialis tendons. *J Orthop Res*. 2009;27(10):1392–1398.
39. Torricelli P, Fini M, Filardo G, et al. Regenerative medicine for the treatment of musculoskeletal overuse injuries in competition horses. *Int Orthop*. 2011;35(10):1569–1576.
40. Braun HJ, Kim HJ, Chu CR, et al. The effect of platelet-rich plasma formulations and blood products on human synoviocytes: implications for intra-articular injury and therapy. *Am J Sports Med*. 2014;42(5):1204–1210.
41. Sundman EA, Cole BJ, Fortier LA. Growth factor and catabolic cytokine concentrations are influenced by the cellular composition of platelet-rich plasma. *Am J Sports Med*. 2011; 39(10): 2135–2140.
42. Sundman EA, Boswell SG, Schnabel LV, et al. Increasing platelet concentrations in leukocyte-reduced platelet-rich plasma decrease collagen gene synthesis in tendons. *Am J Sports Med*. 2013;42(1):35–41.
43. Castillo TN, Pouliot MA, Kim HJ, et al. Comparison of growth factor and platelet concentration from commercial platelet-rich plasma separation systems. *Am J Sports Med*. 2011;39(2):266–271.
44. Stief M, Gottschalk J, Ionita JC, et al. Concentration of platelets and growth factors in canine autologous conditioned plasma. *Vet Comp Orthop Traumatol*. 2011;24(2):122–125.
45. Boswell SG, Schnabel LV, Mohammed HO, et al. Increasing platelet concentrations in leukocyte-reduced platelet-rich plasma decrease collagen gene synthesis in tendons. *Am J Sports Med*. 2014;42(1):42–49.
46. Cavallo C, Filardo G, Mariani E, et al. Comparison of platelet-rich plasma formulations for cartilage

healing: an *in vitro* study. *J Bone Joint Surg Am*. 2014;96(5):423–429.

47. Naldini A, Morena E, Fimiani M, et al. The effects of autologous platelet gel on inflammatory cytokine response in human peripheral blood mononuclear cells. *Platelets*. 2008;19(4):268–274.
48. Yoshida R, Murray MM. Peripheral blood mononuclear cells enhance the anabolic effects of platelet-rich plasma on anterior cruciate ligament fibroblasts. *J Orthop Res*. 2013;31(1):29–34.
49. Franklin SP, Garner BC, Cook JL. Characteristics of canine platelet-rich plasma prepared with five commercially available systems. *Am J Vet Res*. 2015;76(9):822–827.
50. Carr BJ, Canapp SO Jr, Mason DR, et al. Canine platelet-rich plasma systems: a prospective analysis. *Front Vet Sci*. 2015;2:73. doi:10.3389/fvets.2015.00073
51. Bozynski CC, Stannard JP, Smith P, et al. Acute management of anterior cruciate ligament injuries using novel canine models. *J Knee Surg*. 2016;29(7):594–603.
52. Cook JL, Smith PA, Bozynski CC, et al. Multiple injections of leukoreduced platelet rich plasma reduce pain and functional impairment in a canine model of ACL and meniscal deficiency. *J Orthop Res*. 2016;34(4):607–615. doi:10.1002/jor.23054
53. Xie X, Zhao S, Wu H, et al. Platelet-rich plasma enhances autograft revascularization and reinnervation in a dog model of anterior cruciate ligament reconstruction. *J Surg Res*. 2013;183(1): 214–222.
54. Xie X, Wu H, Zhao S, et al. The effect of platelet-rich plasma on patterns of gene expression in a dog model of anterior cruciate ligament reconstruction. *J Surg Res*. 2013;180(1):80–88.
55. Ho LK, Baltzer WI, Nemanic S, et al. Single ultrasound-guided platelet-rich plasma injection for treatment of supraspinatus tendinopathy in dogs. *Can Vet J*. 2015;56(8):845–849.
56. Kazemi D, Fakhrjou A. Leukocyte and platelet rich plasma (L-PRP) versus leukocyte and platelet rich fibrin (L-PRF) for articular cartilage repair of the knee: a comparative evaluation in an animal model. *Iran Red Crescent Med J*. 2015;17(10):e19594. doi:10.5812/ircmj.19594
57. Schippinger G, Prüller F, Divjak M, et al. Autologous platelet-rich plasma preparations: influence of nonsteroidal anti-inflammatory drugs on platelet function. *Orthop J Sports Med*. 2015;3(6). doi:10.1177/2325967115588896
58. Kiefer K, Wucherer KL, Pluhar GE, et al. Autologous and allogeneic stem cells as adjuvant therapy for osteoarthritis caused by spontaneous fragmented coronoid process in dogs. *VOS Symposium Proc*. 2013, Canyons Resort, UT.
59. Black LL, Gaynor J, Adams C, et al. Effect of intraarticular injection of autologous adipose-derived mesenchymal stem and regenerative cells on clinical signs of chronic osteoarthritis of the elbow joint in dogs. *Vet Ther*. 2008;9(3):192–200.
60. Guercio A, Di Marco P, Casella S, et al. Production of canine mesenchymal stem cells from adipose tissue and their application in dogs with chronic osteoarthritis of the humeroradial joints. *Cell Biol Int*. 2012;36(2):189–194.
61. Cuervo B, Rubio M, Sopena J, et al. Hip osteoarthritis in dogs: a randomized study using mesenchymal stem cells from adipose tissue and plasma rich in growth factors. *Int J Mol Sci*. 2014;15(8): 13437–13460.
62. Black LL, Gaynor J, Gahring D, et al. Effect of adipose-derived mesenchymal stem and regenerative cells on lameness in dogs with chronic osteoarthritis of the coxofemoral joints: a randomized, double-blinded, multicenter, controlled trial. *Vet Ther*. 2007;8(4):272–284.
63. Vilar JM, Morales M, Santana A, et al. Controlled, blinded force platform analysis of the effect of intraarticular injection of autologous adipose-derived mesenchymal stem cells associated to PRGF-Endoret in osteoarthritic dogs. *BMC Vet Res*. 2013;9:131. doi:10.1186/1746-6148-9-131
64. Vilar JM, Batista M, Morales M, et al. Assessment of the effect of intraarticular injection of autologous adipose-derived mesenchymal stem cells in osteoarthritic dogs using a double blinded force platform analysis. *BMC Vet Res*. 2014;10:143. doi:10.1186/1746-6148-10-143
65. Yun S, Ku SK, Kwon YS. Adipose-derived mesenchymal stem cells and platelet-rich plasma synergistically ameliorate the surgical-induced osteoarthritis in Beagle dogs. *J Orthop Surg Res*. 2016;11:9. doi:10.1186/s13018-016-0342-9
66. Tsai SY, Huang YC, Chueh LL, et al. Intra-articular transplantation of porcine adipose-derived stem cells for the treatment of canine osteoarthritis: a pilot study. *World J Transplant*. 2014;4(3): 196–205.
67. Case JB, Palmer R, Valdes-Martinez A, et al. Gastrocnemius tendon strain in a dog treated with autologous mesenchymal stem cells and a custom orthosis. *Vet Surg*. 2013;42(4):355–360.
68. Canapp SO Jr, Canapp DA, Ibrahim V, et al. The

use of adipose-derived progenitor cells and platelet-rich plasma combination for the treatment of supraspinatus tendinopathy in 55 dogs: a retrospective study. *Front Vet Sci*. 2016;3:61. doi:10.3389/fvets.2016.00061
69. Canapp SO, Leasure CL, Cox C, Ibrahim V, Carr BJ. Partial cranial cruciate ligament tears treated with stem cell and platelet-rich plasma combination therapy in 36 dogs: a retrospective study. *Vet Regen Med*. 2016. doi:10.3389/fvets.2016.00112
70. Martinello T, Bronzini I, Maccatrozzo L, et al. Canine adipose-derived-mesenchymal stem cells do not lose stem features after a long-term cryopreservation. *Res Vet Sci*. 2011;91(1):18–24.
71. Carvalho Ade M, Badial PR, Álvarez LE, et al. Equine tendonitis therapy using mesenchymal stem cells and platelet concentrates: a randomized controlled trial. *Stem Cell Res Ther*. 2013;4(4):85. doi:10.1186/scrt236
72. Del Bue M, Riccò S, Ramoni R, et al. Equine adipose-tissue derived mesenchymal stem cells and platelet concentrates: their association *in vitro* and in vivo. *Vet Res Commun*. 2008;32(Suppl 1):S51–S55.
73. Chen L, Dong SW, Liu JP, et al. Synergy of tendon stem cells and platelet-rich plasma in tendon healing. *J Orthop Res*. 2012;30(6):991–997.
74. Uysal CA, Tobita M, Hyakusoku H, et al. Adipose-derived stem cells enhance primary tendon repair: biomechanical and immunohistochemical evaluation. *J Plast Reconstr Aesthet Surg*. 2012;65(12):1712–1719.
75. Manning CN, Schwartz AG, Liu W, et al. Controlled delivery of mesenchymal stem cells and growth factors using a nanofiber scaffold for tendon repair. *Acta Biomater*. 2013;9(6):6905–6914.
76. Yun JH, Han SH, Choi SH, et al. Effects of bone marrow-derived mesenchymal stem cells and platelet-rich plasma on bone regeneration for osseointegration of dental implants: preliminary study in canine three-wall intrabony defects. *J Biomed Mater Res Part B Appl Biomater*. 2014;102(5):1021–1030.
77. Tobita M, Uysal CA, Guo X, et al. Periodontal tissue regeneration by combined implantation of adipose tissue-derived stem cells and platelet-rich plasma in a canine model. *Cytotherapy*. 2013;15(12):1517–1526.
78. Harting MT, Jimenez F, Xue H, et al. Intravenous mesenchymal stem cell therapy for traumatic brain injury. *J Neurosurg*. 2009;110(6):1189–1197.
79. Caplan AI, Dennis JE. Mesenchymal stem cells as trophic mediators. *J Cell Biochem*. 2006;98:1076–1084.
80. Ahmad Z, Wardale J, Brooks R, et al. Exploring the application of stem cells in tendon repair and regeneration. *Arthroscopy*. 2012;28(7):1018–1029.
81. Gao J, Caplan AI. Mesenchymal stem cells and tissue engineering for orthopaedic surgery. *Chir Organi Mov*. 2003;88(3):305–316.
82. Guest DJ, Smith MR, Allen WR. Monitoring the fate of autologous and allogeneic mesenchymal progenitor cells injected into the superficial digital flexor tendon of horses: preliminary study. *Equine Vet J*. 2008;40(2):178–181.
83. Izadpanah R, Trygg C, Patel B, et al. Biologic properties of mesenchymal stem cells derived from bone marrow and adipose tissue. *J Cell Biochem*. 2006;99(5):1285–1297.
84. Zhang J, Wang JH. Platelet-rich plasma releasate promotes differentiation of tendon stem cells into active tenocytes. *Am J Sports Med*. 2010;38(12):2477–2486.
85. Chen L, Dong SW, Liu JP, et al. Synergy of tendon stem cells and platelet-rich plasma in tendon healing. *J Orthop Res*. 2012;30(6):991–997.
86. Richardson LE, Dudhia J, Clegg PD, et al. Stem cells in veterinary medicine—attempts at regenerating equine tendon after injury. *Trends Biotechnol*. 2007;25(9):409–416.
87. Ginani F, Soares DM, Barreto MP, et al. Effect of low-level laser therapy on mesenchymal stem cell proliferation: a systematic review. *Lasers Med Sci*. 2015;30(8):2189–2194.
88. Echigo R, Mochizuki M, Nishimura R, et al. Suppressive effect of hyaluronan on chondrocyte apoptosis in experimentally induced acute osteoarthritis in dogs. *J Vet Med Sci*. 2006;68(8):899–902.
89. Greenberg DD, Stoker A, Kane S, et al. Biochemical effects of two different hyaluronic acid products in a co-culture model of osteoarthritis. *Osteoarthr Cartil*. 2006;14(8):814–822.
90. Kuroki K, Cook JL, Kreeger JM. Mechanisms of action and potential uses of hyaluronan in dogs with osteoarthritis. *J Am Vet Med Assoc*. 2002;221(7):944–950.
91. Hellström LE, Carlsson C, Boucher JF, et al. Intra-articular injections with high molecular weight sodium hyaluronate as a therapy for canine arthritis. *Vet Rec*. 2003;153(3):89–90.
92. Chen CP, Hsu CC, Pei YC, et al. Changes of synovial fluid protein concentrations in supra-patellar bursitis patients after the injection of different molecular weights of hyaluronic acid. *Exp Gerontol*. 2014;52:30–35.
93. Migliore A, Procopio S. Effectiveness and utility of hyaluronic acid in osteoarthritis. *Clin Cases Miner*

Bone Metab. 2015;12(1):31–33.

94. Ozkan FU, Uzer G, Türkmen I, et al. Intra-articular hyaluronate, tenoxicam and vitamin E in a rat model of osteoarthritis: evaluation and comparison of chondroprotective efficacy. *Int J Clin Exp Med*. 2015;8(1):1018–1026.
95. Wang CT, Lin YT, Chiang BL, et al. High molecular weight hyaluronic acid down-regulates the gene expression of osteoarthritis-associated cytokines and enzymes in fibroblast-like synoviocytes from patients with early osteoarthritis. *Osteoarthr Cartil*. 2006;14(12):1237–1247.
96. Yan CH, Chan WL, Yuen WH, et al. Efficacy and safety of hylan G-F 20 injection in treatment of knee osteoarthritis in Chinese patients: results of a prospective, multicentre, longitudinal study. *Hong Kong Med J*. 2015;21(4):327–332.
97. Strand V, McIntyre LF, Beach WR, et al. Safety and efficacy of US-approved viscosupplements for knee osteoarthritis: a systematic review and meta-analysis of randomized, saline-controlled trials. *J Pain Res*. 2015;8:217–228.
98. Petrella RJ, Petrella M. A prospective, randomized, double-blind, placebo controlled study to evaluate the efficacy of intraarticular hyaluronic acid for osteoarthritis of the knee. *J Rheumatol*. 2006;33(5):951–956.
99. Rivera F. Single intra-articular injection of high molecular weight hyaluronic acid for hip osteoarthritis. *J Orthop Traumatol*. 2016;17(1):21–26.
100. Franklin SP, Cook JL. Prospective trial of autologous conditioned plasma versus hyaluronan plus corticosteroid for elbow osteoarthritis in dogs. *Can Vet J*. 2013;54(9):881–884.
101. Pashuck TD, Kuroki K, Cook CR, et al. Hyaluronic acid versus saline intra-articular injections for amelioration of chronic knee osteoarthritis: a canine model. *J Orthop Res*. 2016;34(10):1772–1779.
102. American Kennel Club Canine Health Foundation. Managing canine arthritis. http://www.akcchf.org/canine-health/your-dogs-health/caring-for-your-dog/managing-canine-arthritis.html
103. Clayton RA, Court-Brown CM. The epidemiology of musculoskeletal tendinous and ligamentous injuries. *Injury*. 2008;39(12):1338–1344.
104. Cullen KL, Dickey JP, Bent LR, et al. Internet-based survey of the nature and perceived causes of injury to dogs participating in agility training and competition events. *J Am Vet Med Assoc*. 2013;243(7):1010–1018.
105. Baltzer W. Sporting dog injuries. *Veterinary Med*. 2012;4:166–177.
106. Carr BJ. *BMAC vs SVF: What's in the Soup*. Proceedings ACVS Symposium 2015, Nashville, TN: American College of Veterinary Surgeons.
107. Arend CF, Arend AA, da Silva TR. Diagnostic value of tendon thickness and structure in the sonographic diagnosis of supraspinatus tendinopathy: room for a two-step approach. *Eur J Radiol*. 2014;83(6):975–979.
108. Lafuente MP, Fransson BA, Lincoln JD, et al. Surgical treatment of mineralized and nonmineralized supraspinatus tendinopathy in twenty-four dogs. *Vet Surg*. 2009;38(3):380–387.
109. Lewis JS. Rotator cuff tendinopathy. *Br J Sports Med*. 2009;43(4):236–241.
110. Arrington ED, Miller MD. Skeletal muscle injuries. *Orthop Clin North Am*. 1995;26(3):411–422.
111. Kujat R. The microangiographic pattern of the rotator cuff of the dog. *Arch Orthop Trauma Surg*. 1990;109(2):68–71.
112. Rees JD, Maffulli N, Cook J. Management of tendinopathy. *Am J Sports Med*. 2009;37(9):1855–1867.
113. Almekinders LC, Temple JD. Etiology, diagnosis, and treatment of tendonitis: an analysis of the literature. *Med Sci Sports Exerc*. 1998;30(8): 1183–1190.
114. Hurt G, Baker CL Jr. Calcific tendinitis of the shoulder. *Orthop Clin North Am*. 2003;34(4):567–575.
115. Hashimoto T, Nobuhara K, Hamada T. Pathologic evidence of degeneration as a primary cause of rotator cuff tear. *Clin Orthop Relat Res*. 2003;415:111–120.
116. Dean BJ, Franklin SL, Carr AJ. A systematic review of the histological and molecular changes in rotator cuff disease. *Bone Joint Res*. 2012;1(7):158–166.
117. Garcia GM, McCord GC, Kumar R. Hydroxyapatite crystal deposition disease. *Semin Musculoskelet Radiol*. 2003;7(3):187–193.
118. Soslowsky LJ, Thomopoulos S, Tun S, et al. Neer Award 1999. Overuse activity injures the supraspinatus tendon in an animal model: a histologic and biomechanical study. *J Shoulder Elbow Surg*. 2000;9(2):79–84.
119. Fransson BA, Gavin PR, Lahmers KK. Supraspinatus tendinosis associated with biceps brachii tendon displacement in a dog. *J Am Vet Med Assoc*. 2005;227(9):1429–33, 1416.
120. Chung CB, Gentili A, Chew FS. Calcific tendinosis and periarthritis: classic magnetic resonance imaging appearance and associated findings. *J Comput Assist Tomogr*. 2004;28(3):390–396.
121. Rupp S, Seil R, Kohn D. Tendinosis calcarea of the rotator cuff. *Orthopade*. 2000;29(10):852–867.

122. Kriegleder H. Mineralization of the supraspinatus tendon: clinical observations in seven dogs. *Vet Comp Orthop Traumatol*. 1995;8:91–97.
123. Long CD, Nyland TG. Ultrasonographic evaluation of the canine shoulder. *Vet Radiol Ultrasound*. 1999;40(4):372–379.
124. Kramer M, Gerwing M. The importance of sonography in orthopedics for dogs. *Berl Munch Tierarztl Wochenschr*. 1996;109(4):130–135.
125. Kramer M, Gerwing M, Sheppard C, et al. Ultrasonography for the diagnosis of diseases of the tendon and tendon sheath of the biceps brachii muscle. *Vet Surg*. 2001;30(1):64–71.
126. Mistieri ML, Wigger A, Canola JC, et al. Ultrasonographic evaluation of canine supraspinatus calcifying tendinosis. *J Am Anim Hosp Assoc*. 2012;48(6):405–410.
127. Iannotti JP, Ciccone J, Buss DD, et al. Accuracy of office-based ultrasonography of the shoulder for the diagnosis of rotator cuff tears. *J Bone Joint Surg Am*. 2005;87(6):1305–1311.
128. Ottenheijm RPG, van Klooster IGM, Starmans, LMM, et al. Ultrasound-diagnosed disorders in shoulder patients in daily general practice: a retrospective observational study. *BMC Family Practice*. 2014;15:115. doi:10.1186/1471-2296-15-115
129. Smith TO, Back T, Toms AP, et al. Diagnostic accuracy of ultrasound for rotator cuff tears in adults: a systematic review and meta-analysis. *Clin Radiol*. 2011;66(11):1036–1048.
130. Teefey SA, Rubin DA, Middleton WD, et al. Detection and quantification of rotator cuff tears. Comparison of ultrasonographic, magnetic resonance imaging, and arthroscopic findings in seventy-one consecutive cases. *J Bone Joint Surg Am*. 2004;86-A(4):708–716.
131. Brose SW, Boninger ML, Fullerton B, et al. Shoulder ultrasound abnormalities, physical examination findings, and pain in manual wheelchair users with spinal cord injury. *Arch Phys Med Rehabil*. 2008;89(11):2086–2093.
132. Canapp SO. *Supraspinatus Tendinopathy in Dogs*. Proceedings ACVS Symposium 2013, San Antonio, TX: American College of Veterinary Surgeons.
133. Isaac C, Gharaibeh B, Witt M, et al. Biologic approaches to enhance rotator cuff healing after injury. *J Shoulder Elbow Surg*. 2012;21(2):181–190.
134. Lorbach O, Baums MH, Kostuj T, et al. Advances in biology and mechanics of rotator cuff repair. *Knee Surg Sports Traumatol Arthrosc*. 2015;23(2):530–541.
135. Ahmad Z, Wardale J, Brooks R, et al. Exploring the application of stem cells in tendon repair and regeneration. *Arthroscopy*. 2012;28(7): 1018–1029.
136. Ho LK, Baltzer WI, Nemanic S, et al. Single ultrasound-guided platelet-rich plasma injection for treatment of supraspinatus tendinopathy in dogs. *Can Vet J*. 2015;56(8):845–849.
137. Carmichael S, Marshall W. Muscle and tendon disorders. In: Tobias KM, Johnston SA, eds. *Veterinary Surgery: Small Animal*. St. Louis, MO: Elsevier; 2012:1127–1134.
138. Canapp SO Jr. The canine stifle. *Clin Tech Small Anim Pract*. 2007;22(4):195–205.
139. Anderson K, Strickland SM, Warren R. Hip and groin injuries in athletes. *Am J Sports Med*. 2001;29(4):521–533.
140. Johnston CA, Wiley JP, Lindsay DM, et al. Iliopsoas bursitis and tendinitis. A review. *Sports Med*. 1998;25(4):271–283.
141. Nielsen C, Pluhar GE. Diagnosis and treatment of hind limb muscle strain injuries in 22 dogs. *Vet Comp Orthop Traumatol*. 2005;18(4): 247–253.
142. Ragetly GR, Griffon DJ, Johnson AL, et al. Bilateral iliopsoas muscle contracture and spinous process impingement in a German Shepherd dog. *Vet Surg*. 2009;38(8):946–953.
143. Cabon Q, Bolliger C. Iliopsoas muscle injury in dogs. *Compend Contin Educ Vet*. 2013;35(5):E1–E7.
144. Adrega Da Silva C, Bernard F, Bardet JF, et al. Fibrotic myopathy of the iliopsoas muscle in a dog. *Vet Comp Orthop Traumatol*. 2009;22(3): 238–242.
145. Rossmeisl JH Jr, Rohleder JJ, Hancock R, et al. Computed tomographic features of suspected traumatic injury to the iliopsoas and pelvic limb musculature of a dog. *Vet Radiol Ultrasound*. 2004;45(5):388–392.
146. Bui KL, Ilaslan H, Recht M, et al. Iliopsoas injury: an MRI study of patterns and prevalence correlated with clinical findings. *Skeletal Radiol*. 2008;37(3):245–249.
147. Cannon MS, Puchalski SM. Ultrasonographic evaluation of normal canine iliopsoas muscle. *Vet Radiol Ultrasound*. 2008;49(4):378–382.
148. Agten CA, Rosskopf AB, Zingg PO, et al. Outcomes after fluoroscopy-guided iliopsoas bursa injection for suspected iliopsoas tendinopathy. *Eur Radiol*. 2015;25(3):865–871.
149. Anderson K, Strickland SM, Warren R. Hip and groin injuries in athletes. *Am J Sports Med*. 2001; 29(4):521–533.

150. Blankenbaker DG, De Smet AA, Keene JS. Sonography of the iliopsoas tendon and injection of the iliopsoas bursa for diagnosis and management of the painful snapping hip. *Skeletal Radiol*. 2006;35(8):565–571.
151. Johnston CA, Wiley JP, Lindsay DM, et al. Iliopsoas bursitis and tendinitis. A review. *Sports Med*. 1998;25(4):271–283.
152. Laor T. Hip and groin pain in adolescents. *Pediatr Radiol*. 2010;40(4):461–467.
153. Mahler SP. Ultrasound guidance to approach the femoral nerve in the iliopsoas muscle: a preliminary study in the dog. *Vet Anaesth Analg*. 2012;39(5):550–554.
154. Mogicato G, Layssol-Lamour C, Mahler S, et al. Anatomical and ultrasonographic study of the femoral nerve within the iliopsoas muscle in beagle dogs and cats. *Vet Anaesth Analg*. 2015;42(4):425–432.
155. Carmichael S, Marshall W. Tarsus and metatarsus. In: Tobias KM, Johnston SA, eds. *Veterinary Surgery Small Animal*. 1st ed. St. Louis: Elsevier Saunders, 2012:1014–1028.
156. Corr SA, Draffan D, Kulendra E, et al. Retrospective study of Achilles mechanism disruption in 45 dogs. *Vet Rec*. 2010;167(11):407–411.
157. Nielsen C, Pluhar GE. Outcome following surgical repair of achilles tendon rupture and comparison between postoperative tibiotarsal immobilization methods in dogs: 28 cases (1997-2004). *Vet Comp Orthop Traumatol*. 2006;19(4):246–249.
158. Aspenberg P, Virchenko O. Platelet concentrate injection improves Achilles tendon repair in rats. *Acta Orthop Scand*. 2004;75(1):93–99.
159. Çirci E, Akman YE, Sükür E, et al. Impact of platelet-rich plasma injection timing on healing of Achilles tendon injury in a rat model. *Acta Orthop Traumatol Turc*. 2016;50(3):366–372.
160. Xu K, Al-ani MK, Sun Y, et al. Platelet-rich plasma activates tendon-derived stem cells to promote regeneration of Achilles tendon rupture in rats. *J Tissue Eng Regen Med*. 2017;11(4):1173–1184. doi:10.1002/term.2020
161. Yüksel S, Adanir O, Gültekin MZ, et al. Effect of platelet-rich plasma for treatment of Achilles tendons in free-moving rats after surgical incision and treatment. *Acta Orthop Traumatol Turc*. 2015;49(5):544–551.
162. Hernández-Martínez JC, Vásquez CR, Ceja CB, et al. Comparative study on animal model of acute Achilles tendon rupture with surgical treatment using platelet-rich plasma. *Acta Ortop Mex*. 2012;26(3):170–173.
163. Filardo G, Kon E, Di Matteo B, et al. Platelet-rich plasma injections for the treatment of refractory Achilles tendinopathy: results at 4 years. *Blood Transfus*. 2014;12(4):533–540.
164. Sadoghi P, Rosso C, Valderrabano V, et al. The role of platelets in the treatment of Achilles tendon injuries. *J Orthop Res*. 2013;31(1):111–118.
165. Chiou GJ, Crowe C, McGoldrick R, et al. Optimization of an injectable tendon hydrogel: the effects of platelet-rich plasma and adipose-derived stem cells on tendon healing in vivo. *Tissue Eng Part A*. 2015;21(9–10):1579–1586.
166. Al-Ani MKh, Xu K, Sun Y, et al. Study of bone marrow mesenchymal and tendon-derived stem cells transplantation on the regenerating effect of Achilles tendon ruptures in rats. *Stem Cells Int*. 2015;2015:984146. doi:10.1155/2015/984146
167. Yuksel S, Guleç MA, Gultekin MZ, et al. Comparison of the early period effects of bone marrow-derived mesenchymal stem cells and platelet-rich plasma on the Achilles tendon ruptures in rats. *Connect Tissue Res*. 2016;57(5):360–373.
168. Vieira MH, Oliveira RJ, Eça LP, et al. Therapeutic potential of mesenchymal stem cells to treat Achilles tendon injuries. *Genet Mol Res*. 2014;13(4):10434–10449.
169. Case JB, Palmer R, Valdes-Martinez A, et al. Gastrocnemius tendon strain in a dog treated with autologous mesenchymal stem cells and a custom orthosis. *Vet Surg*. 2013;42(4):355–360.
170. Stein BE, Stroh DA, Schon LC. Outcomes of acute Achilles tendon rupture repair with bone marrow aspirate concentrate augmentation. *Int Orthop*. 2015;39(5):901–905.
171. Piermattei DL, Flo GL, DeCamp CE. Chapter 18—the stifle joint. In: Piermattei DL, Flo GL, DeCamp CE, eds. *Brinker, Piermattei, and Flo's Handbook of Small Animal Orthopedics and Fracture Repair*. Philadelphia, PA: Saunders; 2006:562–632.
172. Johnson JA, Austin C, Breur GJ. Incidence of canine appendicular musculoskeletal disorders in 16 veterinary teaching hospitals from 1980 through 1989. *Vet Comp Orthop Traumatol*. 1994;7:56–69.
173. Korvick DL, Pijanowski GJ, Schaeffer DJ. Three-dimensional kinematics of the intact and cranial cruciate ligament-deficient stifle of dogs. *J Biomech*. 1994;27(1):77–87.
174. Böddeker J, Drüen S, Meyer-Lindenberg A, et al.

Computer-assisted gait analysis of the dog: comparison of two surgical techniques for the ruptured cranial cruciate ligament. *Vet Comp Orthop Traumatol*. 2012;25(1):11–21.

175. Slocum B, Slocum TD. Tibial plateau leveling osteotomy for repair of cranial cruciate ligament rupture in the canine. *Vet Clin North Am Small Anim Pract*. 1993;23:777–795. doi:10.1016/S0195-5616(93)50082-7
176. Mölsä SH, Hyytiäinen HK, Hielm-Björkman AK, et al. Long-term functional outcome after surgical repair of cranial cruciate ligament disease in dogs. *BMC Vet Res*. 2014;10:266. doi:10.1186/s12917-014-0266-8
177. Nelson SA, Krotscheck U, Rawlinson J, et al. Long-term functional outcome of tibial plateau leveling osteotomy versus extracapsular repair in a heterogeneous population of dogs. *Vet Surg*. 2013;42(1):38–50.
178. Cook JL, Luther JK, Beetem J, et al. Clinical comparison of a novel extracapsular stabilization procedure and tibial plateau leveling osteotomy for treatment of cranial cruciate ligament deficiency in dogs. *Vet Surg*. 2010;39(3):315–323.
179. Christopher SA, Beetem J, Cook JL. Comparison of long-term outcomes associated with three surgical techniques for treatment of cranial cruciate ligament disease in dogs. *Vet Surg*. 2013;42(3):329–334.
180. DeLuke AM, Allen DA, Wilson ER, et al. Comparison of radiographic osteoarthritis scores in dogs less than 24 months or greater than 24 months following tibial plateau leveling osteotomy. *Can Vet J*. 2012;53(10):1095–1099.
181. Ledecky V, Hluchy M, Freilichman R, et al. Clinical comparison and short-term radiographic evaluation of tight rope and lateral suture procedures for dogs after cranial cruciate ligament rupture. *Veterinarni Medicina*. 2014;59:502–505.
182. Wolf RE, Scavelli TD, Hoelzler MG, et al. Surgical and postoperative complications associated with tibial tuberosity advancement for cranial cruciate ligament rupture in dogs: 458 cases (2007–2009). *J Am Vet Med Assoc*. 2012;240:1481–1487. doi:10.2460/javma.240.12.1481
183. Molsa SH, Hielm-Bjorkman AK, Laitinen-Vapaavuori OM. Use of an owner questionnaire to evaluate long-term surgical outcome and chronic pain after cranial cruciate ligament repair in dogs: 253 cases (2004–2006). *J Am Vet Med Assoc*. 2013;243:689–695. doi:10.2460/javma.243.5.689
184. Au KK, Gordon-Evans WJ, Dunning D, et al. Comparison of short- and long-term function and radiographic osteoarthrosis in dogs after postoperative physical rehabilitation and tibial plateau leveling osteotomy or lateral fabellar suture stabilization. *Vet Surg*. 2010;39(2):173–180.
185. Vasseur PB, Berry CR. Progression of stifle osteoarthrosis following reconstruction of the cranial cruciate ligament in 21 dogs. *J Am Anim Hosp Assoc*. 1992;28:129–136.
186. Rayward RM, Thomson DG, Davies JV, et al. Progression of osteoarthritis following TPLO surgery: a prospective radiographic study of 40 dogs. *J Small Anim Pract*. 2004;45(2):92–97.
187. Innes JF, Costello M, Barr FJ, et al. Radiographic progression of osteoarthritis of the canine stifle joint: a prospective study. *Vet Radiol Ultrasound*. 2004;45(2):143–148.
188. Lazar TP, Berry CR, deHaan JJ, et al. Long-term radiographic comparison of tibial plateau leveling osteotomy versus extracapsular stabilization for cranial cruciate ligament rupture in the dog. *Vet Surg*. 2005;34(2):133–141.
189. Lineberger JA, Allen DA, Wilson ER, et al. Comparison of radiographic arthritic changes associated with two variations of tibial plateau leveling osteotomy. *Vet Comp Orthop Traumatol*. 2005;18(1):13–17.
190. Van Eijk F, Saris DB, Riesle J, et al. Tissue engineering of ligaments: a comparison of bone marrow stromal cells, anterior cruciate ligament, and skin fibroblasts as cell source. *Tissue Eng*. 2004;10(5–6):893–903.
191. Chen J, Altman GH, Karageorgiou V, et al. Human bone marrow stromal cell and ligament fibroblast responses on RGD-modified silk fibers. *J Biomed Mater Res A*. 2003;67(2):559–570.
192. Agung M, Ochi M, Yanada S, et al. Mobilization of bone marrow-derived mesenchymal stem cells into the injured tissues after intraarticular injection and their contribution to tissue regeneration. *Knee Surg Sports Traumatol Arthrosc*. 2006;14(12):1307–1314.
193. Linon E, Spreng D, Rytz U, et al. Engraftment of autologous bone marrow cells into the injured cranial cruciate ligament in dogs. *Vet J*. 2014;202(3):448–454.
194. Kanaya A, Deie M, Adachi N, et al. Intra-articular injection of mesenchymal stromal cells in partially torn anterior cruciate ligaments in a rat model. *Arthroscopy*. 2007;23(6):610–617.
195. Oe K, Kushida T, Okamoto N, et al. New strate-

gies for anterior cruciate ligament partial rupture using bone marrow transplantation in rats. *Stem Cells Dev*. 2011;20(4):671–679.

196. Centeno CJ, Pitts J, Al-Sayegh H, et al. Anterior cruciate ligament tears treated with percutaneous injection of autologous bone marrow nucleated cells: a case series. *J Pain Res*. 2015;8:437–447.
197. Centeno CJ, Schultz JR, Cheever M, et al. Safety and complications reporting update on the re-implantation of culture-expanded mesenchymal stem cells using autologous platelet lysate technique. *Curr Stem Cell Res Ther*. 2011;6(4):368–378.
198. Chen L, Dong SW, Liu JP, et al. Synergy of tendon stem cells and platelet-rich plasma in tendon healing. *J Orthop Res*. 2012;30(6):991–997.
199. Molloy T, Wang Y, Murrell G. The roles of growth factors in tendon and ligament healing. *Sports Med*. 2003;33(5):381–394.
200. Zhang J, Wang JH. Platelet-rich plasma releasate promotes differentiation of tendon stem cells into active tenocytes. *Am J Sports Med*. 2010;38(12):2477–2486.
201. Smith JJ, Ross MW, Smith RK. Anabolic effects of acellular bone marrow, platelet rich plasma, and serum on equine suspensory ligament fibroblasts *in vitro*. *Vet Comp Orthop Traumatol*. 2006;19(1):43–47.
202. Richardson LE, Dudhia J, Clegg PD, et al. Stem cells in veterinary medicine: attempts at regenerating equine tendon after injury. *Trends Biotechnol*. 2011;25:409–416. doi:10.1016/j.tibtech.2007.07.009
203. Cook JL, Smith PA, Bozynski CC, et al. Multiple injections of leukoreduced platelet rich plasma reduce pain and functional impairment in a canine model of ACL and meniscal deficiency. *J Orthop Res*. 2016;34(4):607–615.
204. Fetto JF, Marshall JL. Medial collateral ligament injuries of the knee: a rationale for treatment. *Clin Orthop*. 1978;132:206–218.
205. Peterson L, Junge A, Chomiak J, et al. Incidence of football injuries and complaints in different age groups and skill-level groups. *Am J Sports Med*. 2000;28(5 Suppl):S51–S57.
206. Lorentzon R, Wedrèn H, Pietilä T. Incidence, nature, and causes of ice hockey injuries. A three-year prospective study of a Swedish elite ice hockey team. *Am J Sports Med*. 1988;16(4):392–396.
207. Eirale C, Mauri E, Hamilton B. Use of platelet rich plasma in an isolated complete medial collateral ligament lesion in a professional football (soccer) player: a case report. *Asian J Sports Med*. 2013;4(2):158–162.
208. Nishimori M, Matsumoto T, Ota S, et al. Role of angiogenesis after muscle derived stem cell transplantation in injured medial collateral ligament. *J Orthop Res*. 2012;30(4):627–633.
209. Saether EE, Chamberlain CS, Leiferman EM, et al. Enhanced medial collateral ligament healing using mesenchymal stem cells: dosage effects on cellular response and cytokine profile. *Stem Cell Rev*. 2014;10(1):86–96.
210. Saether EE, Chamberlain CS, Aktas E, et al. Primed mesenchymal stem cells alter and improve rat medial collateral ligament healing. *Stem Cell Rev*. 2016;12(1):42–53.

第 6 章

富血小板血浆和干细胞的原理：从血小板到细胞因子

Ricardo E. Colberg, Ariane Maico

治疗肌肉骨骼疾病的传统方法包括使用非甾体抗炎药物以及阻断炎症，以减轻疼痛并使患者症状缓解。无论损伤的组织病理学如何，受损组织是否具有实际的活动性炎症过程[1]，这种方法都可用于治疗急性和慢性损伤。例如，慢性肌腱损伤缺乏炎症的生化指标，缺乏炎症细胞[2,3]，如果受伤组织缺乏炎症过程，那么使用抗炎药物似乎是不合逻辑的；虽然药物可以为患者提供短期缓解，但没有证据证明其长期有效[4]。

基于这一概念，在缺乏真正炎症标志物的情况下，不支持使用皮质类固醇注射。一项关于肌腱损伤的随机对照试验表明，注射皮质类固醇阻断炎症过程并不优于“观望”疗法或物理治疗[5]。Coombes 等人进行了一项荟萃分析，囊括 41 项随机对照试验，比较皮质类固醇注射与其他注射方法的有效性和安全性，其中包括注射安慰剂（盐水或局部麻醉药）、非甾体抗炎药（NSAID）、物理疗法、电疗、矫形器或其他注射剂[透明质酸、肉毒杆菌毒素和富血小板血浆（PRP）]。总体而言，实验表明可的松注射治疗肌腱病可提供短期益处，但在超过 12 周时对疼痛和功能有负面效果[6]。与外上髁炎单次注射相比，重复剂量（平均 4.3 次注射，3~6 次范围内注射，18 个月疗程）可加重长期疼痛[7]。还有报道一例众所周知的罕见（0.1%）严重跟腱断裂不良病例，同时也有发生跟腱和髌腱萎缩的相对风险[6,8]。这些报道不能忽视，因为与不进行治疗相比，注射反而会出现额外的长期负面效果和更高的复发率。皮质类固醇注射对肌腱有影响的确切生物学原理尚不明确。然而，皮质类固醇抑制炎症却众所周知，包括胶原、细胞外基质分子和肉芽组织的形成[6]（图 6.1）。

炎症具有刺激和协调损伤组织愈合过程的生理学功能。当这一过程被药物抑制时，受伤部位不能恰当地愈合并且发生基质金属蛋白酶表达的反应性上调[10]。例如，阻断急性肌腱扭伤炎症的药物会导致愈合受损，进而导致细胞外基质的进行性退化和肌腱无力，在某些情况下会导致退行性肌腱撕裂[11]。在其他情况下，肌腱会形成瘢痕组织纤维化、病理性新生血管和阻碍正常组织功能的退化胶原蛋白，阻碍正常组织功能[12]（图 6.2）。

在关节病理中可以看到抗炎药物的相同有害作用，用药后患者可以实现短期症状缓解，但关节内退变实质上是在进展[13]。自从 20 世纪 50 年代引入可的松注射疗法以来，关节内注射类固醇因其短期止痛、改善

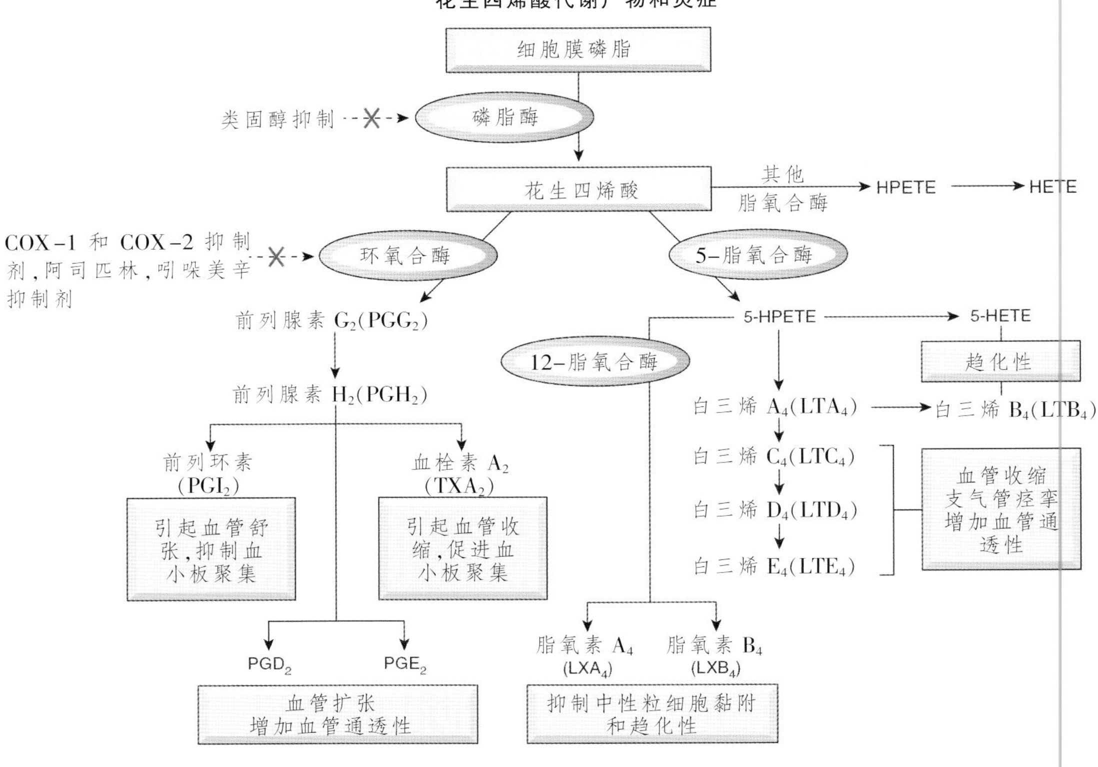

图 6.1 炎症级联是因为类固醇抑制了磷脂酶，而不是 NSAID 抑制了 COX-1 和(或)COX-2。COX-1，环氧合酶 1；COX-2，环氧合酶 2；NSAID，非甾体抗炎药。(Source: From Ref.(9). Kumar V, Abbas AK, Fausto N. *Robbins and Cotran Pathologic Basis of Disease*, 7th ed. Philadelphia, PA: Elsevier Saunders 2005.)

运动范围和增加功能活动度而得到广泛使用和研究[14]。然而，对于它们的长期影响和不可预测的持续效果一直存在争议。关节软骨细胞的存活对于软骨和关节健康至关重要。体外软骨细胞培养和离体(骨软骨标本)糖皮质激素的研究结果显示，软骨细胞暴露于类固醇后发生凋亡。临床治疗中经常将糖皮质激素与局部麻醉剂结合使用，发现这些软骨细胞中细胞死亡的百分比也以协同速率增加[15]。Wernecke 等人进行了一项关于糖皮质激素对关节内软骨影响的系统评价，证实了皮质类固醇对关节内软骨产生软骨细胞毒性与软骨损伤的剂量和时间依赖性关系[16]。

组织愈合与病理退行性变

为了理解组织再生，重要的是要讨论机体在受伤后的愈合过程，该过程分为三个阶段：炎症期、增殖(修复)期和成熟(重塑)期(图 6.3)[17]。在炎症期受伤部位充满去除受损细胞和坏死碎片的血液，这包括后面讨论的粒细胞。在增殖期，原始组织细胞分裂以替换受伤或破损的组织。这种初始的组织增生是无序的和生理上不稳定的，并且可能经常导致瘢痕组织形成。重塑期是紊乱的组织细胞重新排列成更有组织的结构并恢复生理特性。如果组织成熟期欠佳或受损，则瘢痕组织收缩并嵌入自体组织。与自然组织相

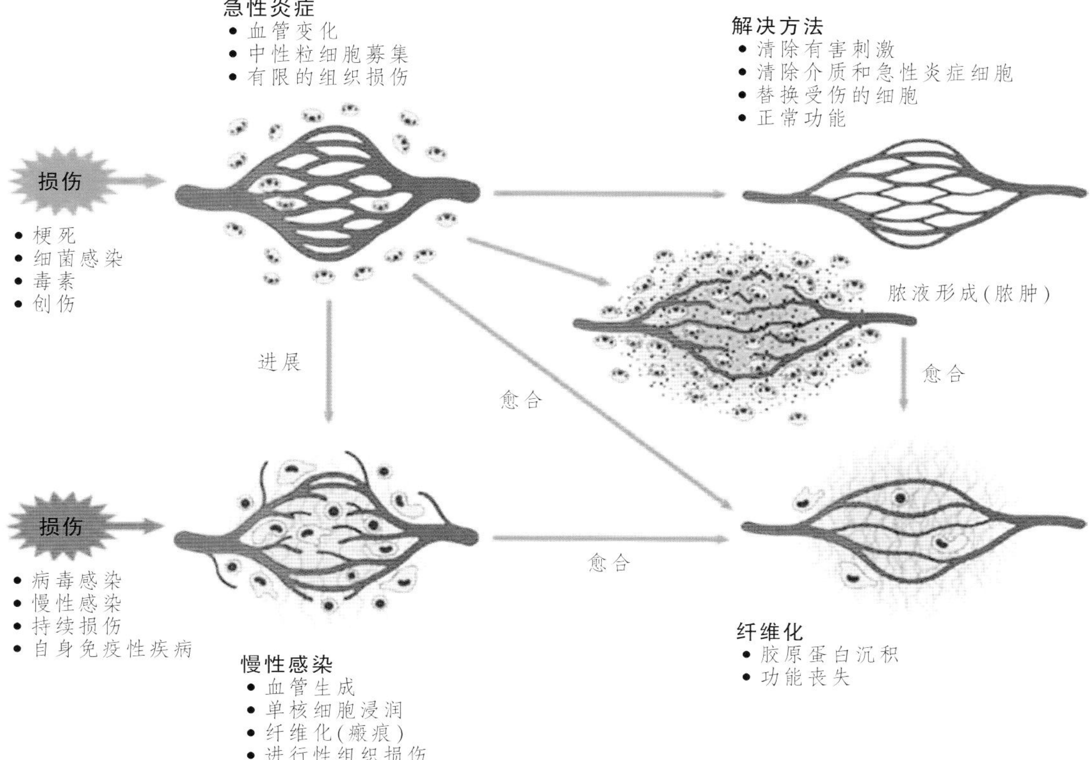

图 6.2 组织的炎症通路在慢性炎症中发生改变，导致愈合障碍和正常功能丧失。(Source: From Ref.(9). Kumar V, Abbas AK, Fausto N. Robbins and Cotran Pathologic Basis of Disease, 7th ed. Philadelphia, PA: Elsevier Saunders; 2005.)

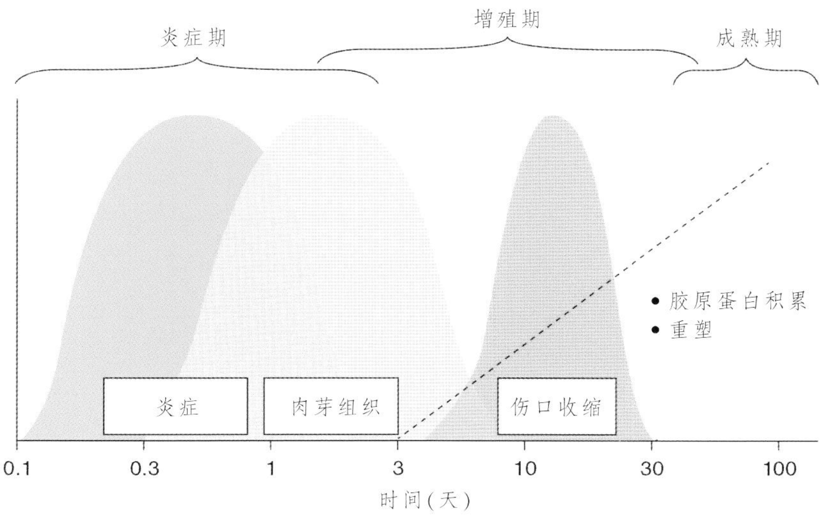

图 6.3 组织愈合的三个阶段。(Source: From Ref.(17). Mautner K, Malanga G, Colberg R. Optimization of ingredients, procedures and rehabilitation for platelet-rich plasma injections for chronic tendinopathy. Pain Manag. 2011; 1(6): 523-532.)

比，瘢痕组织通常功能较弱且生理功能较差。通过使用骨生物学疗法，并进行适当的康复训练，人体利用再生的原生组织进行无瘢痕愈合已经成为可能[17]。

愈合潜力由组织在身体中的部位决定。在炎症期，血液作为介质来传递愈合过程开始所需的营养素和生长因子。研究发现，身体的不同器官具有不同的血液供应水平。一些结构具有非常少的血液供应，如关节表面和肌腱。例如，在青春期后肌腱具有最少的血液、神经供应和淋巴系统以促进细胞再生，这导致其愈合能力欠佳。但是，研究表明PRP和干细胞治疗能够加快受损肌腱的自然愈合过程[17,18]。

人体中的大多数组织具有急性炎症级联的共同通路。然而，随着身体自然愈合过程的开始，每个器官都有其独特的内在愈合机制，可调节增殖和成熟期[19]。例如，骨折旨在骨折部位实现强度和稳定性的早期恢复[20]。在增殖期，骨折近端边缘的骨膜细胞和肉芽组织中的成纤维细胞转化为成软骨细胞并形成透明软骨。在此期间，骨折远端边缘的骨膜细胞转变为成骨细胞。这两种不同的细胞组织在骨折间隙上融合转变成板层骨，通常称为早期骨痂形成，这为骨折部位的早期稳定提供了条件。在成熟期，板层骨转变为小梁骨，而后转变为密质骨，最终恢复骨的全部强度[21]。

与此相反，肌腱拉伤和撕裂经历相似的炎症期，但由不同的细胞调节增殖期和成熟期，以实现恢复组织天然特性的目标。在肌腱拉伤或撕裂后，肌腱细胞增加，成纤维细胞浸润，并且在增殖期沉积大量Ⅲ型胶原(20%~30%)以填充受损肌腱中的残余缺损[22]。这些肌腱的变化使得肌腱弹性增加，从而实现早期活动。同时，Ⅲ型胶原蛋白使得肌腱强度降低，因此肌腱容易再次撕裂[24]。最终，在成熟期，肌腱将Ⅲ型胶原蛋白比例减少至1%以下，并用Ⅰ型胶原蛋白替代，以重建其天然生理特性来承受拉伸负荷[25]。成熟期进展受阻导致慢性肌腱病变，如图6.4所示。

如果受损组织保持在炎症期和增殖期，愈合可能受损，如骨关节炎中所见，骨关节炎通过长期释放自由基和激活促炎介质(例

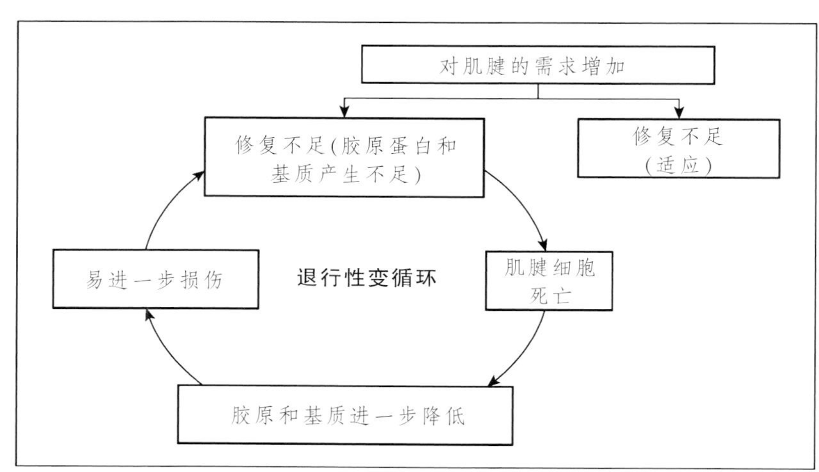

图6.4 由于肌腱修复和健康组织结构恢复不足导致的慢性肌腱病变的进展。理论上的肌腱周期。对肌腱的需求增加导致胶原蛋白修复不足，肌腱细胞死亡，胶原蛋白产生减少和进一步损伤。(Source: Adapted from Ref.(23). Leadbetter WB. Cell-matrix response in tendon injury. Clin Sports Med.1992;11(3):533-578.)

如基质金属蛋白酶和细胞因子）加重持续的软骨破坏，并且不能进入成熟期以恢复关节内在的生理特性。关节不能进入成熟期通常是因为有害的生物力学特性，例如关节不稳定和肥胖时的过度承重。这导致持续的滑膜肥大伴有新血管形成，临床上表现为关节疼痛、滑膜关节积液、运动部分丧失和功能受损。

组织再生和骨生物疗法

采用骨生物疗法进行组织再生的概念是指使用生物制品促进退化组织愈合的治疗方法，这些生物制品刺激自体组织再生，恢复到功能完善的健康组织，而不是由不具有生理学特性的纤维化瘢痕组织刺激伤口修复。例如，用最佳刺激浓度的生物学制剂治疗肌腱撕裂可实现肌腱细胞和细胞外基质再生，从而可以恢复其生理特性并且能够承受充分的拉伸负荷[26]。类似的，可以刺激退化的椎间盘以使髓核再水化并加强纤维环，从而使其恢复压缩特性[27]。在其他情况下，即使新组织不能完全刺激再生，也可以使用骨生物治疗来逆转退行性过程，如骨关节炎中的软骨[28,29]。这其中研究最多的生物制剂是从患者自身体内采集的生物制品。

PRP（富血小板血浆）作为一种改善疼痛、慢性肌腱病和软骨病理学功能的方法已有十多年的历史，在美国于 1987 年首次用于促进心脏手术后的伤口愈合[30]。早期的成功应用包括牙周和伤口愈合。在 20 世纪 90 年代，这些机器庞大且昂贵，主要用于医院手术室。到了 21 世纪 00 年代后期，小型机器的推出使 PRP 对门诊部设置来说更加实用。2006 年，Mishra 和 Pavelko 发表了一篇关于 PRP 治疗顽固性外上髁炎疗效的研究，从那时起，PRP 在运动医学中的作用增加[31]。近年来，间充质干细胞（MSC）因其具有较高浓度的祖细胞、生长因子和细胞因子等多种组织愈合成分而被用于关节和其他病理疾病的治疗[28,32]。骨科治疗的新标准以增强组织愈合为中心，促进机体自身的愈合反应，而不是通过人工假体手术替换受伤组织，例如关节置换术[18]。上述生物治疗为骨科治疗的新标准提供了很大希望。

PRP 疗法原理

PRP 疗法旨在为招募祖细胞提供有利环境，以协调细胞因子和生长因子的相互作用，从而刺激自然愈合反应，进而成功愈合并恢复正常力量、运动范围和受损组织的功能[19]。PRP 定义是经过处理以获得血小板浓度高于基线血液值的血浆样本的任何自体血液样本[33]。PRP 治疗包括注射这种富含生长因子和营养素的血小板浓缩液，以增强受损组织的自然愈合反应[34]。

血小板起源于骨髓的巨核细胞，它们含有 30 种生物活性蛋白，可在止血和组织愈合中发挥作用。血小板通过主动分泌 7 种基本蛋白质生长因子来启动所有伤口愈合：胰岛素样生长因子-I（IGF-I），转化生长因子 β（TGFβ），血管内皮生长因子（VEGF），血小板衍生生长因子（PDGF），碱性成纤维细胞生长因子（bFGF），表皮生长因子（EGF）和结缔组织生长因子（CTGF）。前 5 个在受伤的肌肉骨骼组织愈合中起着重要作用[35,36]（表 6.1）。这些生长因子存在于血小板的 α 颗粒和致密颗粒内，这些颗粒与细胞膜融合并分泌生长因子，然后激活至其生物活性状态[35,37]。

这些生长因子参与炎症过程的不同阶段，并受到调控组织的信号蛋白影响。在炎症过程的早期，IGF-Ⅰ在合成代谢中有重要作用，包括蛋白质合成、增强胶原蛋白和基

表 6.1 愈合的基本生长因子

生长因子	生物学功能
IGF-I	合成代谢作用包括蛋白质合成，增强胶原蛋白和早期炎症阶段的基质合成
PDGF(α β)	通过吸引干细胞和祖细胞刺激组织重塑来协助生长因子的增加
TGF(α-β)	促炎免疫抑制剂，有助于细胞迁移和胶原蛋白的表达，并有助于控制血管生成和纤维化
VEGF	促进炎症晚期的血管生成和新血管形成
FGF	促进血管化和新血管形成，并且似乎有助于调节细胞迁移并刺激内皮细胞在炎症晚期产生肉芽组织

FGF，成纤维细胞生长因子；IGF-I，胰岛素样生长因子-I；PDGF，血小板衍生生长因子；TGF，转化生长因子；VEGF，血管内皮生长因子。

Source: Adapted from Refs. (35,38).

质合成。TGFβ 是一种促炎免疫抑制剂，有助于细胞迁移和胶原蛋白的表达，并有助于控制血管生成和纤维化。PDGF 的作用是通过吸引干细胞和白细胞促进组织重塑来帮助其他生长因子的增加(图 6.5)。在细胞外血浆中未发现 PDGF-β，因此它是反映血小板激活并释放其细胞因子的有用的生物标志物[38]。在炎症阶段后期，VEGF 和 FGF 促进血管生成和新血管形成。碱性 FGF 似乎也有助于调节细胞迁移并刺激内皮细胞产生肉芽组织。所有这些生长因子共同作为影响细胞迁移和增殖的化学介质，促进再生组织修复[39]。

PRP 的制备

制备 PRP 的方法有多种，它们的不同之处主要在于用于分离血液成分的技术、最终产品中血小板的数量以及 PRP 浓缩物中其他血液成分的浓度。首先，用于分离血液成分和生产 PRP 的技术因机器和 PRP 试剂盒的不同而不同。根据制造商的不同，不同的机器使用注射器或容器在环境温度下混合全血。此外，关于使用哪种抗凝剂每个制造商都有具体的说明，例如柠檬酸钠、抗凝血剂柠檬酸葡萄糖(ACD)或其他与钙结合的

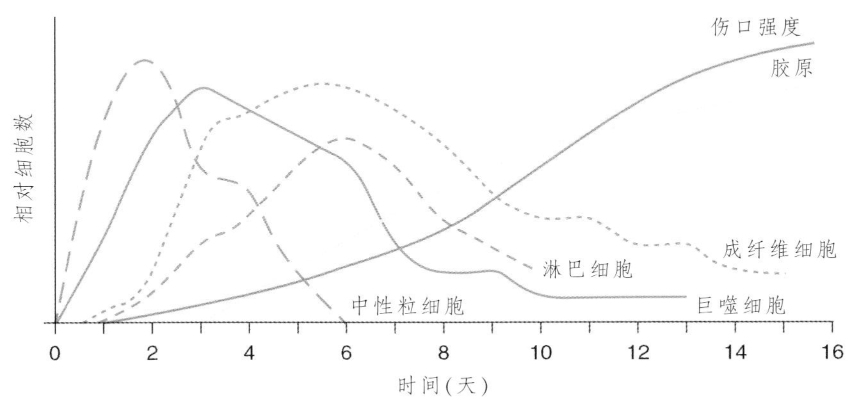

图 6.5 白细胞在炎症期的活动。(Source: From Ref.(17). Mautner K, Malanga G, Colberg R. Optimization of ingredients, procedures and rehabilitation for platelet-rich plasma injections for chronic tendinopathy. Pain Manag. 2011;1(6):523-532.)

抗凝血剂，以防止在制备过程中引发凝血级联和凝结。没有确凿的证据表明哪种抗凝血剂优于其他抗凝血剂[19]。

将从患者体内抽取的血液离心，直到各种细胞成分根据其细胞重量分离，红细胞（RBC）沉淀到底部，白细胞（WBC）和血小板在中间（“血沉棕黄层”），剩余的无细胞血浆（贫血小板血浆）在上面（图 6.6）。浓缩血小板的血浆中间层称为“PRP 层”，构成血小板及其生长因子的高浓度层。取该层注入靶组织。根据离心机及其离心特性，可获得不同浓度的各种细胞成分[38]。

机器的离心加速度和每台机器中获得的最大速度有所不同，称为“相对离心力”（RCF）。对于获得最佳 PRP 产品的理想 RCF 还未达成共识，机器产生的离心力范围为 70~3000g（g=地球重力场的倍数）。RCF 直接取决于机器产生的离心速度，以每分钟转数（rpm）为单位，转速范围为 1200~6300rpm，大多数商用机器平均为 3600rpm[35,38]。

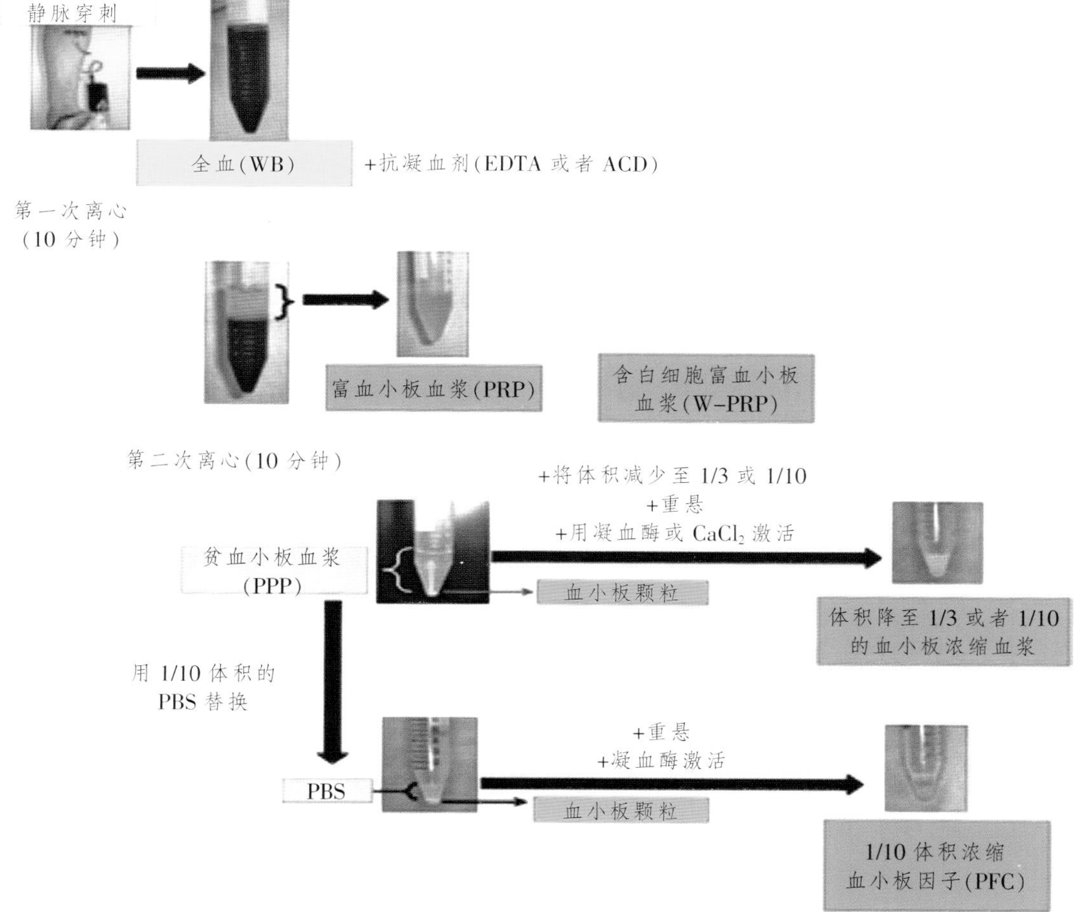

图 6.6　使用基于血浆的方法制备 PRP 的流程图。PBS，磷酸盐缓冲盐水；PCP，血小板浓缩血浆；PFC，血小板衍生因子浓缩物；PPP，贫血小板血浆；W-PRP，含白细胞的富血小板血浆。(Source: Adapted from Ref.(38). Araki J, Jona M, Eto H, et al. Optimized preparation method of platelet-concentrated plasma and noncoagulating platelet-derived factor concentrates: maximization of platelet concentration and removal of fibrinogen. Tissue Eng Part C Methods. 2012; 18(3): 176-185.)

Araki 证实，为使含白细胞富血小板血浆中 WBC 和血小板量最多，最有效收集相对离心力是 70g，持续时间 10 分钟[38]。以低速离心将 RBC 与血液的其余成分分开。然而，为了在白细胞贫乏的制剂中获得血小板的最佳回收率，第二次旋转离心力大于 3000g，持续 10 分钟，以将 WBC 与血小板分离。有些机器只需要以更高的速度进行一次离心，可同时分离所有的血液成分。单一旋转技术的主要限制是它在分离血小板和白细胞方面效果较差；因此，通常以较高的血小板浓度获得富含白细胞的 PRP 产物。表 6.2[38,40]中列出了单旋转试剂盒和双旋转试剂盒的平均血小板产量。

尽管与离心速度和离心次数直接相关，但是从各种机器[40]获得的最终 PRP 产品中的血小板浓度却存在差异。血液中的平均血小板浓度范围为 150 000~450 000μL。即使在同一患者中也可能发生正常变化，这取决于其水合状态、一天中的时间和正常的生理变化[41]。一些机器产生的浓度低（基线浓度的 2~3 倍），而一些机器产生的浓度高（基线浓度的 5~9 倍），这取决于获得的血液量和用于离心血液的容器形状（表 6.2）。平均而言，每 8~10mL WB（全血）可获得 1mL PRP[33]。

关于最佳血小板浓度存在着争议，早期研究表明，范围约为 2.5 倍的低血小板浓度是最佳的，而较高的浓度对愈合过程有害[42,43]。关于最佳血小板浓度的进一步研究确定，加速伤口愈合需要至少 120 万（4×基线）的血小板浓度。这种对软组织伤口愈合的影响最初由 Giusti 体外培养内皮细胞所证实，其中浓度小于 150 万/μL 促进内皮细胞生长较弱，血小板浓度大于 300 万（10×基线）时则表现出抑制作用[44]。后来在 2010 年这些结果经 Kevy 等人证实[45]。此外，Haynesworth 的研究表明，在 4~5 倍基线的

表 6.2 商用 PRP 制造商的比较

产量较低血小板计数（2.5~3 倍基线）	产量较高血小板计数（4~9 倍基线）
Arthrex ACP（2~3×）	Biomet GPS Ⅱ and Ⅲ（3~8×）
Cascade PRP therapy（1.0~1.5×）	Harvest SmartPrep 2 APC+（4~6×）
PRGF by Boitech Institute Spain（2~3×）	ArterioCyte-Medtronic Magellan（3~7×）
Regen PRP Switzerland	Emcyte Pure PRP Ⅱ 2015（~7 ×）
	Arthrex Angel（4×）
	Clear PRP Harvest Terumo with Smart Prep System（5×）

计数基于血液血小板计数基线的倍数。

ACP，自体条件血浆；GPS，利用重力血小板分离；PRP，富血小板血浆。

Source: From Ref.(33). Mazzocca AD, McCarthy MB, Chowaniec DM, et al. The positive effects of different platelet-rich plasma methods on human muscle, bone, and tendon cells. Am J Sports Med. 2012;40(8):1742-1749.

这个水平附近可达到加速伤口愈合的作用，并且与 MSC 的指数募集相关[46]。值得注意的是，独立的一台机器不能使血小板浓度足够高使得活化的生长因子抑制伤口愈合。Giusti 确实证明，血小板计数大于 200 万/μL 对肌腱细胞有害。因此，有人提出血小板浓度在 100~150 万/μL 是治疗伤口和慢性肌腱病的理想选择[17]。

血小板计数较低的血小板浓缩物有利于关节内治疗，这很可能是因为这些 PRP 产品通常也具有较少的白细胞和 RBC[40,47]。已经在培养的滑膜细胞中发现，与白细胞贫乏的 PRP 相比，富含白细胞的 PRP 引起炎症标志物增加[48,49]。虽然关节内 PRP 应用仍然缺乏

高质量的临床研究，但有足够的证据表明白细胞较少的 PRP 最适合这些注射[47]。

如前所述，在离心 WB（全血）后血小板和 WBC 彼此伴随，因为 WBC 仅比血小板稍重并且具有重力的重叠。因此，产生更高浓度血小板的 PRP 装置不可避免地获得部分 WBC 浓缩物并产生富含白细胞的 PRP，产生较低血小板浓缩物的技术获得白细胞贫乏的 PRP。

PRP 中存在与不存在白细胞的治疗价值仍不清楚。重要的是分辨不同类型的 WBC，包括中性粒细胞、单核细胞/巨噬细胞和淋巴细胞以及它们在组织愈合和炎症中的作用。支持缺乏白细胞 PRP 的论据集中在粒细胞如中性粒细胞含有组织变性酶，如基质金属蛋白酶（MMP）、白细胞介素和其他可能对受损组织的愈合反应有害的促炎介质[50-53]。

另一方面，PRP 与 WB（全血）相比粒细胞的比例较低（24.46% 比 65.22%），其他白细胞类型对慢性、不受控制的炎症状况的有益作用可能抵消了粒细胞的作用[17,40]。在慢性肌腱病中巨噬细胞的吞噬特性可能有利于去除碎片。巨噬细胞的 M1/M2 比率也可以帮助平衡愈合的促炎症和抗炎症层面。淋巴细胞调节细胞与细胞之间相互作用并调节愈合[54]。尽管如此，愈合过程非常复杂，似乎 WBC 对软组织损伤（如慢性肌腱炎）更有益，但对关节炎等关节内病变有害[19]。

一些 PRP 制备系统无法完全去除所有 RBC。红细胞显著改变炎症过程，可能对注射的组织造成不利影响。例如，RBC 被认为具有软骨毒性并且可能导致软骨死亡和退行性关节病的进展[55,56]。全血对软骨不良影响的最好例子是患有复发性关节积血的血友病患者所经历的复发性关节病[57,58]。创伤性关节损伤合并继发性关节积血的患者也有类似的发现[55]。Mazzocca 在 2012 年发现，所有 PRP 制剂的红细胞比全血[$(4.1±0.4)×10^6$]低得多，但单次离心低血小板浓度[$(378.3±58.64)×10^3/\mu L$] 血小板和双次离心 PRP [$(447.7±44.0)×10^3/\mu L$]血小板制剂的 RBC 数目显著低于单次离心高血小板浓度 PRP[$(1.0±1.4)×10^6/\mu L$ 红细胞数目，$(873.8±207.82)×10^3/\mu L$ 血小板][40]。

活化剂也会影响 PRP 制品，并且备受争议。常用活化剂包括：从最快到最慢排序为凝血酶、钙和胶原蛋白。活化剂不同，血小板活化程度就不同。支持活化剂的证据基于激活血小板中的 α 和致密颗粒以快速释放生长因子可以导致更快的愈合反应[59,60]。相反，当注射的血小板与患者自己的胶原蛋白相互作用时，生长因子的缓慢和持续释放可产生更多的生理和“正常”的愈合反应。此外，担心外源性活化剂可能在受损组织被刺激开始其愈合反应之前使血小板释放所有生长因子，导致效果减弱[61]。可以用合成肽实现生长因子的持续释放，其中包括现在可获得的重组人凝血酶[62]。

最后，在 PRP 制备过程中使用的环境 pH 值和抗凝血剂可能影响愈合过程。用作抗凝血剂的柠檬酸钠或 ACD 等药物，以及用于局部麻醉的利多卡因或丁哌卡因可能会产生偏酸性的环境[63,64]。碳酸氢钠可用于将溶液缓冲至更中性的 pH 值[31]。然而，伤口本身会形成酸性环境，随后趋于中性 pH 值[65,66]。此外，血小板在酸性环境中释放更高浓度的血小板衍生生长因子[67]。柠檬酸钠被认为是最佳的抗凝血剂，因为与 ACD 和 EDTA 相比，它具有最高的血小板恢复以及促进间充质干细胞增殖的能力[68]。因此，PRP 可能受益于注射额外药物产生的略微偏酸性的环境。

总之，多种因素可能会影响最终 PRP 产品的有效性。Mautner 等人提出理想的 PRP

浓缩物应具有微酸性的 pH 值且富含白细胞，但不应包括活化剂。此外，注射应在超声引导下进行，以确保将 PRP 注射在正确的组织中。此外，适当的康复方案应与 PRP 疗法一起使用，以促进愈合过程，刺激组织从增殖阶段有效地进入成熟阶段，并最终恢复正常的生理功能[17]（表 6.3）。

如前所述（表 6.2），目前市面有多种 PRP 制备方法，临床应用不同的机器和 PRP 制备试剂盒。方法和试剂盒之间的个体差异，导致血小板和白细胞体积和浓度不同，临床试验中临床结果不一致，难以就 PRP 的有效性和最佳制备方法达成共识[69–71]。这些制备方法中的差异导致了在分析临床和研究结果时对 PRP 制剂和浓度标准化的必要性。

已经有各种分类系统提出应该以体积、PRP 的活化以及血小板、WBC 和 RBC 的实际浓度为中心[72–74]。2015 年，Mautner 等人在 *PM&R* 期刊中引入了 PLRA 分类系统，该分类系统包括血小板数目、白细胞数目、RBC

表 6.3 PRP 治疗后的康复方案

阶段	时间	限制条件	康复
第一阶段：组织保护	0~3 天	考虑使用 NWB 或受保护的 WB 进行下肢手术，特别是在疼痛时。没有重量训练，避免使用 NSAID 并使用有限的冰	相对休息。进行能承受的活动；避免对治疗区域施加过多的负荷或压力。轻微的 AROM
第二阶段：早期组织愈合；促进胶原沉积	4~14 天	没有保护装置的 FWB 进展。避免使用 NSAID	为肌腱提供运动的轻微活动；有氧运动，避免经治疗的肌腱承重。温和的长时间拉伸。在动力链/邻近区域开始治疗 Glutei 强化和核心强化
	2~6 周	避免离心运动。避免使用 NSAID。避免使用冰	WB 活动进展。体重低，重复度高（疼痛等级<3/10）。OKC 活动。软组织通过 CFM、IASTM 和“动态”拉伸对肌腱起作用
第三阶段：胶原蛋白强化	6~12 周		偏心运动（保持疼痛量<3/10）。两组 15 次重复。CKC 活动。增强式训练；本体感受训练和其他运动特定练习。如果疼痛量表<3/10，则参与 WB 活动并考虑恢复运动
	3 个月以上	重新评估改进；如果改进不超过 75%，则考虑重复注射并返回第一阶段	疼痛允许情况下，随着肌腱负荷的增加，渐进进行功能性运动特定活动

AROM，运动范围；CFM，交叉摩擦按摩；CKC，封闭动能链；FWB，全负重；IASTM，仪器辅助软组织动员；NWB，非承重；OKC，开放动力链；PRP，富血小板血浆；WB，承重。

Source: Republished with permission of Future Medicine Ltd., from Ref.(17). Mautner K, Malanga G, Colberg R. Optimization of ingredients, procedures and rehabilitation for platelet-rich plasma injections for chronic tendinopathy. Pain Manag. 2011;1(6):523–532; permission conveyed through Copyright Clearance Center, Inc.

数目和活化因子的使用[75]。

PLRA 有助于清楚地描述 PRP 特征的四个主要组成部分。血小板计数为每微升的血小板的绝对数量，指的是所有患者获得或注射到组织的基线细胞数目和体积。包括嗜中性粒细胞在内的白细胞浓度通过大于或小于 1%来划定。RBC 浓度也通过大于或小于 1%来区分。最后，重要的是说明是否在 PRP 注射时使用任何外源活化剂，例如氯化钙、合成肽或凝血酶。PRP 的分类在临床和实验室研究中非常必要，以标准化所使用的确切的骨生物学产品，使得研究人员可以比较各种研究之间以及同一研究中各种受试者之间的结果。

干细胞疗法基础

干细胞疗法的治疗和再生可能性具有巨大潜力，并在过去十年中引起了媒体的广泛关注。干细胞的定义是多细胞生物的未分化细胞，其可以产生更多特定分化细胞类型的细胞(Webster)。干细胞生物制品有许多来源，包括流产的胎儿大脑、在实验室中产生或进行体外受精时留在医院的人类胚胎、来自捐赠胎盘的羊膜或绒毛膜、脊髓组织、造血细胞、永生化干细胞系（来自人类畸胎瘤)、脂肪组织、脐带血和来自骨髓和脂肪组织的自体细胞。

对其研究的无与伦比的兴趣源于其多能性，或从未分化细胞分化为三个胚层特定细胞的能力。这种独特的属性为所有主要器官系统恢复功能提供了希望。然而，这些细胞和应用的来源是极具争议性的。

多能干细胞源自成体细胞，与多能细胞不同，其分化为期望细胞类型的能力有限。它们存在于骨髓、毛囊、脂肪组织和肠绒毛隐窝中。尽管与多能细胞相比它们具有局限性，但它们保留了分化成软骨、脂肪组织和骨细胞的能力。多能干细胞的实例是骨髓来源的 MSC、造血细胞、脂肪细胞和脐带血细胞[76]。

间充质干细胞

自从亚里士多德时期开始使用骨髓进行修复治疗以来，MSC 治疗确实取得了很大的进展[77]。自 20 世纪 80 年代后期以来，MSC 就如 PRP 一样在骨科应用中引起了很大的兴趣。人们对干细胞治疗的潜力寄予厚望，因为在干细胞治疗中祖细胞直接注射到受损组织中，它们可能潜在地分化成天然组织。这与 PRP 不同，PRP 注射血小板是释放高浓度的生长因子刺激受损组织愈合。在整个 20 世纪 90 年代，Connolly 和其他人确定了自体骨髓采集和注射到治疗组织中的价值，以优化手术治疗的结果，如脊柱融合[78]。此外，50 多年来，血液学家一直在应用骨髓移植，因为研究表明血液系统疾病患者可以通过捐献的健康骨髓而康复[79]。自体骨髓干细胞被认为有三种不同的研究方法：有核细胞分离法、MSC 分离法和培养扩增法分离 MSC[80]。

成体干细胞有两种分类：造血干细胞产生血液成分和 MSC 产生几乎所有其他外周组织，包括骨、骨髓、脑、真皮、骨膜、骨骼肌、滑膜和骨小梁[81,82]。最初在 20 世纪 80 年代提出的系膜形成过程提出了 MSC 分化为这些中胚层细胞类型的途径(图 6.7)。人们认为 MSC 分化为中胚层细胞类型，可以产生骨骼、软骨和肌肉。然而，现在很清楚的是，周细胞和血管周细胞产生的 MSC 可以从许多不同组织中分离出来。

骨髓来源的 MSC 通常被称为“骨髓抽吸浓缩物”(BMAC)。BMAC 干细胞是异质的，但分为两大类：成骨途径和免疫调节/营养途径。在破裂或发炎的血管部位，周细胞

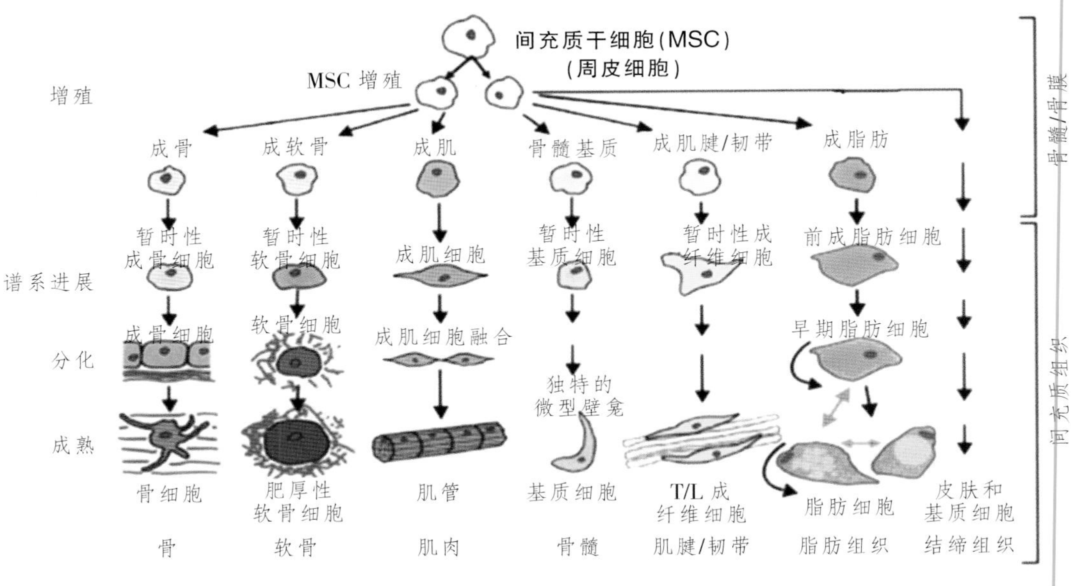

图 6.7 间充质干细胞分化过程。(Source: From Ref.(83). DiMarino AM, Caplan AI, Bonfield TL. Mesenchymal stem cells in tissue repair. Front Immunol.2013;4,201.)

从血管壁分离并变成活化的 MSC。MSC 免疫调节作用的一个例子是治疗移植物抗宿主病，它们通过分泌生物活性剂来帮助抑制侵袭性免疫反应[84]。MSC 在受损部位也表现出“营养”效应。它们通过几种方式实现这一目标，包括抑制缺血引起的细胞凋亡、抑制瘢痕形成、分泌大量 VEGF 以促进血管生成、刺激一些 MSC 转化为周细胞以支持毛细血管壁，以及分泌组织祖细胞特异性促分裂原以再生组织[85]。通过这些机制，身体有可能再生组织并自行愈合[84]。随着身体老化，骨髓中 MSC 的数量自然下降。从出生到青春期大约减少 10 倍，中年前又减少 10 倍[80]。

除骨髓来源的 MSC 外，脂肪来源的 MSC 和外周血干细胞(PBSC)也已在骨科治疗中进行了研究[84]。脂肪来源的 MSC 缺乏 TGF-β1 型受体，与骨髓来源的 MSC 相比，骨形态发生蛋白 (BMP)-2、BMP-4 和 BMP-6 减少。为了刺激脂肪来源的 MSC 形成软骨分化，有必要增加 BMP-6，这在转化中比 TGFβ 更有效[86]。使用脂肪干细胞组织而非骨髓的支持者倾向于认为其相对容易获取，具有更高的细胞产量和更强的血管生成能力，以及对年龄相关的增殖潜力和细胞功能下降的抵抗力更强[87,88]。然而，从脂肪细胞中分离干细胞的过程是困难的，并且需要对抽吸的脂肪组织进行酶消化。目前，FDA(美国食品与药物管理局) 禁止这种酶消化方法。因为它被认为是对细胞“超过最小”的操作[89,90]。

获得自体 MSC 的过程比胚胎干细胞来源具有更少的伦理争论，并且可通过相对安全的程序获得。血液肿瘤学专家长期以来一直使用骨髓穿刺来诊断和治疗多种疾病。关于骨髓抽吸的技术问题在本书的另一章中有详细介绍[89]。

脂肪来源的干细胞也已用于各种整形外科疾病。为了获得脂肪干细胞进行少量脂肪抽吸操作，目的是获得 12~20mL 液化脂肪(传统脂肪抽吸可以获得 100mL 至 3L 以上的脂肪)。关于在整形外科疾病中获得和处理脂肪组织的具体技术问题将在 Bowen 等人编写的章节中讨论(第 12 章)。

如前所述，FDA 严格控制骨髓和脂肪抽吸过程，甚至在“最小操作”标准下仔细检查进行的步骤数，不包括用胶原酶分离。特定品牌有不同的加工技术(表 6.4)。迄今为止，还没有高质量的研究支持使用哪一种试剂盒[89]。

血液肿瘤学专家通过血液成分术获得外周血干细胞已应用于干细胞移植 20 多年[91]。和外周血干细胞相比，骨髓基质干细胞表现出相似的营养和增殖能力，但也有希望与胚胎干细胞有更多相似之处。这样，它们与骨髓基质干细胞相比更加低分化，可以分化为更多类型的细胞，并且可以表达转录因子，如胚胎干细胞[92,93]。

干细胞分化为受损组织的能力仍然是一个争议的话题。在用干细胞治疗的肌肉损伤中有少量研究，其中大多数是在动物模型上进行的[19]。Bacou 的实验结果表明，注射脂肪组织基质细胞 2 个月后，3 个月大的白兔在受伤的胫前肌中产生的力和肌肉横截面积较安慰剂对照组有显著改善[94]。Winkler 在肌营养不良症模型中观察到在全身注射干细胞后肌营养不良得到改善，取得了较好的结果[95]。具体而言，碱性成纤维细胞生长因子、胰岛素样生长因子和神经生长因子被认为能够促进肌肉再生[96]。

尽管韧带损伤很常见，但对于细胞向韧带组织分化的基础科学研究有限。因此，关于韧带的骨生物疗法研究非常有限[19]。到目前为止，最有希望的结果是采用被称为“共培养”的方法，指的是干细胞与靶向成熟细胞一起培养。将新西兰白兔的前交叉韧带(ACL)成纤维细胞与生物支架上的 MSC 成功共培养，2 周后可以分化[97]。考虑到运动中韧带损伤的发生率，这一研究领域仍然很重要。例如，使用同种异体移植物或自体移植物导致的韧带松弛可使 ACL 重建复杂化[98]。开发一种干细胞可以再生 ACL 以修复韧带撕裂的技术将成为治疗这些损伤的主要“颠覆性技术”。

与肌肉、韧带和骨骼相比，肌腱病的干细胞治疗试验相对较多[19]。2013 年，一项马骨模型研究中，将骨髓来源的 MSC 注射到 12 匹受损的马趾浅屈肌腱(类似于跟腱)中，与安慰剂组注射生理盐水相比，用骨髓来源 MSC 治疗组具有更强的弹性、更小的横截面积且胶原组织改善[99]。

皮肤来源的成纤维细胞也已用于慢性肌腱病。在对 12 例难治性外上髁炎患者的研究中进行了一项前瞻性试验，该试验使用来自皮肤成纤维细胞的产胶原肌腱细胞样

表 6.4　骨髓抽吸离心速率

公司/产品	体积	第一次离心时间	第二次离心时间
–	60mL	3600rpm×10min	N/A
PureBMC	75mL	3800rpm×2.5min	3800rpm×5min
Arteriocyte	30~60mL	2800(610g)×4min	3800rpm×6min
Celling Technologies	未说明	3200rpm×12min	N/A

离心机中的 G 是一致的，但 RPM 根据离心机的半径而变化。

Source: From Ref.(89). Bowen JE . Technical issues in harvesting and concentrating stem cells (bone marrow and adipose). PMR. 2015;7(4 Suppl):S8–S18, with permission from Elsevier.

细胞,这些细胞是在超声引导下注射的。在6个月时任何患者均无不良事件,其中12例中有11例在超声检查中可见组织结构显著改善[81]。另一项研究表明,培养4周后治疗髌腱病变(n=40),与单独使用自体血相比,使用悬浮在自体血浆中的皮肤来源的肌腱细胞样细胞更有效。研究的指标是长达6个月的疼痛和功能活动性改善率[100]。

关于软骨疾病,干细胞治疗是一个热门话题,因为研究人员试图了解干细胞在调节急性和慢性软骨损伤的病理机制中的作用。如前所述,关节软骨病变,包括退行性关节病,通过分解代谢反应显示出愈合受损(图6.2)。慢性炎症状态通过持续激活蛋白水解酶导致软骨细胞凋亡,主要是由于促炎细胞因子[白细胞介素(IL)-1a、IL-1和肿瘤坏死因子-α)活性的增加和抗炎细胞因子(IL-4、IL-10和IL-1ar)[102-104]活性降低。鉴于其分泌、免疫调节、促血管生成、抗细胞凋亡和抗纤维化特性,干细胞被认为具有抗炎作用以及增殖作用[13,28]。

病例系列研究显示,用骨髓来源的MSC治疗软骨病变和骨关节炎的患者,特别是疼痛评分和功能改善方面的结果是很有前景的[28,104]。例如,一项研究对41例骨关节炎患者进行骨髓和脂肪组织来源的MSC联合治疗,注射后1年内进行随访,结果显示疼痛评分和功能量表(根据影像学Kellgren Lawrence Grading系统[105])平均提高50%,在轻度至中度骨关节炎病例中有较好的预后。对1980—2015年发表的文献进行的系统评价报道了BMAC注射治疗膝关节骨性关节炎和软骨缺损以及低并发症发生率总体“良好”至“优异”的结果[106]。需要随机对照试验和进一步的荟萃分析研究,以充分了解MSC作为软骨疾病患者治疗选择的潜力。

伦理考量

在过去的几十年里,再生医学领域交织着道德争议,越来越多的FDA法规以及媒体大肆炒作。一项研究使用胚泡期3日龄的胚胎作为多能干细胞的来源[76],这使得生命本身受到质疑,此时伦理方面的考虑变得愈加明显。2006年,Takahashi和Yamanaka发现了如何从成人自体皮肤细胞中制造诱导性多能干细胞(iPSC)[107]。该研究通过证明多能细胞可以从患者自身体内获得,从而结束了围绕干细胞的主要伦理困境。此外,越来越多的人认识到了其他形式干细胞的益处,这给许多患者带来了希望。例如,通过使用自体骨髓来源的MSC显示出有希望的结果,整形外科的应用相对地避开了伦理讨论。然而,缺乏对全能的理解以及对刺激人体组织再生PRP、MSC或羊膜干细胞等可能引起的未知并发症的关注,清楚地表明再生医学领域需要通过进一步的研究来完善成熟。

自体干细胞避免了移植物抗宿主病的并发症,并在2006年底根据21 CFR 1271规定作为医疗程序进行治疗。此时,FDA在措辞上进行了一些微妙的修改(“another” to“a”),甚至将自体细胞作为药物治疗,因此需要进行昂贵的多期临床药物试验。2006年,1271项“最小操作”法规进一步限制了美国的治疗前景,因为这种模糊的定义不仅禁止细胞扩增,而且还增加了关于分离祖细胞的时间和步骤的临床试验的严格指导[108]。

在国际上,一些国家已经减少了干细胞疗法的监管限制。例如,日本允许试验,因为他们国家的FDA已经建立了再生医学分类，以避免对药物治疗的限制。在美国，“干细胞之旅”在特定情况下也受到了关注，例如一名儿童前往莫斯科干细胞治疗诊所治疗，但在治疗后其大脑和脊髓中又出现了多个肿瘤。幸运的是，如果操作得当，风险似乎很低。例如，Centeno 等人报道，2011 年使用间充质自体培养扩增干细胞治疗骨科疾病后没有出现肿瘤并发症，2015 年也没有出现治疗相关的严重不良事件[103,108]。在考虑再生治疗之前，所有再生疗法中的安全性问题和有限数量的高质量研究需要对患者进行广泛的教育和执行详细的知情同意[76]。

结论

再生医学领域对于有效治疗急性和慢性肌肉骨骼损伤具有广阔前景。本章回顾了有关这些治疗的重要注意事项。如所讨论的非甾体抗炎药、局部镇痛药和皮质类固醇的常规疗法可提供短期益处，但存在潜在的长期有害作用。总体而言，PRP 研究已经报道了对治疗肌肉、韧带、关节，尤其是无法保守治疗的慢性肌腱病有显著益处。最近，有人呼吁采用 PLRA 格式标准化 PRP 研究[19]。自体干细胞研究也报道了有希望的结果，尤其是治疗退行性疾病。考虑到伦理问题，所有再生治疗病例都需要彻底的患者教育和详细的知情同意[76]。

致谢

感谢 Isaac Miller 博士对本章以及间充质干细胞的文献综述的贡献。

（宋岳　译　苗胜　校）

参考文献

1. Khan KM, Cook JL, Bonar F, et al. Histopathology of common tendinopathies: update and implications for clinical management. *Sports Med*. 1999;27(6):393–408.
2. Alfredson H, Lorentzon R. Chronic tendon pain: no signs of chemical inflammation but high concentrations of the neurotransmitter glutamate. Implications for treatment? *Curr Drug Targets*. 2002;3(1):43–54.
3. Rees JD, Wilson AM, Wolman RL. Current concepts in the management of tendon disorders. *Rheumatology (Oxford)*. 2006;45(5):508–521.
4. Smidt N, Assendelft WJ, van der Windt DA, et al. Corticosteroid injections for lateral epicondylitis: a systematic review. *Pain*. 2002;96(1–2):23–40.
5. Smidt N, van der Windt DA, Assendelft WJ, et al. Corticosteroid injections, physiotherapy, or a wait-and-see policy for lateral epicondylitis: a randomised controlled trial. *Lancet*. 2002;359(9307):657–662.
6. Coombes BK, Bisset L, Vicenzino B. Efficacy and safety of corticosteroid injections and other injections for management of tendinopathy: a systematic review of randomised controlled trials. *Lancet*. 2010;376(9754):1751–1767.
7. Okcu G, Yercan H, Ozic U. The comparison of single dose versus multi-dose local corticosteroid injections for tennis elbow. *Clin Res*. 2002;13:158–163.
8. Linke E. Achilles tendon ruptures following direct cortisone injection. *Hefte Unfallheilkd*. 1975;(121):302–303.
9. Kumar V, Abbas AK, Fausto N. *Robbins and Cotran Pathologic Basis of Disease*, 7th ed. Philadelphia, PA: Elsevier Saunders 2005.
10. Tsai WC, Hsu CC, Chang HN, et al. Ibuprofen upregulates expressions of matrix metalloproteinase-1, -8, -9, and -13 without affecting expressions of types I and III collagen in tendon cells. *J Orthop Res*. 2010;28(4):487–491.
11. Kleinman M, Gross AE. Achilles tendon rupture following steroid injection. Report of three cases. *J Bone Joint Surg Am*. 1983;65(9):1345–1347.
12. Rees JD, Maffulli N, Cook J. Management of tendinopathy. *Am J Sports Med*. 2009;37(9):1855–1867.
13. Gupta PK, Das AK, Chullikana A, et al. Mesenchymal stem cells for cartilage repair in osteoarthritis. *Stem Cell Res Ther*. 2012;3(4):25.

14. Hollander JL. Intra-articular hydrocortisone in arthritis and allied conditions; a summary of two years' clinical experience. *J Bone Joint Surg Am*. 1953;35-A(4):983–990.
15. Farkas B, Kvell K, Czömpöly T, et al. Increased chondrocyte death after steroid and local anesthetic combination. *Clin Orthop Relat Res*. 2010;468(11):3112–3120.
16. Wernecke C, Braun HJ, Dragoo JL. The effect of intra-articular corticosteroids on articular cartilage: a systematic review. *Orthop J Sports Med*. 2015;3(5). doi:10.1177/2325967115581163
17. Mautner K, Malanga G, Colberg R. Optimization of ingredients, procedures and rehabilitation for platelet-rich plasma injections for chronic tendinopathy. *Pain Manag*. 2011;1(6):523–532.
18. Malanga GA. Regenerative treatments for orthopedic conditions. *PM R*. 2015;7(4 Suppl):S1–S3.
19. Mautner K, Blazuk J. Where do injectable stem cell treatments apply in treatment of muscle, tendon, and ligament injuries? *PM R*. 2015;7(4 Suppl):S33–S40.
20. Tamas N, Scamell BE. Principles of bone and joint injuries and their healing. *Surgery*. 2015;33(1):7–14.
21. Jahagirdar R, Scammell BE. Principles of fracture healing and disorders of bone union. *Surgery*. 2008;27(2):63–69.
22. Sharma P, Maffulli N. Biology of tendon injury: healing, modeling and remodeling. *J Musculoskelet Neuronal Interact*. 2006;6(2):181–190.
23. Leadbetter WB. Cell-matrix response in tendon injury. *Clin Sports Med*. 1992;11(3):533–578.
24. Williams IF, Heaton A, McCullagh KG. Cell morphology and collagen types in equine tendon scar. *Res Vet Sci*. 1980;28(3):302–310.
25. Sharma P, Maffulli N. Tendon injury and tendinopathy: healing and repair. *J Bone Joint Surg Am*. 2005;87(1):187–202.
26. Nguyen RT, Borg-Stein J, McInnis K. Applications of platelet-rich plasma in musculoskeletal and sports medicine: an evidence-based approach. *PM R*. 2011;3(3):226–250.
27. Pettine K, Suzuki R, Sand T, et al. Treatment of discogenic back pain with autologous bone marrow concentrate injection with minimum two year follow-up. *Int Orthop*. 2016;40(1):135–140.
28. Sampson S, Botto-van Bemden A, Aufiero D. Stem cell therapies for treatment of cartilage and bone disorders: osteoarthritis, avascular necrosis, and non-union fractures. *PM R*. 2015;7(4 Suppl):S26–S32.
29. Wang-Saegusa A, Cugat R, Ares O, et al. Infiltration of plasma rich in growth factors for osteoarthritis of the knee: short-term effects on function and quality of life. *Arch Orthop Trauma Surg*. 2011;131(3):311–317.
30. Ferrari M, Zia S, Valbonesi M, et al. A new technique for hemodilution, preparation of autologous platelet-rich plasma and intraoperative blood salvage in cardiac surgery. *Int J Artif Organs*. 1987;10(1):47–50.
31. Mishra A, Pavelko T. Treatment of chronic elbow tendinosis with buffered platelet-rich plasma. *Am J Sports Med*. 2006;34(11):1774–1778.
32. Centeno CJ. Clinical challenges and opportunities of mesenchymal stem cells in musculoskeletal medicine. *PM R*. 2014;6(1):70–77.
33. Mazzocca AD, McCarthy MB, Chowaniec DM, et al. The positive effects of different platelet-rich plasma methods on human muscle, bone, and tendon cells. *Am J Sports Med*. 2012;40(8):1742–1749.
34. Foster TE, Puskas BL, Mandelbaum BR, et al. Platelet-rich plasma: from basic science to clinical applications. *Am J Sports Med*. 2009;37(11):2259–2272.
35. Dhurat R, Sukesh M. Principles and methods of preparation of platelet-rich plasma: a review and author's perspective. *J Cutan Aesthet Surg*. 2014;7(4):189–197.
36. Molloy T, Wang Y, Murrell G. The roles of growth factors in tendon and ligament healing. *Sports Med*. 2003;33(5):381–394.
37. Alsousou J, Thompson M, Hulley P, et al. The biology of platelet-rich plasma and its application in trauma and orthopaedic surgery: a review of the literature. *J Bone Joint Surg Br*. 2009;91(8):987–996.
38. Araki J, Jona M, Eto H, et al. Optimized preparation method of platelet-concentrated plasma and noncoagulating platelet-derived factor concentrates: maximization of platelet concentration and removal of fibrinogen. *Tissue Eng Part C Methods*. 2012;18(3):176–185.
39. Vora A, Borg-Stein J, Nguyen RT. Regenerative injection therapy for osteoarthritis: fundamental concepts and evidence-based review. *PM R*. 2012;4(5 Suppl):S104–S109.
40. Mazzocca AD, McCarthy MB, Chowaniec DM, et al. Platelet-rich plasma differs according to preparation method and human variability. *J Bone Joint Surg Am*. 2012;94(4):308–316.

41. Kevy SV, Jacobson MS. Comparison of methods for point of care preparation of autologous platelet gel. *J Extra Corpor Technol*. 2004;36(1): 28–35.
42. Graziani F, Ivanovski S, Cei S, et al. The *in vitro* effect of different PRP concentrations on osteoblasts and fibroblasts. *Clin Oral Implants Res*. 2006;17(2):212–219.
43. Weibrich G, Hansen T, Kleis W, et al. Effect of platelet concentration in platelet-rich plasma on peri-implant bone regeneration. *Bone*. 2004;34(4):665–671.
44. Giusti I, Rughetti A, D'Ascenzo S, et al. Identification of an optimal concentration of platelet gel for promoting angiogenesis in human endothelial cells. *Transfusion*. 2009;49(4):771–778.
45. Kevy S, Jacobson M, Mandle R. *Defining the Composition and Healing Effect of Platelet-Rich Plasma*. Presented at Platelet-Rich Plasma Symposium, Hospital for Special Surgery, NY, August 5, 2010.
46. Haynesworth S, Bruder SP. Mitogenic stimulation of human mesenchymal stem cells by platelet releasate. Poster Presentation, American Academy of Orthopedic Surgery. 2001 Mar.
47. Riboh JC, Saltzman BM, Yanke AB, et al. Human amniotic membrane–derived products in sports medicine: basic science, early results, and potential clinical applications. *Am J Sports Med*. 2016 Sep;44(9):2425–2434.
48. Braun HJ, Kim HJ, Chu CR, et al. The effect of platelet-rich plasma formulations and blood products on human synoviocytes: implications for intra-articular injury and therapy. *Am J Sports Med*. 2014;42(5):1204–1210.
49. Chang KV, Hung CY, Aliwarga F, et al. Comparative effectiveness of platelet-rich plasma injections for treating knee joint cartilage degenerative pathology: a systematic review and meta-analysis. *Arch Phys Med Rehabil*. 2014;95(3):562–575.
50. Tidball JG. Inflammatory processes in muscle injury and repair. *Am J Physiol Regul Integr Comp Physiol*. 2005;288(2):R345–R353.
51. Pizza FX, McLoughlin TJ, McGregor SJ, et al. Neutrophils injure cultured skeletal myotubes. *Am J Physiol, Cell Physiol*. 2001;281(1):C335–C341.
52. Pizza FX, Peterson JM, Baas JH, et al. Neutrophils contribute to muscle injury and impair its resolution after lengthening contractions in mice. *J Physiol (Lond)*. 2005;562(Pt 3):899–913.
53. Schneider LA, Korber A, Grabbe S, et al. Influence of pH on wound-healing: a new perspective for wound-therapy? *Arch Dermatol Res*. 2007;298(9):413–420.
54. El-Sharkawy H, Kantarci A, Deady J, et al. Platelet-rich plasma: growth factors and pro- and anti-inflammatory properties. *J Periodontol*. 2007;78(4):661–669.
55. Hooiveld M, Roosendal G, Wenting M, et al. Short term exposure of cartilage to blood results in apoptosis. *American Journal of Pathology*. 2003;*162*:943–951.
56. Roosendaal G, Vianen ME, Marx JJ, et al. Blood-induced joint damage: a human *in vitro* study. *Arthritis Rheum*. 1999;42(5):1025–1032.
57. Jansen NW, Roosendaal G, Bijlsma JW, et al. Exposure of human cartilage tissue to low concentrations of blood for a short period of time leads to prolonged cartilage damage: an *in vitro* study. *Arthritis Rheum*. 2007;56(1):199–207.
58. Stein H, Duthie RB. The pathogenesis of chronic haemophilic arthropathy. *J Bone Joint Surg Br*. 1981;63B(4):601–609.
59. Fufa D, Shealy B, Jacobson M, et al. Activation of platelet-rich plasma using soluble type I collagen. *J Oral Maxillofac Surg*. 2008;66(4):684–690.
60. Roussy Y, Bertrand Duchesne MP, Gagnon G. Activation of human platelet-rich plasmas: effect on growth factors release, cell division and *in vivo* bone formation. *Clin Oral Implants Res*. 2007;18(5):639–648.
61. Han B, Woodell-May J, Ponticiello M, et al. The effect of thrombin activation of platelet-rich plasma on demineralized bone matrix osteoinductivity. *J Bone Joint Surg Am*. 2009;91(6):1459–1470.
62. Tsay RC, Vo J, Burke A, Eisig SB, et al. Differential growth factor retention by platelet-rich plasma composites. *J Oral Maxillofac Surg*. 2005;63(4): 521–528.
63. Nilsson E, Wendeberg B. Effect of local anaesthetics on wound healing. An experimental study with special reference to carbocain. *Acta Anaesth. Scandinav*. 1957, 2, 87–99. *Acta Anaesthesiol Scand*. 2007;51(8):991–1003; discussion 1004.
64. Scherb MB, Han SH, Courneya JP, et al. Effect of bupivacaine on cultured tenocytes. *Orthopedics*. 2009;32(1):26. doi:10.3928/01477447-20090101-19
65. Edlow DW, Sheldon WH. The pH of inflammatory exudates. *Proc Soc Exp Biol Med*. 1971;137(4):1328–1332.
66. Leveen HH, Falk G, Borek B, et al. Chemical acidification of wounds: an adjuvant to healing and

the unfavorable action of alkalinity and ammonia. *Ann Surg*. 1973;178(6):745–753.

67. Liu Y, Kalén A, Risto O, et al. Fibroblast proliferation due to exposure to a platelet concentrate *in vitro* is pH dependent. *Wound Repair Regen*. 2002;10(5):336–340.
68. do Amaral RJ, da Silva NP, Haddad NF, et al. Platelet-rich plasma obtained with different anticoagulants and their effect on platelet numbers and mesenchymal stromal cells behavior *in vitro*. *Stem Cells Int*. 2016;2016:7414036. doi:10.1155/2016/7414036
69. Colberg R, Mautner K. Platelet-rich plasma, an option for tendinopathy. *Lower Extremity Review*. Oct 2013:53–60.
70. Mautner K, Colberg RE, Malanga G, et al. Outcomes after ultrasound-guided platelet-rich plasma injections for chronic tendinopathy: a multicenter, retrospective review. *PM R*. 2013;5(3): 169–175.
71. de Vos RJ, van Veldhoven PL, Moen MH, et al. Autologous growth factor injections in chronic tendinopathy: a systematic review. *Br Med Bull*. 2010;95:63–77.
72. Dohan Ehrenfest DM, Rasmusson L, Albrektsson T. Classification of platelet concentrates: from pure platelet-rich plasma (P-PRP) to leucocyte- and platelet-rich fibrin (L-PRF). *Trends Biotechnol*. 2009;27(3):158–167.
73. Dohan Ehrenfest DM, Bielecki T, Mishra A, et al. In search of a consensus terminology in the field of platelet concentrates for surgical use: platelet-rich plasma (PRP), platelet-rich fibrin (PRF), fibrin gel polymerization and leukocytes. *Curr Pharm Biotechnol*. 2012;13(7):1131–1137.
74. DeLong JM, Russell RP, Mazzocca AD. Platelet-rich plasma: the PAW classification system. *Arthroscopy*. 2012;28(7):998–1009.
75. Mautner K, Malanga GA, Smith J, et al. A call for a standard classification system for future biologic research: the rationale for new PRP nomenclature. *PM R*. 2015;7(4 Suppl):S53–S59.
76. Banja JD. Ethical considerations in stem cell research on neurologic and orthopedic conditions. *PM R*. 2015;7(4 Suppl):S66–S75.
77. Connolly J, Guse R, Lippiello L, et al. Development of an osteogenic bone-marrow preparation. *J Bone Joint Surg Am*. 1989;71(5):684–691.
78. Connolly JF. Clinical use of marrow osteoprogenitor cells to stimulate osteogenesis. *Clin Orthop Relat Res*. 1998;(355 Suppl):S257–S266.
79. Santos GW. History of bone marrow transplantation. *Clin Haematol*. 1983;12(3):611–639.
80. Alison MR. Stem cells in pathobiology and regenerative medicine. *J Pathol*. 2009;217(2): 141–143.
81. Connell D, Datir A, Alyas F, et al. Treatment of lateral epicondylitis using skin-derived tenocyte-like cells. *Br J Sports Med*. 2009;43(4):293–298.
82. Bruder SP, Fink DJ, Caplan AI. Mesenchymal stem cells in bone development, bone repair, and skeletal regeneration therapy. *J Cell Biochem*. 1994;56(3):283–294.
83. DiMarino AM, Caplan AI, Bonfield TL. Mesenchymal stem cells in tissue repair. *Front Immunol*. 2013;4,201.
84. Murrell WD, Anz AW, Badsha H, et al. Regenerative treatments to enhance orthopedic surgical outcome. *PM R*. 2015;7(4 Suppl):S41–S52.
85. Caplan AI, Dennis JE. Mesenchymal stem cells as trophic mediators. *J Cell Biochem*. 2006;98(5):1076–1084.
86. Kock L, van Donkelaar CC, Ito K. Tissue engineering of functional articular cartilage: the current status. *Cell Tissue Res*. 2012;347(3):613–627.
87. Onishi K, Jones DL, Riester SM, et al. Human adipose-derived mesenchymal stromal/stem cells remain viable and metabolically active following needle passage. *PM R*. 2016;8(9): 844–854.
88. Nakao N, Nakayama T, Yahata T, et al. Adipose tissue–derived mesenchymal stem cells facilitate hematopoiesis *in vitro* and in vivo: advantages over bone marrow-derived mesenchymal stem cells. *Am J Pathol*. 2010;177(2):547–554.
89. Bowen JE . Technical issues in harvesting and concentrating stem cells (bone marrow and adipose). *PMR*. 2015;7(4 Suppl):S8–S18.
90. Casteilla L, Planat-Benard V, Laharrague P, et al. Adipose-derived stromal cells: Their identity and uses in clinical trials, an update. *World J Stem Cells*. 2011;3(4):25–33.
91. Hölig K, Kramer M, Kroschinsky F, et al. Safety and efficacy of hematopoietic stem cell collection from mobilized peripheral blood in unrelated volunteers: 12 years of single-center experience in 3928 donors. *Blood*. 2009;114(18):3757–3763.
92. Cesselli D, Beltrami AP, Rigo S, et al. Multipotent progenitor cells are present in human peripheral blood. *Circ Res*. 2009;104(10):1225–1234.
93. Saw KY, Anz A, Siew-Yoke Jee C, et al. Articular cartilage regeneration with autologous peripheral

blood stem cells versus hyaluronic acid: a randomized controlled trial. *Arthroscopy*. 2013;29(4): 684–694.

94. Bacou F, el Andalousi RB, Daussin PA, et al. Transplantation of adipose tissue–derived stromal cells increases mass and functional capacity of damaged skeletal muscle. *Cell Transplant*. 2004;13(2):103–111.
95. Quintero AJ, Wright VJ, Fu FH, Huard J. Stem cells for the treatment of skeletal muscle injury. *Clin Sports Med*. 2009;28(1):1–11.
96. Kasemkijwattana C, Menetrey J, Bosch P. Use of growth factors to improve muscle healing after strain injury. *Clin Orthop Relat Res*. 2000;(370):272–285.
97. Fan H, Liu H, Toh SL, et al. Enhanced differentiation of mesenchymal stem cells co-cultured with ligament fibroblasts on gelatin/silk fibroin hybrid scaffold. *Biomaterials*. 2008;29(8):1017–1027.
98. Miller SL, Gladstone JN. Graft selection in anterior cruciate ligament reconstruction. *Orthop Clin North Am*. 2002;33(4):675–683.
99. Smith RKW. Stem cell therapy for tendinopathy: lessons learned from a large animal model. *British Journal of Sports Medicine*. 2013;47:e2. doi:10.1136/bjsports-2013-092459.42
100. Clarke AW, Alyas F, Morris T, et al. Skin-derived tenocyte-like cells for the treatment of patellar tendinopathy. *Am J Sports Med*. 2011;39(3):614–623.
101. Frazer A, Bunning RA, Thavarajah M, et al. Studies on type II collagen and aggrecan production in human articular chondrocytes *in vitro* and effects of transforming growth factor-beta and interleukin-1beta. *Osteoarthr Cartil*. 1994;2(4):235–245.
102. Goldring MB. The role of the chondrocyte in osteoarthritis. *Arthritis Rheum*. 2000;43(9): 1916–1926.
103. Centeno CJ, Schultz JR, Cheever M, et al. Safety and complications reporting update on the re-implantation of culture-expanded mesenchymal stem cells using autologous platelet lysate technique. *Curr Stem Cell Res Ther*. 2011;6(4):368–378.
104. Davatchi F, Abdollahi BS, Mohyeddin M, et al. Mesenchymal stem cell therapy for knee osteoarthritis: preliminary report of four patients. *Int J Rheum Dis*. 2011;14(2):211–215.
105. Kim JD, Lee GW, Jung GH, et al. Clinical outcome of autologous bone marrow aspirates concentrate (BMAC) injection in degenerative arthritis of the knee. *Eur J Orthop Surg Traumatol*. 2014;24(8):1505–1511.
106. Chahla J, Dean CS, Moatshe G, et al. Concentrated bone marrow aspirate for the treatment of chondral injuries and osteoarthritis of the knee: a systematic review of outcomes. *Orthop J Sports Med*. 2016;4(1). doi:10.1177/2325967115625481
107. Takahashi K, Yamanaka S. Induction of pluripotent stem cells from mouse embryonic and adult fibroblast cultures by defined factors. *Cell*. 2006;126(4):663–676.
108. Centeno CJ, Bashir J. Safety and regulatory issues regarding stem cell therapies: one clinic's perspective. *PM R*. 2015;7(4 Suppl):S4–S7.

第 7 章

富血小板血浆在骨科研究中的科学论证:基础研究到临床试验与应用

Peter I-Kung Wu, Robert Diaz, Joanne Borg-Stein

近十年来,富血小板血浆(PRP)和其他再生疗法在运动、脊柱和肌肉骨骼医学中的临床应用迅速增长。这一进展得益于以下众多因素共同推动:关于细胞和结缔组织退行性变引发肌腱病的科学认识的进步;缺乏类固醇注射疗法的长期疗效研究,促使替代疗法出现;肌肉骨骼超声(US)在辅助诊断和干预指导中的进展;以及哈佛医学院 Borg-Stein J 教授团队及其合作者在再生医学领域的突出贡献。

本章提供有关 PRP 的最新临床相关信息、应用考虑因素及 PRP 在肌肉骨骼医学中的应用案例,并提供了一些关于 PRP 制备的建议。最后,我们总结了这种再生疗法的局限性,并展望未来研究方向和发展趋势。

基础科学

在肌肉骨骼和运动医学中,PRP 疗法因其在修复受损组织、治疗多种退行性疾病、加速恢复运动方面具有潜在的益处而变得极具吸引力。PRP 可作为注射生物制剂应用于肌腱、韧带、肌肉和软骨的修复治疗[1]。早期和当前正在进行的基础科学研究已经阐明了 PRP 及其关键成分的治疗机制,并开始制订其应用参数。

创伤修复

受损的肌腱、韧带和软骨部位由于细胞更新缓慢和血液供应有限,导致其愈合反应较慢且预后较差[2,3],而 PRP 可以提供血管生成和组织生长因子来加速伤口愈合。一般来说,伤口愈合可分为三个阶段:炎症期、增殖期和重塑期[4]。初期炎症阶段的特征是止血,血小板产生血凝块,释放生长因子激活炎症细胞如中性粒细胞和巨噬细胞并募集至损伤部位。增殖阶段的特征在于积累与肉芽化、收缩和上皮化相关的细胞外基质[1,4]。最后,重塑阶段与胶原蛋白和瘢痕组织的产生有关。PRP 中的血液成分不仅可以释放多种生长因子和细胞因子,在各个阶段调控伤口愈合进程,还可释放促血管生成因子,增加血液和营养供应,进一步促进组织修复[2]。

PRP 组分

血小板

血小板在止血过程中扮演关键角色。同时,它们可以释放包含在其 α 颗粒中的生长因子来协同促进 PRP 的再生效应。在伤口愈合的早期阶段,活化的血小板聚集形成纤维蛋白基质吸引和促进细胞迁移到受损组织。该基质可作为血小板生长因子和细胞因子缓释的组织支架,促进细胞的募集、分化和通讯[5]。血小板中含有血管生成因子和抗血管生成因子,但它们的释放动力学不同[5,6]。血小板释放的愈合级联反应中的生长因子包括血小板衍生生长因子(PDGF)、转化生长因子(TGF-β)、血管内皮生长因子(VEGF)、表皮生长因子(EGF)、碱性成纤维细胞生长因子(bFGF)和胰岛素样生长因子(IGF-1)[2]。见表 7.1。

临床文献通常建议 PRP 中血小板使用浓度比全血中血小板浓度高 4~6 倍。浓度大于最佳剂量可能不会产生额外效果,甚至抑制愈合[9]。体外研究表明,血小板(PLT) $1.5\times10^6/\mu L$ 可以促进人脐静脉内皮细胞增殖,维持良好的细胞活力和形态,但增加血小板浓度会产生抑制作用[10]。另一方面,血小板浓度介于 $(0.5\sim1.5)\times10^6/\mu L$,适于人皮肤成纤维细胞的增殖、活力和创伤修复[11]。体外利用含 PLT $0.494\times10^6/\mu L$ 的富血小板制剂处理骨关节炎患者[12]的滑膜成纤维细胞,能显著提高透明质酸的分泌。2.0×10^6 PLT/μL 的浓度使腱细胞功能趋于稳定,超过此浓度则无明显影响[13]。

白细胞

白细胞是宿主抵御感染生物、炎症反应和伤口愈合的关键协调者[2]。中性粒细胞参与伤口愈合的炎症阶段。单核细胞和巨噬细胞通过清除和吞噬受损组织促进器官修复。巨噬细胞可以分泌生长因子参与组织修复,并有助于软骨下骨再生[7,14]。白细胞的促炎和免疫功能在保护机体免受感染方面至关重要;然而,这些炎症作用也可能引起不必要的局部细胞和组织损伤,从而抵消 PRP 的治疗效果。

当前,有关缺少或富含白细胞的 PRP 研究不只聚焦其优越性,还关注白细胞的促炎作用及对组织愈合的抑制效应[15-19]。缺少白细胞的 PRP 抑制了人骨关节炎软骨细胞的炎症过程[20],但富含白细胞的 PRP 导致更多的促炎介质及细胞因子产生和细胞凋亡[16,17]。尽管单核细胞与血小板的协同作用产生更多的代谢生长因子和细胞效应[21,22],但是,当

表 7.1 血小板 α 颗粒中存储的关键再生生长因子及其功能

生长因子名称	功能
PDGF	刺激细胞增殖、趋化、分化,促血管生成
TGF-β	刺激Ⅰ型和Ⅲ型胶原的产生、血管生成、再上皮化;促蛋白酶抑制剂合成以抑制胶原蛋白分解
VEGF	调节内皮细胞迁移和增殖,促血管生成
EGF	影响细胞增殖和细胞保护;加速再上皮化;增加伤口的抗张强度;促进肉芽组织形成
bFGF	刺激血管生成;促进干细胞分化和细胞增殖;促进胶原产生和组织修复
IGF-1	调节细胞增殖和分化;影响成骨细胞的基质分泌和蛋白多糖、胶原和其他非胶原蛋白的产生

IGF-1:胰岛素样生长因子-1;bFGF:碱性成纤维细胞生长因子;EGF:表皮生长因子;VEGF:血管内皮生长因子;TGF-β:转化生长因子-β;PDGF:血小板衍生生长因子。

Source: From Refs.(2,6–8).

白细胞(大于 21 000/μL)[18]尤其是中性粒细胞浓度较高时，将导致更多的促炎和分解物质释放[23,24]，产生急性炎症反应[18]，增加滑膜细胞死亡[17,18]，且这种作用不依赖于血小板与白细胞的比例[19]，提示缺乏白细胞(小于1000/μL)的 PRP 是更好的选择。对肌腱模型的研究表明，减少白细胞浓度从而降低炎症反应，可能比增加血小板浓度疗效更佳[25]。涉及 PRP 中白细胞浓度的各种临床前研究概况见表 7.2。综上所述，未来还需要进一步的临床前研究来阐明 PRP 中白细胞的最佳浓度和白细胞与血小板的比例，以便在不引起组织损伤的情况下促进愈合。

红细胞

红细胞(RBC)通过血红蛋白来完成其主要功能，即将氧气、代谢气体、营养素和调节分子(如一氧化氮)输送到全身组织。尽管已知一氧化氮可刺激血管扩张，但也与病变软骨对 IGF-1 的合成不敏感有关[2]。在氧化应激过程中，含铁血红素分子可释放细胞毒性氧自由基，诱导宿主细胞凋亡[2]。例如用红细胞浓缩物处理人滑膜细胞后，会导致明显的细胞死亡和软骨破坏[17,26-29]。这些结果表明，在关节内应用的 PRP 制剂应尽量降低 RBC 浓度。由于制备过程中存在离心步骤，导致 PRP 中红细胞含量通常减少或消失，报告显示的浓度通常超过 1000/μL[18]。

使用 PRP 的考虑因素

PRP 产品的差异

用于再生治疗的 PRP 产品仍然存在很大差异。目前，关于血液各成分的最佳制备方法或理想浓度尚无共识。已有研究报道了多种 PRP 制备方法，不同之处在于制备试剂盒、离心系统、离心步骤、有无凝血酶和(或)钙的激活方法，以及所得的 PRP 组分浓度(血小板、白细胞、红细胞)[30,31]。用于生物治疗的研究中使用了许多名称和制备方法，如“富血小板血浆”“自体条件血浆”和“血小板裂解液”，以及新产品生产技术，如富含生长因子[32]、富血小板纤维蛋白基质[33]、简化的白膜沉降法和富血小板纤维蛋白[34]，反映了这种疗法的复杂性和多样性[7]。每种 PRP 制剂都有其独特的生物学特性和作用，这导致了 PRP 在人体临床试验中的混合疗效。PRP 制剂的巨大差异促使研究人员必须准确地从文献中得出结论来指导 PRP 制备、制订应用标准并将临床试验的结果转化

表 7.2 PRP 中白细胞浓度相关的临床前研究汇总

研究对象	结果
人滑膜细胞[17]	用富含白细胞的 PRP 和红细胞浓缩物治疗导致细胞死亡和炎症介质产生。考虑使用缺少白细胞和无红细胞的 PRP 制剂进行关节内治疗
兔髌腱[18]	高白细胞浓度的 PRP 在肌腱注射后 5 天炎症反应更强。注射后 14 天，富含和缺少白细胞的 PRP 引起的炎症反应无明显差异
人滑膜细胞[16]	与缺乏白细胞的 PRP 和低血小板血浆相比，富含白细胞的 PRP 能够维持软骨中促炎因子的长期上调和抗分解代谢介质的下调
马趾浅屈肌腱[14]	高白细胞浓度的 PRP 可促进炎性细胞因子在趾浅屈肌腱中的表达。低白细胞浓度的 PRP 可能是刺激愈合而不形成瘢痕组织的首选制剂

PRP：富血小板血浆；RBC：红细胞。

为临床实践，同时发展 PRP 分类体系以指导临床研究[35-38]。

验证结果表明，PRP 细胞组成和生物分子特性根据其制备方案[39,40]和使用系统[33,41-46]而有所不同。临床前研究证实，PRP 制备方法会影响生长因子的释放动力学和疗效，如经典 PRP 与富血小板纤维蛋白等[47-54]第二代制剂之间存在显著差异。另外，PRP 的生物活性随着储存时间延长而降低[55]。当前的研究致力于阐明 PRP 的制备方法和制剂特性对生长因子释放、生物学效应和治疗结果的影响。

激活和非激活 PRP 对比

PRP 制剂在给药前通常添加凝血酶和(或)钙来激活，以便诱导高度浓缩的生长因子释放到靶组织。活化的 PRP 可在 10 分钟内释放含量高达 70%的生长因子[56]。Roy 等发现用低剂量凝血酶和钙混合物激活的 PRP 可以在 7 天内显著增加生长因子的释放[57]。因此，激活后可使肌腱细胞增殖达到稳定状态所需的血小板浓度从 $2.0×10^6/μL$ 降至 $4.0×10^5/μL$[13]。然而，激活诱导的生长因子释放量和动力学也不尽相同，且取决于其激活方式。凝血酶和钙对血小板释放生长因子具有剂量依赖效应，高浓度促使生长因子快速且大量释放，低浓度则延迟和减少释放[58]。与凝血酶相比，胶原激活会造成生长因子持续释放[59]。

快速推注生长因子是否是 PRP 治疗的理想模式尚不确定。文献揭示，PRP 活化制剂导致成纤维细胞分化和伤口愈合效率降低，但与非活化制剂相比，骨再生能力相当[5,60]。关于活化 PRP 与非活化制剂相比是否产生更好结果的争论仍在继续，但应理解活化改变了 PRP 的性质和作用，在比较临床研究结果时必须予以考虑。

药物互相作用

对于服用或不能暂停服用抗血小板治疗的个体，通常不建议应用 PRP，因为可能会抑制血小板脱颗粒及生长因子和生物活性分子的释放，从而显著降低 PRP 制剂的功效。这些抗血小板药物通过各种机制起作用，包括可逆和不可逆环氧化酶抑制剂、腺苷二磷酸受体抑制剂、腺苷再摄取抑制剂、磷酸二酯酶抑制剂和糖蛋白ⅡB/ⅢA 抑制剂等药物类别[61]。服用非甾体抗炎药(NSAID，可逆的环氧合酶抑制剂，通常用于抗炎和疼痛治疗)的患者产生的自体 PRP，会显著减少血小板聚集，从而潜在地降低其治疗效果[62]。

其他药物也可能干扰血小板功能。吡格列酮是一种抗高血糖药物，既能直接抑制血小板释放血栓素(血小板聚集的诱导剂)，又能增强阿司匹林对血小板聚集和三磷酸腺苷(ATP)释放的抑制作用[63]。此外，经常与 PRP 注射同时用于局部镇痛的利多卡因和罗哌卡因麻醉剂，已被证明可抑制血小板聚集，以响应胶原或二磷酸腺苷的激活[64]。

肌肉骨骼疾病的证据

PRP 疗法越来越多地用于治疗肌肉骨骼软组织损伤，包括肌腱病和肌腱撕裂、韧带、肌肉和软骨损伤[65]，目前已作为主要治疗和术后修复的强化手段。2014 年，Cochrane 回顾了文献中关于 PRP 的随机对照试验(RCT)，提示功能和疼痛方面的主要结果证据质量较低，存在较高的偏倚风险。总体结果显示，PRP 对短期和长期的功能恢复没有显著改善，但与对照相比可轻微减少短期疼痛。副作用与持续疼痛有关。难以从这些研究中得出明确结论归因于使用了不同的PRP

制备方法、应用技术、评价体系，以及治疗不同的肌肉骨骼疾病。目前的证据还包括一系列早期的小型研究，其中有许多采用非随机或非控制的方法，结果表明 PRP 治疗肌肉骨骼损伤的有效性各不相同。本节回顾了早期病例报道、队列研究和最新的随机对照试验结果。

肌腱

外上髁肌腱病

早期的病例系列和队列研究发现，PRP 治疗外上髁肌腱病（LET）的结果令人满意。随机对照试验证明 PRP 治疗慢性 LET 的疗效显著[66-70]，其 1 年[71]和 2 年[72]的功能恢复和疼痛评分与类固醇注射相比均有改善。然而，近期的 RCT 结果显示，PRP 的疗效与盐水、类固醇、自体全血和丁哌卡因相比存在明显差异[73-77]：

- PRP 相比自体血液注射可明显减轻 6 周内[74]疼痛，但在 6 个月时功能改善方面不如自体血液注射[73]。
- PRP 在 3 个月时减轻疼痛和改善功能方面与类固醇或生理盐水无差异，但在 1 个月时不如类固醇，且会引发注射后的强烈疼痛[75]。另一项 RCT 发现，PRP 在 6 周时与类固醇相比在疼痛减轻或功能改善方面无差异[77]。
- PRP 在 6 个月时[76]减轻疼痛和 1 年时[78]改善功能方面均优于丁哌卡因。

Wolf 等人的研究比较了自体血、类固醇和生理盐水注射治疗外上髁炎，结果显示各组疼痛和功能在 6 个月内无显著差异[79]。Raeissadat 等通过 RCT 比较 PRP 和自体全血注射，结果表明两种方法治疗 LET 疗效相当，随访 12 个月疼痛减轻和功能改善在各组间无显著差异[80]。尽管 Raeissadat 等人的研究结果表明，可能不需要血小板浓度大于全血来进行治疗，但该研究的局限性包括病例数量相对较少，且缺乏安慰剂对照组。然而，以上两项研究的结果显示，无论是自体血液还是 PRP 都没有优于生理盐水对照组或自然恢复过程。

多中心 RCT 对比自体 PRP、自体全血、干针肌腱开窗术和单纯物理疗法（PT）对 LET 患者疼痛和生活质量的影响（富血小板血浆对外侧上髁炎替代疗法的影响：改进试验）尚待确定[81]。见表 7.3。

跟腱病

PRP 治疗跟腱病的效果参差不齐。在开放性修复完全跟腱撕裂时[3]，局部应用富含生长因子的血浆可提前 7 周恢复运动。然而，与不注射 PRP 相比，在急性断裂的手术修复后 1 年内，PRP 注射没有改善跟腱的力学性能和功能表现[82]。

病例系列[83-89]、试验研究[90]和回顾性研究[91-93]报道了 PRP 注射治疗慢性跟腱病，干预 4 年内患者跟腱功能持续改善，疗效令人满意[94]。然而，随机对照试验表明，PRP 与生理盐水对照组在 6 个月[95]或 1 年时[96]的临床功能改善、肌腱愈合效果与恢复运动时间无显著差异。PRP 注射与盐水对照组治疗慢性跟腱病相比，两组在 6 个月时的血管新生反应或肌腱超声结构均无明显差异[97]。

荟萃分析比较了各种注射疗法治疗外侧上髁炎[98,99]和非插入性跟腱病[100]，发现尚无充足证据证明某种注射液疗效最佳，因此在提出治疗建议之前需要进行大规模的研究。见表 7.4。

髌腱病

病例系列[85,87,101-104]和回顾性研究[93]的结果表明，PRP 注射有望改善慢性髌腱病患者

表 7.3 外上髁肌腱病变的研究汇总

研究人员	研究类型	干预措施	主要结果
Edwards 和 Calandruccio[66](2003)	病例系列研究(Ⅳ级证据)	桡侧腕短伸肌下注射 2mL 自体血(28 例)	79%的患者在 9.5 个月时疼痛得到缓解，最终随访时疼痛评分从 7.8 降至 2.3,Nirschl 评分从 6.5 降至 2.0
Connell 等[67](2006)	病例系列研究(Ⅳ级证据)	干针穿刺和 2mL 自体血注射(35 例)	Nirschl 评分在 4 周时从 6 分降至 4 分,在 6 个月时降至 0 分;疼痛评分在 4 周时从 9 分降至 6 分,6 个月时降至 0 分；超声评估的肌腱厚度、低回声改变和新生血管显著减少
Chaudhury 等[68](2013)	病例系列研究(Ⅳ级证据)	注射 3mL PRP(6 例)	改善伸肌腱超声形态
Hechtman 等[69](2011)	队列研究(Ⅲ级证据)	Peppering 技术注射 3mL PRP(31 例)	患者满意度由 5.1±2.5 提高到 9.1±1.9;6 个月或更长时间后，最严重疼痛从基线的 7.2±1.6 明显减少到 1.1±1.7
Mishra 和 Pavelko[70](2006)	队列研究(Ⅱ级证据)	3mL PRP(15 例)对 3mL 丁哌卡因(5 例)	8 周时,PRP 组 VAS 改善 60%,丁哌卡因组改善 16%
Peerbooms 等[71](2010)	RCT(Ⅰ级证据)	1mL PRP(51 例)对 1mL 皮质类固醇曲安奈德(49 例)	PRP 组 73%对皮质类固醇组 49%,VAS 在 1 年内降低 25%以上,预后良好;PRP 组 73%对皮质类固醇组 51%，在 1 年 DASH 评分降低>25%的基础上取得成功
Gosens 等[72](2011)	RCT(Ⅰ级证据)	1mL PRP(51 例)对 1mL 皮质类固醇曲安奈德(49 例)	PRP 组 77%对皮质类固醇组 43%,在术后 2 年 VAS 降低>25%的基础上获得成功;PRP 组 73%对皮质类固醇组 39%,在 2 年 DASH 评分降低>25%的基础上取得成功
Omar 等[77](2012)	RCT(Ⅰ级证据)	PRP 注射(15 例)对类固醇注射(15 例)	PRP 在 6 周时减轻疼痛和改善功能方面与类固醇无明显差异
Krogh 等[75](2013)	RCT(Ⅰ级证据)	3mL PRP(20 例)对 3mL 糖皮质激素-曲安奈德+利多卡因(20 例)对 3mL 等渗盐水(20 例)	3 个月时,PRP 在减轻疼痛和改善功能方面与类固醇或生理盐水无明显差异;PRP 在 1 个月时改善疼痛和功能方面不如类固醇
Creaney 等[73](2011)	RCT(Ⅰ级证据)	1.5mL PRP(70 例)对 1.5mL ABI(60 例)	6 个月时最终随访显示,PRP 和 ABI 组之间 PRTEE 评分>25 分的成功率无显著差异

(待续)

表 7.3 （续）

研究人员	研究类型	干预措施	主要结果
Thanasas 等[74] (2011)	RCT(Ⅰ级证据)	3mL PRP(14 例)对 3mL ABI(14 例)	PRP 组在 6 周时疼痛明显减轻，而在 3 个月和 6 个月时与 ABI 组相比疼痛评分无显著差异
Raeissadat 等[80] (2014)	RCT(Ⅰ级证据)	2mL PRP(33 例)对 2mL ABI(31 例)	两组患者在 4 周和 8 周、6 个月和 12 个月时的疼痛均较基线明显改善；在所有随访中，ABI 组和 PRP 组之间无显著差异
Mishra 等[76](2014)	RCT(Ⅱ级证据)	3mL PRP(116 例)对 3mL 丁哌卡因(114 例)	24 周时，PRP 组 83.9%对丁哌卡因组 68.3%的患者在 VAS 降低>25%的基础上取得了成功
Behera 等[78](2015)	RCT(Ⅱ级证据)	3mL PRP(15 例)对 3mL 丁哌卡因(10 例)	与丁哌卡因组相比，PRP 组在 6 个月和 1 年时疼痛和功能明显改善

ABI：自体血液注射；DASH：手、手臂和肩膀残疾；PRP：富血小板血浆；PRTEE：患者相关的网球肘评估；RCT：随机对照试验；US：超声；VAS：视觉模拟评分。

表 7.4 跟腱病研究汇总

研究人员	研究类型	干预措施	主要结果
Sanchez 等[3](2007)	病例对照研究（Ⅲ级证据）	6 名运动员在跟腱断裂修复术中注射 4mL PRGF	PRGF 组踝关节活动恢复早，肌腱厚度减少，恢复运动快
Schepull 等[82](2011)	RCT(Ⅱ级证据)	PRP+手术修复跟腱断裂(16 例)对单纯手术修复(14 例)	12 个月时各组的功能无差异;PRP 组肌腱的生物力学性能较低
Gaweda 等[83](2010)	病例系列(Ⅳ级证据)	3mL PRP(14 例)	超过 18 个月的临床和影像学结果显著改善
Monto 等[84](2012)	病例系列(Ⅳ级证据)	超声引导下单次注射 4mL PRP(30 例)	24 个月时临床症状显著改善;6 个月后超声和 MRI 无异常
Ferrero 等[85](2012)	病例系列(Ⅳ级证据)	超声引导下每隔 3 周行 2 次 6mL PRP 注射+经皮腱切断术(30 例)	PRP 在 6 个月时改善疼痛、功能和肌腱结构(改善原纤维回声，减少血管过度)
Deans 等[86](2012)	病例系列(Ⅳ级证据)	1 次注射 3mL PRP(26 例)	6 周时疼痛、日常活动、运动、生活质量显著改善
Volpi 等[87](2010)	病例系列(Ⅳ级证据)	1 次 PRP 注射(3 例)	3 个月后临床症状明显改善，持续 2 年
Finnoff 等[88](2011)	病例系列(Ⅳ级证据)	1 次注射 PRP 2.5~3.5mL(14 例)	在 14 个月时改善临床症状;肌腱超声形态部分改善
Oloff 等[89](2015)	病例系列(Ⅳ级证据)	单次注射 PRP+手术(13 例)对单次注射 PRP(13 例)	MRI 显示各组在改善功能及肌腱形态方面无显著性差异
Kearney 等[90](2013)	RCT(Ⅰ级证据)	注射 3~5mL PRP(10 例)对离心运动(10 例)	6 个月时各组间的疼痛或功能无统计学差异
Murawski 等[91](2014)	回顾性研究(Ⅳ级证据)	1 次注射 3mL PRP(32 例)	78%的患者接受 PRP 治疗后好转，6 个月时避免手术治疗
Owens 等[92](2011)	回顾性研究(Ⅳ级证据)	1 次注射 3mL PRP(10 例)	PRP 使功能和整体健康在 24 个月中略有改善， 而 MRI 显示肌腱形态无改变
Mautner 等[93](2013)	回顾性研究(Ⅳ级证据)	如果 80%全面好转，行 1 次 PRP 注射，如果结果较差则多次注射(27 例)	PRP 治疗 6 个月时症状完全缓解
Filardo 等[94](2014)	病例系列(Ⅳ级证据)	超声引导下每隔 2 周注射 3 次各 5mL PRP(27 例)	PRP 可显著改善疼痛和功能，稳定效果持续 4.5 年;较长的症状持续时间与较难恢复运动有关
deVos 等[95](2010)	RCT(Ⅰ级证据)	超声引导下单次注射 4mL PRP(27 例)对单次注射 4mL 生理盐水(27 例)	24 周后各组间疼痛和活动改善情况无显著差异
de Jonge 等[96](2011)	RCT(Ⅰ级证据)	超声引导下单次注射 4mL PRP(27 例)对单次注射 4mL 生理盐水(27 例)	1 年后各组间在疼痛、活动度或超声肌腱结构改善方面无显著差异
de Vos 等[97](2011)	RCT(Ⅰ级证据)	超声引导下单次注射 4mL PRP(27 例)对单次注射 4mL 生理盐水(27 例)	24 周时各组间肌腱结构改善或新生血管增多无显著差异

PRGF:富生长因子血浆;PRP:富血小板血浆;RCT:随机对照试验。

的愈合和功能[105],且对 4 年后[106]的髌腱功能有持久影响。

对比研究显示,PRP 治疗可能对那些没有接受早期渗透或外科治疗的患者更有效[107]。另外,短时间内两次注射 PRP 相比单次注射组,在 1~2 年随访期间疗效无显著差异[108,109]。虽然另一项对比研究发现,在康复治疗中加入 PRP 6 个月时无显著镇痛效果[110],但 RCT 结果显示,相比体外冲击波技术 PRP 治疗髌腱病 1 年的疼痛和功能预后更好[111]。

在一项随机对照试验中,与单纯干针相比,超声引导 PRP 注射与干针联合使用加速了髌腱病的恢复,但在 3 个月后疼痛和功能影响作用消退,生活质量没有任何显著改善[112]。

在 RCT 中发现,PRP 应用于前交叉韧带(ACL)重建的髌腱切割部位,可显著减少术后疼痛[113],在 6 个月时供体髌腱愈合更好[114],12 个月时功能更强[115]。见表 7.5。

肩袖肌腱病变

增强型 PRP 用于肩袖修复的研究质量参差不齐,结果喜忧参半:

• 在最初的安全性评价[116]之后,早期的、经费和人员支持不足的研究表明,在关节镜下修复肩袖损伤期间使用 PRP 对疼痛或功能没有显著改善[117,118]。

• 关节镜修复完全肩袖撕裂术中,局部应用自体 PRP 相比单纯手术组,术后 1 个月内疼痛明显减轻且前 3 个月力量恢复更好,对小范围撕裂的益处更为显著[119];然而,对于轻度、中度[120]或完全的[121-123]肩袖撕裂,疼痛、功能和愈合完整性的改善效果未超过 1 年。

• PRP 改善了大面积撕裂的修复完整性,但相应的功能改善效果不佳[124];1 年后的再撕裂率较低[119,120,124,125]。

• 有研究已经证明,PRP 对肩袖修复不仅没有明显的益处,甚至可能造成负面影响[123,126]。关节镜下修复肩袖肌腱时,注射富血小板纤维蛋白与 3 个月时肌腱缺损持续存在有关。同样,在 12 周的随访中,慢性肩袖肌腱病变患者行关节镜下肩峰成形术时 PRP 注射与细胞和血管的减少以及肌腱凋亡水平的增加有关[126]。

对于慢性肩袖肌腱病变,PRP 与生理盐水注射在 1 年内疗效相当,但相比干针刺疗法,术后 6 个月疼痛、无力和肩关节活动范围可明显改善[127,128]。见表 7.6。

足底筋膜腱膜痛

早期队列研究报道了 PRP 注射对慢性足底筋膜疼痛[129]、功能[130]和组织结构[131]改善的益处。

随机对照试验比较了 PRP 与常规疗法的差异。最近的一项双盲随机对照试验表明,与生理盐水相比,PRP 在 3 个月的随访中可有效地减轻疼痛,改善慢性足底筋膜病的功能[132]。

早期多项研究比较了无安慰剂对照的 PRP 和皮质类固醇的疗效,结果表明 PRP 可以有效减轻早期疼痛并改善功能[77,133],在随访 1 年[134]和 2 年时具有持久效果[135],在 3 个月[136]和 6 个月[134,137]疗效相同,在 3 个月时减少疼痛的效果较差[138]。

单盲 RCT 显示 PRP 与增生疗法同样有效[139]。进一步的试验证实,相比足底筋膜炎[140]的传统疗法,PRP 与体外冲击波治疗可显著改善疼痛和功能预后。

大转子痛/臀中肌肌腱病变

一项小型观察性研究评估了 US 引导下经皮穿刺切腱术联合 PRP 注射治疗慢性顽

表 7.5 髌腱病研究汇总

研究人员	研究类型	干预措施	主要结果
Ferrero 等[85](2012)	病例系列（Ⅳ级证据）	28 例肌腱在超声引导下间隔 3 周注射 2 次各 6mL PRP	PRP 在 6 个月时改善疼痛、功能和肌腱结构(改善原纤维回声,减少血管过度)
Volpi 等[87](2010)	病例系列（Ⅳ级证据）	9 例超声引导下髌腱注射 PRP	3 个月后临床症状明显减轻,持续 2 年。MRI 提示肌腱结构改善
Kon 等[101](2009)	病例系列（Ⅳ级证据）	20 例患者每隔 2 周注射 3 次 PRP,各 5mL	PRP 是安全的，并且在 6 个月内显著改善功能和生活质量评分，可以恢复运动
Charousset 等[102](2014)	病例系列（Ⅳ级证据）	28 名运动员在超声引导下每周注射 3 次 PRP，各 6mL	两年后疼痛和功能得到改善，更早恢复运动;MRI 提示肌腱结构恢复正常
Dallaudière 等[105](2014)	病例系列（Ⅳ级证据）	超声引导下注射 3mLPRP	PRP 可显著改善功能并在 6 个月后减少损伤
Filardo 等[106](2013)	病例系列（Ⅳ级证据）	43 例患者在超声引导下每隔 2 周注射 3 次各 5mL PRP	48 个月内临床结果稳定;双侧和慢性病理疗效较差
Kaux 等[103](2015)	病例系列（Ⅳ级证据）	20 例患者在超声引导下注射 PRP 6mL	PRP 与术后 3 个月疼痛减轻有关
Kaux 等[104](2015)	病例系列（Ⅳ级证据）	20 例患者在超声引导下注射 PRP 6mL	疼痛和功能改善长达 1 年
Mautner 等[93](2013)	回顾性研究（Ⅳ级证据)	如果 80%全面好转，行 1 次 PRP 注射，如果结果较差则多次注射(27 例)	15 个月后症状缓解(>50%),满意度良好
Gosens 等[107](2012)	对比研究（Ⅱ级证据）	用 peppering 技术注射 3mL PRP，共 36 例(14 例有治疗史,22 例无)	疼痛和功能评分改善,在没有接受渗透或外科治疗的患者中疗效更为显著
Kaux 等[108](2016)	随机和对比研究（Ⅱ级证据）	6mL PRP 注射 1 次（10 例）对 1 周间隔注射 2 次,各 6mL PRP(10 例)	1 年以上各组间疼痛和功能无显著差异
Zayni 等[109](2015)	RCT(Ⅱ级证据)	6mL PRP 注射 1 次(20 名运动员)对 6mL PRP 间隔 2 周注射 2 次(20 名运动员)	2 次注射使疼痛和功能在 2 年内显著改善

（待续）

表 7.5 髌腱病研究汇总(续)

研究人员	研究类型	干预措施	主要结果
Filardo 等[110](2010)	对比研究（Ⅱ级证据）	间隔 2 周注射 3 次各 5mL PRP+康复(15 例)对单独康复(16 例)	PRP 治疗 6 个月后患者功能及生活质量显著改善，但改善程度与单纯康复治疗无显著差异
Vetrano 等[111](2013)	RCT(Ⅰ级证据)	2 次超声引导下注射 5mL PRP，间隔 1 周(23 例)对 3 次 ESWT，间隔 48~72 小时	与 ESWT 相比，PRP 在 6 个月和 12 个月时疼痛和功能明显改善
Dragoo 等[112](2014)	RCT(Ⅰ级证据)	1 次注射 6mL PRP+超声引导干针治疗（10 例）对单纯超声引导干针治疗(13 例)	PRP 组 12 周时恢复较快；26 周时 PRP 组与对照组结果无差异
Seijas 等[113](2016)	RCT(Ⅰ级证据)	ACL 重建术后 4mL PRGF 注射至髌腱切割部位(23 例)对单纯 ACL 重建(23 例)	PRGF 在术后前两个月减轻供区疼痛
de Almeida 等[114](2012)	RCT(Ⅰ级证据)	ACL 重建术后在髌腱切割部位添加 PRP 凝胶(12 例)对单纯 ACL 重建(15 例)	PRP 可减轻术后即刻疼痛，6 个月后 MRI 显示髌腱切割部位愈合明显加快
Cervellin 等[115](2012)	RCT(Ⅰ级证据)	ACL 重建术后在髌腱切割部位添加 PRP 凝胶(20 例)对单纯 ACL 重建(20 例)	PRP 在 12 个月时引发显著的功能改善

ACL：前交叉韧带；ESWT：体外冲击波治疗；PRGF：富生长因子血浆；PRP：富血小板血浆；RCT：随机对照试验。

表 7.6 肩袖肌腱病变研究汇总

研究人员	研究类型	干预措施	主要结果
Randelli 等[116](2008)	病例系列（Ⅳ级证据）	14 例患者在完全肩袖撕裂的关节镜单排修复期间接受 PRP 注射 1 次	在关节镜下应用 PRP 修复肩袖是安全有效的。患者疼痛和功能明显改善，24 个月后结果稳定
Hak 等[117](2015)	RCT(Ⅰ级证据)	关节镜单排修复肩袖撕裂 4 周时注射 6~9mL PRP(12 例)或 6~9mL 生理盐水对照(13 例)	在 6 周时，PRP 对疼痛或功能方面没有显著改善
Jo 等[118](2011)	队列研究（Ⅱ级证据）	关节镜下双排肩袖修复，应用 3mL PRP 凝胶注射于肌腱-骨界面(19 例)对无 PRP 修补术(23 例)	在超过 16 个月的时间内，PRP 组在疼痛、力量、功能或满意度方面没有显著改善
Randelli 等[119](2011)	RCT(Ⅰ级证据)	关节镜下单排修复完全肩袖撕裂，术中注射 6mLPRP(26 例)对不注射 PRP 修复术(27 例)	与对照组相比，PRP 治疗显著减少术后 1 个月的疼痛，提高临床评分。对于Ⅰ~Ⅱ级损伤，在 24 个月时仍有效果
Castrinci 等[120](2011)	RCT(Ⅰ级证据)	关节镜下双排修复中轻度旋转肌袖撕裂，在肌腱-骨界面应用自体富血小板纤维蛋白基质(PRFM)(43 例)对不使用 PRFM 修复术(45 例)	16 个月时各组的功能评分或 MRI 肌腱结构无统计学差异
Antuna 等[121](2013)	RCT(Ⅰ级证据)	关节镜下修复巨大的肩袖撕裂术中注射 6mL 富血小板纤维蛋白(14 例)对不注射 PRP 修复术(14 例)	2 年时，两组患者功能和 MRI 肌腱结构改善无统计学差异
Malavolta 等[122](2014)	RCT(Ⅰ级证据)	关节镜下修复完全肩袖撕裂，在肌腱-骨界面注射 20mLPRP(28 例)对不注射 PRP 修复(27 例)	2 年时，两组在疼痛和功能改善方面无统计学差异
Rodeo 等[123](2012)	RCT(Ⅰ级证据)	关节镜下修复肩袖撕裂，在肌腱-骨界面应用自体 PRFM(40 例)对不使用 PRFM 修复(39 例)	12 个月肌腱骨愈合组间差异无统计学意义。6 周和 12 周时超声检查结果无差异。PRFM 组 3 个月时肩袖肌腱缺损更大
Gumina 等[124](2012)	RCT(Ⅰ级证据)	关节镜下修复全层肩袖撕裂，在肌腱-骨界面应用 PRP 膜(40 例)对不使用 PRP 修复(40 例)	PRP 组的 MRI 修复完整性较好，但在 13 个月时功能改善不明显
Carr 等[126](2015)	RCT(Ⅰ级证据)	关节镜下肩峰成形术治疗肩袖肌腱病变，术中注射 6mL PRP(25 例)对不注射 PRP 修复(23 例)	2 年组间功能无统计学差异。PRP 显著改变组织形态，减少细胞和血管，增加 12 周时的细胞凋亡
Kesikburun 等[127](2013)	RCT(Ⅰ级证据)	US 引导下，将 5mL PRP×1(20 例)对 5mL 生理盐水×1(20 例)注射到肩胛下间隙，以治疗肩袖肌腱病变	各组在疼痛、功能、运动范围、1 年生活质量方面无统计学差异
Rha 等[128](2013)	RCT(Ⅰ级证据)	治疗肌腱或部分棘上肌腱撕裂，间隔 4 周注射 3mL PRP×2(20 例)对 US 引导干针治疗×2(19 例)	PRP 组在 6 周和 6 个月时疼痛减轻、功能改善

PRFM：富血小板纤维蛋白基质；PRP：富血小板血浆；RCT：随机对照试验。

固性肌腱病（包括臀中肌腱病变），发现 PRP 注射是一种安全有效的治疗选择，与超声下肌腱形态的改善有关[88]。最近一项对大转子疼痛综合征患者的单盲前瞻性研究以及超声检测臀肌肌腱病或部分撕裂（深度小于 50%）的结果表明，超声引导下肌腱内注射 PRP 与经皮肌腱开窗术同样有效，可显著减轻臀肌肌腱疼痛超过 2 周[141]。

韧带

前交叉韧带重建

关于前交叉韧带重建的几项研究表明，应用 PRP 对术后功能评分没有益处。肌腱移植重建前交叉韧带时，术中应用 PRP 可改善 6 个月[144]时的移植物成熟度[142,143]和前后膝稳定性，但对预防股骨或胫骨隧道扩大[142,145]或提高 15 个月[146]时的术后功能评分无效。PRP 改善了骨–髌腱–同种异体骨移植物的成熟度[147]，但在 24 个月[148]时并未改善这些移植物的临床功能或生物力学性能。PRP 对移植物与骨融合的作用不同，包括对骨韧带整合无效[142,149,150]、加速愈合[151]、减少水肿、增加骨移植物界面的血管分布[152,153]，以及减少移植物达到“韧带状”MRI 信号（48%）的时间[154]。前交叉韧带重建时使用无白细胞 PRP 可显著减少肿胀和炎症[155]。

膝内侧副韧带

目前，尚无强有力的证据支持 PRP 注射可以治疗人类内侧副韧带（MCL）损伤。但一个病例报道描述了应用 PRP 治疗高度急性 MCL 病变的良好结果[156]。

脚踝扭伤

一项双盲随机对照试验比较了注射 PRP、生理盐水安慰剂以及标准疗法对严重踝关节扭伤的治疗效果，在 30 天的随访期[157]内，各组的疼痛和功能结果无统计学差异。

另一项研究比较了在超声引导下注射 PRP 治疗精英运动员高位踝关节扭伤导致胫腓骨前下韧带撕裂的康复疗效，发现 PRP 可使运动员提前近 3 周恢复运动，改善关节稳定性，减少预后疼痛[158]。

肘部尺侧副韧带

一项关于上肢投掷运动员（如棒球、垒球、网球和排球运动员）肘部尺侧副韧带（UCL）部分撕裂（非手术治疗至少在 2 个月内无任何效果）的病例系列研究，为 PRP 的良好疗效提供了四级证据。这些运动员首先接受了超声引导的损伤 UCL 局部单次注射富白细胞 PRP，随后进行了一项 PRP 后期康复计划，与通常外科修复相关的 12 个月康复期[159]相比，他们的平均恢复时间为 12 周。

肌肉

以下病例报道描述了 PRP 注射治疗肌肉损伤的前景[160]：一项小规模、随机、非盲研究表明，与保守治疗相比，超声引导的 PRP 治疗急性肌肉损伤（大腿、肩膀、脚和脚踝）可更大程度地减少早期疼痛，改善运动范围，并有助于快速恢复运动[161]。

腘绳肌

急性腘绳肌损伤是影响运动员的最常见的肌肉损伤类型之一，可导致运动生涯缩短[162,163]。一项单盲随机对照试验显示，PRP 治疗急性腘绳肌部分撕裂，可在 10 周内显著降低疼痛强度，并提前 16 天恢复运动功能[164]。

然而，更大的双盲随机对照试验显示，PRP 注射没有明显的益处。在运动员急性腘绳肌腱损伤后 2~6 个月，PRP 注射联合强化康复治疗相比单纯强化康复组，在加速恢复运动、改善肌肉力量或降低运动员再损伤率方面没有显著效果[165]。

同样,结合康复计划治疗急性腘绳肌损伤,在超声引导下肌内注射PRP与生理盐水相比,两组患者在2个月或1年时的再次受伤率和6个月[166]或1年[167]时恢复运动效果无显著差异。

腓肠肌和股直肌

与标准保守治疗相比,注射自体PRP联合保守治疗对伴有血肿的腓肠肌和股直肌撕裂无明显改善[168]。

软骨

目前关于PRP治疗髋关节和踝关节炎的研究较少,多数研究集中在膝关节炎的治疗上。

膝关节

有研究表明,PRP可改善轻度膝关节骨性关节炎(OA)患者的功能[169-179]。随机对照试验的总体结果无法一致地证明PRP优于传统疗法。一些比较试验表明,关节内注射自体PRP在减轻疼痛和恢复关节功能[180-182]方面比注射透明质酸更有效,尤其是对年轻和轻度膝关节炎患者[183-186]。另一项研究发现,PRP对3级膝关节炎[187]也有一定益处。然而,PRP相对于增黏剂的优势并不一致[175]。在一项随访1年的RCT中,PRP治疗膝关节炎并未优于增黏补液,且9个月以上的疗效呈递减趋势[188,189]。

一次或两次PRP注射对疼痛和功能的干预结果没有差异,但两者均比生理盐水对照组疗效更好[190]。另一项研究表明,PRP仅在多次注射时比增黏剂具有优势[185]。

PRP优于类固醇注射治疗膝关节OA[191]且副作用小,白细胞丰富的PRP与疼痛和肿胀增加有关[31]。见表7.7。

髋关节

两个病例系列证明了PRP注射治疗髋关节OA[192]的安全性和前景,但疗效具有时间依赖性且与增黏剂[193,194]相比无优势。一项随机对照试验显示,与透明质酸注射治疗髋关节OA相比,PRP在6个月时可显著改善疼痛和功能[195]。

踝关节

一项小型前瞻性研究比较了注射PRP和增黏剂治疗距骨软骨损伤的疗效,证实PRP在控制疼痛和恢复功能方面更加有效[196]。同样的,PRP注射也被证明可以改善轻度踝关节OA[197],并作为关节镜下微骨折手术治疗踝关节骨软骨病变的辅助手段[198]。

半月板

鲜有研究评价PRP在半月板上的应用。一项小型回顾性研究表明,注射PRP可以缓解疼痛,促进恢复运动,并在6个月内阻止2度膝关节半月板损伤进展[199]。一项小型研究表明,关节镜下半月板修复术时注射PRP并不能降低再手术率或加速恢复活动[200]。一项临床试验报道指出,PRP联合半月板开放修复术相比单独手术修复效果更佳[201]。

椎间盘

早期的研究显示,PRP具有治疗退行性椎间盘病引起的盘源性腰痛的潜力,且应用前景广阔[202]。一项前瞻性双盲随机对照试验显示,椎间盘内注射PRP可显著改善8周至2年时的疼痛和功能[203]。

未来的工作

研究表明,注射PRP的最佳时间为损伤后3~6个月,重复给药间隔在2~8周之间。多次注射的有效性尚存争议,一些研究表

表 7.7 膝关节病变与关节炎的研究汇总

研究人员	研究类型	干预措施	主要结果
Filardo 等[169](2011)	病例系列（Ⅳ级证据）	每3周注射3次PRP治疗慢性膝关节退行性病变；每次PRP注射用10%氯化钙激活	对年轻患者有利，软骨退行性病变程度较低。中位改善的持续时间为9个月
Kon 等[170](2010)	病例系列（Ⅳ级证据）	慢性膝关节退行性病变，关节内每3周注射3次PRP；每次PRP注射用10%氯化钙激活	随访6~12个月，所有临床IKDC评分均显著改善。PRP注射可减轻年轻患者的疼痛，改善膝关节功能，降低关节退行性病变程度
Napolitano 等[171](2012)	病例系列（Ⅳ级证据）	慢性膝关节退行性软骨疾病，每周3次关节内注射PRP；每次PRP注射用10%葡萄糖酸钙激活	疼痛主观测量的数值评定量表(NRS)在6个月的随访中有显著改善
Wang-Saegusa 等[172](2010)	病例系列（Ⅳ级证据）	应用Anitua技术治疗膝关节病变3个月以上的患者，随后每隔2周给予血浆富生长因子(PRGF)治疗	从基线开始6个月后，疼痛、僵硬和功能相关的WOMAC指数、Lequesne指数、SF-36物理评分和VAS疼痛评分均显著改善
Sanchez 等[173](2008)	观察性回顾队列研究（Ⅲ级证据）	膝关节骨性关节炎患者每周注射3次PRGF对透明质酸(对照组)	PRGF组在5周时疼痛和身体功能相关的WOMAC评分有显著改善
Li 等[175](2011)	随机前瞻性研究（Ⅱ级证据）	膝关节软骨变性患者每隔3周注射1次PRP对透明质酸钠(对照组)	两组在4个月内的IKDC评分、WOMAC评分和Lequesne指数无显著性差异，但6个月时PRP组疗效更佳
Raeissadat 等[176](2013)	病例系列（Ⅳ级证据）	患者每隔4周注射两次富含白细胞的PRP(LR-PRP)治疗	6个月时WOMAC指数相关的疼痛、僵硬和功能显著改善
Gobbi 等[177](2012)	病例系列（Ⅳ级证据）	膝关节OA患者每月行两次关节内注射自体PRP	所有评分在6个月和12个月时有显著改善
Rayegani 等[178](2014)	RCT(Ⅰ级证据)	治疗性运动联合每隔4周注射两次PRP(31名患者)对单独治疗性运动(31名患者)	6个月后，与单独的治疗性运动相比，联合膝关节内PRP注射可以更有效地减少疼痛并改善WOMAC评估的运动范围和SF-36评估的生活质量
Sampson 等[179](2010)	病例系列（Ⅳ级证据）	14例膝关节OA患者，每隔4周注射3次PRP	BrittbergPeterson视觉疼痛、运动和期望评分以及12个月后的膝关节损伤和骨关节炎疗效明显改善
Vaquerizo 等[180](2013)	RCT(Ⅰ级证据)	14例膝关节OA患者，每隔1周注射3次PRGF或注射1次Durolane透明质酸(对照组)	在24和48周时，PRGF相比透明质酸注射组，WOMAC、Lequesne指数和OMEERACTOARSI评分应答率更高

（待续）

表 7.7 膝关节病变与关节炎的研究汇总(续)

研究人员	研究类型	干预措施	主要结果
Spakova 等[181](2012)	前瞻性队列研究(Ⅱ级证据)	膝关节 OA 患者每周接受 3 次 PRP 或透明质酸注射	6 个月时，与透明质酸相比,PRP 组的数值评分量表 (NRS)和 WOMAC 指数有所改善
Raeissadat 等[182](2015)	随机非安慰剂对照试验 (Ⅱ级证据)	膝关节 OA 患者每隔 4 周注射 2 次 PRP 或透明质酸	PRP 组 12 个月时 WOMAC 疼痛评分和身体疼痛显著改善
Sanchez 等[183](2012)	RCT(Ⅰ级证据)	膝关节 OA 患者每周注射 3 次 PRP 或透明质酸	在 24 周时,PRP 组 WOMAC 疼痛亚量表下降 50%,显著提高了应答率
Kon 等[184](2011)	前瞻性比较研究(Ⅱ级证据)	软骨退行性病变、早期和重度 OA 患者注射 3 次 PRP 或透明质酸(低/高分子量);添加氯化钙激活 PRP	PRP 组的 IKDC 和 EQ VAS 评分显著改善。50 岁以上患者两组得分无差异
Gormeli 等[185](2015)	RCT(Ⅰ级证据)	膝关节 OA 患者接受 3 次 PRP、1 次 PRP、1 次透明质酸或生理盐水注射治疗	与生理盐水组相比,治疗组的 IKDC 和 EQ VAS 评分均显著改善。注射 3 次 PRP 的患者膝关节评分更高。在 OA 早期,注射 3 次 PRP 的患者效果更好
Montanez-Heredia 等[186](2016)	RCT(Ⅰ级证据)	膝关节 OA 患者每隔 15 天注射 3 次 PRP 或透明质酸	治疗后 3 个月或 6 个月,PRP 或透明质酸均可缓解疼痛。PRP 对轻度 OA 患者更有效
Cerza F 等[187](2012)	RCT(Ⅰ级证据)	膝关节炎患者每周注射 4 次 PRP 或透明质酸	24 周时,PRP 组 WOMAC 评分显著改善
Filardo 等[188](2012)	RCT(Ⅰ级证据)	膝关节软骨病变或 OA 患者每周注射 3 次 PRP 或透明质酸	临床评分无明显差异。PRP 对轻度关节退行性变更加有效
Filardo 等[189](2015)	RCT(Ⅰ级证据)	膝关节 OA 患者,每周注射 3 次 PRP 或透明质酸	PRP 和透明质酸的所有临床评分均无显著性差异
Patel 等[190](2013)	RCT(Ⅰ级证据)	膝关节 OA 患者接受 1 次 PRP、间隔 3 周注射 3 次 PRP 或 1 次生理盐水注射治疗	PRP 组在 6 个月时 WOMAC 评分显著提高，但单次或多次注射 PRP 组在 3~6 个月之间无差异
Forogh 等[191](2015)	RCT(Ⅰ级证据)	注射 1 次 PRP 或皮质类固醇治疗膝关节 OA	2 个月和 6 个月时,PRP 组的疼痛缓解、日常活动和生活质量较好
Filardo 等[31](2012)	比较研究 (Ⅱ级证据)	膝关节 OA 患者接受 3 次 PRGF 注射(72 例)或 3 次 PRP 注射	PRGF 和 PRP 在 12 个月的疼痛和功能方面改善效果相当，但 PRP 注射会发生更大的肿胀和程序性疼痛反应

IKDC:国际膝关节评分委员会;OA:骨关节炎;PRGF:富生长因子血浆;PRP:富血小板血浆;RCT:随机对照试验;VAS:视觉模拟评分;WOMAC:西安大略和麦克马斯特大学关节炎指数。

明，一次和两次注射治疗膝关节 OA[190]的结果无显著差异，其他关于膝关节 OA[185]和髌腱病变[109]的研究则显示了多次注射的优越性。PRP 通过减轻疼痛和增加活动耐受性，能够提前 2~3 周恢复运动和活动[1]。关于 PRP 最适宜的制剂、剂量和时间仍然存在一些问题。未来的研究需要有更好的随机和盲法程序、更大的样本量、损伤持续时间更接近的受试者、充分且一致的制备和注射技术描述、为数据分析提供额外客观的放射图像、标准的注射后康复方案、2 年以上的长期随访，以及标准的功能结果评分。还需要对富含白细胞和缺乏白细胞的 PRP 进行深入的比较研究。

结论

这是一个令人兴奋的运动再生医学时代。我们已经跨越了摸索期，正努力优化基于血小板的再生疗法，不断推进 PRP 相关研究。目前，有中等质量的证据支持使用 PRP 治疗外侧上髁病变和膝关节 OA。低质量的证据表明，PRP 对踝关节和髋关节 OA、髌骨和跟腱病变以及肘部、踝关节韧带和内侧半月板的 UCL 损伤有一定的安全性和有效性。早期结果提示，PRP 具有治疗盘源性疼痛的潜能。在未来的研究中，还需要进一步探索来优化血小板剂量、细胞组成和 PRP 的后期康复方案；应考虑并调查影响治疗反应的患者生理和遗传因素；需要精确的结果测量以及多年的随访（而非数周至数月），从而准确评估疗效。PRP 是一种对结缔组织长期健康的治疗和投资，不应被视为一种短期的疼痛管理策略。除非研究能够始终如一地诠释和衡量这种疗法的益处范围，否则结果很可能会继续误导和挫败。

（程朋真 译　高祎 校）

参考文献

1. Nguyen RT, Borg-Stein J, McInnis K. Applications of platelet-rich plasma in musculoskeletal and sports medicine: an evidence-based approach. *Pm R* 2011;3(3):226–250.
2. Boswell SG, Cole BJ, Sundman EA, et al. Platelet-rich plasma: a milieu of bioactive factors. *Arthroscopy*. 2012;28(3):429–439.
3. Sánchez M, Anitua E, Azofra J, et al. Comparison of surgically repaired Achilles tendon tears using platelet-rich fibrin matrices. *Am J Sports Med*. 2007;35(2):245–251.
4. Broughton G, 2nd, Janis JE, Attinger CE. Wound healing: an overview. *Plast Reconstr Surg*. 2006;117(7 Suppl):1e-S–32e-S.
5. Scherer SS, Tobalem M, Vigato E, et al. Nonactivated versus thrombin-activated platelets on wound healing and fibroblast-to-myofibroblast differentiation *in vivo* and *in vitro*. *Plast Reconstr Surg*. 2012;129(1):46e–54e.
6. Blair P, Flaumenhaft R. Platelet alpha-granules: basic biology and clinical correlates. *Blood Rev*. 2009;23(4):177–189.
7. Davis VL, Abukabda AB, Radio NM, et al. Platelet-rich preparations to improve healing. Part I: workable options for every size practice. *J Oral Implantol*. 2014;40(4):500–510.
8. Malanga GA, Goldin M. PRP: review of the current evidence for musculoskeletal conditions. *Curr Phys Med Rehabil Rep*. 2014;2:1–5.
9. Boswell SG, Schnabel LV, Mohammed HO, et al. Increasing platelet concentrations in leukocyte-reduced platelet-rich plasma decrease collagen gene synthesis in tendons. *Am J Sports Med*. 2014;42(1):42–49.
10. Giusti I, Rughetti A, D'Ascenzo S, et al. Identification of an optimal concentration of platelet gel for promoting angiogenesis in human endothelial cells. *Transfusion*. 2009;49(4):771–778.
11. Giusti I, Rughetti A, D'Ascenzo S, et al. The effects of platelet gel-released supernatant on human fibroblasts. *Wound Repair Regen*. 2013;21(2):300–308.
12. Anitua E, Sánchez M, Nurden AT, et al. Platelet-released growth factors enhance the secretion of hyaluronic acid and induce hepatocyte growth factor production by synovial fibroblasts from arthritic patients. *Rheumatology (Oxford)*. 2007;46(12):1769–1772.

13. Jo CH, Kim JE, Yoon KS, et al. Platelet-rich plasma stimulates cell proliferation and enhances matrix gene expression and synthesis in tenocytes from human rotator cuff tendons with degenerative tears. *Am J Sports Med*. 2012;40(5):1035–1045.
14. Hoemann CD, Chen G, Marchand C, et al. Scaffold-guided subchondral bone repair: implication of neutrophils and alternatively activated arginase-1+ macrophages. *Am J Sports Med*. 2010;38(9):1845–1856.
15. Bielecki T, Dohan Ehrenfest DM, Everts PA, et al. The role of leukocytes from L-PRP/L-PRF in wound healing and immune defense: new perspectives. *Curr Pharm Biotechnol*. 2012;13(7):1153–1162.
16. Assirelli E, Filardo G, Mariani E, et al. Effect of two different preparations of platelet-rich plasma on synoviocytes. *Knee Surg Sports Traumatol Arthrosc*. 2015;23(9):2690–2703.
17. Braun HJ, Kim HJ, Chu CR, et al. The effect of platelet-rich plasma formulations and blood products on human synoviocytes: implications for intra-articular injury and therapy. *Am J Sports Med*. 2014;42(5):1204–1210.
18. Dragoo JL, Braun HJ, Durham JL, et al. Comparison of the acute inflammatory response of two commercial platelet-rich plasma systems in healthy rabbit tendons. *Am J Sports Med*. 2012; 40(6):1274–1281.
19. McCarrel TM, Minas T, Fortier LA. Optimization of leukocyte concentration in platelet-rich plasma for the treatment of tendinopathy. *J Bone Joint Surg Am*. 2012;94(19):e1431–e1438.
20. van Buul GM, Koevoet WL, Kops N, et al. Platelet-rich plasma releasate inhibits inflammatory processes in osteoarthritic chondrocytes. *Am J Sports Med*. 2011;39(11):2362–2370.
21. Yoshida R, Murray MM. Peripheral blood mononuclear cells enhance the anabolic effects of platelet-rich plasma on anterior cruciate ligament fibroblasts. *J Orthop Res*. 2013;31(1):29–34.
22. Zimmermann R, Arnold D, Strasser E, et al. Sample preparation technique and white cell content influence the detectable levels of growth factors in platelet concentrates. *Vox Sang*. 2003;85(4):283–289.
23. Pifer MA, Maerz T, Baker KC, et al. Matrix metalloproteinase content and activity in low-platelet, low-leukocyte and high-platelet, high-leukocyte platelet-rich plasma (PRP) and the biologic response to PRP by human ligament fibroblasts. *Am J Sports Med*. 2014;42(5):1211–1218.
24. Sundman EA, Cole BJ, Fortier LA. Growth factor and catabolic cytokine concentrations are influenced by the cellular composition of platelet-rich plasma. *Am J Sports Med*. 2011;39(10):2135–2140.
25. Boswell SG, Schnabel LV, Mohammed HO, et al. Increasing platelet concentrations in leukocyte-reduced platelet-rich plasma decrease collagen gene synthesis in tendons. *Am J Sports Med*. 2014;42(1):42–49.
26. Hooiveld M, Roosendaal G, Wenting M, et al. Short-term exposure of cartilage to blood results in chondrocyte apoptosis. *Am J Pathol*. 2003;162(3):943–951.
27. Madhok R, Bennett D, Sturrock RD, et al. Mechanisms of joint damage in an experimental model of hemophilic arthritis. *Arthritis Rheum*. 1988;31(9):1148–1155.
28. Roosendaal G, Vianen ME, Marx JJ, et al. Blood-induced joint damage: a human *in vitro* study. *Arthritis Rheum*. 1999;42(5):1025–1032.
29. Roosendaal G, Vianen ME, van den Berg HM, et al. Cartilage damage as a result of hemarthrosis in a human *in vitro* model. *J Rheumatol*. 1997;24(7):1350–1354.
30. Castillo TN, Pouliot MA, Kim HJ, et al. Comparison of growth factor and platelet concentration from commercial platelet-rich plasma separation systems. *Am J Sports Med*. 2011;39(2):266–271.
31. Filardo G, Kon E, Pereira Ruiz MT, et al. Platelet-rich plasma intra-articular injections for cartilage degeneration and osteoarthritis: single- versus double-spinning approach. *Knee Surg Sports Traumatol Arthrosc*. 2012;20(10):2082–2091.
32. Anitua E. The use of plasma-rich growth factors (PRGF) in oral surgery. *Pract Proced Aesthet Dent*. 2001;13(6):487–93; quiz 487.
33. Leitner GC, Gruber R, Neumüller J, et al. Platelet content and growth factor release in platelet-rich plasma: a comparison of four different systems. *Vox Sang*. 2006;91(2):135–139.
34. Dohan DM, Choukroun J, Diss A, et al. Platelet-rich fibrin (PRF): a second-generation platelet concentrate. Part I: technological concepts and evolution. *Oral Surg Oral Med Oral Pathol Oral Radiol Endod*. 2006;101(3):e37–e44.
35. DeLong JM, Russell RP, Mazzocca AD. Platelet-rich plasma: the PAW classification system. *Arthroscopy*. 2012;28(7):998–1009.
36. Dohan Ehrenfest DM, Andia I, Zumstein MA, et al. Classification of platelet concentrates (platelet-rich plasma-PRP, platelet-rich fibrin-PRF) for topical and infiltrative use in orthopedic and sports medicine: current consensus, clinical implications and perspec-

tives. *Muscles Ligaments Tendons J*. 2014;4(1):3–9.

37. Mautner K, Malanga GA, Smith J, et al. A call for a standard classification system for future biologic research: the rationale for new PRP nomenclature. *PM R*. 2015;7(4 Suppl):S53–S59.
38. Mishra A, Harmon K, Woodall J, et al. Sports medicine applications of platelet-rich plasma. *Curr Pharm Biotechnol*. 2012;13(7):1185–1195.
39. Oh JH, Kim W, Park KU, et al. Comparison of the cellular composition and cytokine-release kinetics of various platelet-rich plasma preparations. *Am J Sports Med*. 2015;43(12):3062–3070.
40. Arora S, Doda V, Kotwal U, et al. Quantification of platelets and platelet-derived growth factors from platelet-rich plasma (PRP) prepared at different centrifugal force (g) and time. *Transfus Apher Sci*. 2016;54(1):103–110.
41. Weibrich G, Kleis WK, Hafner G. Growth factor levels in the platelet-rich plasma produced by 2 different methods: curasan-type PRP kit versus PCCS PRP system. *Int J Oral Maxillofac Implants*. 2002;17(2):184–190.
42. Weibrich G, Kleis WK, Buch R, et al. The Harvest Smart PRePTM system versus the Friadent-Schütze platelet-rich plasma kit. *Clin Oral Implants Res*. 2003;14(2):233–239.
43. Weibrich G, Kleis WK, Hafner G, et al. Comparison of platelet, leukocyte, and growth factor levels in point-of-care platelet-enriched plasma, prepared using a modified Curasan kit, with preparations received from a local blood bank. *Clin Oral Implants Res*. 2003;14(3):357–362.
44. Weibrich G, Kleis WK, Hitzler WE, et al. Comparison of the platelet-concentrate collection system with the plasma-rich-in-growth-factors kit to produce platelet-rich plasma: a technical report. *Int J Oral Maxillofac Implants*. 2005;20(1):118–123.
45. Magalon J, Bausset O, Serratrice N, et al. Characterization and comparison of 5 platelet-rich plasma preparations in a single-donor model. *Arthroscopy*. 2014;30(5):629–638.
46. Aydin F, Pancar Yuksel E, Albayrak D. Platelet-collection efficiencies of three different platelet-rich plasma preparation systems. *J Cosmet Laser Ther*. 2015;17(3):165–168.
47. Dohan Ehrenfest DM, de Peppo GM, Doglioli P, et al. Slow release of growth factors and thrombospondin-1 in Choukroun's platelet-rich fibrin (PRF): a gold standard to achieve for all surgical platelet-concentrates technologies. *Growth Factors*. 2009; 27(1):63–69.
48. Dohan Ehrenfest DM, Bielecki T, Jimbo R, et al. Do the fibrin architecture and leukocyte content influence the growth factor release of platelet concentrates? An evidence-based answer comparing a pure platelet-rich plasma (P-PRP) gel and a leukocyte- and platelet-rich fibrin (L-PRF). *Curr Pharm Biotechnol*. 2012;13(7):1145–1152.
49. Dohan DM, Choukroun J, Diss A, et al. Platelet-rich fibrin (PRF): a second-generation platelet concentrate. Part II: platelet-related biologic features. *Oral Surg Oral Med Oral Pathol Oral Radiol Endod*. 2006;101(3):e45–e50.
50. Schär MO, Diaz-Romero J, Kohl S, et al. Platelet-rich concentrates differentially release growth factors and induce cell migration *in vitro*. *Clin Orthop Relat Res*. 2015;473(5):1635–1643.
51. Passaretti F, Tia M, D'Esposito V, et al. Growth-promoting action and growth factor release by different platelet derivatives. *Platelets*. 2014; 25(4): 252–256.
52. Gassling VL, Açil Y, Springer IN, et al. Platelet-rich plasma and platelet-rich fibrin in human cell culture. *Oral Surg Oral Med Oral Pathol Oral Radiol Endod*. 2009;108(1):48–55.
53. Zumstein MA, Berger S, Schober M, et al. Leukocyte- and platelet-rich fibrin (L-PRF) for long-term delivery of growth factor in rotator cuff repair: review, preliminary results and future directions. *Curr Pharm Biotechnol*. 2012;13(7):1196–1206.
54. He L, Lin Y, Hu X, et al. A comparative study of platelet-rich fibrin (PRF) and platelet-rich plasma (PRP) on the effect of proliferation and differentiation of rat osteoblasts *in vitro*. *Oral Surg Oral Med Oral Pathol Oral Radiol Endod*. 2009;108(5): 707–713.
55. Braune S, Walter M, Schulze F, et al. Changes in platelet morphology and function during 24 hours of storage. *Clin Hemorheol Microcirc*. 2014;58(1):159–170.
56. Marx RE, Carlson ER, Eichstaedt RM, et al. Platelet-rich plasma: growth factor enhancement for bone grafts. *Oral Surg Oral Med Oral Pathol Oral Radiol Endod*. 1998;85(6):638–646.
57. Roh YH, Kim W, Park KU, et al. Cytokine-release kinetics of platelet-rich plasma according to various activation protocols. *Bone Joint Res*. 2016;5(2): 37–45.
58. Martineau I, Lacoste E, Gagnon G. Effects of calcium and thrombin on growth factor release from platelet concentrates: kinetics and regulation of endothelial cell proliferation. *Biomaterials*. 2004;25(18):4489–4502.
59. Harrison S, Vavken P, Kevy S, et al. Platelet acti-

vation by collagen provides sustained release of anabolic cytokines. *Am J Sports Med*. 2011;39 (4):729–734.

60. Jeon YR, Jung BK, Roh TS, et al. Comparing the effect of nonactivated platelet-rich plasma, activated platelet-rich plasma, and bone morphogenetic protein-2 on calvarial bone regeneration. *J Craniofac Surg*. 2016;27(2):317–321.
61. Varon D, Spectre G. Antiplatelet agents. *Hematology Am Soc Hematol Educ Program*. 2009;1:267–272.
62. Schippinger G, Prüller F, Divjak M, et al. Autologous platelet-rich plasma preparations: influence of nonsteroidal anti-inflammatory drugs on platelet function. *Orthop J Sports Med*. 2015;3(6). doi:10.1177/2325967115588896
63. Mongan J, Mieszczanska HZ, Smith BH, et al. Pioglitazone inhibits platelet function and potentiates the effects of aspirin: a prospective observation study. *Thromb Res*. 2012;129(6):760–764.
64. Bausset O, Magalon J, Giraudo L, et al. Impact of local anaesthetics and needle calibres used for painless PRP injections on platelet functionality. *Muscles Ligaments Tendons J*. 2014;4(1):18–23.
65. Moraes VY, Lenza M, Tamaoki MJ, et al. Platelet-rich therapies for musculoskeletal soft tissue injuries. *Cochrane Database Syst Rev*. 2014;4: CD010071. doi:10.1002/14651858.CD010071.pub3
66. Edwards SG, Calandruccio JH. Autologous blood injections for refractory lateral epicondylitis. *J Hand Surg Am*. 2003;28(2):272–278.
67. Connell DA, Ali KE, Ahmad M, et al. Ultrasound-guided autologous blood injection for tennis elbow. *Skeletal Radiol*. 2006;35(6):371–377.
68. Chaudhury S, de La Lama M, Adler RS, et al. Platelet-rich plasma for the treatment of lateral epicondylitis: sonographic assessment of tendon morphology and vascularity (pilot study). *Skeletal Radiol*. 2013;42(1):91–97.
69. Hechtman KS, Uribe JW, Botto-vanDemden A, et al. Platelet-rich plasma injection reduces pain in patients with recalcitrant epicondylitis. *Orthopedics*. 2011;34(2):92. doi:10.3928/01477447-20101221-05
70. Mishra A, Pavelko T. Treatment of chronic elbow tendinosis with buffered platelet-rich plasma. *Am J Sports Med*. 2006;34(11):1774–1778.
71. Peerbooms JC, Sluimer J, Bruijn DJ, et al. Positive effect of an autologous platelet concentrate in lateral epicondylitis in a double-blind randomized controlled trial: platelet-rich plasma versus corticosteroid injection with a 1-year follow-up. *Am J Sports Med*. 2010;38(2):255–262.
72. Gosens T, Peerbooms JC, van Laar W, et al. Ongoing positive effect of platelet-rich plasma versus corticosteroid injection in lateral epicondylitis: a double-blind randomized controlled trial with 2-year follow-up. *Am J Sports Med*. 2011;39(6):1200–1208.
73. Creaney L, Wallace A, Curtis M, et al. Growth factor-based therapies provide additional benefit beyond physical therapy in resistant elbow tendinopathy: a prospective, single-blind, randomised trial of autologous blood injections versus platelet-rich plasma injections. *Br J Sports Med*. 2011;45(12):966–971.
74. Thanasas C, Papadimitriou G, Charalambidis C, et al. Platelet-rich plasma versus autologous whole blood for the treatment of chronic lateral elbow epicondylitis: a randomized controlled clinical trial. *Am J Sports Med*. 2011;39(10):2130–2134.
75. Krogh TP, Fredberg U, Stengaard-Pedersen K, et al. Treatment of lateral epicondylitis with platelet-rich plasma, glucocorticoid, or saline: a randomized, double-blind, placebo-controlled trial. *Am J Sports Med*. 2013;41(3):625–635.
76. Mishra AK, Skrepnik NV, Edwards SG, et al. Efficacy of platelet-rich plasma for chronic tennis elbow: a double-blind, prospective, multicenter, randomized controlled trial of 230 patients. *Am J Sports Med*. 2014;42(2):463–471.
77. Omar AS, Ibrahim ME, Ahmed AS, et al. Local injection of autologous platelet-rich plasma and corticosteroid in treatment of lateral epicondylitis and plantar fasciitis: randomized clinical trial. *Egypt Rheumatol*. 2012;34:43–49.
78. Behera P, Dhillon M, Aggarwal S, et al. Leukocyte-poor platelet-rich plasma versus bupivacaine for recalcitrant lateral epicondylar tendinopathy. *J Orthop Surg (Hong Kong)*. 2015;23(1):6–10.
79. Wolf JM, Ozer K, Scott F, et al. Comparison of autologous blood, corticosteroid, and saline injection in the treatment of lateral epicondylitis: a prospective, randomized, controlled multicenter study. *J Hand Surg Am*. 2011;36(8):1269–1272.
80. Raeissadat SA, Rayegani SM, Hassanabadi H, et al. Is platelet-rich plasma superior to whole blood in the management of chronic tennis elbow: one year randomized clinical trial. *BMC Sports Sci Med Rehabil*. 2014;6:12.
81. Chiavaras MM, Jacobson JA, Carlos R, et al. IMpact of Platelet Rich plasma OVer alternative therapies in patients with lateral Epicondylitis (IMPROVE): protocol for a multicenter randomized controlled study: a multicenter, randomized

trial comparing autologous platelet-rich plasma, autologous whole blood, dry needle tendon fenestration, and physical therapy exercises alone on pain and quality of life in patients with lateral epicondylitis. *Acad Radiol*. 2014;21(9):1144–1155.

82. Schepull T, Kvist J, Norrman H, et al. Autologous platelets have no effect on the healing of human Achilles tendon ruptures: a randomized single-blind study. *Am J Sports Med*. 2011;39(1):38–47.
83. Gaweda K, Tarczynska M, Krzyzanowski W. Treatment of Achilles tendinopathy with platelet-rich plasma. *Int J Sports Med*. 2010;31(8):577–583.
84. Monto RR. Platelet-rich plasma treatment for chronic Achilles tendinosis. *Foot Ankle Int*. 2012;33(5):379–385.
85. Ferrero G, Fabbro E, Orlandi D, et al. Ultrasound-guided injection of platelet-rich plasma in chronic Achilles and patellar tendinopathy. *J Ultrasound*. 2012;15(4):260–266.
86. Deans VM, Miller A, Ramos J. A prospective series of patients with chronic Achilles tendinopathy treated with autologous-conditioned plasma injections combined with exercise and therapeutic ultrasonography. *J Foot Ankle Surg*. 2012;51(6):706–710.
87. Volpi P, Quaglia A, Schoenhuber H, et al. Growth factors in the management of sport-induced tendinopathies: results after 24 months from treatment. A pilot study. *J Sports Med Phys Fitness*. 2010;50(4):494–500.
88. Finnoff JT, Fowler SP, Lai JK, et al. Treatment of chronic tendinopathy with ultrasound-guided needle tenotomy and platelet-rich plasma injection. *PM R*. 2011;3(10):900–911.
89. Oloff L, Elmi E, Nelson J, et al. Retrospective analysis of the effectiveness of platelet-rich plasma in the treatment of Achilles tendinopathy: pretreatment and posttreatment correlation of magnetic resonance imaging and clinical assessment. *Foot Ankle Spec*. 2015;8(6):490–497.
90. Kearney RS, Parsons N, Costa ML. Achilles tendinopathy management: a pilot randomised controlled trial comparing platelet-rich plasma injection with an eccentric loading programme. *Bone Joint Res*. 2013;2(10):227–232.
91. Murawski CD, Smyth NA, Newman H, et al. A single platelet-rich plasma injection for chronic midsubstance Achilles tendinopathy: a retrospective preliminary analysis. *Foot Ankle Spec*. 2014;7(5):372–376.
92. Owens RF Jr, Ginnetti J, Conti SF, et al. Clinical and magnetic resonance imaging outcomes following platelet-rich plasma injection for chronic midsubstance Achilles tendinopathy. *Foot Ankle Int*. 2011;32(11):1032–1039.
93. Mautner K, Colberg RE, Malanga G, et al. Outcomes after ultrasound-guided platelet-rich plasma injections for chronic tendinopathy: a multicenter, retrospective review. *PM R*. 2013;5(3):169–175.
94. Filardo G, Kon E, Di Matteo B, et al. Platelet-rich plasma injections for the treatment of refractory Achilles tendinopathy: results at 4 years. *Blood Transfus*. 2014;12(4):533–540.
95. de Vos RJ, Weir A, van Schie HT, et al. Platelet-rich plasma injection for chronic Achilles tendinopathy: a randomized controlled trial. *JAMA*. 2010;303(2):144–149.
96. de Jonge S, de Vos RJ, Weir A, et al. One-year follow-up of platelet-rich plasma treatment in chronic Achilles tendinopathy: a double-blind randomized placebo-controlled trial. *Am J Sports Med*. 2011;39(8):1623–1629.
97. de Vos RJ, Weir A, Tol JL, et al. No effects of PRP on ultrasonographic tendon structure and neovascularisation in chronic midportion Achilles tendinopathy. *Br J Sports Med*. 2011;45(5):387–392.
98. Krogh TP, Bartels EM, Ellingsen T, et al. Comparative effectiveness of injection therapies in lateral epicondylitis: a systematic review and network meta-analysis of randomized controlled trials. *Am J Sports Med*. 2013;41(6):1435–1446.
99. Rabago D, Best TM, Zgierska AE, et al. A systematic review of four injection therapies for lateral epicondylosis: prolotherapy, polidocanol, whole blood and platelet-rich plasma. *Br J Sports Med*. 2009;43(7):471–481.
100. Gross CE, Hsu AR, Chahal J, et al. Injectable treatments for noninsertional Achilles tendinosis: a systematic review. *Foot Ankle Int*. 2013;34(5):619–628.
101. Kon E, Filardo G, Delcogliano M, et al. Platelet-rich plasma: new clinical application: a pilot study for treatment of jumper's knee. *Injury*. 2009;40(6):598–603.
102. Charousset C, Zaoui A, Bellaiche L, et al. Are multiple platelet-rich plasma injections useful for treatment of chronic patellar tendinopathy in athletes? a prospective study. *Am J Sports Med*. 2014;42(4):906–911.
103. Kaux JF, Croisier JL, Bruyere O, et al. One injection of platelet-rich plasma associated to a submaximal eccentric protocol to treat chronic jumper's knee. *J Sports Med Phys Fitness*. 2015;55(9): 953–961.

104. Kaux JF, Bruyere O, Croisier JL, et al. One-year follow-up of platelet-rich plasma infiltration to treat chronic proximal patellar tendinopathies. *Acta Orthop Belg*. 2015;81(2):251–256.
105. Dallaudière B, Pesquer L, Meyer P, et al. Intratendinous injection of platelet-rich plasma under US guidance to treat tendinopathy: a long-term pilot study. *J Vasc Interv Radiol*. 2014;25(5):717–723.
106. Filardo G, Kon E, Di Matteo B, et al. Platelet-rich plasma for the treatment of patellar tendinopathy: clinical and imaging findings at medium-term follow-up. *Int Orthop*. 2013;37(8):1583–1589.
107. Gosens T, Den Oudsten BL, Fievez E, et al. Pain and activity levels before and after platelet-rich plasma injection treatment of patellar tendinopathy: a prospective cohort study and the influence of previous treatments. *Int Orthop*. 2012;36(9): 1941–1946.
108. Kaux JF, Croisier JL, Forthomme B, et al. Using platelet-rich plasma to treat jumper's knees: exploring the effect of a second closely-timed infiltration. *J Sci Med Sport*. 2016;19(3):200–204.
109. Zayni R, Thaunat M, Fayard JM, et al. Platelet-rich plasma as a treatment for chronic patellar tendinopathy: comparison of a single versus two consecutive injections. *Muscles Ligaments Tendons J*. 2015;5(2):92–98.
110. Filardo G, Kon E, Della Villa S, et al. Use of platelet-rich plasma for the treatment of refractory jumper's knee. *Int Orthop*. 2010;34(6):909–915.
111. Vetrano M, Castorina A, Vulpiani MC, et al. Platelet-rich plasma versus focused shock waves in the treatment of jumper's knee in athletes. *Am J Sports Med*. 2013;41(4):795–803.
112. Dragoo JL, Wasterlain AS, Braun HJ, et al. Platelet-rich plasma as a treatment for patellar tendinopathy: a double-blind, randomized controlled trial. *Am J Sports Med*. 2014;42(3):610–618.
113. Seijas R, Cuscó X, Sallent A, et al. Pain in donor site after BTB-ACL reconstruction with PRGF: a randomized trial. *Arch Orthop Trauma Surg*. 2016;136(6):829–835.
114. de Almeida AM, Demange MK, Sobrado MF, et al. Patellar tendon healing with platelet-rich plasma: a prospective randomized controlled trial. *Am J Sports Med*. 2012;40(6):1282–1288.
115. Cervellin M, de Girolamo L, Bait C, et al. Autologous platelet-rich plasma gel to reduce donor-site morbidity after patellar tendon graft harvesting for anterior cruciate ligament reconstruction: a randomized, controlled clinical study. *Knee Surg Sports Traumatol Arthrosc*. 2012;20(1): 114–120.
116. Randelli PS, Arrigoni P, Cabitza P, et al. Autologous platelet-rich plasma for arthroscopic rotator cuff repair. A pilot study. *Disabil Rehabil*. 2008;30(20-22):1584–1589.
117. Hak A, Rajaratnam K, Ayeni OR, et al. A double-blinded placebo randomized controlled trial evaluating short-term efficacy of platelet-rich plasma in reducing postoperative pain after arthroscopic rotator cuff repair: a pilot study. *Sports Health*. 2015;7(1):58–66.
118. Jo CH, Kim JE, Yoon KS, et al. Does platelet-rich plasma accelerate recovery after rotator cuff repair? A prospective cohort study. *Am J Sports Med*. 2011;39(10):2082–2090.
119. Randelli P, Arrigoni P, Ragone V, et al. Platelet-rich plasma in arthroscopic rotator cuff repair: a prospective RCT study, 2-year follow-up. *J Shoulder Elbow Surg*. 2011;20(4):518–528.
120. Castricini R, Longo UG, De Benedetto M, et al. Platelet-rich plasma augmentation for arthroscopic rotator cuff repair: a randomized controlled trial. *Am J Sports Med*. 2011;39(2): 258–265.
121. Antuña S, Barco R, Martínez Diez JM, et al. Platelet-rich fibrin in arthroscopic repair of massive rotator cuff tears: a prospective randomized pilot clinical trial. *Acta Orthop Belg*. 2013;79(1): 25–30.
122. Malavolta EA, Gracitelli ME, Ferreira Neto AA, et al. Platelet-rich plasma in rotator cuff repair: a prospective randomized study. *Am J Sports Med*. 2014;42(10):2446–2454.
123. Rodeo SA, Delos D, Williams RJ, et al. The effect of platelet-rich fibrin matrix on rotator cuff tendon healing: a prospective, randomized clinical study. *Am J Sports Med*. 2012;40(6):1234–1241.
124. Gumina S, Campagna V, Ferrazza G, et al. Use of platelet-leukocyte membrane in arthroscopic repair of large rotator cuff tears: a prospective randomized study. *J Bone Joint Surg Am*. 2012;94(15):1345–1352.
125. Chahal J, Van Thiel GS, Mall N, et al. The role of platelet-rich plasma in arthroscopic rotator cuff repair: a systematic review with quantitative synthesis. *Arthroscopy*. 2012;28 (11):1718–1727.
126. Carr AJ, Murphy R, Dakin SG, et al. Platelet-rich plasma injection with arthroscopic acromioplasty for chronic rotator cuff tendinopathy: a randomized controlled trial. *Am J Sports Med*. 2015;43(12):2891–2897.
127. Kesikburun S, Tan AK, Yilmaz B, et al. Platelet-rich plasma injections in the treatment of chronic

rotator cuff tendinopathy: a randomized controlled trial with 1-year follow-up. *Am J Sports Med*. 2013;41(11):2609–2616.
128. Rha DW, Park GY, Kim YK, et al. Comparison of the therapeutic effects of ultrasound-guided platelet-rich plasma injection and dry needling in rotator cuff disease: a randomized controlled trial. *Clin Rehabil*. 2013;27(2):113–122.
129. Martinelli N, Marinozzi A, Carnì S, et al. Platelet-rich plasma injections for chronic plantar fasciitis. *Int Orthop*. 2013;37(5):839–842.
130. Kumar V, Millar T, Murphy PN, et al. The treatment of intractable plantar fasciitis with platelet-rich plasma injection. *Foot (Edinb)*. 2013;23(2-3):74–77.
131. Ragab EM, Othman AM. Platelet-rich plasma for treatment of chronic plantar fasciitis. *Arch Orthop Trauma Surg*. 2012;132(8):1065–1070.
132. Mahindra P, Yamin M, Selhi HS, et al. Chronic plantar fasciitis: effect of platelet-rich plasma, corticosteroid, and placebo. *Orthopedics*. 2016;39(2):e285–e289.
133. Say F, Gürler D, Inkaya E, et al. Comparison of platelet-rich plasma and steroid injection in the treatment of plantar fasciitis. *Acta Orthop Traumatol Turc*. 2014;48(6):667–672.
134. Jain K, Murphy PN, Clough TM. Platelet-rich plasma versus corticosteroid injection for plantar fasciitis: a comparative study. *Foot (Edinb)*. 2015;25(4):235–237.
135. Monto RR. Platelet-rich plasma efficacy versus corticosteroid injection treatment for chronic severe plantar fasciitis. *Foot Ankle Int*. 2014;35(4):313–318.
136. Shetty VD, Dhillon M, Hegde C, et al. A study to compare the efficacy of corticosteroid therapy with platelet-rich plasma therapy in recalcitrant plantar fasciitis: a preliminary report. *Foot Ankle Surg*. 2014;20(1):10–13.
137. Aksahin E, Dogruyol D, Yüksel HY, et al. The comparison of the effect of corticosteroids and platelet-rich plasma (PRP) for the treatment of plantar fasciitis. *Arch Orthop Trauma Surg*. 2012;132(6):781–785.
138. Lee TG, Ahmad TS. Intralesional autologous blood injection compared to corticosteroid injection for treatment of chronic plantar fasciitis. A prospective, randomized, controlled trial. *Foot Ankle Int*. 2007;28(9):984–990.
139. Kim E, Lee JH. Autologous platelet-rich plasma versus dextrose prolotherapy for the treatment of chronic recalcitrant plantar fasciitis. *PM R*. 2014;6(2):152–158.
140. Chew KT, Leong D, Lin CY, et al. Comparison of autologous conditioned plasma injection, extracorporeal shockwave therapy, and conventional treatment for plantar fasciitis: a randomized trial. *PM R*. 2013;5(12):1035–1043.
141. Jacobson JA, Yablon CM, Henning PT, et al. Greater trochanteric pain syndrome: percutaneous tendon fenestration versus platelet-rich plasma injection for treatment of gluteal tendinosis. *J Ultrasound Med*. 2016;35(11):2413–2420.
142. Orrego M, Larrain C, Rosales J, et al. Effects of platelet concentrate and a bone plug on the healing of hamstring tendons in a bone tunnel. *Arthroscopy*. 2008;24(12):1373–1380.
143. Sánchez M, Anitua E, Azofra J, et al. Ligamentization of tendon grafts treated with an endogenous preparation rich in growth factors: gross morphology and histology. *Arthroscopy*. 2010;26(4):470–480.
144. Vogrin M, Rupreht M, Crnjac A, et al. The effect of platelet-derived growth factors on knee stability after anterior cruciate ligament reconstruction: a prospective randomized clinical study. *Wien Klin Wochenschr*. 2010;122 Suppl 2:91–95.
145. Mirzatolooei F, Alamdari MT, Khalkhali HR. The impact of platelet-rich plasma on the prevention of tunnel widening in anterior cruciate ligament reconstruction using quadrupled autologous hamstring tendon: a randomised clinical trial. *Bone Joint J*. 2013;95-B(1):65–69.
146. Vadalà A, Iorio R, De Carli A, et al. Platelet-rich plasma: does it help reduce tunnel widening after ACL reconstruction? *Knee Surg Sports Traumatol Arthrosc*. 2013;21(4):824–829.
147. Seijas R, Ares O, Catala J, et al. Magnetic resonance imaging evaluation of patellar tendon graft remodelling after anterior cruciate ligament reconstruction with or without platelet-rich plasma. *J Orthop Surg (Hong Kong)*. 2013;21(1):10–14.
148. Nin JR, Gasque GM, Azcárate AV, et al. Has platelet-rich plasma any role in anterior cruciate ligament allograft healing? *Arthroscopy*. 2009;25(11):1206–1213.
149. Silva A, Sampaio R. Anatomic ACL reconstruction: does the platelet-rich plasma accelerate tendon healing? *Knee Surg Sports Traumatol Arthrosc*. 2009;17(6):676–682.
150. Figueroa D, Melean P, Calvo R, et al. Magnetic resonance imaging evaluation of the integration and maturation of semitendinosus-gracilis graft in anterior cruciate ligament reconstruction using

autologous platelet concentrate. *Arthroscopy*. 2010;26(10):1318–1325.

151. Rupreht M, Vogrin M, Hussein M. MRI evaluation of tibial tunnel wall cortical bone formation after platelet-rich plasma applied during anterior cruciate ligament reconstruction. *Radiol Oncol*. 2013;47(2):119–124.
152. Rupreht M, Jevtic V, Serša I, et al. Evaluation of the tibial tunnel after intraoperatively administered platelet-rich plasma gel during anterior cruciate ligament reconstruction using diffusion weighted and dynamic contrast-enhanced MRI. *J Magn Reson Imaging*. 2013;37(4):928–935.
153. Vogrin M, Rupreht M, Dineki D, et al. Effects of a platelet gel on early graft revascularization after anterior cruciate ligament reconstruction: a prospective, randomized, double-blind, clinical trial. *Eur Surg Res*. 2010;45(2):77–85.
154. Radice F, Yánez R, Gutiérrez V, et al. Comparison of magnetic resonance imaging findings in anterior cruciate ligament grafts with and without autologous platelet-derived growth factors. *Arthroscopy*. 2010;26(1):50–57.
155. Valentí Azcárate A, Lamo-Espinosa J, Aquerreta Beola JD, et al. Comparison between two different platelet-rich plasma preparations and control applied during anterior cruciate ligament reconstruction. Is there any evidence to support their use? *Injury*. 2014;45 Suppl 4:S36–S41.
156. Eirale C, Mauri E, Hamilton B. Use of platelet-rich plasma in an isolated complete medial collateral ligament lesion in a professional football (soccer) player: a case report. *Asian J Sports Med*. 2013;4(2):158–162.
157. Rowden A, Dominici P, D'Orazio J, et al. Double-blind, randomized, placebo-controlled study evaluating the use of platelet-rich plasma therapy (PRP) for acute ankle sprains in the emergency department. *J Emerg Med*. 2015;49(4):546–551.
158. Laver L, Carmont MR, McConkey MO, et al. Plasma rich in growth factors (PRGF) as a treatment for high ankle sprain in elite athletes: a randomized control trial. *Knee Surg Sports Traumatol Arthrosc*. 2015;23(11):3383–3392.
159. Podesta L, Crow SA, Volkmer D, et al. Treatment of partial ulnar collateral ligament tears in the elbow with platelet-rich plasma. *Am J Sports Med*. 2013;41(7):1689–1694.
160. Wetzel RJ, Patel RM, Terry MA. Platelet-rich plasma as an effective treatment for proximal hamstring injuries. *Orthopedics*. 2013;36(1):e64–e70.
161. Bubnov R, Yevseenko V, Semeniv I. Ultrasound guided injections of platelet-rich plasma for muscle injury in professional athletes. Comparative study. *Med Ultrason*. 2013;15(2):101–105.
162. Ekstrand J, Healy JC, Waldén M, et al. Hamstring muscle injuries in professional football: the correlation of MRI findings with return to play. *Br J Sports Med*. 2012;46(2):112–117.
163. Orchard JW, Seward H, Orchard JJ. Results of 2 decades of injury surveillance and public release of data in the Australian Football League. *Am J Sports Med*. 2013;41(4):734–741.
164. Hamid AM, Mohamed Ali MR, Yusof A, et al. Platelet-rich plasma injections for the treatment of hamstring injuries: a randomized controlled trial. *Am J Sports Med* 2014;42(10):2410–2418.
165. Hamilton B, Tol JL, Almusa E, et al. Platelet-rich plasma does not enhance return to play in hamstring injuries: a randomised controlled trial. *Br J Sports Med*. 2015;49(14):943–950.
166. Reurink G, Goudswaard GJ, Moen MH, et al.; Dutch hamstring injection therapy (HIT) study investigators. Platelet-rich plasma injections in acute muscle injury. *N Engl J Med*. 2014;370(26): 2546–2547.
167. Reurink G, Goudswaard GJ, Moen MH, et al.; Dutch HIT-study Investigators. Rationale, secondary outcome scores and 1-year follow-up of a randomised trial of platelet-rich plasma injections in acute hamstring muscle injury: the Dutch hamstring injection therapy study. *Br J Sports Med*. 2015;49(18):1206–1212.
168. Martinez-Zapata MJ, Orozco L, Balius R, et al. Efficacy of autologous platelet-rich plasma for the treatment of muscle rupture with haematoma: a multicentre, randomised, double-blind, placebo-controlled clinical trial. *Blood Transfus*. 2016;14(2):245–254.
169. Filardo G, Kon E, Buda R, et al. Platelet-rich plasma intra-articular knee injections for the treatment of degenerative cartilage lesions and osteoarthritis. *Knee Surg Sports Traumatol Arthrosc*. 2011;19(4): 528–535.
170. Kon E, Buda R, Filardo G, et al. Platelet-rich plasma: intra-articular knee injections produced favorable results on degenerative cartilage lesions. *Knee Surg Sports Traumatol Arthrosc*. 2010;18(4): 472–479.
171. Napolitano M, Matera S, Bossio M, et al. Autologous platelet gel for tissue regeneration in degenerative disorders of the knee. *Blood Transfus*. 2012; 10(1): 72–77.
172. Wang-Saegusa A, Cugat R, Ares O, et al. Infiltration of plasma rich in growth factors for

osteoarthritis of the knee: short-term effects on function and quality of life. *Arch Orthop Trauma Surg*. 2011;131(3):311–317.

173. Sánchez M, Anitua E, Azofra J, et al. Intra-articular injection of an autologous preparation rich in growth factors for the treatment of knee OA: a retrospective cohort study. *Clin Exp Rheumatol*. 2008;26(5):910–913.
174. Lai LP, Stitik TP, Foye PM, et al. Use of platelet-rich plasma in intra-articular knee injections for osteoarthritis: a systematic review. *PM R*. 2015;7(6):637–648.
175. Li M, Zhang C, Ai Z, et al. [Therapeutic effectiveness of intra-knee-articular injection of platelet-rich plasma on knee articular cartilage degeneration]. *Zhongguo Xiu Fu Chong Jian Wai Ke Za Zhi*. 2011;25(10):1192–1196.
176. Raeissadat SA, Rayegani SM, Babaee M, et al. The effect of platelet-rich plasma on pain, function, and quality of life of patients with knee osteoarthritis. *Pain Res Treat*. 2013;2013:165967. doi:10.1155/2013/165967
177. Gobbi A, Karnatzikos G, Mahajan V, et al. Platelet-rich plasma treatment in symptomatic patients with knee osteoarthritis: preliminary results in a group of active patients. *Sports Health*. 2012;4(2):162–172.
178. Rayegani SM, Raeissadat SA, Taheri MS, et al. Does intra articular platelet-rich plasma injection improve function, pain and quality of life in patients with osteoarthritis of the knee? A randomized clinical trial. *Orthop Rev (Pavia)*. 2014;6(3). doi:10.4081/or.2014.5405
179. Sampson S, Reed M, Silvers H, et al. Injection of platelet-rich plasma in patients with primary and secondary knee osteoarthritis: a pilot study. *Am J Phys Med Rehabil*. 2010;89(12):961–969.
180. Vaquerizo V, Plasencia MÁ, Arribas I, et al. Comparison of intra-articular injections of plasma rich in growth factors (PRGF-Endoret) versus durolane hyaluronic acid in the treatment of patients with symptomatic osteoarthritis: a randomized controlled trial. *Arthroscopy*. 2013;29(10):1635–1643.
181. Spaková T, Rosocha J, Lacko M, et al. Treatment of knee joint osteoarthritis with autologous platelet-rich plasma in comparison with hyaluronic acid. *Am J Phys Med Rehabil*. 2012;91(5):411–417.
182. Raeissadat SA, Rayegani SM, Hassanabadi H, et al. Knee osteoarthritis injection choices: platelet-rich plasma (PRP) versus hyaluronic acid (A one-year randomized clinical trial). *Clin Med Insights Arthritis Musculoskelet Disord*. 2015;8:1–8.
183. Sánchez M, Fiz N, Azofra J, et al. A randomized clinical trial evaluating plasma rich in growth factors (PRGF-Endoret) versus hyaluronic acid in the short-term treatment of symptomatic knee osteoarthritis. *Arthroscopy*. 2012;28(8):1070–1078.
184. Kon E, Mandelbaum B, Buda R, et al. Platelet-rich plasma intra-articular injection versus hyaluronic acid viscosupplementation as treatments for cartilage pathology: from early degeneration to osteoarthritis. *Arthroscopy*. 2011;27(11):1490–1501.
185. Görmeli G, Görmeli CA, Ataoglu B, et al. Multiple PRP injections are more effective than single injections and hyaluronic acid in knees with early osteoarthritis: a randomized, double-blind, placebo-controlled trial. *Knee Surg Sports Traumatol Arthrosc*. 2017;25(3):958–965.
186. Montañez-Heredia E, Irizar S, Huertas PJ, et al. Intra-articular injections of platelet-rich plasma versus hyaluronic acid in the treatment of osteoarthritic knee pain: a randomized clinical trial in the context of the Spanish national health care system. *Int J Mol Sci*. 2016;17(7):1064. doi:10.3390/ijms17071064
187. Cerza F, Carnì S, Carcangiu A, et al. Comparison between hyaluronic acid and platelet-rich plasma, intra-articular infiltration in the treatment of gonarthrosis. *Am J Sports Med*. 2012;40(12):2822–2827.
188. Filardo G, Kon E, Di Martino A, et al. Platelet-rich plasma vs. hyaluronic acid to treat knee degenerative pathology: study design and preliminary results of a randomized controlled trial. *BMC Musculoskelet Disord*. 2012;13:229. doi:10.1186/1471-2474-13-229
189. Filardo G, Di Matteo B, Di Martino A, et al. Platelet-rich plasma intra-articular knee injections show no superiority versus viscosupplementation: a randomized controlled trial. *Am J Sports Med*. 2015;43(7):1575–1582.
190. Patel S, Dhillon MS, Aggarwal S, et al. Treatment with platelet-rich plasma is more effective than placebo for knee osteoarthritis: a prospective, double-blind, randomized trial. *Am J Sports Med*. 2013;41(2):356–364.
191. Forogh B, Mianehsaz E, Shoaee S, et al. Effect of single injection of platelet-rich plasma in comparison with corticosteroid on knee osteoarthritis: a double-blind randomized clinical trial. *J Sports Med Phys Fitness*. 2016;56(7–8):901–908.
192. Sánchez M, Guadilla J, Fiz N, et al. Ultrasound-guided platelet-rich plasma injections for the treatment of osteoarthritis of the hip. *Rheumatology*. 2012;51(1):144–150.
193. Battaglia M, Guaraldi F, Vannini F, et al. Efficacy

of ultrasound-guided intra-articular injections of platelet-rich plasma versus hyaluronic acid for hip osteoarthritis. *Orthopedics*. 2013;36(12): e1501–e1508.

194. Battaglia M, Guaraldi F, Vannini F, et al. Platelet-rich plasma (PRP) intra-articular ultrasound-guided injections as a possible treatment for hip osteoarthritis: a pilot study. *Clin Exp Rheumatol*. 2011;29(4):754.
195. Dallari D, Stagni C, Rani N, et al. Ultrasound-guided injection of platelet-rich plasma and hyaluronic acid, separately and in combination, for hip osteoarthritis: a randomized controlled study. *Am J Sports Med*. 2016;44(3):664–671.
196. Mei-Dan O, Carmont MR, Laver L, et al. Platelet-rich plasma or hyaluronate in the management of osteochondral lesions of the talus. *Am J Sports Med*. 2012;40(3):534–541.
197. Angthong C, Khadsongkram A, Angthong W. Outcomes and quality of life after platelet-rich plasma therapy in patients with recalcitrant hindfoot and ankle diseases: a preliminary report of 12 patients. *J Foot Ankle Surg*. 2013;52(4):475–480.
198. Guney A, Akar M, Karaman I, et al. Clinical outcomes of platelet-rich plasma (PRP) as an adjunct to microfracture surgery in osteochondral lesions of the talus. *Knee Surg Sports Traumatol Arthrosc*. 2015;23(8):2384–2389.
199. Blanke F, Vavken P, Haenle M, et al. Percutaneous injections of platelet-rich plasma for treatment of intrasubstance meniscal lesions. *Muscles Ligaments Tendons J*. 2015;5(3):162–166.
200. Griffin JW, Hadeed MM, Werner BC, et al. Platelet-rich plasma in meniscal repair: does augmentation improve surgical outcomes? *Clin Orthop Relat Res*. 2015;473(5):1665–1672.
201. Pujol N, Salle De Chou E, Boisrenoult P, et al. Platelet-rich plasma for open meniscal repair in young patients: any benefit? *Knee Surg Sports Traumatol Arthrosc*. 2015;23(1):51–58.
202. Levi D, Horn S, Tyszko S, et al. Intradiscal platelet-rich plasma injection for chronic discogenic low back pain: preliminary results from a prospective trial. *Pain Med*. 2016;17(6):1010–1022.
203. Tuakli-Wosornu YA, Terry A, Boachie-Adjei K, et al. Lumbar intradiskal platelet-rich plasma (PRP) injections: a prospective, double-blind, randomized controlled study. *PMR*. 2016;8(1):1–10; quiz 10.

第 8 章

富血小板血浆增加骨科手术效果

Fadi Hassan, William D. Murrell , Suad Trebinjac, Zaid Hashim

什么是富血小板血浆?

定义

富血小板血浆(PRP)是一种含有高浓度(高于基线)血小板的生物制剂,具有加速组织愈合、调节炎症、缓解症状的作用[1-8]。1987年,PRP 在美国被首次应用,用来加速术后伤口愈合,自此,PRP 在许多医学领域得到普及,如运动医学、牙科、眼科、泌尿外科和整形手术[9-12]。

近年来,PRP 越来越多地被用于各种骨科疾病的治疗,诸多文献证明其在多种骨科疾病中的潜在益处,如骨关节炎、外上髁炎、肩袖疾病、跟腱疾病和髌骨肌腱病、腘绳肌腱损伤以及退行性脊柱疾病[13-18]。尽管 PRP 受到关注并有大量相关研究发表,但各种研究使用的制剂和应用方式差异显著,并缺乏统一的分类系统,因此各研究证据基础各不相同[2,10,19]。同时,在涉及肌腱、韧带和软骨的各种外科手术之后,使用 PRP 来增强组织愈合也引起了科研人员的一定关注。本章将回顾 PRP 在改善各种骨科手术结果方面的应用。

PRP 如何发挥功能?

从理论上讲,PRP 被认为通过释放超生理水平(高于循环基线)的生长因子和其他生物活性分子发挥作用,这些分子可以启动、加速愈合过程并调节炎症反应[20,21]。从血小板 α 颗粒释放的细胞因子包括转化生长因子-β (TGF-β)、血小板衍生生长因子(PDGF)、胰岛素样生长因子Ⅰ和Ⅱ、成纤维细胞生长因子、表皮生长因子、血管内皮生长因子(VEGF)和内皮生长因子等[12,22]。

此外,PRP 还会释放其他非生长因子生物活性物质,包括血清素、组胺、多巴胺、钙和腺苷等[23],这些物质被认为可以吸引间充质干细胞(MSC)、巨噬细胞和成纤维细胞,它们都能促进坏死组织的清除并增强组织再生[24,25]。总之,PRP 可能调节组织的生长和重塑以及影响炎症过程。

PRP 制剂的属性

血小板的理想浓度是多少?

关于血小板理想浓度的证据有所差异。血小板计数的正常范围为 150 000~350 000 个/μL,高于该基线范围都被视为超生理水平[26,27]。文献表明,血小板浓度为 2.5~3 倍基线最理想,更高的浓度可能会减缓组织愈合,此结论存在争议[28-30]。最近的研究呈现相反结果,发现 5~7 倍的基线浓度是有益的

(只要浓度不超过 10 倍基线),并没有减缓愈合速率[31]。然而,“理想”浓度可能根据所治疗的组织(骨/软骨/肌腱)和疾病的阶段[32]而有所不同。因此,特定病理条件下的理想血小板浓度仍然未知,这也是未来研究的主要领域。

报告浓度

报告血小板数量为“3 倍基线”引发的一个问题是,我们仍然不知道输送血小板的确切浓度,该浓度在正常基线范围的下限 3 倍与上限 3 倍明显不同。因此,更推荐报告血小板的确切量(浓度×体积)以便精确计算 PRP 注射量。

白细胞

近年来,关于白细胞(WBC)的存在会以负面还是正面的方式影响愈合过程存在相当大的争议。对 WBC 的相关研究包括潜在的促炎作用,特别是中性粒细胞,由于存在水解特性,这可能加剧潜在的病症并减缓愈合过程[33]。但是,WBC 的实际功能要复杂得多。WBC 的某些特性可能对慢性肌腱病变有潜在的益处,但对肌腱病早期炎症阶段可能造成组织损伤[34-36]。Braun 等研究了 PRP 制剂对人类滑膜细胞的影响,发现富含白细胞的 PRP 和红细胞(RBC)可通过产生有害的促炎介质导致细胞死亡[37]。该研究还表明,富含 WBC 的 PRP 可显著上调四种主要促炎介质[白细胞介素-1β(IL-1β)、白细胞介素-6(IL-6)、干扰素-γ(IFN-γ)和肿瘤坏死因子-α(TNF-α)],这将促进炎症和进一步的软骨退化。此外,有研究显示白细胞贫乏的 PRP 可显著诱导抗炎介质(IL-4 和 IL-10)的产生,从而产生潜在的治疗效果[37]。因此,特定浓度的特定 WBC 亚型可能对某些病症有益,这是未来相关研究进一步探索的主题。

红细胞

与 WBC 类似,红细胞(RBC)也被发现对组织修复有害。RBC 通过改变 pH 值、释放分解代谢介质(IFN-γ 和 IL-1)以及降低对抗炎介质的敏感性来改变局部环境,从而促进局部炎症和软骨细胞凋亡[34,37-39]。红细胞可通过直接(活性氧)和间接(含铁血黄素诱导的滑膜活化)方式来诱导组织损伤[39,40]。

关于红细胞在体内外的负面影响已有诸多报道,如血友病患者经常发生的关节积血可导致早期膝关节炎[41-45]。此外,软骨细胞暴露于红细胞后,软骨即可出现显著损伤,类似情况也发生于创伤性运动损伤或血友病患者的无创伤事件中[46]。因此,从 PRP 中去除 RBC 可能有益于软骨细胞活力。

激活剂

血小板的激活导致血小板 α-颗粒脱颗粒,释放超过 400 种不同的生长因子和其他生物活性蛋白。主要的活化剂有凝血酶、胶原蛋白或钙,这三种活化剂都具有不同的性质和不同的临床效果。就活化速度而言,凝血酶发挥作用快于钙,而钙的作用速度又快于胶原蛋白[21]。合成激活剂可以增强这种机制,并使生长因子释放更持久,如重组凝血酶[47]。然而,反对意见称与个体自身胶原蛋白相互作用的自然激活是一种更好的选择,因为它可以缓慢释放生长因子,这与身体的自然生理愈合反应相一致[48]。同样,关于 PRP 激活与灭活功效的相关证据尚且不足,仍存在诸多争议,需要更多的基础科学研究以及临床试验来澄清这些物质的差异。

分类系统

为了从临床试验中得出有效结论,应允许通过对不同制剂进行有效比较的方式来报告 PRP 属性。已有文献报道并提出了几种分类系统。然而,公布的分类系统并未考虑 PRP 制剂的所有属性,并忽略了可能影响功效的关键因素,例如实际血小板浓度(数量/μL)、使用体积(mL)、RBC 和 WBC 的存在以及是否进行了外源性激活[21]。此外,缺乏对分类系统和 PRP 制剂报告的共识可能是现有证据的关键限制因素,并会妨碍对此类结果的相关解读。建议在将来的调查中报告 PRP 制备方案的关键方面和属性,因为前面讨论的所有要素都可能对制剂在不同病理条件下的功效产生影响。这是一个具有挑战性的领域,但对分类系统达成共识将使得不同的制剂可以进行比较,使研究人员能够得出确切的结论和比较结果。

Mishra 分类

该分类系统基于两种处理血小板和 WBC 的方法:血沉棕黄层系统和单旋转悬浮系统(表 8.1)[49]。

1.血沉棕黄层系统:在该系统中血小板高度浓缩(超过 5 倍),白细胞增加,而红细胞减少。

2.单旋转悬浮系统:该系统产生相对较低的血小板浓度(1~3 倍)和极少量的白细胞及红细胞。

表 8.1　Mishra 分类系统

类型	WBC	是否激活
1	增加超过基线	否
2	增加超过基线	是
3	数量最低或无 WBC	否
4	数量最低或无 WBC	是
	A:高于 5 倍血小板浓度	
	B:低于 5 倍血小板浓度	

WBC,白细胞。

Source: From Ref.(19). Mishra A, Woodall J Jr, Vieira A. Treatment of tendon and muscle using platelet- rich plasma. *Clin Sports Med*. 2009;28(1):113- 125.

这种分类的主要问题是,目前研究在 PRP 和其他可能影响功效的重要成分以及开发定量定性的新 PRP 系统方面取得了进展(即产生高浓度的血小板并排除了大量中性粒细胞的干扰)。此外,该分类系统未成功使用精确血小板计数。

Dohan Ehrenfest 等提出的分类系统(2009)

该系统根据血小板浓度、白细胞浓度和纤维蛋白存在与否对 PRP 进行分类。将 PRP 系统分为四类:纯 PRP(P-PRP),含白细胞和 PRP(L-PRP),纯富血小板纤维蛋白(P-PRF),以及含白细胞和富含血小板的纤维蛋白(L-PRF)[50]。然而,该系统没有考虑 RBC 或其他 WBC 亚型,例如中性粒细胞,并且也未能获取实际血小板计数的报告。此外,该系统主要应用于外科手术,但在非手术领域应用受限。

PAW 分类(图 10.1)

在该分类系统中,基于血小板浓度(P)、激活(A)以及 WBC 和中性粒细胞(W)的量来定义 PRP[51]。

1.血小板浓度进一步分类为 P1(小于或等于基线)至 P4(大于 120 万血小板/μL)。

2.活化方式报告为外源性(×)或非外源性。

3.WBC 和中性粒细胞高于或低于基线。

同样,在该分类系统中未考虑 RBC 浓度,但我们知道 RBC 可能对局部软骨细胞产生负面影响。此外,将 WBC 分类为基线以上或以下可能会产生误导(图 10.1)。

PRLA 分类(图 10.2)

该系统基于血小板计数(P),RBC 存在(R),白细胞存在(L)和是否激活(A)。该系统旨在更清楚地定义 PRP 亚型，以更好地确定 PRP 产品在治疗各种临床病症中的功效，它是目前研究人员的首选系统[21]。该系统的要素是：

1.血小板计数：通过注射的体积计算并报告为细胞数/μL。

2.WBC 存在状态：

a.超过 1%被认为阳性。

b.低于 1%被认为阴性。

3.RBC 存在状态：

a.超过 1%被认为阳性。

b.低于 1%被认为阴性。

4.激活与否（是/否）。

临床应用 PRP 以改善骨科手术效果

文献中有许多关于 PRP 在肌肉骨骼医学中应用的研究，结果为阳性[6,52–57]和阴性[1,58,59]的都存在，可以说 PRP 是否有效不确定。然而，很多研究使用不同的制备方案如不同的离心机旋转速率、血小板浓度、白细胞浓度和不同的 WBC 或 RBC 计数方法等，制备的生物制剂不同。因此，直接比较结果可能是不客观的，并可能导致有偏见的结论。这突出了标准化 PRP 命名法和在分类系统上达成共识的必要性，这样可以更好地比较评估不同 PRP 制剂的效果和调整各种 PRP 组分的影响。

在本节中，我们将探讨 PRP 临床应用以增强骨科手术效果的争议，并评估不同制剂的公开疗效。

肩袖损伤

肩部软组织损伤很常见，患病率为 7%~66%。在初次治疗中，6 个月内 50%治愈，1 年内 60%治愈[60,61]，其中肩袖损伤占这些损伤的 70%[62]。然而，由于文献有限，这些疾病的治疗仍然存在争议，有限的 1 级和 2 级证据支持某种治疗而不是另一种治疗。然而，很明显的是，大多数这些病症都可以非手术治疗[63]。

理论上，由于肩部的高活动量引起的重复性压力可导致一系列在发病机制上存在争议的肩袖综合征，最终导致各种类型的肌腱病变。这些变化最终可能导致胶原蛋白疲劳和随后的部分或全层肩袖撕裂[64]。

保守治疗被证明是有益的（即使是完全撕裂），当保守措施未能治疗持续性疼痛和功能症状时，通常需要手术治疗[65–67]。需要考虑不同风险因素，例如缺损大小、组织质量、依从性差及血管不良[68]。我们推测，需要明确愈合的生理过程问题来增强肌腱–骨骼界面的愈合过程，而 PRP 也被认为是一种潜在的治疗方法[69]。

Murrell 等通过使用富含血小板的纤维蛋白基质（PRFM）将 PRP 纳入关节镜修复肩袖术中[69]。最初选择此产品是由于其加工技术，该技术允许缝线穿过材料并将 PRFM 放置在肌腱和骨骼之间。然而，这种技术并未随着时间的推移而发展，并且仍然存在关于参数的问题，例如凝块的数量和每个撕裂区域凝块的大小。在有关 PRFM 修复的现有文献（5 项研究）中，80%的研究显示对肩袖撕裂愈合没有益处[70–73]。然而，一项研究显示，PRFM 加入关节镜修复后再撕裂率降低[74]。Antuna 等评估了 PRFM 在大量肩袖撕裂中的应用，随访时间为 24 个月，发现研究组的再撕裂率或主观结果测量值无显著差异[75]。

在肩袖疾病中使用 PRP 的证据表明，在治疗中度退行性肌腱病中与富含白细胞的 PRP 相比，缺乏白细胞的 PRP 可促进正常的胶原基质合成并且更大限度地减少与基质降解和炎症相关的细胞因子。然而，在严重退行性肌腱中两种制剂都没有增强基质合成[76]。此外,最初的病例系列研究检查了术中使用 PRP 的安全性,表明使用安全且两年内获得良好的患者预后[77,78]。

此外,还有证据支持在肩袖肌腱病变的难治性病例中使用 PRP。Scarpone 等发现,与接受类固醇注射和物理治疗的患者相比,单次超声引导、病灶内注射 PRP 可安全有效地持续改善疼痛、功能和 MRI 诊断结果。然而,该研究具有局限性,例如缺乏盲法,这可能导致观察者偏倚[79]。这些发现已由 Rha 等人在 1 级研究中重复,该研究比较了注射 PRP 与单纯针刺。结果发现,超声引导下注射 PRP 可以导致疼痛和残疾逐渐减少,并且即使在术后 6 个月时也可以获益[80]。

很少有研究关注外源性激活以及这是否会影响结果。在一项研究使用凝血酶激活的 PRP 增加肩袖关节镜修复效果的随机对照试验(RCT)中,发现两组之间的临床结果或再撕裂率没有显著差异[81]。该结果与最近进行的一项 RCT 有差异,其中 102 例患者使用 LPRP 或生理盐水治疗中大型肩袖撕裂,在 24 个月的随访中,实验组再撕裂率显著低于对照组[82]。此外,另一项研究招募了 60 名接受关节镜减压术的肩袖肌腱病变患者[78],参与者随机分配到 PRP 和非 PRP 接受组,在术后 2 年评估结果(如牛津评分和组织学分析),显示两组在疼痛和功能方面无显著差异,组织学样本显示 PRP 组细胞凋亡增加。因此,作者不建议 PRP 与外科手术共同应用。然而,另一项双盲 RCT 使用 LR-PRP 联合关节镜下肩袖修复 53 例患者,结果显示自体 PRP 在术后第一个月减少疼痛,在各个时间段都能增强外旋能力;在 24 个月的最后随访中,与对照组相比,干预组的再次撕裂率显著降低[83]。1 级和 2 级撕裂亚组的长期随访结果表明,PRP 对肩袖愈合有积极影响。

在考虑用于康复时,Beck 等人提示 PRP 可在 7 天时对愈合产生负面影响。因此,手术后 3 周谨慎进行康复注射可以最大限度地提高 PRP 的益处[84]。

我们试图通过将迄今为止所有关于 PRP 的研究进行综合,以提出一个中立的观点。表 8.2 提供了进一步讨论的其他研究。

富含血小板血浆增强跟腱修复

跟腱断裂是一种常见病[85],最近几十年发病率不断上升。尽管观察到运动相关创伤的发病率增加,但近年来最大的增长已经证实与非运动相关[86]。系统评价和荟萃分析比较了非手术方法与手术修复跟腱撕裂,手术干预可降低再次撕裂率,但可能出现切口问题和感染[87-89]。然而,最近的一项多中心 RCT 证明两种治疗方法结果相同,而且手术治疗的感染风险更高[90]。

推测 PRP 单独应用可能有助于断裂肌腱的愈合是合理的。但是,目前尚无研究使用 PRP 来单独注射治疗原发性跟腱断裂。Sánchez 等人首次发表了关于破裂跟腱断裂的增强手术治疗,该研究使用富含生长因子的血小板浓缩血浆制剂(PRGF)对 12 名运动人群患者进行研究,6 名接受增强修复,6 名接受常规手术治疗,随后记录功能状态,分别在 32 个月和 50 个月进行超声成像[117],结果表明 PRGF 组运动恢复、训练恢复均早于对照组,且已修复肌腱的超声长期横截面积明显更小。De Carli 等人再次在 30 例患者中比较了 PRP 有无对跟腱手术的影响,在术中和术后 14 天分别注射或不注射 PRP,直到术后 24 个月,临床与功能均无差异[118]。

该领域的首个且唯一一个 RCT 研究推测自体 PRP 会刺激急性跟腱断裂的愈合。在

表 8.2 附加证据总结

研究时间(年)	设计类型	样本(M–男;F–女)	评估指标	干预手段	结果
膝关节 OA					
Cerza,2012[91]	RCT	120 名参与者 M(53),F(67) 平均年龄:66.4 岁	WOMAC 于 0、4、12、24 周随访	PRP 组:关节内注射自体血浆 5.5mL PRP(1 次/周×4 次,n=60) 对照组:关节内注射 HA 20mg/2mL(1 次/周×4 次,n=60)	与对照组相比,PRP 组 WOMAC 评分显著提高,效果持续长达 24 周(36.5 对 65.1,P<0.001)
Filardo,2012[92]	RCT	109 名参与者 M(68),F(41) 年龄>18 岁(平均年龄 56.5 岁) 慢性 OA(症状>4 个月) 影像学:Kellgren–Lawrence 得分高达 3 分	IKDC EQ–VAS Tegner KOOS 评分 ROM 和膝关节周长 于 2、6、12 个月随访	PRP 组:关节内注射 8mL PRP(1 次/周×3 次,n=54) 对照组:关节内注射 HA(>150Kda)(1 次/周×3 次,n=55)	两组均显示临床改善,但所有评分均有统计学差异 仅在关节退变低的患者中观察到有利于 PRP 的趋势(Kellgren–Lawrence 评分高达 2 分) PRP 组仅有一例轻微不良事件(更严重的注射后疼痛)
Patel,2013[93]	RCT	78 名参与者 M(22),F(53) 平均年龄:52.8 岁	WOMAC VAS 于 3、6 个月随访	PRP 组:26 名患者接受单次 PRP 注射 8mL,25 名患者接受两次 PRP 注射,均注射 2 周 对照组:23 名患者接受单次注射生理盐水(8mL)	接受 PRP(两组)的患者中,2~3 周内所有 WOMAC 参数开始具有统计学差异,持续至 6 个月的最终随访。对照组 WOMAC 评分恶化 与 PRP 组相比,对照组没有改善(P<0.001) 接受一次或两次注射的患者之间无差异

(待续)

表 8.2 （续）

研究时间（年）	设计类型	样本（M–男；F–女）	评估指标	干预手段	结果
Sanchez，2012[94]	RCT	178 名参与者 M（85），F（91） 平均年龄：59.8 岁	疼痛减少 50% WOMAC Lequesne 于 1、2、6 个月随访	PRP 组：关节内注射 8mL PRGF Endoret（1 次/周×3 次，n=87） 对照组：关节内注射 HA（1 次/周×3 次）	与对照组相比，PRP 组有短期优越性。对 PRGF–Endoret 的响应率高出 14.1%（95% CI：0.5~27.6，P=0.044）
Vaquerizo，2013[95]	RCT	96 名参与者 M（38），F（58） 平均年龄：63.6 岁	WOMAC Lequesne OMERACT–ORASI 随访 48 周	PRP 组：关节内注射 8mL PRGF Endoret（2 次/周×3 次，n=48） 对照组：单次关节内注射 Durolane HA（n=48）	PRP 组明显优于对照组，表现为 OA 患者膝关节疼痛、僵硬度降低，运动功能改善 PRP 组对 PRGF–Endoret 的响应率所有评分均高于对照组
Raeissadat，2014[96]	RCT	160 名参与者 M（23），F（116） 平均年龄：58.8 岁 影像学：Kellgren –Lawrence 评分 1~4 级	WOMAC SF–36 随访 52 周	PRP 组：2 次关节腔内注射 4~6mL PRP，间隔 4 周（n=87） 对照组：关节腔内注射 HA（1 次/周×3 次，n=73）	在 12 个月时，两组的 WOMAC 疼痛评分均显著改善 与 HA 组相比，PRP 组获得了更好的结果（P<0.001）。其他的 WOMAC 和 SF–36 指标仅在 PRP 组中得到改善 在 2 级 OA 患者中，两组均有更多改善（但无统计学意义）
Smith，2016[97]	RCT	30 名参与者 M（11），F（19） 平均年龄：50.1 岁 影像学：Kellgren –Lawrence 评分 2~3 级	WOMAC 1、2、8、12、26、52 周随访	PRP 组：3 次关节腔内注射 3~8mL LP–PRP，间隔 1 周（n=15） 对照组：3 次关节腔内注射 3~8mL 磷酸盐缓冲盐水，间隔 1 周（n=15）	PRP 组所有时间点和对照组第 2~52 周的 WOMAC 评分均显著改善 在 52 周时，PRP 组得分提升 78%，而对照组提升 7%

（待续）

表 8.2 （续）

研究时间(年)	设计类型	样本(M–男;F–女)	评估指标	干预手段	结果
Spakova，2012[98]	RCT	120 名受试者 M(63)，F(57) 平均年龄:53 岁 影像学:Kellgren–Lawrence 评分 1~3 级	WOMAC 数字评分量表 于 3、6 个月随访	PRP 组:3 次关节内注射 LP–PRP，间隔 1 周(n=60) 对照组:3 次关节内注射 1.2% HA，间隔 1 周(n=60)	PRP 注射组于 3 个月和 6 个月时 WOMAC 和数字评分量表显示显著改善 无不良事件报告
Cole，2016[99]	RCT	99 名受试者 M(48)，F(51) 影像学:Kellgren–Lawrence 评分 1~3 级;一位受试者失访	WOMAC 疼痛评分 IKDC VAS 于 2、3、6、12、24、52 周随访	PRP 组:3 次关节内注射 LP–PRP，间隔 1 周(n=49) 对照组:3 次关节内注射 HA，间隔 1 周(n=50)	在 WOMAC 疼痛评分的所有时间点，PRP 注射组与 HA 组无任何显著差异 K–L1 级比 K–L3 级的 IKDC 得分高
Kon，2011[100]	前瞻性队列研究	150 名受试者 M(82)，F(68) 影像学:Kellgren–Lawrence 评分 1~4 级	IKDC EQVAS 于 2、6 个月随访	LR–PRP 组:3 次关节内注射，间隔 2 周 LMW–HA 组:3 次关节内注射，间隔 2 周 HMW–HA 组:3 次关节内注射，间隔 2 周	PRP 注射比 HA 注射发挥作用更强、时间更久 软骨退化程度低的年轻及活跃的患者预后更好，退化关节预后差
Say，2012[101]	前瞻性队列研究	90 名受试者 M(11)，F(79) 影像学:Kellgren–Lawrence 评分 1~3 级	KOOS VAS 于 3、6 个月随访	LR–PRP 组:单次注射 LMW–HA 组:每周一次，三次关节内注射	无严重不良事件报告 与 HA 相比，PRP 组在 3、6 个月 KOOS 和 VAS 显著改善 PRP 组成本低于 HA 组
Filardo，2012[102]	RCT	144 名受试者 M(95)，F(49) 影像学:Kellgren–Lawrence 评分 0~4 级	IKDC EQ–VAS Tegner 于 2、6、12 个月随访	单次离心 LP–PRGF 以 21 天间隔，给予 3 次关节内注射 双重离心 LR–PRP 以 21 天间隔，给予 3 次关节内注射	PRGF 和 PRP 在所有时间点所有检测指标均显著改善 疾病较少的年轻受试者预后更好 与 PRGF 相比，PRP 具有更多不良事件

（待续）

表 8.2　(续)

研究时间(年)	设计类型	样本(M–男;F–女)	评估指标	干预手段	结果
肩袖(RC)疾病					
Antuna,2013[75]	随机临床试验	28 名成年人受试,参与者为保守治疗失败的大量 RC 撕裂患者 平均年龄:65 岁(53~77 岁)	连续评分 DASH VAS MRI	PRP 组: 在修复部位注射 6mL PRF(n=14) 对照组:无 PRP,标准关节镜修复(n=14)	与对照组相比, 局部应用自体 PRF 到大块肩袖撕裂部位未能改善临床结果和愈合率
Castricini,2011[71]	RCT	88 名参与者,具有可修复的小到中度范围肩袖撕裂 年龄:37~72 岁	连续评分 MRI 肩袖完整性修复与再撕裂率 于 16 个月随访	PRP 组: 单次 PRF 基质-9mL 血液(n=43) 对照组:无 PRP(n=45)	两组间连续评分无统计学差异[95%CI(-3.43,3.9)](P=0.44) 两组间 MRI 结果无统计学差异(P=0.07)
Gumina,2012[103]	RCT	80 名参与者进行关节镜下 RC 修复,参与者具有大的全厚度 RC 撕裂	连续评分 简单的肩部测试 MRI	所有参与者均接受关节镜下肩袖修复 PRP 组:单次,术中将血小板–白细胞膜植入肩袖肌腱及其止点之间(n=40) 对照组:无 PRP(n=40)	仅在对照组中观察到肩袖再撕裂。应用血小板–白细胞膜与更好的修复完整性显著相关(P=0.04)。但修复完整性与临床、功能改善无关
Malavolta,2014[81]	RCT	54 名参与者接受关节镜下 RC 修复 骨骼成熟 完全冈上肌撕裂 疼痛和残疾>3 个月	连续评分 UCLA VAS 再撕裂率(MRI)	所有参与者均接受关节镜下冈上肌修复 PRP 组: 单次术中 30mL 通过单采血小板制备的液态 PRP(n=27) 对照组:无 PRP(n=27)	两组均有显著改善(P<0.001)。UCLA 评分、VAS 和平均连续评分在两组间均无显著差异 对照组有 1 例完全再撕裂和 4 例部分再撕裂,而 PRP 组有 2 例部分再撕裂(P=0.42) PRP 组 24 个月随访并没有更好的临床结果

(待续)

表 8.2 **(续)**

研究时间(年)	设计类型	样本(M–男;F–女)	评估指标	干预手段	结果
Randelli, 2011[83]	RCT	53 名参与者进行关节镜下 RC 修复 完全 RC 撕裂 术前血小板计数>150 000,血红蛋白>11.0g/dL 且无感染性疾病 BMI<33	连续评分 简单肩部测试 UCLA 评分 VAS 外旋强度 再撕裂率	PRP 组:通过关节镜单次、术中注射 6mL PRP+自体凝血酶 (n=26) 对照组:无 PRP(n=27)	术后 3、7、14、30 天,PRP 组疼痛评分均低于对照组(P<0.05) 术后 3 个月的单肩测试、UCLA、连续评分和外旋强度均显著高于对照组(P<0.05);PRP 组外旋强度明显较高,尤其是 1 级和 2 级撕裂 术后 6、12、24 个月各组间无显著差异。推测 PRP 有短期效果,长期效果有待商榷
Rodeo, 2012[70]	RCT	79 名参与者接受关节镜下 RC 修复 年龄≥40 岁非手术治疗失败	超声评估 ASES 评分 L'Insalata 评分 肩部力量	PRP 组:单次术中 PRF 基质产生于 9mL 血液(n=40) 对照组:无 PRP(n=39)	PRP 组和对照组之间的肌腱–骨愈合存在差异(67%对 81%,P=0.20) 在 6~12 周之间超声波治疗无显著效果 ASES、肩部力量和 L'Insalata 评分在两组之间无显著差异
Everts, 2008[104]	RCT	40 名肩部撞击综合征患者 平均年龄:PRP 组(52 岁)与对照组(50 岁)	ASES VAS ADL 肩部 ROM 止痛药使用	所有参与者均接受开放性肩峰下减压治疗组:单次术中应用血小板白细胞凝胶(n=20) 对照组:无 PRP(n=20)	与对照组相比,治疗组患者 VAS 评分降低、镇痛效果显著减少、ROM 有所改善(P<0.001) 接受治疗的患者进行更多 ADL(P<.05)

(待续)

表 8.2 （续）

研究时间（年）	设计类型	样本（M–男；F–女）	评估指标	干预手段	结果
Carr，2015[78]	RCT	60 名参与者 M（45%），F（55%） 年龄：35~75 岁	Oxford 肩关节评分 肌腱标本活检 随访 2 年	PRP 组：肩峰下 PRP 和关节镜下肩峰成形术共同应用 对照组：单独关节镜下肩峰成形术	从 12 周开始，两组 Oxford 肩关节评分显著增加 所有随访时间点，两组的 Oxford 肩关节评分均无显著差异 PRP 组与对照组的组织结构无显著差异
Rha，2013[80]	RCT	39 例冈上肌腱损伤患者	肩部疼痛功能障碍指数、被动 ROM 躯体全球评估 不良事件 超声扫描 随访 6 个月	PRP 组：两次超声引导 PRP 注射，间隔 4 周 对照组：两次超声引导针刺治疗，间隔 4 周	与对照组相比，PRP 组在初次注射后 6 周至 6 个月具有显著优越的临床结果（$P<0.05$） PRP 组平均肩痛和制动指数为 17.7+/–3.7，针刺组为 29.5+/–3.8（$P<0.05$）
膝关节软骨修复					
Sanchez，2003[105]	病例研究	1 例 12 岁受试者，关节软骨撕脱	无量化指标，术后 2、6 周 MRI 评估	PRGF 2mL 增强可吸收钉重新固定软骨术效果	受试者在手术后 18 周完全恢复所有活动 术后 2、6 周的 MRI 显示撕脱病灶完全重新附着
Dhollander，2011[106]	前瞻性病例系列	5 位受试者，有症状的髌骨软骨缺损	MRI 评估前后 MOCART 评分和改良 MOCART 评分，随访 24 个月	微骨折技术和 PRP 凝胶和胶原蛋白支架	24 个月随访结果显示，临床改善明显 5 名受试者中有 3 名发现病灶内骨赘形成 所有病例均显示软骨下椎板和骨质改变 MRI 结果与临床结果不一致

（待续）

表 8.2 （续）

研究时间(年)	设计类型	样本(M–男;F–女)	评估指标	干预手段	结果
Siclari, 2014[107]	前瞻性队列研究	52 名参与者, 年龄:19~31 岁, M(20),F(32)	KOOS MRI 评估前后 MOCART 评分(*n*=21),随访 4 年	软骨下钻孔，植入物用 PGA–HA–PRP(3mL)浸泡	在 5 年的随访中，与基线相比，KOOS 评分所有类别均显著改善,且在临床上有意义 术后 4 年接受 MRI 检查的 20/21 例患者中,软骨修复完成
髋关节/髋臼					
Dallari, 2016[108]	RCT	111 名参与者 年龄:18~65 岁 髋关节 OA 疼痛>20(VAS)	VAS WOMAC 于 2、6、12 个月随访	A 组:注射 PRP(1 次/周×3 次,*n*=44) B 组:注射 PRP+HA(1 次/周×3 次,*n*=31) C 组:注射 HA(1 次/周×3 次,*n*=36)	A 组在所有随访点的 VAS 最低,特别是在 6 个月时(21 对 35 对 44) A 组 WOMAC 评分在 2、6 个月时明显更佳,但 12 个月时无优势
Battaglia, 2013[109]	RCT	100 名参与者 慢性单侧髋关节 OA	Harris 髋关节评分 VAS 于 1、3、6、12 个月随访	A 组:超声引导 PRP B 组:超声引导 HA	两组在 1 至 3 个月内均有改善。6 至 12 月间出现了一些恶化,但最终得分仍高于基线值(P<0.0005) PRP 和 HA 组间没有显著差异
Rafols, 2015[110]	RCT	57 名参与者，接受关节镜手术	改良 Harris 髋关节评分(mHHS) VAS MRI 于 3、6、24 个月随访	A 组：关节镜手术结束时关节内 PRP(*n*=30) 对照组:无 PRP(*n*=27)	术后 48 小时,A 组 VAS 为 3.04,对照组为 5.28(P<0.05) 在 3 个月时,A 组的 mHHS 为 91.79,而对照组为 90.97(P=0.65) 在 24 个月时,A 组为 93.41 (P=0.56),而对照组为 92.32(P=0.52) 在 6 个月时,MRI 显示 A 组 36.7%的患者无积液,而对照组为 21.1%(P=0.013) 两组之间的手术积分无显著差异(P=0.76)

（待续）

表 8.2 （续）

研究时间(年)	设计类型	样本(M–男;F–女)	评估指标	干预手段	结果
ACL 重建(ACLR)					
Almeida,2012[111]	RCT	27 名受试者接受 ACLR 年龄:<45 岁	VAS MRI 问卷（Lysholm,Kujala 和 Tegner） IKDC 主观评分 等速力量测量	PRP 组：单次术中 30~50mL PRP+康复方案(n=12) 对照组:无 PRP+康复方案(n=15)	术后即刻 PRP 组 VAS 评分较低 [3.8±1.0;95%CI(3.18,4.49)],与对照组相比 [5.1 ±1.4;95% CI (4.24,5.90);P=0.02]。 6 个月后,问卷调查和等速测试中无显著差异 PRP 组中髌腱间隙面积显著小于对照组
Cervellin,2012[112]	RCT	40 名参与者，接受关节镜 ACLR 年龄:18~29 岁	VISA 问卷 VAS MRI	所有患者均行骨–髌骨–骨肌腱移植 ACLR PRP 组:54mL 血+6mL 柠檬酸盐抗凝剂，使用参与者凝血酶离心 15 分钟(n=40) 对照组:无 PRP(n=40)	与对照组相比,PRP 组的 VISA 评分显著更高（97.8±2.5 和 84.5±11.8,P=0.041） 两组术后 VAS 无显著差异 在 85%的 PRP 组患者中，胫骨和髌骨骨缺损被新生骨组织填充(>70%的间隙填充)，而对照组为 60%(无统计学意义)
Orrego,2008[113]	RCT	108 名参与者接受 ACLR 成熟骨骼 ACL 完全破裂 平均年龄:30 岁（15~57 岁）	MRI 评估 IKDC	PRP 组：单次 10mL PRP 治疗(n=26) 对照组:无 PRP(n=27) 骨栓组:28 例 PRP 复合骨栓组:27 例	MRI 强度评估发现血小板浓缩物可增强移植物成熟过程，而在骨韧带界面或隧道扩展中没有显示出任何显著效果

（待续）

表 8.2 （续）

研究时间(年)	设计类型	样本(M–男;F–女)	评估指标	干预手段	结果
Vadalà, 2013[114]	RCT	40 名患者接受 ACLR 慢性不稳定损伤（创伤>30 天） 平均年龄:34.5 岁(18~48 岁) 性别:M	骨隧道扩大 Tegner 活动得分 IKDC 得分 Lysholm 得分	所有参与者均接受 ACLR 手术 PRP 组：从 10mL 血液中获取厚黏性 PRP 凝胶并应用于股骨和胫骨隧道(n=20) 对照组:无 PRP(n=20)	PRP 组股骨隧道直径从 9.0±0.1mm 增加至 9.8±0.3mm,对照组从 9.0±0.1mm 增加至 9.4±0.5mm PRP 组胫骨隧道直径从 9.0±0.2mm 增加到 10.9±0.2mm,对照组从 9.1±0.1mm 增加到 10.1±0.4mm PRP 无法有效减少骨隧道扩大
Nin, 2009[115]	RCT	100 名参与者，接受 ACLR ACL 失稳定和 MRI 检测的阳性临床结果 年龄:14~59 岁	VAS 前交叉韧带松弛度(KT–1000) IKDC C–反应蛋白 MRI 射线影像	PRP 组：应用 4mL PRP 凝胶，PRP 凝胶从 40mL 血液中获得(n=50) 对照组:无 PRP(n=50)	炎症参数(CRP)、MRI、VAS、IKDC 和 KT–1000 在两组间没有显著差异
Vogrin, 2010[116]	RCT	50 名参与者,接受 ACLR 年龄:18~50 岁	膝关节稳定度(KT–2000) Tegner 活动得分 IKDC Lysholm 得分	PRP 组：单次术中应用凝血酶激活 PRP 6mL 于骨隧道中(n=25) 对照组:无 PRP(n=25)	相比对照组,接受富含血小板凝胶的患者具有更好的前后膝关节稳定性（3.1+/–2.5mm 对 1.3+/–1.8mm, P=0.011）

该表提供了本书正文中未讨论的其他研究的简要摘要。该表以下按标题列出:研究,出版年份,参考书目引文编号;研究设计;样本量;评估指标;干预手段;结果。ACL,前交叉韧带;ACLR,前交叉韧带重建;ADL,日常生活活动;AOFAS,美国矫形足踝评分;ASES,美国肩肘外科医生评分系统;CI,置信区间;DASH,手臂、肩膀和手的残疾;EQ–VAS,欧洲生活质量–视觉模拟量表;ESWT,体外冲击波疗法;F,女;FRI,功能评级指数;HA,透明质酸;IKDC,国际膝关节文献委员会;KOOS,膝关节损伤和骨关节炎结果评分;M,男;MOCART,软骨修复组织的磁共振观察;NASS,北美脊柱协会;NRS,数字评定量表;PRF,富含血小板的纤维蛋白;PRGF,富含血小板的生长因子;PRTEE,患者网球肘评估;RC,肩袖;RCT,随机对照试验;ROM,运动范围;SF,36 项短条款;UCLA,加州大学洛杉矶分校;VAS,视觉模拟量表;VISA,维多利亚州体育评估研究所;VISA–A,维多利亚州体育评估研究所–跟腱;VISA–P,维多利亚运动评估研究所–髌骨;WOMAC,西安大略省和麦克马斯特。

原发性跟腱修复最终闭合前植入钽珠，在 30 名患者中的 16 名中注射 10mL 10 倍基线浓度 PRP(双重离心-富含白细胞)[119]，于术后第 7、19 和 52 周使用三维 X 线评估，测量钽珠距离并评估弹性模量，发现与对照组相比，PRP 注射组三项结果分别是：高 13%、低 2%和无差异。跟腱总断裂评分(ATRS)显示 PRP 组评分较低，表明其可能存在不利影响。

前交叉韧带重建或修复

事实上，前十字韧带重建(ACL)手术的成功取决于生物力学和生物学，因为接受这种手术的患者往往年轻、活跃、恢复运动时间短。关于生物组织方面，移植材料已被广泛研究，但强化因子的研究仍在探索中。理想的强化因子提供长效作用，如早期可持续的骨或软组织移植物整合与拉伸强度，以满足患者高强度活动需求。

影像学研究

以前的影像学研究检测了不同阶段、部位的愈合和成熟过程。当髌骨移植物用于 X 线辅助 ACLR 时，PRP 被证明可以促进移植部位愈合并降低发病率[111,112]。至于移植隧道部位，研究发现在 1~6 个月的随访中骨韧带整合部位血管化和皮质新骨形成增加，骨水肿减少，表明 PRP 在早期阶段有效[120-122]。这些发现未在早期阶段[113,114,123]的其他试验中重复。评估 PRP 对移植整合物的长期影响仍需进一步研究。

少量研究发现，与对照组相比，当在同一患者中用后交叉韧带完整性来比较移植物同质性时，PRP 强化因子可以更好、更快速地促进移植物成熟[54,113,124]。但另外两项最近的研究结果并非如此，这些研究表明 PRP 强化后移植物成熟度并未改善[125,126]。

组织学

Sánchez 等研究了 PRGF 在肌腱移植物韧带固定术中的作用，并选择一组志愿者进行第二次关节镜检查[127]。结果显示，在 6~24 个月成熟期间，与对照组相比，PRGF 的使用影响了移植物的组织学特征并导致更多的重塑。因此，PRP 强化的移植物似乎具有更好的组织质量，这与影像结果一致。

临床研究

最近由 Andriolo 等人(2015 年)对术中使用 PRP 的安全性进行了系统评估，结果显示并未出现增加感染风险或其他并发症的临床试验报告[128]。

Seijas 等人回顾了 19 名职业足球运动员的恢复运动率，这些患者部分 ACL 撕裂，治疗使用关节镜在剩余完整后外侧束韧带内注射 4mL $CaCl_2$ 激活的 PRP，并于关节内注射 6mL，结果发现所有病例的 KT-1000 最终正常化，18 个球员在 16~20 周内恢复到之前的运动水平[129]。

Komzak 等评估了 PRP 应用于 40 例单侧束 ACLR 患者中 20 例的情况，在第 3、12 个月时，腘绳肌腱的骨长入没有差异[130]。Radice 等在 100 例 ACLR 患者中进行前瞻性研究，将患者分为两组，A 组进行富血小板血浆凝胶治疗（PRPG)，B 组为对照组。MRI 研究表明，A 组完成移植物同质性需要 179 天，而 B 组需要 369 天[131]。对 100 例接受关节镜下髌韧带同种异体移植 ACL 重建（ACLR）的患者进行双盲 RCT，给予活化 PRP 的实验组与对照组相比，24 个月随访时主观结果、生物力学或移植物整合方面无显著差异[115]。另一项前瞻性研究比较了 $CaCl_2$ 激活 PRP 移植物的作用，通过二次关节镜和组织学比较了 36 名使用浸泡 $CaCl_2$ 激活的

PRP移植物进行腘绳肌ACLR的受试者和27名对照组受试者，发现整体外观并无差异。然而，关于组织学上新形成的包绕移植物的结缔组织，干预组为77.3%，对照组为40%[127]。另一项随机对照实验将50例患者随机分为相等人数的两组，进行腘绳肌腱ACLR，干预组接受凝血酶激活的PRP浸泡移植物，发现6个月后前-后膝关节稳定性KT 2000得到改善[116]。Silva和Sampaio前瞻性评估了40例患者解剖性ACLR中的移植物隧道愈合，分为4组：A组PRP，B组PRP股骨隧道，C组PRP股骨隧道和关节内，D组凝血酶激活PRP股骨隧道。3个月时MRI显示，骨隧道愈合在各组之间无差异[132]。另一项前瞻性随机研究使用自体血小板浓缩液（APC）对30名A组患者与20名B组对照患者进行研究，所有患者均接受ACLR并行腘绳肌移植，6个月时MRI显示移植物整合、骨隧道愈合或成熟无差异[125]。Ventura等人将20名患者随机分配到PRP生长因子凝胶组或对照组，6个月时通过CT扫描发现PRP组腘绳肌腱的骨性整合更快。尽管存在这些差异，但临床结果也没有不同[132]。其他临床研究总结见表8.2。

PRP强化因子的系统评价受到以下限制：腘绳肌腱修复中使用移植物不同[股薄肌和（或）半腱肌]、骨-髌腱-骨移植（自体与同种异体移植）、手术技术、强化PRP制剂种类和管理（手术后简单的关节内注射或手术前或手术后应用于移植物或作为移植物注射或混入底物或将其置于骨隧道内：胫骨、股骨或两者）、使用的设备、患者并发症和随访时间长短，这使得PRP使用成为一个饱受争议的领域。

ACLR PRP强化因子的大多数临床结果显示，与对照组相比，早期并无差异。然而，这些研究大多认为临床结果受到随访时间短的限制，应该作为次要结果[133,134]。

总之，PRP的早期动物和体外研究已经显示出对受损ACL有更好的治愈效果，但这尚未在临床上得到证实。此领域仍需要更大规模的研究，包括大量样本、统一制剂、管理技术、短期和长期随访，以了解PRP强化因子在ACLR和修复手术中的作用。

富血小板血浆可增强对半月板撕裂的外科治疗

膝关节半月板软骨的解剖和血管供应已得到充分研究和记录[135]。生物力学和临床数据已证实，半月板本身和半月板对保护关节软骨、分散应力和作为辅助稳定剂的重要性[136]。半月板修复技术已经得到一定发展，包括由内向外修复技术、由外向内修复技术和全关节内修复技术。尽管修复方法已经得到改善，但是由于血液供应有限，人们越来越关注可以增强这些修复的生物制剂。数据显示ACLR后半月板愈合率增加（相对于单纯修复）[137]，这可能是由于骨髓刺激技术中骨髓释放一些成分导致的[138]。在一项兔模型研究中，将骨髓刺激技术结合半月板修复术修复组织的质量和数量均有所改善[139]。这可能源于生长因子的释放增加，包括PDGF[140]。这些进展促使半月板修复增强的生物学领域研究数量激增。

在一项35例单纯关节镜半月板修复患者的回顾性报告中，15例使用PRP强化，20例无强化[141]。在平均4年的随访中，超过70%的患者参与复查。临床结果未发现差异；然而，由于数量较少，也可能难以检测出差异。Pujol及其同事发表了一项病例对照研究，连续对34名2~3级水平撕裂患者进行研究[142]，一组在手术结束时在修复区注射了PRP，另一组没有使用PRP，术后52周行

MRI 检查,PRP 组有 5 例 MRI 结果显示无任何半月板信号异常,而对照组的 MRI 检查没有改善。半月板修复或再生领域的研究在临床上处于初期阶段,然而,许多当前试验的结果即将发表,相关研究总结见表 8.2。

富血小板血浆增强软骨修复

软骨修复长期以来一直是骨科领域的难点。Magnuson[143]对用手术方法解决软骨修复进行初步尝试,即对膝关节骨关节炎的广泛清理术。该过程涉及移除滑膜、松弛软骨和骨赘,从而促使"愈合反应",该方法使用多年直到被正式关节成形术取代。后来,英国的 Pridie 对 Magnuson 的工作进行了扩展,提出了一种近距离多处钻孔治疗膝关节炎关节软骨缺损的技术,以促进再生[144]。微骨折是另一种治疗方法,但常用于治疗全层软骨损伤而不是关节炎。此技术最早于 1994 年被阐述[145],同时,另一种称为"自体软骨细胞移植"的软骨修复方法被发表[146]。似乎修复或再生膝关节软骨的方法变得越来越复杂和昂贵,而修复结果没有达到预期。使用易于获得的试剂来强化常规手术操作是理想方案,包括使用细胞强化的骨髓刺激方案[微骨折和(或)钻孔]联合 PRP 等药剂治疗局灶性病变以及关节炎。

至今仅有 3 项关于人类的临床研究,其中,Siclari 等人的研究规模最大, 他们在 52 名患者中应用 Pridie 钻孔联合 PRP 浸泡的聚乙醇酸透明质酸(PGA-HA)支架,并在 5 年的随访中证实了良好的临床效果,21 例患者的软骨缺损完全愈合,他们同时接受了 4 年的 MRI 随访[107]。Dhollander 等人在髌骨骨软骨病变患者中使用微骨折和 PRP-胶原支架治疗,在 24 个月的随访中,MRI 结果改善[106]。Sánchez 等人则发表了第一例使用 PRP 增强膝关节软骨损伤修复效果的病例报道,术后 18 周,患者恢复到之前的运动活动水平[105]。回顾的研究摘要见表 8.2。

总之,PRP 用于增强当前软骨修复手术的效果仍处在探索阶段,在广泛临床应用之前需要进一步的基础与临床研究支撑[147]。

富血小板血浆和膝关节骨关节炎

骨关节炎(OA)是运动受限的主要原因,通常导致疼痛、肿胀和生活质量的显著损害[148]。随着人口在未来几年持续增长和老龄化,OA 的影响也将会增加[149]。OA 的保守治疗或介入治疗都相当有效。

PRP 可以促进软骨形成、MSC 增殖,以及改善分解代谢退行性微环境。PRP 可以通过上调产生蛋白多糖的基因表达来增加软骨细胞的合成能力,并且还可以增强Ⅱ型胶原沉积[150]。以上研究使得 PRP 在理论上成为减轻退行性病变负担的良好疗法。然而,有关 PRP 使用的已发表文献结论差异很大。美国骨科医师学会目前的指南表明,无法"推荐或反对"使用 PRP 治疗膝关节 OA,尽管引用文献具有一定的适用性和证据强度。然而,许多研究显示,注射后疼痛水平显著降低[151]。

越来越多的研究对 PRP 治疗膝 OA 的疗效进行评估,表 8.2 总结了研究结果。

在回顾有用的文献时,Campbell 等使用荟萃分析进行了系统评价,结果表明关节内注射 PRP 是膝关节 OA 的可行治疗方法,可以缓解症状长达 12 个月,早期 OA 患者受益较多[152]。此外,作者表示,现有证据不足以对使用多次注射、双离心技术或活化剂是否可以产生更好的结果得出结论,然而,该评价证实多次 PRP 注射后可能产生局部不良反应[152]。

Meheux 等在最近的系统评价中获得了类似的结果, 发现 PRP 注射后 12 个月内产生显著的临床改善, 与安慰剂、HA 相比,在

3~12个月PRP的临床结果明显更好[131]。此外，本研究作者建议临床医生在有症状的、Ahlback等级为1~3级或Kellgren-Lawrence等级为1~3级的膝关节OA中使用PRP，注射可以进行2~4个疗程，间隔2~4周。此外，年轻和更活跃的患者软骨退化程度较低，治疗结果更好[153]。

Filardo等人发现，很少有证据比较富含白细胞和缺乏白细胞的PRP。然而，在6项纳入研究中，只有1项研究使用了富含白细胞的PRP[154]。该研究显示所有临床结果均无显著改善，事实上患者并不满意术后结果。因此，推测在骨关节炎关节中，缺乏白细胞的PRP可能是更好的选择。然而，需要更多的1级证据直接比较富含白细胞和缺乏白细胞PRP的效果[154]。

总之，由于缺乏有力的临床试验，很难确定特定的PRP制剂能否最大限度地缓解症状并诱导软骨再生。然而，基于目前少量可用研究的评估，似乎缺乏白细胞/RBC的PRP产品更适合治疗退行性滑膜关节。

富血小板血浆治疗退行性髋关节疾病

几乎没有证据表明PRP在治疗髋部病变方面有效。Dallari等开展了一项随机对照实验，以评估PRP、HA以及复合PRP和HA在髋关节OA中的有效性[108]。该研究纳入111名年龄在18~65岁之间的患者，并评估了与疼痛和功能相关的结果。结果表明，关节内PRP注射可以显著改善疼痛和功能，并具有良好的安全性。PRP优于HA产品，并且未发现PRP与HA的组合优于单独注射PRP。与其他治疗相比，这些获益可维持长达12个月。其他研究使用超声引导注射PRP重复了这些发现，因此支持了研究结果的安全性和有效性[109,155]。然而，仍需要更多的1级试验来支持Dallari等人的研究结果（表8.2）。

髋关节置换术是一种非常常见的骨科手术，可能伴有严重的并发症，包括明显的失血、感染和更长的住院时间，这本身就存在更多的风险。Safdar等人调查了PRP在髋关节置换手术中的应用，以及它是否对出血、镇痛需求以及最终住院时间有任何影响[156]。他们发现，PRP在血红蛋白中含量下降，输血需求量、镇痛需求量或住院时间没有差异。因此，PRP并未有效降低围术期和术后发病率。然而，在另一项研究中，Rafols等人发现PRP能够使48小时后关节镜下疼痛评分降低，6个月时关节积液减少[110]，这表明PRP可能在术后减少炎症方面具有潜在益处，但长期结果尚不清楚。因此，仍需更多研究以证实PRP在髋关节置换术或关节镜手术中的有效性。

结论

总之，尽管体外研究和早期临床结果显示PRP很有前景，但目前只有少数高质量的临床试验采用有力的方案支持PRP对常规骨科手术的增强，其中包括：肩袖手术、ACL修复或重建、半月板修复和软骨修复。这主要与许多研究中PRP产品定义不明确，导致最终实验结果与结论相互矛盾有关。最近的文献荟萃分析也强调了研究中缺乏研究方法标准、PRP制剂以及结果测评的标准[102]。这种广泛的差异可能导致异构数据的比较困难，并使任何结论都难以确定。很明显，进一步协调的研究加上设计精确的临床方案和标准定义的PRP产品在未来可以更好地明确PRP在骨科手术中的作用。

（李俊琴 译　杨柳 校）

参考文献

1. de Vos RJ, Weir A, van Schie HT, et al. Platelet-rich plasma injection for chronic Achilles tendinopathy: a randomized controlled trial. *JAMA*. 2010;303(2):144–149.
2. Hall MP, Band PA, Meislin RJ, et al. Platelet-rich plasma: current concepts and application in sports medicine. *J Am Acad Orthop Surg*. 2009;17(10):602–608.
3. Filardo G, Kon E, Della Villa S, et al. Use of platelet-rich plasma for the treatment of refractory jumper's knee. *Int Orthop*. 2010;34(6):909–915.
4. Gaweda K, Tarczynska M, Krzyzanowski W. Treatment of Achilles tendinopathy with platelet-rich plasma. *Int J Sports Med*. 2010;31(8):577–583.
5. Kon E, Filardo G, Delcogliano M, et al. Platelet-rich plasma: new clinical application: a pilot study for treatment of jumper's knee. *Injury*. 2009;40(6):598–603.
6. Peerbooms JC, Sluimer J, Bruijn DJ, et al. Positive effect of an autologous platelet concentrate in lateral epicondylitis in a double-blind randomized controlled trial: platelet-rich plasma versus corticosteroid injection with a 1-year follow-up. *Am J Sports Med*. 2010;38(2):255–262.
7. Gosens T, Peerbooms JC, van Laar W, et al. Ongoing positive effect of platelet-rich plasma versus corticosteroid injection in lateral epicondylitis: a double-blind randomized controlled trial with 2-year follow-up. *Am J Sports Med*. 2011;39(6):1200–1208.
8. Nguyen RT, Borg-Stein J, McInnis K. Applications of platelet-rich plasma in musculoskeletal and sports medicine: an evidence-based approach. *PM R*. 2011;3(3):226–250.
9. Ferrari M, Zia S, Valbonesi M, et al. A new technique for hemodilution: preparation of autologous platelet-rich plasma and intraoperative blood salvage in cardiac surgery. *Int J Artif Organs*. 1987;10(1):47–50.
10. Alsousou J, Thompson M, Hulley P, et al. The biology of platelet-rich plasma and its application in trauma and orthopaedic surgery. *Bone Joint J* [Internet]. 2009 Aug 3;91-B(8):987–96. http://www.bjj.boneandjoint.org.uk/content/91-B/8/987.abstract
11. Mehta S, Watson JT. Platelet-rich concentrate: basic science and current clinical applications. *J Orthop Trauma*. 2008;22(6):432–438.
12. Foster TE, Puskas BL, Mandelbaum BR, et al. Platelet-rich plasma: from basic science to clinical applications. *Am J Sports Med* [Internet]. 2009 Nov 1;37(11):2259–2272. http://ajs.sagepub.com/cgi/content/short/37/11/2259
13. Sundman EA, Cole BJ, Karas V, et al. The anti-inflammatory and matrix restorative mechanisms of platelet-rich plasma in osteoarthritis. *Am J Sports Med*. 2014;42(1):35–41.
14. Sadoghi P, Rosso C, Valderrabano V, et al. The role of platelets in the treatment of Achilles tendon injuries. *J Orthop Res*. 2013;31(1):111–118.
15. Malavolta EA, Gracitelli ME, Ferreira Neto AA, et al. Platelet-rich plasma in rotator cuff repair: a prospective randomized study. *Am J Sports Med*. 2014;42(10):2446–2454.
16. Dragoo JL, Wasterlain AS, Braun HJ, et al. Platelet-rich plasma as a treatment for patellar tendinopathy: a double-blind, randomized controlled trial. *Am J Sports Med*. 2014;42(3):610–618.
17. Hamid AMS, Mohamed Ali MR, Yusof A, et al. Platelet-rich plasma injections for the treatment of hamstring injuries: a randomized controlled trial. *Am J Sport Med*. 2014;42:2410–2418.
18. Kim HJ, Yeom JS, Koh YG, et al. Anti-inflammatory effect of platelet-rich plasma on nucleus pulposus cells with response of TNF-a and IL-1. *J Orthop Res*. 2014;32(4):551–556.
19. Mishra A, Woodall J Jr, Vieira A. Treatment of tendon and muscle using platelet-rich plasma. *Clin Sports Med*. 2009;28(1):113–125.
20. Moraes VY, Lenza M, Tamaoki MJ, et al. Platelet-rich therapies for musculoskeletal soft tissue injuries. *Cochrane Database Syst Rev*. 2014;4:CD010071. doi:10.1002/14651858.CD010071.pub3
21. Mautner K, Malanga GA, Smith J, et al. A call for a standard classification system for future biologic research: the rationale for new PRP nomenclature. *PM R* [Internet]. *Am Acad Phys Med Rehabil*. 2015;7(4):S53–S59. doi:10.1016/j.pmrj.2015.02.005
22. Bennett NT, Schultz GS. Growth factors and wound healing: biochemical properties of growth factors and their receptors. *Am J Surg*. 1993;165(6):728–737.
23. Boswell SG, Cole BJ, Sundman EA, et al. Platelet-rich plasma: a milieu of bioactive factors. *Arthroscopy*. 2012;28(3):429–439.
24. Molloy T, Wang Y, Murrell G. The roles of growth factors in tendon and ligament healing. *Sports Med*. 2003;33(5):381–394.
25. de Mos M, van der Windt AE, Jahr H, et al.

Can platelet-rich plasma enhance tendon repair? A cell culture study. *Am J Sports Med.* 2008;36(6):1171–1178.

26. Pietrzak WS, Eppley BL. Platelet-rich plasma: biology and new technology. *J Craniofac Surg.* 2005;16(6):1043–1054.
27. Marx RE. Platelet-rich plasma (PRP): what is PRP and what is not PRP? *Implant Dent.* 2001;10(4):225–228.
28. Sampson S, Gerhardt M, Mandelbaum B. Platelet-rich plasma injection grafts for musculoskeletal injuries: a review. *Curr Rev Musculoskelet Med.* 2008;1(3–4):165–174.
29. Weibrich G, Hansen T, Kleis W, et al. Effect of platelet concentration in platelet-rich plasma on peri-implant bone regeneration. *Bone.* 2004;34(4):665–671.
30. Graziani F, Ivanovski S, Cei S, et al. The *in vitro* effect of different PRP concentrations on osteoblasts and fibroblasts. *Clin Oral Implants Res.* 2006;17(2):212–219.
31. Giusti I, Rughetti A, D'Ascenzo S, et al. Identification of an optimal concentration of platelet gel for promoting angiogenesis in human endothelial cells. *Transfusion.* 2009;49(4):771–778.
32. Kevy S, Jacobson MMR. Defining the composition and healing effect of platelet-rich plasma. Presented at Platelet-Rich Plasma Symposium, New York, NY, August 5, 2010.
33. Tidball JG. Inflammatory processes in muscle injury and repair. *Am J Physiol Regul Integr Comp Physiol.* 2005;288(2):R345–R353.
34. Braun HJ, Kim HJ, Chu CR, et al. The effect of platelet-rich plasma formulations and blood products on human synoviocytes: implications for intra-articular injury and therapy. *Am J Sports Med.* 2014;42(5):1204–1210.
35. Pizza FX, Peterson JM, Baas JH, et al. Neutrophils contribute to muscle injury and impair its resolution after lengthening contractions in mice. *J Physiol (Lond).* 2005;562(Pt 3):899–913.
36. Browning SR, Weiser AM, Woolf N, et al. Platelet-rich plasma increases matrix metalloproteinases in cultures of human synovial fibroblasts. *J Bone Joint Surg Am.* 2012;94(23):e1721–e1727.
37. Braun HJ, Kim HJ, Chu CR, et al. The effect of platelet-rich plasma formulations and blood products on human synoviocytes: implications for intra-articular injury and therapy. *Am J Sports Med* [Internet]. 2014;42(5):1204–1210. http://www.ncbi.nlm.nih.gov/pubmed/24634448
38. Hooiveld M, Roosendaal G, Wenting M, et al. Short-term exposure of cartilage to blood results in chondrocyte apoptosis. *Am J Pathol.* 2003;162(3):943–951.
39. Roosendaal G, Vianen ME, Marx JJ, et al. Blood-induced joint damage: a human *in vitro* study. *Arthritis Rheum.* 1999;42(5):1025–1032.
40. Valentino LA, Hakobyan N, Kazarian T, et al. Experimental haemophilic synovitis: rationale and development of a murine model of human factor VIII deficiency. *Haemophilia.* 2004;10(3):280–287.
41. Roosendaal G, Vianen ME, Marx JJ, et al. Blood-induced joint damage: a human *in vitro* study. *Arthritis Rheum.* 1999;42(5):1025–1032.
42. Madhok R, Bennett D, Sturrock RD, et al. Mechanisms of joint damage in an experimental model of hemophilic arthritis. *Arthritis Rheum.* 1988;31(9):1148–1155.
43. Roosendaal G, Vianen ME, van den Berg HM, et al. Cartilage damage as a result of hemarthrosis in a human *in vitro* model. *J Rheumatol.* 1997;24(7):1350–1354.
44. Stein H, Duthie RB. The pathogenesis of chronic haemophilic arthropathy. *J Bone Joint Surg Br.* 1981;63B:601–609.
45. Jansen NW, Roosendaal G, Bijlsma JW, et al. Exposure of human cartilage tissue to low concentrations of blood for a short period of time leads to prolonged cartilage damage: an *in vitro* study. *Arthritis Rheum.* 2007;56(1):199–207.
46. Hooiveld M, Roosendaal G, Wenting M, et al. Short-term exposure of cartilage to blood results in chondrocyte apoptosis. *Am J Pathol.* 2003;162(3):943–951.
47. Tsay RC, Vo J, Burke A, et al. Differential growth factor retention by platelet-rich plasma composites. *J Oral Maxillofac Surg.* 2005;63(4):521–528.
48. Han B, Woodell-May J, Ponticiello M, et al. The effect of thrombin activation of platelet-rich plasma on demineralized bone matrix osteoinductivity. *J Bone Joint Surg Am.* 2009;91(6):1459–1470.
49. Mishra A, Harmon K, Woodall J, et al. Sports medicine applications of platelet-rich plasma. *Curr Pharm Biotechnol.* 2012;13(7):1185–1195.
50. Dohan Ehrenfest DM, Rasmusson L, et al. Classification of platelet concentrates: from pure platelet-rich plasma (P-PRP) to leucocyte- and platelet-rich fibrin (L-PRF). *Trends Biotechnol.* 2009;27(3):158–167.
51. DeLong JM, Russell RP, et al. Platelet-rich plasma: the PAW classification system. *Arthroscopy.* 2012;28(7):998–1009.
52. Kon E, Buda R, Filardo G, et al. Platelet-rich

plasma: intra-articular knee injections produced favorable results on degenerative cartilage lesions. *Knee Surg Sports Traumatol Arthrosc*. 2010;18(4):472–479.

53. Filardo G, Kon E, Buda R, et al. Platelet-rich plasma intra-articular knee injections for the treatment of degenerative cartilage lesions and osteoarthritis. *Knee Surg Sports Traumatol Arthrosc*. 2011;19(4):528–535.
54. Radice F, Yánez R, Gutiérrez V, et al. Comparison of magnetic resonance imaging findings in anterior cruciate ligament grafts with and without autologous platelet-derived growth factors. *Arthroscopy*. 2010;26(1):50–57.
55. Thanasas C, Papadimitriou G, Charalambidis C, et al. Platelet-rich plasma versus autologous whole blood for the treatment of chronic lateral elbow epicondylitis: a randomized controlled clinical trial. *Am J Sports Med*. 2011;39(10):2130–2134.
56. Gosens T, Peerbooms JC, van Laar W, et al. Ongoing positive effect of platelet-rich plasma versus corticosteroid injection in lateral epicondylitis: a double-blind randomized controlled trial with 2-year follow-up. *Am J Sports Med*. 2011;39(6):1200–1208.
57. Wang-Saegusa A, Cugat R, Ares O, et al. Infiltration of plasma rich in growth factors for osteoarthritis of the knee: short-term effects on function and quality of life. *Arch Orthop Trauma Surg* [Internet]. 2011;131(3):311–317. doi:10.1007/s00402-010-1167-3
58. de Jonge S, de Vos RJ, Weir A, et al. One-year follow-up of platelet-rich plasma treatment in chronic Achilles tendinopathy: a double-blind randomized placebo-controlled trial. *Am J Sports Med*. 2011;39(8):1623–1629.
59. Vogrin M, Rupreht M, Dinevski D, et al. Effects of a platelet gel on early graft revascularization after anterior cruciate ligament reconstruction: a prospective, randomized, double-blind, clinical trial. *Eur Surg Res*. 2010;45(2):77–85.
60. Luime JJ, Koes BW, Hendriksen IJ, et al. Prevalence and incidence of shoulder pain in the general population; a systematic review. *Scand J Rheumatol*. 2004;33(2):73–81.
61. Kuijpers T, van der Windt DA, van der Heijden GJ, et al. Systematic review of prognostic cohort studies on shoulder disorders. *Pain*. 2004;109(3):420–431.
62. Mitchell C, Adebajo A, Hay E, et al. Shoulder pain: diagnosis and management in primary care. *BMJ*. 2005;331(7525):1124–1128.
63. van de Sande MAJ, de Groot JH, Rozing PM. Clinical implications of rotator cuff degeneration in the rheumatic shoulder. *Arthritis Rheum*. United States; 2008 Mar;59(3):317–324.
64. Robb G, Arroll B, Reid D, et al. Summary of an evidence-based guideline on soft tissue shoulder injuries and related disorders–Part 1: assessment. *J Prim Health Care*. 2009;1(1):36–41.
65. Motamedi AR, Urrea LH, Hancock RE, et al. Accuracy of magnetic resonance imaging in determining the presence and size of recurrent rotator cuff tears. *J Shoulder Elbow Surg*. 2002;11(1):6–10.
66. Kluger R, Bock P, Mittlböck M, et al. Long-term survivorship of rotator cuff repairs using ultrasound and magnetic resonance imaging analysis. *Am J Sports Med*. 2011;39(10):2071–2081.
67. Abdul-Wahab TA, Betancourt JP, Hassan F, et al. Initial treatment of complete rotator cuff tear and transition to surgical treatment: systematic review of the evidence. *Muscles Ligaments Tendons J*. 2016;6(1):35–47.
68. de Mos M, van der Windt AE, Jahr H, et al. Can platelet-rich plasma enhance tendon repair? A cell culture study. *Am J Sports Med*. 2008;36(6):1171–1178.
69. Murrell WD, Anz AW, Badsha H, et al. Regenerative treatments to enhance orthopedic surgical outcome. *PM R*. 2015;7(4 Suppl):S41–S52.
70. Rodeo SA, Delos D, Williams RJ, et al. The effect of platelet-rich fibrin matrix on rotator cuff tendon healing: a prospective, randomized clinical study. *Am J Sports Med*. 2012;40(6):1234–1241.
71. Castricini R, Longo UG, De Benedetto M, et al. Platelet-rich plasma augmentation for arthroscopic rotator cuff repair: a randomized controlled trial. *Am J Sports Med*. 2011;39(2):258–265.
72. Bergeson AG, Tashjian RZ, Greis PE, et al. Effects of platelet-rich fibrin matrix on repair integrity of at-risk rotator cuff tears. *Am J Sports Med*. 2012;40(2):286–293.
73. Weber SC, Kauffman JI, Parise C, et al. Platelet-rich fibrin matrix in the management of arthroscopic repair of the rotator cuff: a prospective, randomized, double-blinded study. *Am J Sports Med*. 2013;41(2):263–270.
74. Barber FA, Hrnack SA, Snyder SJ, et al. Rotator cuff repair healing influenced by platelet-rich plasma construct augmentation. *Arthroscopy*. 2011;27(8):1029–1035.
75. Antuña S, Barco R, Martínez Diez JM, et al. Platelet-rich fibrin in arthroscopic repair of massive rotator cuff tears: a prospective randomized pilot clinical trial. *Acta Orthop Belg*. 2013;79(1):25–30.

76. Cross JA, Cole BJ, Spatny KP, et al. Leukocyte-reduced platelet-rich plasma normalizes matrix metabolism in torn human rotator cuff tendons. *Am J Sports Med*. 2015;43(12):2898–2906.
77. Saito M, Takahashi KA, Arai Y, et al. Intraarticular administration of platelet-rich plasma with biodegradable gelatin hydrogel microspheres prevents osteoarthritis progression in the rabbit knee. *Clin Exp Rheumatol*. 2009;27(2):201–207.
78. Carr AJ, Murphy R, Dakin SG, et al. Platelet-rich plasma injection with arthroscopic acromioplasty for chronic rotator cuff tendinopathy: a randomized controlled trial. *Am J Sports Med*. 2015;43(12):2891–2897.
79. Scarpone M, Rabago D, Snell E, et al. Effectiveness of platelet-rich plasma injection for rotator cuff tendinopathy: a prospective open-label study. *Glob Adv Health Med*. 2013;2(2):26–31.
80. Rha DW, Park GY, Kim YK, et al. Comparison of the therapeutic effects of ultrasound-guided platelet-rich plasma injection and dry needling in rotator cuff disease: a randomized controlled trial. *Clin Rehabil*. 2013;27(2):113–122.
81. Malavolta EA, Gracitelli ME, Ferreira Neto AA, et al. Platelet-rich plasma in rotator cuff repair: a prospective randomized study. *Am J Sports Med*. 2014;42(10):2446–2454.
82. Pandey V, Bandi A, Madi S, et al. Does application of moderately concentrated platelet-rich plasma improve clinical and structural outcome after arthroscopic repair of medium-sized to large rotator cuff tear? A randomized controlled trial. *J Shoulder Elbow Surg*. 2016;25(8):1312–1322.
83. Randelli P, Arrigoni P, Ragone V, et al. Platelet rich plasma in arthroscopic rotator cuff repair: a prospective RCT study, 2-year follow-up. *J Shoulder Elbow Surg*. 2011;20(4):518–528.
84. Beck J, Evans D, Tonino PM, et al. The biomechanical and histologic effects of platelet-rich plasma on rat rotator cuff repairs. *Am J Sports Med*. 2012;40(9):2037–2044.
85. Järvinen TA, Kannus P, Maffulli N, et al. Achilles tendon disorders: etiology and epidemiology. *Foot Ankle Clin*. 2005;10(2):255–266.
86. Lantto I, Heikkinen J, Flinkkilä T, et al. Epidemiology of Achilles tendon ruptures: increasing incidence over a 33-year period. *Scand J Med Sci Sports*. 2015;25(1):e133–e138.
87. Bhandari M, Guyatt GH, Siddiqui F, et al. Treatment of acute Achilles tendon ruptures a systematic overview and meta-analysis. *Clinical Orthopaedics and Related Research*. 2002;400:190–200.
88. Wilkins R, Bisson LJ. Operative versus nonoperative management of acute achilles tendon ruptures a quantitative systematic review of randomized controlled trials. *Am J Sports Med*. 2012;40(9):2154–2160.
89. Khan RJ, Fick D, Keogh A, et al. Treatment of acute Achilles tendon ruptures. A meta-analysis of randomized, controlled trials. *J Bone Joint Surg Am*. 2005;87(10):2202–2210.
90. Willits K, Amendola A, Bryant D, et al. Operative versus nonoperative treatment of acute Achilles tendon ruptures: a multicenter randomized trial using accelerated functional rehabilitation. *J Bone Joint Surg Am*. 2010;92(17):2767–2775.
91. Cerza F, Carnì S, Carcangiu A, et al. Comparison between hyaluronic acid and platelet-rich plasma, intra-articular infiltration in the treatment of gonarthrosis. *Am J Sports Med*. 2012;40(12):2822–2827.
92. Filardo G, Kon E, Di Martino A, et al. Platelet-rich plasma vs hyaluronic acid to treat knee degenerative pathology: study design and preliminary results of a randomized controlled trial. *BMC Musculoskelet Disord*. 2012;13:229. doi:10.1186/1471-2474-13-229
93. Patel S, Dhillon MS, Aggarwal S, et al. Treatment with platelet-rich plasma is more effective than placebo for knee osteoarthritis: a prospective, double-blind, randomized trial. *Am J Sports Med*. 2013;41(2):356–364.
94. Sánchez M, Fiz N, Azofra J, et al. A randomized clinical trial evaluating plasma rich in growth factors (PRGF-Endoret) versus hyaluronic acid in the short-term treatment of symptomatic knee osteoarthritis. *Arthroscopy*. 2012;28(8):1070–1078.
95. Vaquerizo V, Plasencia MÁ, Arribas I, et al. Comparison of intra-articular injections of plasma rich in growth factors (PRGF-Endoret) versus durolane hyaluronic acid in the treatment of patients with symptomatic osteoarthritis: a randomized controlled trial. *Arthroscopy*. 2013;29(10):1635–1643.
96. Raeissadat SA, Rayegani SM, Hassanabadi H, et al. Knee osteoarthritis injection choices: platelet- rich plasma (PRP) versus hyaluronic acid (a 1-year randomized clinical trial). *Clin Med Insights Arthritis Musculoskelet Disord*. 2015;8:1–8.
97. Smith PA. Intra-articular autologous-conditioned plasma injections provide safe and efficacious treatment for knee osteoarthritis: an FDA-sanctioned, randomized, double-blind, placebo-controlled clinical trial. *American Journal of Sports Medicine*. 2016;44(4):884–891.

doi:10.1177/0363546515624678

98. Spaková T, Rosocha J, Lacko M, et al. Treatment of knee joint osteoarthritis with autologous platelet-rich plasma in comparison with hyaluronic acid. *Am J Phys Med Rehabil*. 2012;91(5):411–417.
99. Cole BJ, Karas V, Hussey K, et al. Hyaluronic acid versus platelet-rich plasma: a prospective, double-blind randomized controlled trial comparing clinical outcomes and effects on intra-articular biology for the treatment of knee osteoarthritis. *Am J Sports Med*. 2017;45(2):339–346. doi:10.1177/0363546516665809
100. Kon E, Mandelbaum B, Buda R, et al. Platelet-rich plasma intra-articular injection versus hyaluronic acid viscosupplementation as treatments for cartilage pathology: from early degeneration to osteoarthritis. *Arthroscopy*. 2011;27(11):1490–1501.
101. Say F, Gürler D, Yener K, et al. Platelet-rich plasma injection is more effective than hyaluronic acid in the treatment of knee osteoarthritis. *Acta Chir Orthop Traumatol Cech*. 2013;80(4):278–283.
102. Filardo G, Kon E, Pereira Ruiz MT, et al. Platelet-rich plasma intra-articular injections for cartilage degeneration and osteoarthritis: single- versus double-spinning approach. *Knee Surg Sports Traumatol Arthrosc*. 2012;20(10):2082–2091.
103. Gumina S, Campagna V, Ferrazza G, et al. Use of platelet-leukocyte membrane in arthroscopic repair of large rotator cuff tears: a prospective randomized study. *J Bone Joint Surg Am*. 2012;94(15):1345–1352.
104. Everts PA, Devilee RJ, Brown Mahoney C, et al. Exogenous application of platelet-leukocyte gel during open subacromial decompression contributes to improved patient outcome. A prospective randomized double-blind study. *Eur Surg Res*. 2008;40(2):203–210.
105. Sánchez M, Azofra J, Anitua E, et al. Plasma rich in growth factors to treat an articular cartilage avulsion: a case report. *Med Sci Sports Exerc*. 2003;35(10):1648–1652.
106. Dhollander AA, De Neve F, Almqvist KF, et al. Autologous matrix-induced chondrogenesis combined with platelet-rich plasma gel: technical description and a five pilot patients report. *Knee Surg Sports Traumatol Arthrosc*. 2011;19(4):536–542.
107. Siclari A, Mascaro G, Kaps C, et al. A 5-year follow-up after cartilage repair in the knee using a platelet-rich plasma-immersed polymer-based implant. *Open Orthop J*. 2014;8:346–354.
108. Dallari D, Stagni C, Rani N, et al. Ultrasound-guided injection of platelet-rich plasma and hyaluronic acid, separately and in combination, for hip osteoarthritis: a randomized controlled study. *Am J Sports Med*. 2016;44(3):664–671.
109. Battaglia M, Guaraldi F, Vannini F, et al. Efficacy of ultrasound-guided intra-articular injections of platelet-rich plasma versus hyaluronic acid for hip osteoarthritis. *Orthopedics*. 2013;36(12):e1501–e1508.
110. Rafols C, Monckeberg JE, Numair J, et al. Platelet-rich plasma augmentation of arthroscopic hip surgery for femoroacetabular impingement: A prospective study with 24-month follow-up. *Arthroscopy*. 2015;31(10):1886–1892.
111. de Almeida AM, Demange MK, Sobrado MF, et al. Patellar tendon healing with platelet-rich plasma: a prospective randomized controlled trial. *Am J Sports Med*. 2012;40(6):1282–1288.
112. Cervellin M, de Girolamo L, Bait C, et al. Autologous platelet-rich plasma gel to reduce donor-site morbidity after patellar tendon graft harvesting for anterior cruciate ligament reconstruction: a randomized, controlled clinical study. *Knee Surg Sports Traumatol Arthrosc*. 2012;20(1):114–120.
113. Orrego M, Larrain C, Rosales J, et al. Effects of platelet concentrate and a bone plug on the healing of hamstring tendons in a bone tunnel. *Arthroscopy*. 2008;24(12):1373–1380.
114. Vadalà A, Iorio R, De Carli A, et al. Platelet-rich plasma: does it help reduce tunnel widening after ACL reconstruction? *Knee Surgery, Sport Traumatol Arthrosc* [Internet]. 2013;21(4):824–829. doi:10.1007/s00167-012-1980-z
115. Nin JR, Gasque GM, Azcárate AV, et al. Has platelet-rich plasma any role in anterior cruciate ligament allograft healing? *Arthroscopy*. 2009;25(11):1206–1213.
116. Vogrin M, Rupreht M, Crnjac A, et al. The effect of platelet-derived growth factors on knee stability after anterior cruciate ligament reconstruction: a prospective randomized clinical study. *Wien Klin Wochenschr*. 2010;122 Suppl 2:91–95.
117. Sánchez M, Anitua E, Azofra J, et al. Comparison of surgically repaired Achilles tendon tears using platelet-rich fibrin matrices. *Am J Sports Med*. 2007;35(2):245–251.
118. De Carli A, Lanzetti RM, Ciompi A, et al. Can platelet-rich plasma have a role in Achilles tendon surgical repair?. *Knee Surgery, Sports Traumatology, Arthroscopy*. 2015:1–7.
119. Schepull T, Kvist J, Norrman H, et al. Autologous

platelets have no effect on the healing of human Achilles tendon ruptures: a randomized single-blind study. *Am J Sports Med*. 2011;39(1):38–47.

120. Rupreht M, Vogrin M, Hussein M. MRI evaluation of tibial tunnel wall cortical bone formation after platelet-rich plasma applied during anterior cruciate ligament reconstruction. *Radiol Oncol* [Internet]. Versita, Warsaw; 2013 Jun 21;47(2):119–124. http://www.ncbi.nlm.nih.gov/pmc/articles/PMC3691087
121. Rupreht M, Jevtic V, Serša I, et al. Evaluation of the tibial tunnel after intraoperatively administered platelet-rich plasma gel during anterior cruciate ligament reconstruction using diffusion weighted and dynamic contrast-enhanced MRI. *J Magn Reson Imaging*. 2013;37(4):928–935.
122. Vogrin M, Rupreht M, Dinevski D, et al. Effects of a platelet gel on early graft revascularization after anterior cruciate ligament reconstruction: a prospective, randomized, double-blind, clinical trial. *Eur Surg Res*. 2010;45(2):77–85.
123. Mirzatolooei F, Alamdari MT, Khalkhali HR. The impact of platelet-rich plasma on the prevention of tunnel widening in anterior cruciate ligament reconstruction using quadrupled autologous hamstring tendon: a randomised clinical trial. *Bone Joint J*. 2013;95-B(1):65–69.
124. Seijas R, Ares O, Catala J, et al. Magnetic resonance imaging evaluation of patellar tendon graft remodelling after anterior cruciate ligament reconstruction with or without platelet-rich plasma. *J Orthop Surg (Hong Kong)*. 2013;21(1):10–14.
125. Figueroa D, Melean P, Calvo R, et al. Magnetic resonance imaging evaluation of the integration and maturation of semitendinosus-gracilis graft in anterior cruciate ligament reconstruction using autologous platelet concentrate. *Arthroscopy*. 2010;26(10):1318–1325.
126. Valentí Nin JR, Mora Gasque G, Valentí Azcárate A, et al. Has platelet-rich plasma any role in anterior cruciate ligament allograft healing? *Arthroscopy*. 2009;25(11):1206–1213.
127. Sánchez M, Anitua E, Azofra J, et al. Ligamentization of tendon grafts treated with an endogenous preparation rich in growth factors: gross morphology and histology. *Arthroscopy*. 2010;26(4):470–480.
128. Di Matteo B, Loibl M, Andriolo L, et al. Biologic agents for anterior cruciate ligament healing: A systematic review. *World J Orthop*. 2016;7(9):592–603.
129. Seijas R, Ares O, Cuscó X, et al. Partial anterior cruciate ligament tears treated with intraligamentary plasma rich in growth factors. *World J Orthop*. 2014;5(3):373–378.
130. Komzák M, Hart R, Šmíd P, et al. [The effect of platelet-rich plasma on graft healing in reconstruction of the anterior cruciate ligament of the knee joint: prospective study]. *Acta Chir Orthop Traumatol Cech*. 2015;82(2):135–139.
131. Radice F, Yánez R, Gutiérrez V, et al. Comparison of magnetic resonance imaging findings in anterior cruciate ligament grafts with and without autologous platelet-derived growth factors. *Arthroscopy*. 2010;26(1):50–57.
132. Silva A, Sampaio R. Anatomic ACL reconstruction: does the platelet-rich plasma accelerate tendon healing? *Knee Surg Sports Traumatol Arthrosc*. 2009;17(6):676–682.
133. Ventura A, Terzaghi C, Borgo E, et al. Use of growth factors in ACL surgery: preliminary study. *Journal of Orthopaedics and Traumatology*. 2005;6(2):76–79.
134. Figueroa D, Figueroa F, Calvo R, et al. Platelet-rich plasma use in anterior cruciate ligament surgery: systematic review of the literature. *Arthroscopy*. 2015;31(5):981–988.
135. Arnoczky SP, Warren RF. Microvasculature of the human meniscus. *Am J Sports Med*. 1982;10(2):90–95.
136. Baratz ME, Fu FH, Mengato R. Meniscal tears: the effect of meniscectomy and of repair on intra-articular contact areas and stress in the human knee. A preliminary report. *Am J Sports Med*. 1986;14(4):270–275.
137. Wasserstein D, Dwyer T, Gandhi R, et al. A matched-cohort population study of reoperation after meniscal repair with and without concomitant anterior cruciate ligament reconstruction. *Am J Sports Med*. 2012;41(2):349–355. doi:10.1177/0363546512471134
138. Freedman KB, Nho SJ, Cole BJ. Marrow-stimulating technique to augment meniscus repair. *Arthroscopy*. 2003;19(7):794–798.
139. Driscoll MD, Robin BN, Horie M, et al. Marrow stimulation improves meniscal healing at early endpoints in a rabbit meniscal injury model. *Arthroscopy*. 2013;29(1):113–121.
140. de Girolamo L, Galliera E, Volpi P, et al. Why menisci show higher healing rate when repaired during ACL reconstruction? Growth factors release can be the explanation. *Knee Surg Sports Traumatol Arthrosc*. 2015;23(1):90–96.
141. Griffin JW, Hadeed MM, Werner BC, et al.

Platelet-rich plasma in meniscal repair: does augmentation improve surgical outcomes? *Clin Orthop Relat Res*. 2015;473(5):1665–1672.

142. Pujol N, Salle De Chou E, Boisrenoult P, et al. Platelet-rich plasma for open meniscal repair in young patients: any benefit? *Knee Surg Sports Traumatol Arthrosc*. 2015;23(1):51–58.
143. Magnuson PB. Technic of debridement of the knee joint for arthritis. *Surg Clin North Am*. 1946;26:249–266.
144. Pridie KH, Gordon G. A method of resurfacing osteoarthritic knee joints. *J Bone Joint Surg-British*. 1959;41(3):618–619.
145. Rodrigo JJ, Steadman JR, Silliman JF, et al. Improvement of full-thickness chondral defect healing in the human knee after debridement and microfracture using continuous passive motion. *Am J Knee Surg*. 1994;7(3):109–116.
146. Brittberg M, Lindahl A, Nilsson A, et al. Treatment of deep cartilage defects in the knee with autologous chondrocyte transplantation. *N Engl J Med*. 1994;331(14):889–895.
147. Anz AW, Bapat A, Murrell WD. Concepts in regenerative medicine: past, present, and future in articular cartilage treatment. *J Clin Orthop Trauma*. 2016;7(3):137–144.
148. Curl WW, Krome J, Gordon ES, et al. Cartilage injuries: a review of 31,516 knee arthroscopies. *Arthroscopy*. 1997;13(4):456–460.
149. Herndon JH, Davidson SM, Apazidis A. Recent socioeconomic trends in orthopaedic practice. *J Bone Joint Surg Am*. 2001;83-A(7):1097–1105.
150. Smyth NA, Murawski CD, Fortier LA, et al. Platelet-rich plasma in the pathologic processes of cartilage: review of basic science evidence. *Arthroscopy*. 2013;29(8):1399–1409.
151. Brown GA. AAOS clinical practice guidelines. Treatment of osteoarthritis of the knee: evidence-based guideline, 2nd ed. *J Am Acad Orthop Surg*. 2013; 21:577–579.
152. Campbell KA, Saltzman BM, Mascarenhas R, et al. Does intra-articular platelet-rich plasma injection provide clinically superior outcomes compared with other therapies in the treatment of knee osteoarthritis? A systematic review of overlapping meta-analyses. *Arthrosc—J Arthrosc Relat Surg* [Internet]. *AANA*. 2015;31(11):2213–2221. doi:10.1016/j.arthro.2015.03.041
153. Meheux CJ, McCulloch PC, et al. Efficacy of intra-articular platelet-rich plasma injections in knee osteoarthritis: A systematic review. *Arthrosc—J Arthrosc Relat Surg* [Internet]. *AANA*. 2016;32(3):495–505. doi:10.1016/j.arthro.2015.08.005
154. Filardo G, Kon E, Di Martino A, et al. Platelet-rich plasma vs hyaluronic acid to treat knee degenerative pathology: study design and preliminary results of a randomized controlled trial. *BMC Musculoskelet Disord*. 2012;13:229. doi:10.1186/1471-2474-13-229
155. Sánchez M, Guadilla J, Fiz N, et al. Ultrasound-guided platelet-rich plasma injections for the treatment of osteoarthritis of the hip. *Rheumatology (Oxford)*. 2012;51(1):144–150.
156. Safdar A, Shaaban H, Tibayan R, et al. The clinical efficacy of using autologous platelet-rich plasma in hip arthroplasty: A retrospective comparative study. *J Nat Sci Biol Med*. 2015;6(1):49–55.

第 9 章

羊膜和脐带制品，α-2 巨球蛋白和白介素-1 受体拮抗蛋白

Sean Colio, Marko Bodor, Ryan Dregalla

在本章中，我们将回顾几个骨科再生医学新兴的领域：羊膜和脐带制品、白介素-1受体拮抗剂蛋白以及α-2巨球蛋白。羊水及羊膜含有多种生长因子、细胞因子、抗炎蛋白、胶原蛋白、纤连蛋白、间质基质细胞、上皮细胞和透明质酸。这些成分在治疗各种急性和慢性肌肉骨骼病变方面极具吸引力。白介素-1受体拮抗剂蛋白是一种天然的蛋白类似物，且与白介素-1(IL-1)存在竞争关系，故可与白介素-1受体(IL-1R)结合，抑制由IL-1引起的炎症反应。在骨科创伤和退行性疾病中通过抑制IL-1所介导的炎症级联反应，因而可能阻止巨噬细胞、单核细胞的活化，并且防止破骨细胞激活吞噬分解骨和软骨基质。α-2巨球蛋白是一种具有独特功能的血浆糖蛋白，它可以抑制由金属蛋白酶(MMP)参与的软骨降解和炎症细胞因子产生的过程。与白介素-1受体拮抗蛋白相似，α-2巨球蛋白有助于减少骨科退行性疾病和炎症性疾病的分解代谢过程。在本章中，我们还将回顾目前这些技术应用的临床证据。

羊水及其组织制品

羊膜制品来源于人类的羊水和羊膜。羊膜形成了羊膜囊和胎盘的内层，与此同时妊娠期羊水环绕在胚胎周围为胎儿提供保护和营养。羊膜含有多种生长因子、细胞因子、抗炎蛋白、胶原、纤连蛋白、间充质基质细胞、上皮细胞和透明质酸[1,2]。这些成分具有抗炎、抗菌和抗纤维化的特性。羊水含有胎儿发育所需的营养，同时也包含了一系列类似于滑液的化学成分，例如透明质酸、润滑液、胆固醇和细胞因子等[3]。羊膜组织也是非免疫原性的，作为多能干细胞的一种可能来源，并且提供了一种促进伤口愈合和减少瘢痕形成的组织支架[1]。从羊膜中提取的基质细胞和上皮细胞呈现出间充质干细胞(MSC)特征，可以分化为肌细胞、骨细胞和软骨细胞[4-9]。Miki 等证明，羊水干细胞在移植应用中[4,6,10]具有非致瘤性。

目前市面上有多种羊水制品，包含不同数量的冷冻保存羊水、羊水提取细胞和羊膜。就骨科方面的应用而言，羊膜制品的应用或为含有细胞悬液的羊水，或为可悬浮在液体中并通过注射给药的羊膜微粉。一般认为，羊膜组织的一些生物学特性在经过低温保存或脱水加工后会得以保留。Koob 等认为，羊膜制品中细胞因子含量差异很大，但它们能将生长因子洗脱到生理盐水中，并在

体内外实验中证明其可以促进 MSC 细胞的迁移[2]。

人类羊水和羊膜组织制品的生产须遵守美国食品和药物管理局(FDA)的相关条款,进行人类细胞和组织移植时必须通过生物学评价与研究中心,并遵守美国联邦法规第 21 条,第 1270 和 1271 款。大多数羊膜制品的生产商寻求仅根据 1944 年《公共卫生服务（PHS）法》第 361 条进行监管。根据 FDA 规定,这种分类仅允许低风险的人类细胞和组织产品在没有任何安全或功效研究的情况下进入市场并且出售。一种产品必须满足 FDA 的以下几条规定才能仅受本部分法令管束:①操作最少,不能经过任何改变产品原本生物学特性的加工过程;②用于相同物种之间, 产品所含组织为 FDA 已知的在受体与供体中发挥的基本功能相同;③由于产品可能不依赖于其代谢活性,因此在同种异体移植的情况下不能含活细胞。如果人体细胞或组织产品不符合上述所有标准,那么它将由 FDA 作为医疗器械 （Ⅱ类或Ⅲ类)、药物或根据《PHS 法》第 351 条加以管制,该过程与药物的批准过程平行而不是完全由人体细胞和组织组成的产品。在以上任何一种情况下, 产品都必须经过 FDA 进行上市前审批,这使得该过程变得非常耗时并且花费巨大。近期,单独根据第 361 条管制的特权,取消了许多计划用于骨科的羊膜制品,主要有 3 个原因:①产品说明书声明产品中含有活细胞(同种异体)并且活细胞对于该产品功能具有辅助作用;②膜的颗粒化(颗粒状,图 9.1 和图 9.2)从机械和尺寸的角度改变了产品的原始相关特性,因此不符合最小操作原则;③羊膜任何形式的均质化或颗粒化的产品应用于骨科(可注射的)都不是用于替换或补充受损或不充分的外层性组织,因此不能归类为同源应用。因此,很多计划应用于骨科的羊膜产品已经重新分类;大多数产品已经收到通知,将根据《公共卫生署法案》第 351 条进行监管,并且为了继续在市场上销售,这些产品正在进行必要的研究以证明该产品的安全性和有效性。

羊膜来源的产品已用于治疗角膜损伤、皮肤创伤、烧伤和腿部溃疡[2,11-20]。最早的关于羊水用于骨科的文献之一是在 1938 年,在该项研究中 68 名患者的关节内使用了牛的羊水浓缩物[21]。在该研究中,尽管当时对羊水浓缩物的组成了解有限,但 Shimberg 等人认识到羊水的作用机制可能既有物理作用也有生物学作用。他们针对结果的解释是,由于纤维蛋白的形成、修复过程的刺激以及改善关节内液体黏度,从而防止关节粘连,关节内

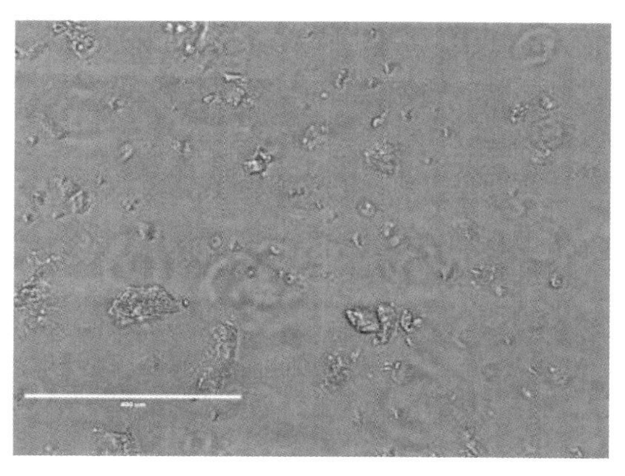

图 9.1

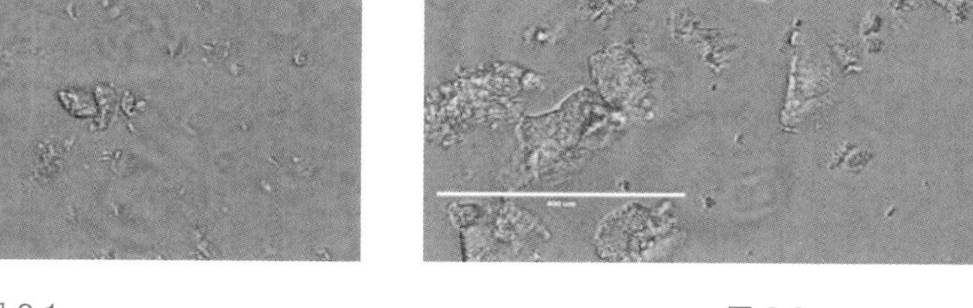

图 9.2

组织存在有益的机械扩张和防御反应。

目前，有许多体外和体内研究评估羊膜复合物在治疗软骨、肌腱、韧带和筋膜损伤[22-31]中的应用。这些研究大多采用动物模型，目前只有 3 项已发表的人类研究。Philip 等和 Kueckelhaus 等报道使用羊膜溶液[24,32]治疗后，大鼠跟腱的力学性能得到改善。而 Coban 等则未发现羊水和羊膜对治疗跟腱断裂的益处[33]。其他动物研究已经观察到羊膜复合物对指屈肌腱外翻修复的影响，其可以降低肌腱粘连形成的发生率[34-36]。目前没有研究评估羊膜复合物对人类肌腱和韧带修复的影响。然而，有两项研究是关于足底筋膜炎的。

Zelen 等人发表了一项由行业赞助的前瞻性、随机、单中心临床试验，对 45 例慢性难治性足底筋膜炎患者进行研究[37]。受试者被随机分成三组，注射 2mL 0.5%丁哌卡因后，分别注射 1.25mL 生理盐水（对照组）、0.5mL 微粉化脱水羊膜（MDAM）或 1.25mL MDAM。前期随访安排为每周一次，持续 6 周，最后一次随访为注射后 8 周。在评估期间使用 3 个结果测量量表：美国足踝矫形学会（AOFAS）后足量表、Wong-Baker 面部疼痛等级量表以及 SF-36v2 标准健康调查。AOFAS 评分在对照组、0.5mL MDAM 和 1.25mL MDAM 组的基线值分别为 54.4±17.7、41.3±4.5 和 41.0±7.7。在整个研究过程中，各组评分均有所上升，8 周时三组的最终评分分别为 70.0±9.6、92.9±8.7 和 94.3±5.6。与对照组相比，MDAM 组 SF36v2 精神和身体部分得分均升高，FACES 评分均下降。对照组 SF36v2 身体部分的基线评分为 41.4±6.1，0.5mL MDAM 组为 36.0±5.9，1.25mL MDAM 组为 37.0±3.8，上升至对照组 43.6±5.6，0.5mL MDAM 组 55.9±3.5，1.25mL MDAM 组 57.3±2.6。根据作者报道，两组均无不良反应。由于 8 周的随访时间比较短，该杂志的编辑称这是一项可行性研究，并指出作者正在进行一项较长期的随访研究。

Hanselman 等发表了一项企业赞助的包含 24 例慢性足底筋膜炎患者的单中心双盲随机对照试验研究[38]。患者随机分成两组：①对照组接受皮质类固醇治疗（1mL 40mg/mL 的甲泼尼龙，4mL 0.5%的丁哌卡因）；②实验组接受冷冻保存的人羊膜治疗[1mL 低温保存人羊膜（CHAM），4mL 0.5%的丁哌卡因]。两组患者通过 3 次临床随访进行评估：注射时首次随访、6 周和 12 周分别随访。主要的测量结果是足部健康状况问卷（FHSQ），评分高表示疼痛减轻和功能改善。辅助结果为视觉模拟量表（VAS）和患者自述症状缓解情况。6 周时的 FHSQ 评分：皮质类固醇组足痛 24.6 分，CHAM 组 18.8 分；皮质类固醇组足功能 8.3 分，CHAM 组 2.1 分；皮质类固醇组体力活动 14.8 分，CHAM 组 5.6 分。经过 6 周的随访，当皮质类固醇组大部分 FHSQ 评分高于 CHAM 组时，对受试者进行第二次注射。各组受试者使用与初次注射相同的药物并遵循相同的注射方案，整个过程对于研究者和受试者保持双盲。随后，在第 12 周和 18 周的随访中进行两次评估。18 周时 FHSQ 评分结果如下：皮质类固醇组足痛 32.5 分，CHAM 组 6.3 分；皮质类固醇组足功能 33.3 分，CHAM 组 31.3 分；皮质类固醇组体力活动 31.5 分，CHAM 组 33.3 分。因此，在 18 周时，CHAM 组的 FSHQ 评分大部分高于皮质类固醇组，这与 6 周时的结果相反。VAS 评分从基线开始下降，注射后 12 周，单次注射亚组中皮质类固醇组评分为-12.6 分，CHAM 组为-17.8 分，双次注射亚组 18 周时皮质类固醇组为-25.7 分，CHAM 组为-37.3 分。作者认为，这两种注射都没有不良反应。该杂志的编辑认为，鉴于随访期较短，该研究证明 CHAM 只有在短期内是安全的，并且与皮质类固醇注射效果类似，但成本较高。

有许多细胞培养和动物实验研究羊膜

在软骨病理学中的应用[22,23,25,39-42]。然而，这方面的人类研究十分有限，仅有一项公开的、前瞻性的可行性研究。在本研究中，Vines 等选择 6 例 3 级和 4 级 Kellgren-Lawrence 膝关节骨性关节炎患者[43]。他们只给一个关节内注射含有冷冻保存的颗粒状人羊膜和羊水细胞，患者分别在治疗后 1、2 周和 3、6、12 个月进行随访。效果评估包括膝关节损伤和骨性关节炎结果评分（KOOS）、国际膝关节文献委员会量表（IKDC）和单一评估数值评估疼痛量表（SANE）。KOOS 结果评分在 1 年内从基线值 43.35 提高到 70.23。IKDC 评分由基线值平均 41.7 分提高到 6 个月时的 63.4 分，1 年时 64.4 分。SANE 评分由基线平均值 51.25 分提高到 6 个月时的 87.3 分，1 年时 85.8 分。作者认为统计分析不适合他们的数据。作者报道，短时间膝盖会出现疼痛加重，但在 2 周后随访时疼痛消失，除此之外，没有其他不良事件。

综上所述，虽然有许多关于羊膜制品应用于骨科的动物实验和细胞培养研究，但是目前的人体实验的临床证据仅限于膝关节炎的一项可行性研究和足底筋膜炎的两项小型随机对照试验研究。需要对更多类型的骨骼肌肉疾病进行样本量更大、随访时间更长的临床试验。值得注意的是，羊膜制品在骨科中的公开使用可追溯到 1938 年，早于再生医学的许多其他领域。羊膜可作为新鲜状态下有活力的多能间充质细胞和低温保存状态下生长因子的潜在来源，然而这些产品是否对间充质干细胞有利尚不清楚[1]。随着临床研究的不断深入，Shimberg 等假设的羊水产品的有益效果可能最终会实现。

脐带血

脐带血（UCB）是分娩后脐带中残留的血液，它由红细胞和白细胞、血浆和血小板组成。它也是造血和间充质基质细胞的丰富来源。脐带血收集的典型方法是：在脐带切断后，通过脐带静脉插管来完成采集。虽然捐赠者的 UBC 的量不同，但是平均范围为 75~150mL[44]。根据组织中心或制造商的不同，加工过程有很大的不同。收集到的 UCB 随后会进行低温保存[45]。

自从 20 世纪 80 年代末首次使用脐带血以来，脐带血的临床应用主要涉及造血重建。然而，随着对脐带血中细胞群的了解加深，脐带血已经具备治疗恶性肿瘤的细胞免疫疗法的潜力[46]。脐带血来源的间充质干细胞处于更原始的状态，不含抗原提呈细胞，使得它们不能被受体免疫系统发现从而可以进行同种异体细胞治疗[47]。动物和人体研究目前集中在脊柱和脑损伤、脑瘫、肺病、肾损伤、青少年糖尿病和自身免疫等方面的应用[48]。最近，研究者开发了一种加工方法（Progenokine®，Smart-Surgical Inc.dba Burst Biologics，Boise，Idaho）来保持脐带血细胞的完整性和细胞活力。这种加工方法不使用包括二甲基亚砜（DMSO）在内的有毒介质，以保护细胞活力[49-51]。因此，这些细胞可以在冻融循环后自我更新，避免凋亡。

使用该方法的首批商用产品之一是源自 UCB（BioBurst Rejuv，Burst Biologics，Boise，ID）的可注射/液体同种异体移植干细胞产品。根据 CFR 1271 条例，将其规定为微操作组织，仅用于同源用途。目前只有非对照性报道正在进行临床研究[52]。

白细胞介素-1 受体拮抗蛋白

由于其在软骨分解代谢机制中所起的作用，炎症细胞因子，如肿瘤坏死因子 α 和白细胞介素-1，已被认为与骨关节炎的发病机制有关。这些因子介导多种细胞的功能，包括骨关节炎发病机制中的主要参与者——巨噬细胞的表型转移[53,54]，表达组织损伤性金属蛋白酶[55]，并且通过持续表达促炎细胞因子[56,57]而促进疾病进展。这些细胞因子的竞争性拮抗剂的发现极大地促进了类风湿性关节炎的治疗，并且为阻止骨性关节炎退行性变进程提供了新技术。IRAP，又称“IL-1 受体拮抗剂(IL-1Ra)”，是 IL-1 天然存在的类似物和竞争者，可与 IL-1 受体结合，对Ⅰ型和Ⅱ型受体均具有亲和力[58,59]。当 IL-1 与 IL-1R 受体结合时，触发炎症级联反应，激活巨噬细胞和单核细胞，刺激破骨细胞吞噬分解骨和软骨基质[58-61]。然而，当 IRAP 与 IL-1R 受体结合时，会抑制炎症反应。关节和肌肉中合成代谢和分解代谢过程之间的动态平衡受 IRAP 与 IL-1 两者的平衡调节[62-66]。如果这种平衡由于 IL-1 过量或 IRAP 不足而被打破，就可能出现软骨、肌肉和其他关节结构破坏[62-66]。因此，人们一直对开发提取和生产 IRAP 的方法感兴趣。

1990 年，Seckinger 等阐述了天然和重组人 IL-1 受体拮抗剂阻断 IL-1 对骨吸收和前列腺素产生的影响[67]。从那时起，IRAP 的重组制剂已经被开发和测试。Jiang 等人发表了一项多中心随机双盲安慰剂对照研究，评价其对类风湿性关节炎(RA)患者的作用[68]。他们的结论是系统性重组人 IL-1 受体拮抗剂可缓解类风湿性关节炎影像学表现的进展。根据 IRAP 对 RA 的影响，将 IRAP 的商品名定为阿那白滞素，Chevalier 等研究了这种药物在骨关节炎(OA)中的应用。由于早期用于 RA 是全身给药[69]，他们发表了一项关于关节内注射阿那白滞素的安全性研究。在膝关节炎患者的膝关节内注射阿那白滞素，结果显示患者耐受性良好，没有出现任何急性炎症反应，患者的西安大略和麦克马斯特大学骨关节炎指数(WOMAC)评分在 3 个月内均有改善。Chevalier 等采用多中心双盲安慰剂对照研究，随机以 2:1:2 接受患膝单次关节内注射安慰剂、阿那白滞素 50mg 或阿那白滞素 150mg[70]。研究组随访 12 周，最初观察节点为 WOMAC 评分从最开始到第 4 周的变化。在完成研究的 160 例(94%)患者中，从基线到第 4 周的 WOMAC 评分平均改善值在实验组和对照组没有统计学差异。该实验中未发现不良反应。

人们对于关节内炎症过程中阿那白滞素的进一步研究更加积极。Brown 等回顾分析了 6 例接受关节内注射的患者，其中女性 3 例，男性 3 例，年龄 17~50 岁。阿那白滞素 200mg 用于术后膝关节持续积液[71]。他们报道关节内阿那白滞素治疗后 66%的患者膝关节活动度(15°~30°)和疼痛得到改善，5/6(83%)的患者肿胀得到改善，所有这些患者都能够恢复运动。Kraus 等对 MRI 确诊的 11 例急性前交叉韧带(ACL)撕裂进行评价并将他们随机分成两组，分别在损伤后 2 周和交叉韧带重建术前在关节内注射阿那白滞素 150mg 或等量生理盐水安慰剂[72]。他们发现，阿那白滞素可减轻疼痛和改善功能[日常生活活动(ADL)、运动功能、生活质量(QOL)]，并且患者的 WOMAC 和 KOOS 临床评分都有所改善。

Arend 等报道了采用表面结合免疫球蛋白 G、脂多糖、佛波肉豆蔻酸酯乙酸酯、IL-1 和 TNF-α 通过分离的人单核细胞诱导 IRAP 产生的方法[73-77]。基于这种理解，Meijer 等发表了一种通过离心法从静脉血浓缩外周血白细胞，然后将它们温育在玻璃床上以诱导新生 IRAP 产生的方法[78]。本品命名为自身条件血清(ACS)，商品名为 Orthokine®。该过程包括自身条件血清在内还产生了多种可能的有益生长因子和细胞因子，包括血管内皮生长因子(VEGF)、血小板衍生生长因子(PDGF)AB、肝细胞生长因子(HGF)、胰岛素样生长因子(IGF-1)和转化生长因子(TGF-β)[60,64]。

几项非对照研究显示,膝关节和髋关节炎患者在多次接受自身条件血清注射后,关节WOMAC评分[79-82]得到改善。两项随机安慰剂对照研究显示,使用自身条件血清的患者比使用生理盐水的患者KOOS和VAS评分[83,84]具有显著改善且差异具有统计学意义。另外,Yang等报道自身条件血清与生理盐水相比WOMAC评分没有改善,并且他们得出结论,由于主要疗效目标没有达到,他们还不能推荐使用自身条件血清用于OA的治疗[83]。他们还报道了两种不良事件,败血症性关节炎和膝关节炎症反应。Baltzer等在他们的随机对照中包括了HA组,他们得出结论:自身条件血清的疗效从任何类型评分或者任何时间节点都优于HA和生理盐水组,并且这些改善与临床密切相关[84]。他们还报道HA组不良事件的频率最高。

据报道,ACS的关节内应用已经作为ACL重建的辅助手段。Darabos等报道1级RCT治疗性研究表明,ACL重建后4次注射ACS能减少骨性隧道的扩大[85]。他们报道ACS组6个月时骨性隧道扩大8%,12个月时为13%,而生理盐水组6个月时为31%,12个月时为38%。报道指出,在ACS治疗的患者中,WOMAC和IKDC评分始终高于生理盐水组。Darabos接着进行了一项研究,比较双束前交叉韧带重建术使用或者不使用ACS的异同。然而,由于所描述的方法不一致以及对利益冲突的错误报道,该报道应通讯作者的要求而撤回[86]。

Wright-Carpenter等人的实验研究了ACS在肌肉损伤中的应用,实验中小鼠受到腓肠肌钝性损伤[87]。该研究分成两组,一组在损伤后2、24、48小时接受生理盐水治疗,另一组在损伤后2、24、48小时接受ACS治疗。组织学结果显示,损伤后30~48小时卫星细胞活化加快,损伤后1周内再生肌原纤维直径增加[87]。基于这些结果,Wright-Carpenter等对18名MRI诊断为2级肌肉劳损(腘绳肌、内收肌、髂腰肌、臀肌、腹斜肌、腓肠肌、股直肌)的运动员(足球、篮球、冰球)进行了初步研究[88]。在诊断后2天后开始注射ACS,之后每隔2天注射一次,平均每位患者治疗次数为5.4次。本研究的对照组是对11例应用Actovegin®/Traumeel®治疗的患者进行回顾性分析。ACS治疗后结果显示平均恢复时间为(16.6±0.9)天,在伤后14~16天进行MRI随访显示水肿、肌肉出血和肌肉结构恢复等几乎完全恢复。对照组随访MRI平均恢复时间为(22.3±1.2)天,在受伤后14~16天进行的扫描显示,第一次扫描中出现的水肿和肌肉出血仅轻度恢复。两组患者均未出现局部或全身副作用。

有关ACS在肌腱损伤中的应用实例仅有两个体外和体内研究,且均将ACS用于大鼠跟腱损伤的治疗[89,90]。Majewski等报道,经ACS治疗的肌腱较厚,Ⅰ型胶原较多,并且肌腱强度的恢复更快,肌腱组织学结构更加成熟[89]。然而,该实验报道,使用ACS治疗和对照组之间跟腱的最大负荷直到第8周仍然没有统计学差异。Heisterbach等报道生长因子、碱性成纤维细胞生长因子(bFGF)、组织形态发生蛋白(BMP)-12和TGF-β1在ACS处理的肌腱中的表达显著高于对照组,但VEGF的表达无明显变化[90]。两项研究认为ACS具有改善跟腱愈合的潜力。

同时,ACS已被研究作为治疗颈和腰神经根病变[91,92]的潜在疗法。Becker等发表了一项前瞻性单中心双盲研究者发起的随机对照研究:32例患者接受硬膜外注射ACS治疗，27 例患者接受 5mg 曲安奈德注射治疗，25 例患者接受 10mg 曲安奈德注射治疗[91]。ACS 注射每周 1 次，连续 3 周，随访 6 个月。主要的结果测量是 VAS，而奥斯韦斯特功能障碍指数（ODI）是研究的次要指标。作者报道了从第 12 周到第 22 周的最终评估，ACS 组与两种曲安奈德组相比 VAS 评分较低，但只有在第 22 周与曲安奈德 5mg 组直接比较才有统计学差异。他们注意到，在第 6 周时所有治疗组的 ODI 评分都已经降低，尽管 ACS 组在第 10 周时 ODI 评分显示出更大的降低，但在 6 个月后的首次评估中，所有治疗组的 ODI 评分相似。

Goni 等报道了一项针对 40 例单侧颈神经根病患者进行的前瞻性随机队列研究，受试者平均分为两组：一组接受 2.5~3mL ACS，另一组接受 2.5~3mL 甲泼尼龙，均在荧光镜的引导下进入神经孔[92]。使用 VAS 评估颈痛、颈部障碍指数（NDI）和短期健康调查-12（SF-12）随访 6 个月。结果显示：采用 ACS 治疗 6 个月后 VAS 评分比基线值提高 73.24%；甲泼尼龙组 6 个月时 VAS 评分比基线值提高 58.54%。两组 NDI 均下降，ACS 组下降了 74.47%，而甲泼尼龙组为 52.80%。其中 SF-12 分为身体健康分量得分-12（PCS-12）和心理健康分量得分-12（MCS-12）。ACS 组平均 PCS-12 评分提升 79.45%，甲泼尼龙组在随访期间平均提升 57.32%。6 个月随访期间，ACS 组 MCS-12 评分提升 30.09%，甲泼尼龙组提升 16.16%。两组患者出现早期并发症（晕厥、头晕、出汗、心动过速）和迟发性并发症（颈部僵硬）的数量相似。

根据早期关于 IRAP 在类风湿性关节炎疗效的研究，应该进一步研究其在治疗 OA 中的作用。然而，与再生医学的其他领域相比，重组 IRAP 和 ACS 在膝关节关节炎中的研究非常有限。对于其他骨科病症，重组 IRAP 和 ACS 都需要样本量更大、随访时间更长的对照研究。ACS 和 IRAP 在许多其他炎症条件下的潜在应用应该都是安全的。

α-2 微球蛋白

炎症因子 TNF-α、IL-1b 和 IL-6 是导致关节内、关节外病变和疼痛的主要因素[93]。这些细胞因子通过产生更多的促炎因子，包括 MMP 家族酶，进一步增强炎性级联反应。这些 MMP 靶向降解多种细胞外基质从而导致软骨、骨、肌腱和韧带的破坏[94,95]。此外，MMP 活动释放分解代谢副产物，诱导产生更多的炎性细胞因子[96-98]。A2M 是一种血浆糖蛋白，具有独特的抑制所有内切蛋白酶的能力，对 MMP 作用更加确切[99]。由于这种作用，A2M 可能通过中和软骨分解酶来缓解软骨损伤。Wang 等进行的体外研究表明，A2M 通过抑制 ADAMTS-5 的蛋白酶活性和金属蛋白酶[99]来降低软骨的分解代谢。

自体蛋白酶抑制剂浓缩物（APIC-CF）系统是一种通过离心和带有切向过滤器的超滤作用，进而从 45mL 静脉血中浓缩 A2M 的方法[93]。2014 年 7 月 FDA 批准 APIC-CF 系统用于一项治疗轻中度 OA 的研究性新药（IND）的临床试验。之前已有一些临床研究调查了 A2M 的使用。Wang 等报道了他们利用前十字交叉韧带切断诱导出的大鼠关节炎模型，经研究发现关节内注射 A2M 后可降低关节滑液中 MMP-13 的浓度，对关节炎相关基因的表达具有正面效应，可以减缓关节炎进展。Smith 等在硬膜外腔发现了一种软骨特有的降解产物——纤连蛋白-聚集蛋白复合物（FAC），这种降解产物可以作为神经根病变患者对腰硬膜外类固醇注射反应的可靠预测因子[100]。Scuderi 等在一篇海报展示中报道了椎间盘内FAC阳性的患者在椎间盘内注射自体A2M[101]后VAS和ODI评分改善更加明显。他们认为，A2M可能是一种有效的椎间盘源性疼痛的生物治疗药物，FAC可能是患者选择这种治疗的重要生物标志物。A2M在骨科退行性和炎症性疾病中的作用需要更多的临床研究来了解。

结论

大多数研究羊膜制品、IRAP和A2M的使用的试验集中在体外和动物研究，很少有人类临床试验。需要更多、样本量更大、随访时间更长，囊括其他肌肉骨骼疾病的随机临床试验来了解这些产品未来的应用潜力。此外，大多数试验都与皮质类固醇和生理盐水比较它们的有效性，而不是其他骨科药物。皮质类固醇已知具有剂量依赖性副作用，其风险包括骨质疏松、骨坏死、关节软骨退化和肌腱或韧带强度减弱或断裂，因而其长期使用必须最小化，甚至在某些情况下应禁用。已证明关节内注射生理盐水在6个月内对膝关节关节炎症状的改善具有统计学和临床意义，超过了安慰剂效果[102]。因此，更合理的比较是评估这些产品与其他再生医学药物，如HA、富含血小板血浆或间充质干细胞等。尽管如此，与1938年报道的患者关节中早期使用牛的羊水相比，在生产和提取方面取得了改进，使得该类产品的研究已经取得了巨大的进步。

（张帅帅 译 刘斌 校）

参考文献

1. Riboh JC, Saltzman BM, Yanke AB, et al. Human amniotic membrane-derived products in sports medicine: basic science, early results, and potential clinical applications. *Am J Sports Med*. 2016;44(9):2425–2434.
2. Koob TJ, Lim JJ, Zabek N, et al. Cytokines in single layer amnion allografts compared to multilayer amnion/chorion allografts for wound healing. *J Biomed Mater Res Part B Appl Biomater*. 2015;103(5):1133–1140.
3. Yu L. Human amniotic fluid-derived and amniotic membrane-derived stem cells. 2015. http://www.springer.com/978-94-017-7272-3
4. Miki T. Amnion-derived stem cells: in quest of clinical applications. *Stem Cell Res Ther*. 2011;2(3):25. doi:10.1186/scrt66
5. Kmiecik G, Niklinska W, Kuc P, et al. Fetal membranes as a source of stem cells. *Adv Med Sci*. 2013;58(2):185–195.
6. Miki T, Strom SC. Amnion-derived pluripotent/multipotent stem cells. *Stem Cell Rev*. 2006;2(2):133–142.
7. Insausti CL, Blanquer M, García-Hernández AM, et al. Amniotic membrane-derived stem cells: immunomodulatory properties and potential clinical application. *Stem Cells Cloning*. 2014;7: 53–63.
8. Wei JP, Nawata M, Wakitani S, et al. Human amniotic mesenchymal cells differentiate into chondrocytes. *Cloning Stem Cells*. 2009;11(1):19–26.
9. Ilancheran S, Michalska A, Peh G, et al. Stem cells derived from human fetal membranes display multilineage differentiation potential. *Biol Reprod*. 2007;77(3):577–588.
10. Miki T, Lehmann T, Cai H, et al. Stem cell characteristics of amniotic epithelial cells. *Stem Cells*. 2005;23(10):1549–1559.
11. Warner M, Lasyone L. An open-label, single-center, retrospective study of cryopreserved amniotic membrane and umbilical cord tissue as an adjunct for foot and ankle surgery. *Surg Technol Int*. 2014; 25:251–255.
12. Gaafar TM, El Hawary R, Osman A, et al. Comparative characteristics of amniotic membrane, endometrium and ovarian derived mesenchymal stem cells: a role for amniotic membrane in stem cell therapy. *Middle East Fertility Society J*. 2014;19(3): 156–170.
13. Fairbairn NG, Randolph MA, Redmond RW. The clinical applications of human amnion in plastic surgery. *J Plast Reconstr Aesthet Surg*. 2014;67(5): 662–675.
14. Perepelkin NM, Hayward K, Mokoena T, et al. Cryopreserved amniotic membrane as transplant allograft: viability and post-transplant outcome. *Cell Tissue Bank*. 2016;17(1):39–50.
15. Werber B, Martin E. A prospective study of 20 foot

and ankle wounds treated with cryopreserved amniotic membrane and fluid allograft. *J Foot Ankle Surg*. 2013;52(5):615–621.
16. Zelen CM, Snyder RJ, Serena TE, et al. The use of human amnion/chorion membrane in the clinical setting for lower extremity repair: a review. *Clin Podiatr Med Surg*. 2015;32(1):135–146.
17. Koob TJ, Rennert R, Zabek N, et al. Biological properties of dehydrated human amnion/chorion composite graft: implications for chronic wound healing. *Int Wound J*. 2013;10(5):493–500.
18. Malhotra C, Jain AK. Human amniotic membrane transplantation: different modalities of its use in ophthalmology. *World J Transplant*. 2014;4(2):111–121.
19. Wu KH, Zhou B, Mo XM, et al. Therapeutic potential of human umbilical cord-derived stem cells in ischemic diseases. *Transplant Proc*. 2007;39(5):1620–1622.
20. Zelen CM, Serena TE, Snyder RJ. A prospective, randomised comparative study of weekly versus biweekly application of dehydrated human amnion/chorion membrane allograft in the management of diabetic foot ulcers. *Int Wound J*. 2014;11(2):122–128.
21. Shimberg M. The use of amniotic-fluid concentrate in orthopaedic conditions. *Journal of Bone and Joint Surgery*. 1938;20(1):167–177.
22. Díaz-Prado S, Rendal-Vázquez ME, Muiños-López E, et al. Potential use of the human amniotic membrane as a scaffold in human articular cartilage repair. *Cell Tissue Bank*. 2010;11(2):183–195.
23. Garcia D, Longo UG, Vaquero J, et al. Amniotic membrane transplant for articular cartilage repair: an experimental study in sheep. *Curr Stem Cell Res Ther*. 2015;10(1):77–83.
24. Kueckelhaus M, Philip J, Kamel RA, et al. Sustained release of amnion-derived cellular cytokine solution facilitates Achilles tendon healing in rats. *Eplasty*. 2014;14:e29. https://www.ncbi.nlm.nih.gov/pmc/articles/PMC4124919
25. Lindenmair A, Nürnberger S, Stadler G, et al. Intact human amniotic membrane differentiated towards the chondrogenic lineage. *Cell Tissue Bank*. 2014;15(2):213–225.
26. Massee M, Chinn K, Lei J, et al. Dehydrated human amnion/chorion membrane regulates stem cell activity *in vitro*. *J Biomed Mater Res Part B Appl Biomater*. 2016;104(7):1495–1503.
27. Parolini O, Soncini M, Evangelista M, et al. Amniotic membrane and amniotic fluid-derived cells: potential tools for regenerative medicine? *Regen Med*. 2009;4(2):275–291.
28. Jin CZ, Park SR, Choi BH, et al. Human amniotic membrane as a delivery matrix for articular cartilage repair. *Tissue Eng*. 2007;13(4):693–702.
29. Lange-Consiglio A, Rossi D, Tassan S, et al. Conditioned medium from horse amniotic membrane-derived multipotent progenitor cells: immunomodulatory activity *in vitro* and first clinical application in tendon and ligament injuries in vivo. *Stem Cells Dev*. 2013;22(22):3015–3024.
30. Lange-Consiglio A, Tassan S, Corradetti B, et al. Investigating the efficacy of amnion-derived compared with bone marrow-derived mesenchymal stromal cells in equine tendon and ligament injuries. *Cytotherapy*. 2013;15(8):1011–1020.
31. Meller D, Pires RT, Tseng SC. Ex vivo preservation and expansion of human limbal epithelial stem cells on amniotic membrane cultures. *Br J Ophthalmol*. 2002;86(4):463–471.
32. Philip J, Hackl F, Canseco JA, et al. Amnion-derived multipotent progenitor cells improve Achilles tendon repair in rats. *Eplasty*. 2013;13:e31. http://www.eplasty.com/index.php?option=com_content&view=article&id=961&catid=186:volume-13-eplasty-2013
33. Coban I, Satoğlu IS, Gültekin A, et al. Effects of human amniotic fluid and membrane in the treatment of Achilles tendon ruptures in locally corticosteroid-induced Achilles tendinosis: An experimental study on rats. *FAS Foot and Ankle Surgery*. 2009;15(1):22–27.
34. Ozbölük S, Ozkan Y, Oztürk A, et al. The effects of human amniotic membrane and periosteal autograft on tendon healing: experimental study in rabbits. *The Journal of Hand Surgery (European Volume)*. 2010;35(4):262–268.
35. Demirkan F, Colakoglu N, Herek O, et al. The use of amniotic membrane in flexor tendon repair: an experimental model. *Arch Orthop Trauma Surg*. 2002;122(7):396–399.
36. Ozgenel GY. The effects of a combination of hyaluronic and amniotic membrane on the formation of peritendinous adhesions after flexor tendon surgery in chickens. *J Bone Joint Surg Br*. 2004;86(2):301–307.
37. Zelen CM, Poka A, Andrews J. Prospective, randomized, blinded, comparative study of injectable micronized dehydrated amniotic/chorionic membrane allograft for plantar fasciitis: a feasibility study. *Foot Ankle Int*.

2013;34(10):1332–1339.

38. Hanselman AE, Tidwell JE, Santrock RD. Cryopreserved human amniotic membrane injection for plantar fasciitis: a randomized, controlled, double-blind pilot study. *Foot Ankle Int*. 2015;36(2):151–158.
39. Liu PF, Guo L, Zhao DW, et al. Study of human acellular amniotic membrane loading bone marrow mesenchymal stem cells in repair of articular cartilage defect in rabbits. *Genet Mol Res*. 2014;13(3):7992–8001.
40. Krishnamurithy G, Shilpa PN, Ahmad RE, et al. Human amniotic membrane as a chondrocyte carrier vehicle/substrate: *in vitro* study. *J Biomed Mater Res A*. 2011;99(3):500–506.
41. Nogami M, Tsuno H, Koike C, et al. Isolation and characterization of human amniotic mesenchymal stem cells and their chondrogenic differentiation. *Transplantation*. 2012;93(12):1221–1228.
42. Tan SL, Sulaiman S, Pingguan-Murphy B, et al. Human amnion as a novel cell delivery vehicle for chondrogenic mesenchymal stem cells. *Cell Tissue Bank*. 2011;12(1):59–70.
43. Vines JB, Aliprantis AO, Gomoll AH, et al. Cryopreserved amniotic suspension for the treatment of knee osteoarthritis. *J Knee Surg*. 2016;29(6):443–450.
44. Hillyer CD, Strauss RG, Luban NLC. *Handbook of pediatric transfusion medicine*. San Diego, CA: Elsevier Academic Press; 2004.
45. Roura S, Pujal JM, Gálvez-Montón C, et al. The role and potential of umbilical cord blood in an era of new therapies: a review. *Stem Cell Res Ther*. 2015;6:123. doi:10.1186/s13287-015-0113-2
46. Cany J, Dolstra H, Shah N. Umbilical cord blood-derived cellular products for cancer immunotherapy. *Cytotherapy*. 2015;17(6):739–748.
47. Lee M, Jeong SY, Ha J, et al. Low immunogenicity of allogeneic human umbilical cord blood-derived mesenchymal stem cells *in vitro* and in vivo. *Biochem Biophys Res Commun*. 2014;446(4):983–989.
48. Malgieri A, Kantzari E, Patrizi MP, et al. Bone marrow and umbilical cord blood human mesenchymal stem cells: state of the art. *Int J Clin Exp Med*. 2010;3(4):248–269.
49. Otrock ZK, Beydoun A, Barada WM, et al. Transient global amnesia associated with the infusion of DMSO-cryopreserved autologous peripheral blood stem cells. *Haematologica*. 2008;93(3):e36–e37.
50. Yuan C, Gao J, Guo J, et al. Dimethyl sulfoxide damages mitochondrial integrity and membrane potential in cultured astrocytes. *PLOS ONE*. 2014;9(9):e107447. doi:10.1371/journal.pone.0107447
51. Zambelli A, Poggi G, Da Prada G, et al. Clinical toxicity of cryopreserved circulating progenitor cells infusion. *Anticancer Res*. 1998;18(6B):4705–4708.
52. Ratajczak MZ, Jadczyk T, Pedziwiatr D, et al. New advances in stem cell research: practical implications for regenerative medicine. *Pol Arch Med Wewn*. 2014;124(7-8):417–426.
53. Gordon S, Taylor PR. Monocyte and macrophage heterogeneity. *Nat Rev Immunol*. 2005;5(12):953–964.
54. Utomo L, Bastiaansen-Jenniskens YM, Verhaar JA, et al. Cartilage inflammation and degeneration is enhanced by pro-inflammatory (M1) macrophages *in vitro*, but not inhibited directly by anti-inflammatory (M2) macrophages. *Osteoarthr Cartil*. 2016;24(12):2162–2170.
55. Huang WC, Sala-Newby GB, Susana A, et al. Classical macrophage activation up-regulates several matrix metalloproteinases through mitogen activated protein kinases and nuclear factor-κB. *PLOS ONE*. 2012;7(8):e42507. doi:10.1371/journal.pone.0042507
56. Laskin DL. Macrophages and inflammatory mediators in chemical toxicity: a battle of forces. *Chem Res Toxicol*. 2009;22(8):1376–1385.
57. Daghestani HN, Pieper CF, Kraus VB. Soluble macrophage biomarkers indicate inflammatory phenotypes in patients with knee osteoarthritis. *Arthritis Rheumatol*. 2015;67(4):956–965.
58. Dinarello CA, Thompson RC. Blocking IL-1: interleukin-1 receptor antagonist *in vivo* and *in vitro*. *Immunol Today*. 1991;12(11):404–410.
59. Zumsteg U, Reimers JI, Pociot F, et al. Differential interleukin-1 receptor antagonism on pancreatic beta and alpha cells. Studies in rodent and human islets and in normal rats. *Diabetologia*. 1993;36(8):759–766.
60. Evans CH, Chevalier X, Wehling P. Autologous-conditioned serum. *Phys Med Rehabil Clin N Am*. 2016;27(4):893–908.
61. Evans CH, Kraus VB, Setton LA. Progress in intra-articular therapy. *Nat Rev Rheumatol*. 2014;10(1):11–22.
62. Fox BA, Stephens MM. Treatment of knee osteoarthritis with orthokine-derived autologous-conditioned serum. *Expert Rev Clin Immunol*. 2010;6(3):335–345.
63. O'Shaughnessey K, Matuska A, Hoeppner J, et al. Autologous protein solution prepared from the blood

of osteoarthritic patients contains an enhanced profile of anti-inflammatory cytokines and anabolic growth factors. *J Orthop Res*. 2014;32(10):1349–1355.

64. Wehling P, Moser C, Frisbie D, et al. Autologous-conditioned serum in the treatment of orthopedic diseases: the orthokine therapy. *BioDrugs*. 2007;21(5):323–332.
65. Alvarez-Camino JC, Vázquez-Delgado E, Gay-Escoda C. Use of autologous-conditioned serum (orthokine) for the treatment of the degenerative osteoarthritis of the temporomandibular joint. Review of the literature. *Med Oral Patol Oral Cir Bucal*. 2013;18(3):e433–e438.
66. Frizziero A, Giannotti E, Oliva F, et al. Autologous-conditioned serum for the treatment of osteoarthritis and other possible applications in musculoskeletal disorders. *Br Med Bull*. 2013;105:169–184.
67. Seckinger P, Klein-Nulend J, Alander C, et al. Natural and recombinant human IL-1 receptor antagonists block the effects of IL-1 on bone resorption and prostaglandin production. *J Immunol*. 1990;145(12):4181–4184.
68. Jiang Y, Genant HK, Watt I, et al. A multicenter, double-blind, dose-ranging, randomized, placebo-controlled study of recombinant human interleukin-1 receptor antagonist in patients with rheumatoid arthritis: radiologic progression and correlation of Genant and Larsen scores. *Arthritis Rheum*. 2000;43(5):1001–1009.
69. Chevalier X, Giraudeau B, Conrozier T, et al. Safety study of intra-articular injection of interleukin-1 receptor antagonist in patients with painful knee osteoarthritis: a multicenter study. *J Rheumatol*. 2005;32(7):1317–1323.
70. Chevalier X, Goupille P, Beaulieu AD, et al. Intra-articular injection of anakinra in osteoarthritis of the knee: a multicenter, randomized, double-blind, placebo-controlled study. *Arthritis Rheum*. 2009;61(3):344–352.
71. Brown C, Toth A, Magnussen R. Clinical benefits of intra-articular anakinra for persistent knee effusion. *J Knee Surg*. 2011;24(1):61–65.
72. Kraus VB, Birmingham J, Stabler TV, et al. Effects of intra-articular IL1-Ra for acute anterior cruciate ligament knee injury: a randomized controlled pilot trial (NCT00332254). *Osteoarthr Cartil*. 2012;20(4):271–278.
73. Arend WP. Interleukin-1 receptor antagonist: a new member of the interleukin-1 family. *J Clin Invest*. 1991;88(5):1445–1451.
74. Arend WP, Guthridge CJ. Biological role of interleukin-1 receptor antagonist isoforms. *Ann Rheum Dis*. 2000;59(Suppl 1):i60–i64.
75. Arend WP, Dayer JM. Inhibition of the production and effects of interleukin-1 and tumor necrosis factor alpha in rheumatoid arthritis. *Arthritis Rheum*. 1995;38(2):151–160.
76. Arend WP, Welgus HG, Thompson RC, et al. Biological properties of recombinant human monocyte-derived interleukin-1 receptor antagonist. *J Clin Invest*. 1990;85(5):1694–1697.
77. Gabay C, Smith MF, Eidlen D, et al. Interleukin-1 receptor antagonist (IL-1Ra) is an acute-phase protein. *J Clin Invest*. 1997;99(12):2930–2940.
78. Meijer H, Reinecke J, Becker C, et al. The production of anti-inflammatory cytokines in whole blood by physico-chemical induction. *Inflamm Res*. 2003;52(10):404–407.
79. Baltzer AW, Ostapczuk MS, Stosch D, et al. A new treatment for hip osteoarthritis: clinical evidence for the efficacy of autologous-conditioned serum. *Orthop Rev (Pavia)*. 2013;5(2):59–64.
80. Baltzer AWA, Drever R, Granrath M, et al. Intra-articular treatment of osteoarthritis using autologous interleukine-1 receptor antagonist (IL-1Ra) conditioned serum. *Deutsche Zeitschrift fur Sportmedizin*. 2003;54(6):209–211.
81. Baselga García-Escudero J, Miguel Hernández Trillos P. Treatment of osteoarthritis of the knee with a combination of autologous-conditioned serum and physiotherapy: a two-year observational study. *PLOS ONE*. 2015;10(12):e0145551. doi:10.1371/journal.pone.0145551
82. Fathalla M, Abd-El Motaal F, Abdulkareem O, et al. Low-dose intra-articular autologous conditioned serum in treatment of primary knee osteoarthritis. *Egypt Rheumatol Rehabil Egyptian Rheumatology and Rehabilitation*. 2014;41(3):98–102.
83. Auw Yang KG, Raijmakers NJ, van Arkel ER, et al. Autologous interleukin-1 receptor antagonist improves function and symptoms in osteoarthritis when compared to placebo in a prospective randomized controlled trial. *Osteoarthr Cartil*. 2008;16(4):498–505.
84. Baltzer AW, Moser C, Jansen SA, et al. Autologous-conditioned serum (Orthokine) is an effective treatment for knee osteoarthritis. *Osteoarthr Cartil*. 2009;17(2):152–160.
85. Darabos N, Haspl M, Moser C, et al. Intra-articular application of autologous-conditioned serum (ACS) reduces bone tunnel widening after ACL reconstructive surgery in a randomized controlled trial. *Knee Surg Sports Traumatol Arthrosc*. 2011;19

Suppl 1:S36–S46.

86. Darabos N, Trsek D, Miklic D, et al. RETRACTED ARTICLE: comparison of double-bundle anterior cruciate ligament reconstruction with and without autologous-conditioned serum application. *Knee Surg Sports Traumatol Arthrosc*. 2016;24(10):3377. doi:10.1007/s00167-014-3457-8
87. Wright-Carpenter T, Opolon P, Appell HJ, et al. Treatment of muscle injuries by local administration of autologous-conditioned serum: animal experiments using a muscle contusion model. *Int J Sports Med*. 2004;25(8):582–587.
88. Wright-Carpenter T, Klein P, Schäferhoff P, et al. Treatment of muscle injuries by local administration of autologous-conditioned serum: a pilot study on sportsmen with muscle strains. *Int J Sports Med*. 2004;25(8):588–593.
89. Majewski M, Ochsner PE, Liu F, et al. Accelerated healing of the rat Achilles tendon in response to autologous-conditioned serum. *Am J Sports Med*. 2009;37(11):2117–2125.
90. Heisterbach PE, Todorov A, Flückiger R, et al. Effect of BMP-12, TGF-ß1 and autologous-conditioned serum on growth factor expression in Achilles tendon healing. *Knee Surg Sports Traumatol Arthrosc*. 2012;20(10):1907–1914.
91. Becker C, Heidersdorf S, Drewlo S, et al. Efficacy of epidural perineural injections with autologous-conditioned serum for lumbar radicular compression: an investigator-initiated, prospective, double-blind, reference-controlled study. *Spine*. 2007;32(17):1803–1808.
92. Goni VG, Singh Jhala S, Gopinathan NR, et al. Efficacy of epidural perineural injection of autologous-conditioned serum in unilateral cervical radiculopathy: a pilot study. *Spine*. 2015;40(16):E915–E921.
93. Cuéllar JM, Cuéllar VG, Scuderi GJ. a2-Macroglobulin: autologous protease inhibition technology. *Phys Med Rehabil Clin N Am*. 2016;27(4):909–918.
94. Murphy G, Lee MH. What are the roles of metalloproteinases in cartilage and bone damage? *Ann Rheum Dis*. 2005;64(Suppl 4):iv44–47.
95. Del Buono A, Oliva F, Osti L, et al. Metalloproteases and tendinopathy. *Muscles Ligaments Tendons J*. 2013;3(1):51–57.
96. Miller RE, Lu Y, Tortorella MD, et al. Genetically engineered mouse models reveal the importance of proteases as osteoarthritis drug targets. *Curr Rheumatol Rep*. 2013;15(8):350. https://www.ncbi.nlm.nih.gov/pmc/articles/PMC4062186
97. Homandberg GA, Wen C, Hui F. Cartilage damaging activities of fibronectin fragments derived from cartilage and synovial fluid. *Osteoarthr Cartil*. 1998;6(4):231–244.
98. Tetlow LC, Adlam DJ, Woolley DE. Matrix metalloproteinase and proinflammatory cytokine production by chondrocytes of human osteoarthritic cartilage: associations with degenerative changes. *Arthritis Rheum*. 2001;44(3):585–594.
99. Wang S, Wei X, Zhou J, et al. Identification of a2-macroglobulin as a master inhibitor of cartilage-degrading factors that attenuates the progression of posttraumatic osteoarthritis. *Arthritis Rheumatol*. 2014;66(7):1843–1853.
100. Smith MW, Ith A, Carragee EJ, et al. Does the presence of the fibronectin-aggrecan complex predict outcomes from lumbar discectomy for disc herniation? *The Spine Journal*. doi:10.1016/j.spinee.2013.06.064 [Epub ahead of print].
101. Scuderi GJ, Montesano PX, Cuellar J. Improving response to treatment for patients with ddd with the use of the fibronectin-aggrecan complex. *Medicine & Science in Sports & Exercise*. 2016;48(5S):511–512.
102. Saltzman BM, Leroux T, Meyer MA, et al. The therapeutic effect of intra-articular normal saline injections for knee osteoarthritis. *Am J Sports Med*. 2016. doi:10.1177/363546516680607

第 10 章

富血小板血浆的制备与注射步骤

Robert W. Engelen, José A. Ramírez-Del Toro

自体细胞疗法如血小板血浆(PRP)治疗已经逐步应用于治疗软组织和关节疾病。其使用范围涵盖了各个医学领域,包括皮肤病学、运动医学、创伤医学、口腔颌面外科学和整形外科学等[1]。Marx 等人在 20 世纪 90 年代最早使用 PRP 并证实其效果。他们将 PRP 复合自体移植物与单纯自体移植物进行对比,发现 PRP 能改善下颌骨骨缺损区域密度[2]。在过去的十年中,生物制剂在运动医学和肌肉骨骼疾病治疗中的使用量激增[3]。Mishra 和 Pavelko 在 2006 年使用 PRP 治疗慢性外侧肘部肌腱病的过程中,认识到其在治疗运动损伤中的价值。他们将疼痛超过 15 个月的患者分为两组,除了使用标准的物理治疗之外,实验组还使用 PRP 注射进行治疗。8 周后实验组的视觉模拟疼痛评分降低了 60%,而对照组仅降低了 16%[4]。

目前认为,PRP 通过释放强效的生长因子调节炎症并增强机体的自然愈合反应,促进肌腱、韧带或关节损伤的修复[4]。肌腱病的现代概念——由于缺乏机体正常修复而非急性炎症所致的退行性变,这一概念进一步推动了 PRP 作为一种辅助治疗手段的应用和研究。但是,目前大多数临床研究没有标准化的分类系统来描述 PRP 制剂中的各种组分。在本章中,我们将探究 PRP 相关的制备方法、分类系统、生长因子及作用以及相应的设备和人员,并用阶梯式图示指南进行描述。

定义

由于血浆中的细胞密度不同,通过自体离心即可从少量血浆中获得高于生理量的血小板,这样就获得了富含血小板的血浆层,即 PRP[5]。文献中正常成人血小板计数范围为 150 000~350 000/μL[4]。而 PRP 中血小板浓度可以达到 500 000~1 500 000/μL。但是目前对治疗肌肉骨骼疾病的“理想”血小板浓度还没有明确定义。而且除血小板浓度外,还必须将白细胞、红细胞、抗凝血剂类型和激活方法等因素考虑在内,因为这些会影响 PPR 预期的生物作用[6]。

生物愈合反应

生物愈合反应包括三个阶段:①炎症期;②增生期;③成熟和(或)重塑期[5,7](表 10.1)。炎症反应包括血凝块形成和炎症介质募集,通常发生在刺激性损伤后最初的几天。此时血凝块中的细胞和血小板释放生长因子,募集巨噬细胞和中性粒细胞清除坏死的碎片,例如巨噬细胞吞噬清除破碎的胶原基质。增生和修复阶段一般发生在初始损伤后的

表 10.1 肌腱和韧带损伤愈合过程表

时间(天)	阶段	过程
0	急性损伤期	伤口周围血凝块形成
0~1	炎症反应期	血凝块中的细胞产生第一批生长因子和炎性分子
1~2	炎症反应期	炎症细胞募集,内吞作用
2~4	增生期	进一步募集炎症细胞,产生第二批生长因子并刺激成纤维细胞的增殖
4~7	修复期	胶原沉积;肉芽组织形成;再血管化
7~14	修复期	受伤部位组织排列更有序;细胞外基质大量产生
14~21	重塑期	细胞和血管含量减少;Ⅰ型胶原蛋白增加
21+		胶原蛋白更加有序,与受伤区域外的正常基质交叉连接。胶原蛋白比例、组织含水量和细胞构成开始接近正常水平

Source:Modified from Ref.(7). Molloy T,Wang Y,Murrell G. The roles of growth factors in tendon and ligament healing. *Sports Med*. 2003;33(5):381–394,with permission of Springer.

2~14 天,此时胶原沉积形成细胞外基质并伴有肉芽生长。重塑阶段血管密度下降,Ⅰ型胶原沉积增加,纤维组织发生重排[5,7]。

生长因子作用

血液中的血小板和血浆中含有多种机体愈合所需的因子。这些因子对细胞募集、增殖和分化非常重要。血小板中含两类颗粒:α 颗粒和致密颗粒。致密颗粒可释放 5-羟色胺、腺苷、多巴胺、钙离子和组胺[5]。α 颗粒中含有多种生长因子,包括血小板衍生生长因子(PDGF)、转化生长因子-β(TGF-β)、血管内皮生长因子(VEGF)、上皮生长因子(EGF)、胰岛素样生长因子(IGF)和成纤维细胞生长因子(FGF)[8]。这些生长因子本质是一些可与膜受体结合并激活下游通路的短肽[5]。血小板活化后释放生长因子,强化机体的自然修复过程[4]。生长因子能够影响细胞趋化并诱导有丝分裂,同时促进细胞外基质的产生和血管生成[5]。促合成代谢的生长因子包括 IGF-1、PDGF、TGF、VEGF 和 FGF。这些因子对愈合过程中细胞增殖或分化起重要作用。而白细胞介素-1(IL-1)和金属蛋白酶-9(MMP-9)等属于分解代谢的细胞因子,在炎症或基质降解中发挥作用[9]。在小鼠腓肠肌损伤模型中,Menetrey 等人发现 β-FGF 和 IGF-1 在 1 个月时对肌细胞生成发挥作用,可提高愈合速度和快肌纤维强度[5,10]。在软骨再生方面,TGF、IGF 和 PDGF 似乎具有软骨诱导作用[5]。

血小板浓度

不同条件下临床应用的“理想”血小板浓度目前还未知。正常血小板计数为 150 000~350 000/μL[4]。在相关报道中使用“×倍基线值”来描述血小板浓度。Anitua 和 Sanchez 最初的临床研究证明,血小板浓度为基线值 2~3 倍时的 PRP 更有效,而过高的浓度可能抑制组织愈合[11,12]。2010 年,Kevy 等人报道,理想的血小板浓度为 150 万/μL(5~7 倍基线值),即使高达 300 万/μL(10 倍基线值)时亦无明显副作用[12,13]。然而,Giusti 等人最近的一项研究发现,血小板计数高于 200 万/μL 对肌腱细胞行为有抑制作用[14]。因此“理想”血小板浓度可能取决于组织类型和疾病发展的阶段。因此为了明确“理想”浓度,未来的研究应进一步确定血小板的实际数量和特定组织的特异性生长因子。

白细胞和红细胞的作用

对于 PRP 制剂中的白细胞(WBC)对愈合过程是否有害，目前仍存在相当大的争议。通常认为 WBC 是促炎性的,可促进中性粒细胞的产生及基质 MMP、IL 等促炎介质的释放。但 WBC 在某些软组织疾病的病理机制中可发挥有利作用。如在肌腱病情况下,中性粒细胞或巨噬细胞通过吞噬作用和释放水解酶清除退行性组织或碎片。但急性肌肉损伤时 WBC 的存在可能是有害的。血小板和白细胞均对预防感染发挥重要作用,可增强免疫应答[6]。Braun 等人进行的一项实验室研究评估了富含白细胞 PRP(LR-PRP)与缺乏白细胞 PRP(LP-PRP)对人滑膜细胞的影响,发现 LR-PRP 和红细胞通过释放促炎因子(如 IL-1 和 IL-6)对滑膜细胞产生细胞毒性[15]。之前的研究表明,红细胞(RBC)对软骨细胞产生负面影响。继发于血友病或创伤性膝关节的关节血肿提高了膝关节炎的发病率[12,16,17]。含 RBC 的 PRP 可能对血小板功能产生负面影响并导致软骨细胞死亡。使用不同 PRP 离心机和纺丝方法可生产 LR-PRP 或 LP-PRP 形成物。低速和短时间的离心方法可去除白细胞,而高速离心和长时间离心方法可导致 WBC 和 RBC 浓度升高[9,12,15]。

分类系统

如前所述,不同 PRP 浓缩系统获得的血液制品存在相当大的差异。这些差异性可能影响临床效果。因此,为了标准化 PRP 制剂,目前提出了两种通用的分类系统,以提高临床文献报道质量。两类系统分别是“PAW”和“PLRA”系统。

Delong 等人于 2012 年阐述了 PAW 系统(图 10.1),并推荐使用血小板浓度(P)、(外源性或内源性)激活途径(A)、WBC 和中性粒细胞(W)相对基线数量来定义 PRP[12]。

Mautner 等人于 2015 年提出了 PLRA 系统 (图 10.2),PLRA 包含了 PAW 中的相关指标,同时加入了 RBC 浓度。PLRA 分别代表血小板的绝对数/μL(P)、白细胞(中性粒细胞)浓度(L)、红细胞浓度(R)和活化途径(A)[4]。

制备方法

PRP 的制备方法也存在相当大的差异性。通常在获得患者血液样品后,于离心机中分离样品以获得不同密度细胞成分，包括富含血小板血浆、缺乏血小板血浆、红细胞和白细胞。当天即收集 PRP 并注射到骨或软组织的受伤区域,如肌腱或韧带。在超声引导下注射 PRP 以确保位置精确。注射后患者应避免早期运动,之后开始正式康复锻炼计划。

PRP 制备过程中一些影响因素如离心循环次数、离心速度和离心持续时间等都可能影响产品质量,包括最终的细胞类型和生物活性蛋白量[8]。PRP 常用的两种制备方法包括血浆提取法和棕黄层提取法。血浆提取法采取慢速和短时间的离心方法,可去除更多的 WBC。但血小板浓度较低(300 000~500 000 血小板/μL),可能对机体产生不利影响[12]。棕黄层提取法使用高速率和长时间的离心方法[1,12],可分离棕黄层和血浆层。棕黄层包含白细胞和红细胞。此提取方法中血小板浓度(500 000~1 500 000/μL)较高,但 WBC 和 RBC 的数量也更多。两种制备方法的详细步骤如下。

血浆提取法[1](图 10.3):

1.通过静脉穿刺获得全血(WB)储存于含抗凝血剂的离心管中。

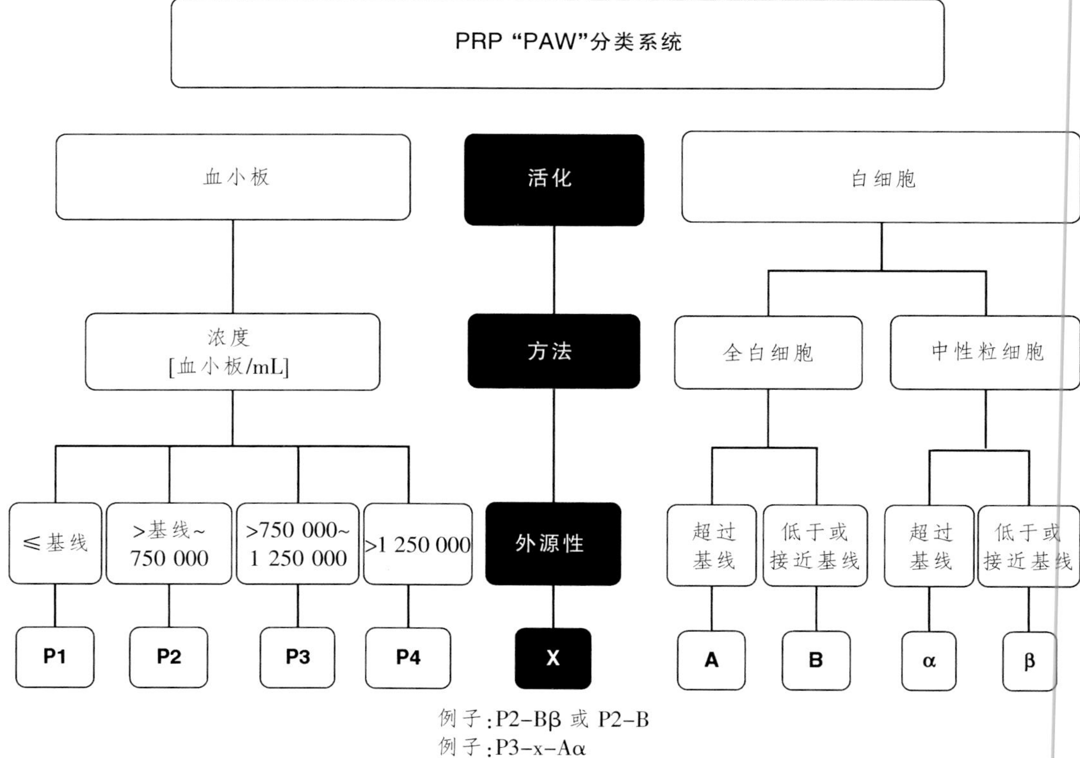

图 10.1 Delong 等人的 PAW 分类系统[12]。PRP,富含血小板的血浆;WBC,白细胞。(Source:From Ref.(12). DeLong JM,Russell RP,Mazzocca AD. Platelet-rich plasma:the PAW classifi cation system. *Arthroscopy*. 2012;28(7):998-1009.)

PLRA 分类系统

		标准	最终结果
P	血小板计数	______P 注射体积	______M 细胞/μL
L	白细胞含量*	>1%	+
		<1%	-
R	红细胞含量	>1%	+
		<1%	-
A	激活†	是	+
		否	-

表格由 Patrick Nguyen 和 Walter Sussman 博士制作。
* 如果白细胞含量最终结果为(+),应报告中性粒细胞的比例。
† 应说明外源性激活的方式。

图 10.2 PLRA 分类系统。(Source:From Ref.(4). Mautner K,Malanga GA,Smith J,et al. A call for a standard classifi cation system for future biologic research:the rationale for new PRP nomenclature. *PM R* . 2015;7(4 Suppl):S53-S59.)

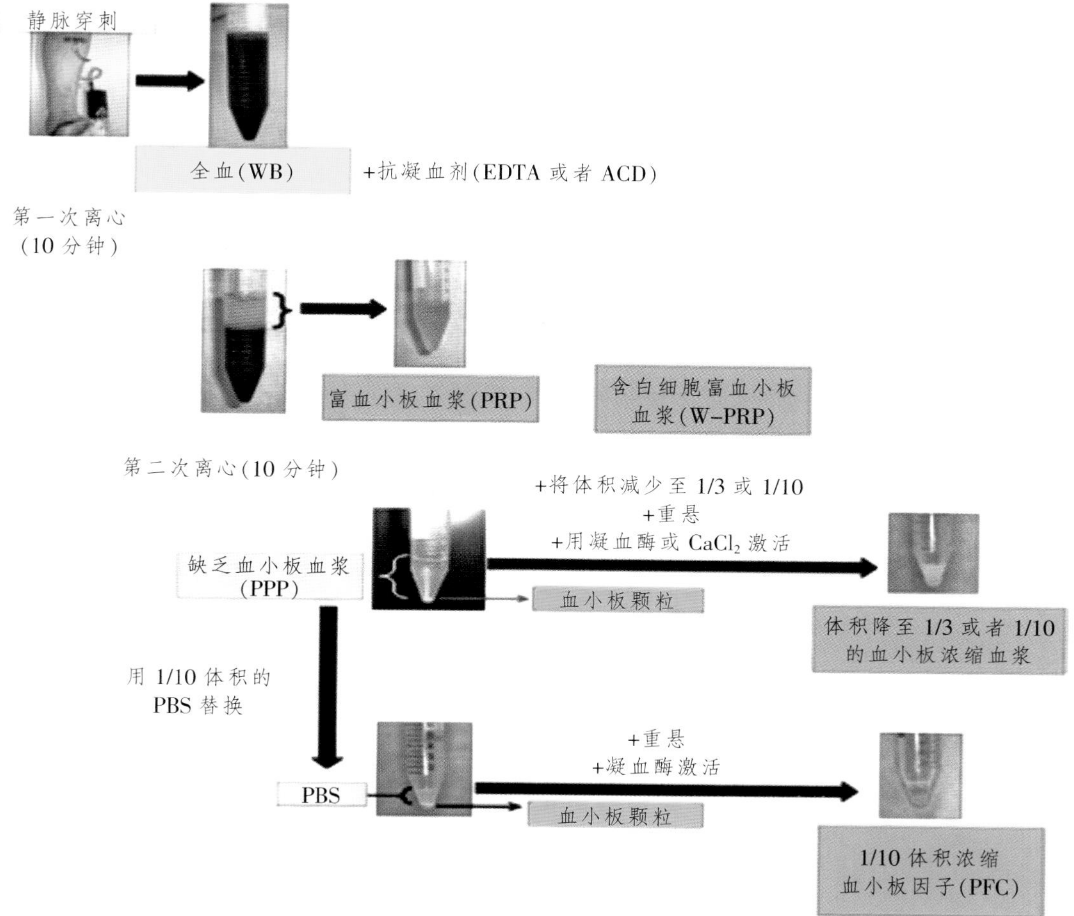

图 10.3 血浆法制备 PRP 的流程图。PBS,磷酸盐缓冲液;PCP,血小板浓缩血浆;PFC,血小板衍生因子浓缩物;PPP,缺乏血小板血浆;W-PRP,含白细胞的富血小板血浆。(Source:Adapted from Ref.(18). Araki J,Jona M,Eto H,et al. Optimized preparation method of platelet-concentrated plasma and noncoagulating platelet-derived factor concentrates:maximization of platelet concentration and removal of fibrinogen. *Tissue Eng Part C Methods*. 2012;18(3):176-185.)

2.将 WB 管置于合适转速的离心机(soft spin)中以分离出 RBC。

3.将含血小板的血浆悬液转移到另一个无菌管中。

4.高速离心含血浆悬液的离心管获得血小板浓缩物。

5.去除缺乏血小板血浆(PPP)的上清液并丢弃。

6.剩余沉淀物中含有富血小板沉淀以用于注射。

棕黄层提取法[1]:

1.静脉穿刺获得 WB 并置于离心管中。

2.将 WB 管放入离心机中,以合适的转速快速离心。

3. 离心管中的 WB 包含三层, 底层由 RBC 组成,中间层为血小板和 WBC(血沉棕黄层),顶层为 PPP(少血小板血浆)。

4.将管顶层的 PPP 悬液移出并丢弃。

5.将血沉棕黄层转移到另一个无菌管中并离心,分离去除 WBC。

生长因子和制备步骤

由于离心方法的差异，仅通过细胞计数不能全面反映生长因子的数量和质量。Oh等人进行的一项研究评估了5种PRP制备方法中细胞成分和生物分子性质的差异性。此研究包含两种方法[单次离心法(SS)900g，5分钟；两次离心法(DS)首次900g，5分钟，第二次1500g，15分钟)和三种商业方法(Arthrex ACP，Biomet GPS和Prodizen Prosys；详见表10.2的制备方案)[9]。

不同PRP制剂中FGF、VEGF、TGF和PDGF含量不同。DS PRP具有比SS PRP更高的血小板和白细胞浓度。DS PRP中PDGF和VEGF浓度较高而SS PRP中TGF和FGF浓度较高。Arthrex ACP(SS法)中FGF浓度最高但PDGF浓度最低。Biomet法具有最高的VEGF浓度，但MMP-9的含量也最高。与Arthrex ACP法相比，Prodizen Prosys法含有最高的IL-1，但PDGF浓度也更高。如前所述，IL-1和MMP-9在炎症或基质降解中起作用并且属于分解代谢细胞因子类。PDGF和VEGF浓度较高与血小板计数较高有关，而TGF和FGF的浓度较高与血小板计数较低以及使用两次离心方法相关[9]。因此，该领域研究需进一步依据患者个体需要的生长因子类型细化PRP的制备方法。

抗凝

自体WB需要添加抗凝剂以防止早期血凝块形成。许多预制的PRP试剂盒中含抗凝血剂溶液，如柠檬酸葡萄糖(ACD)、柠檬酸钠(SC)或乙二胺四乙酸(EDTA)。抗凝血剂溶液可能会改变正常生理组织的pH值、血小板计数和生长因子含量。Amaral等人的一项研究对比了ACD、SC和EDTA对血小板数量和生长因子释放的影响[19]。使用EDTA收集的血液样品中血小板数量更多，而SC和ACD则在其数量之下。但SC样本的平均血小板回收率(81%)与EDTA(76%)和ACD(45%)相比最高。有趣的是，ACD制备的PRP中VEGF浓度最高，SC制备的PRP中TGF释放最多，而EDTA制剂中总生长因子释放量最低。值得一提的是，目前唯一能够量化的生长因子是VEGF和TGF[18]。

表10.2 五种富血小板血浆的制备方法和细胞成分

离心				
制备	首次离心	第二次离心	分离成分	终产物体积/全血体积
单次离心制备	900g，5分钟		血浆层	3mL/30mL
两次离心制备	900g，5分钟	1500g，15分钟	血浆层	3mL/30mL
Arthrex ACP			血浆层	3mL/15mL
Bioment GPS			血浆棕黄层	6mL/54mL
Prodizen Prosys[a]			血浆层	3mL/30mL

[a] Prodizen Prosys法测试样品应细分为男性和女性个体。

DS，两次离心法；SS，单次离心法；WB，全血。

Source：From Ref.(9). Oh JH，Kim W，Park KU，Roh YH. Comparison of the cellular composition and cytokine-release kinetics of various platelet-rich plasma preparations. *Am J Sports Med.* 2015；43(12)：3062-3070.

血小板活化途径

血小板通过外源性途径或内源性途径活化。目前关于是否应使用外源性活化剂激活血小板仍存在争议，而且临床医生不全都认可此种方式。外源活化剂包括氯化钙和凝血酶。据文献报道，活化剂在10分钟内可迅速释放血小板中70%~95%的生长因子[5,6,20]。此外，PRP与钙或凝血酶结合后可产生用作生物支架的凝胶或纤维基质[5]。机械创伤以及胶原蛋白释放可触发内源性活化。胶原蛋白是血小板的天然活化剂[1,6]。生理情况下，未活化的PRP暴露于局部的生物组织即被激活[6]。

知情同意

术前应与患者进行充分沟通，让患者做好准备并了解手术目的。此外，术者应向患者或家属详细说明手术风险和并发症，并签署知情同意书。与其他手术一样，患者知晓手术相关情况有助于减轻术前和术后的过度焦虑。

非甾体抗炎药(NSAID)应在术前2周停用，术后4周内禁止使用，因其可能会对血小板功能产生负面影响。NSAID可抑制前列腺素相关通路，从而减少生长因子释放带来的益处。Schippinger等人进行的一项单中心试验研究了体内NSAID对自体PRP中血小板功能的影响。与对照组相比，NSAID组的血小板聚集被明显抑制[21]。

但抗凝治疗的患者无须停用药物，可安全注射PRP。选择国际标准化比率(INR)作为指标确保患者处于治疗剂量内且无过度治疗。抗凝患者注射时应使用最小的注射针型，以减少组织损伤和由此引起的出血。

设备和人员

商业化的PRP试剂盒推动了富含血小板悬液的应用。这些试剂盒通过抽取少量血液(20~60mL)，之后采取不同离心方式来制备PRP。如前所述，不同试剂盒在收集和浓缩血小板方面存在差异[1]。PRP试剂盒是用于个体血浆采集的一次性装置，其中包括无菌离心管、抽血试剂盒、抗凝血剂(柠檬酸钠)和注射器。PRP试剂盒的价格在100~400美元之间，主要与公司品牌、离心机系统和试剂盒大小有关。但目前PRP治疗在国外还未纳入医保[5]。

提取PRP时，实施者需确保物品准备充分，主要包括(图10.4和图10.5)：

1.商业PRP试剂盒(如前所述)；

2.无菌手套；

3.抗凝血剂(如柠檬酸钠)(图10.6)；

4.用于静脉穿刺皮肤准备的酒精纱布；

5.止血带；

6.静脉输液器(带管的蝶形针)；

7.静脉穿刺采血的60mL注射器；

8.皮肤消毒的聚维酮碘或氯己定；

9.消毒单；

10.长度为$1^{1/2}$至$3^{1/2}$英寸的18~22号针头，用于PRP输注(长度取决于组织深度)；

11.离心机(图10.7和图10.8)；

12.血压/脉搏监测仪(未图示)；

13.超声机或C形臂(未图示，取决于操作需要)。

除了实施该操作的医生外，其他人员应包括护士(医疗助理)和放射技师(如需放射检查)。对于大多数肌腱韧带和关节注射，建议在超声引导下进行操作。

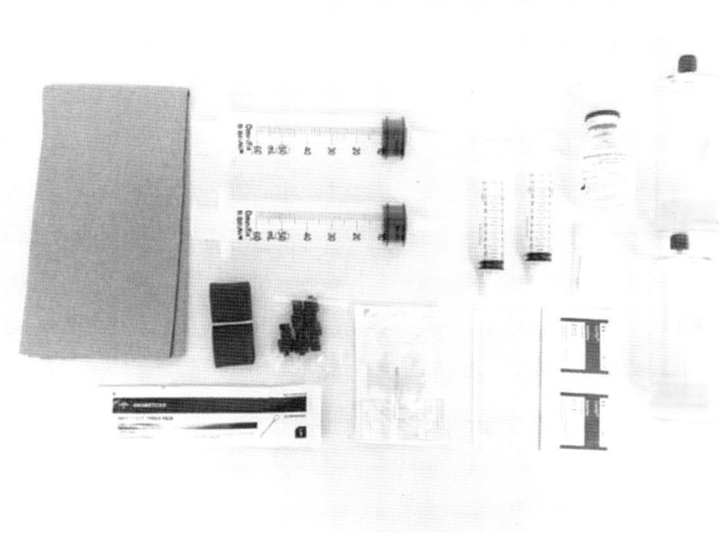

图 10.4 Exactech 系统提取 PRP 的必要设备和耗材。PRP，富血小板血浆。(Source:Image courtesy of Exactech,Inc.)

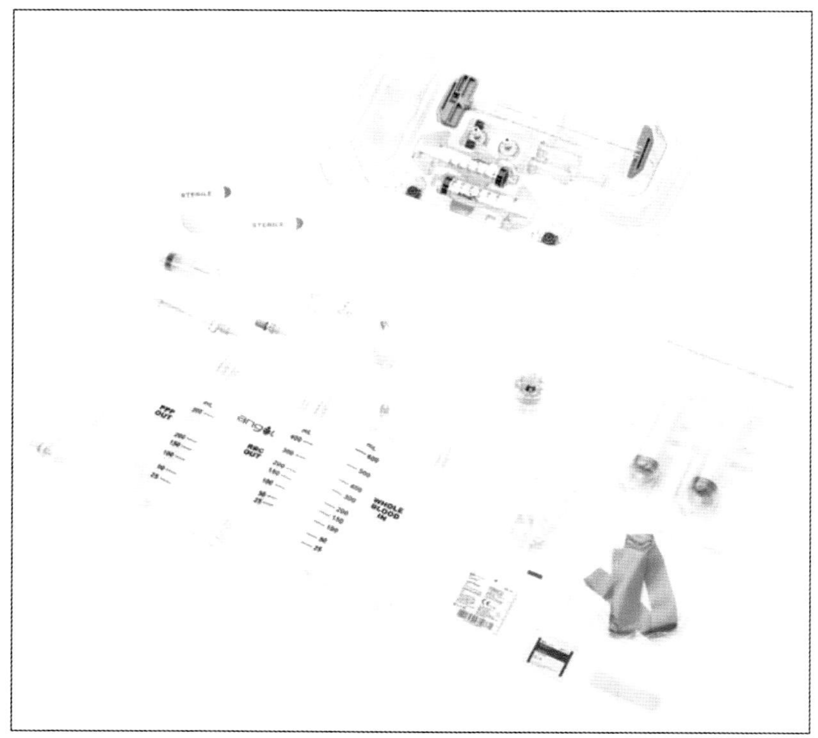

图 10.5 Arthrex Angel 系统获取 PRP 所需耗材。PRP，富血小板血浆。(Source:Image courtesy of Arthrex,Inc.)

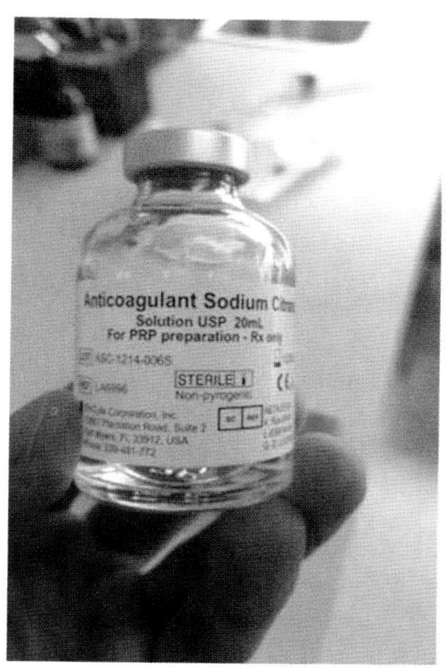

图 10.6　抗凝血剂——柠檬酸钠。

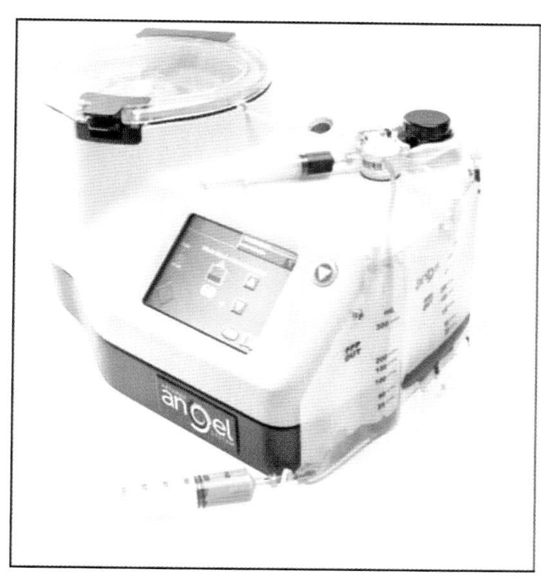

图 10.8　Arthrex Angel PRP 离心机。PRP，富血小板血浆。(Source：Image courtesy of Arthrex，Inc.)

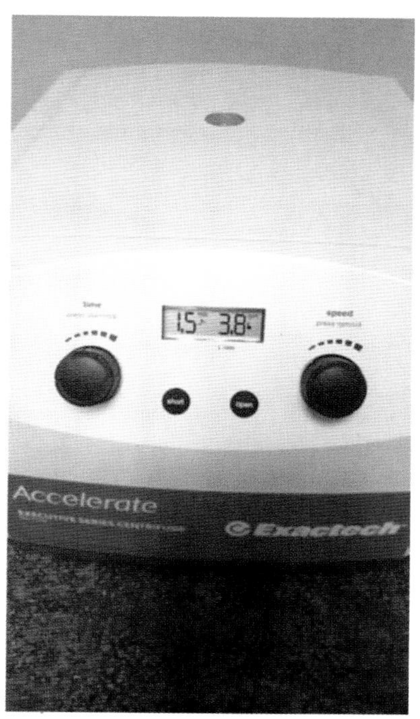

图 10.7　可调节持续时间(min)或转速(rpm)的离心机。(Source：Image courtesy of Exactech，Inc.)

制备流程

操作时采用标准暴露预防措施，治疗前抽取患者 WB 样本获得 PRP(图 10.9)。抽取 60mL 静脉血液并收集到含抗凝血剂(如柠檬酸钠)的注射器中(图 10.6)，防止凝血和血小板活化。柠檬酸盐通过结合离子化钙抑制凝血级联反应。制备 PRP 时需要一定加速度的差速离心，根据不同细胞成分的重力范围将其分离。根据 PRP 试剂盒的类型，将收集到的 WB 转移到特定的离心管中(图 10.10)。一些情况下，WB 需要直接转移至离心管中。在另一离心管中加入等量的生理盐水作为等重配平(图 10.11)。将两离心管放入离心机中，不同 PRP 试剂盒以对应的时间和速度离心(图 10.12)。完成第一次离心后，将含有血小板的血浆悬浮液置于无菌管中(图 10.13)，然后转移到另一个无菌离心管中(图 10.14)。用以第二次离心的 PRP 试剂盒需要以较高速度再次离心血浆悬浮液以获得血

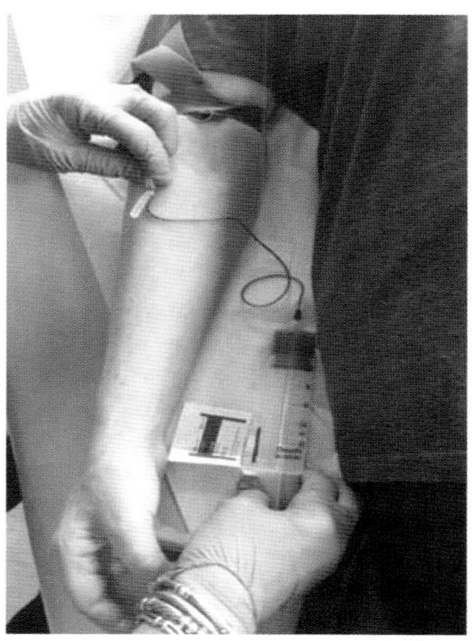

图 10.9 通过含抗凝剂的注射器抽取全血。

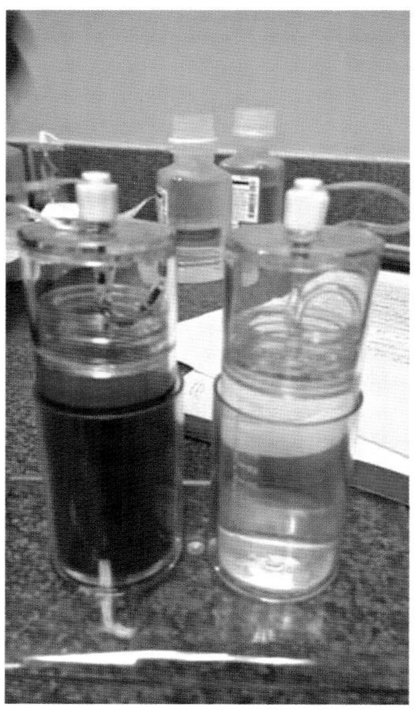

图 10.11 在另一无菌离心管中加入等量的生理盐水作为配重。

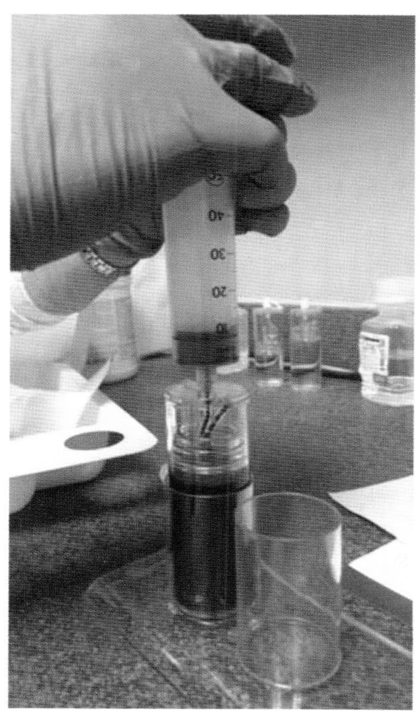

图 10.10 将全血转移至无菌离心管中。

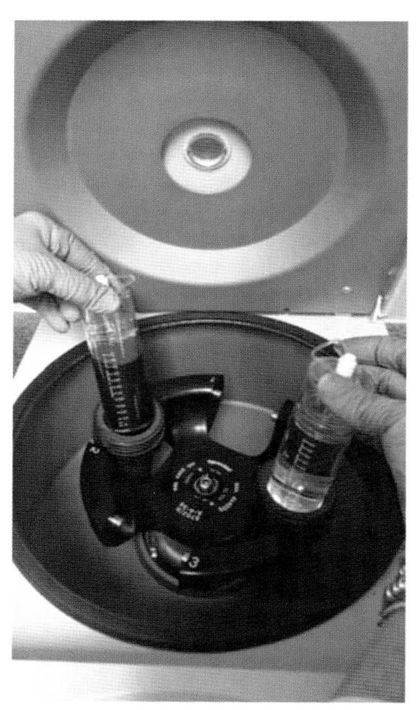

图 10.12 将含全血的离心管放入离心机中以一定时间转速分离红细胞。

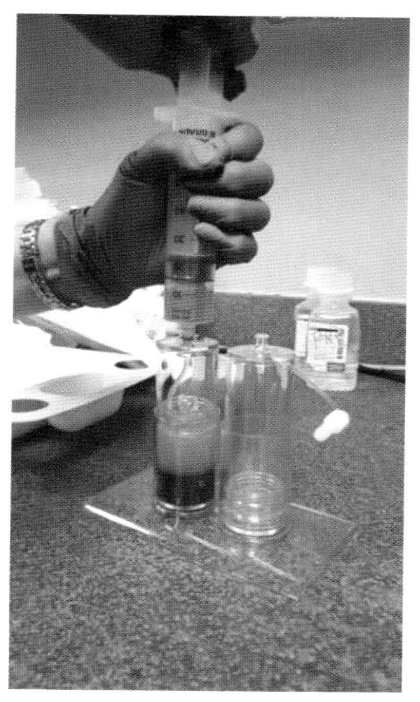
图 10.13 将含有血小板的血浆悬浮液提取后转移至另一无菌管。

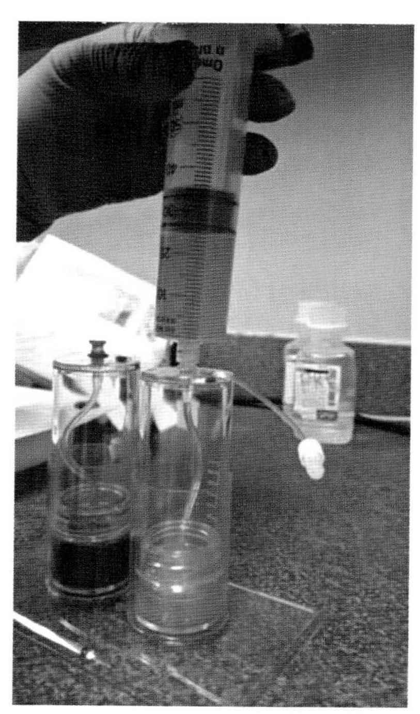
图 10.14 将含有血小板的血浆悬浮液加入另一个无菌离心管。

小板浓缩物(图 10.15)。完成第二次离心后，将含有 PPP 的上清液丢弃(图 10.16)。最后，将含有血小板浓缩物的沉淀物转移至无菌注射器中用于注射(图 10.17)。

注射过程

完成 PRP 制备后，对注射区域进行灭菌操作并用无菌巾覆盖以防止污染，降低感染可能性(图 10.18)。操作者和助手采取接触预防措施，如使用无孔保护物品，包括手套、口罩、面罩、护目镜等。注射针长度应基于组织深度，确保目标组织定位准确。如使用超声引导，应将高度调整至与操作者眼睛水平并垂直于操作者，避免造成操作者颈部紧张。如使用放射检查，操作者和助手应穿戴铅衣、甲状腺护罩和护目镜，尽量减少辐射危害。

影像检测

目前文献多支持使用超声引导穿刺，因为 PRP 治疗效果与注射准确性非常相关[22]。肌肉骨骼超声使目标关节、肌腱或韧带可视化，提高了操作者注射 PRP 的效果。Eustace 等人证实，在触诊引导下的肩关节滑囊炎注射治疗中，仅有 29%按照预期注入关节囊中[23]。Patel 等人对触诊引导与超声引导的后路盂肱关节注射准确性进行了统计，40 例肩部注射中触诊引导的准确率为 73%，而超声引导的准确率达 93%[24]。

注射后处理

目前基于证据链的 PRP 注射后处理方案还未发布。注射后的处理通常根据操作者的偏好和损伤类型实施。威斯康星大学运动医学系最近发布了一份在线康复指

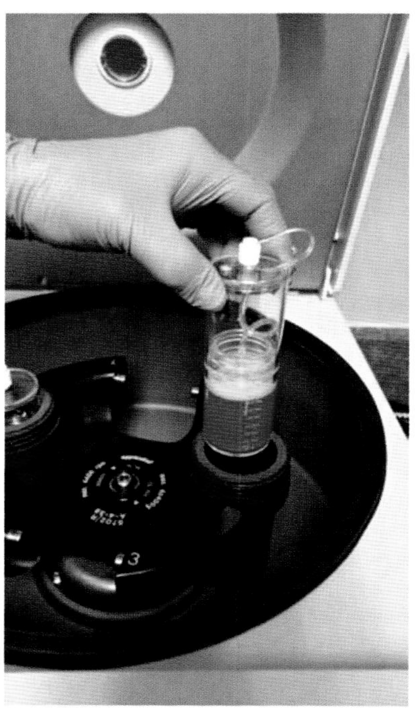

图 10.15　将血浆悬浮液进行更高速离心获得血小板浓缩物。

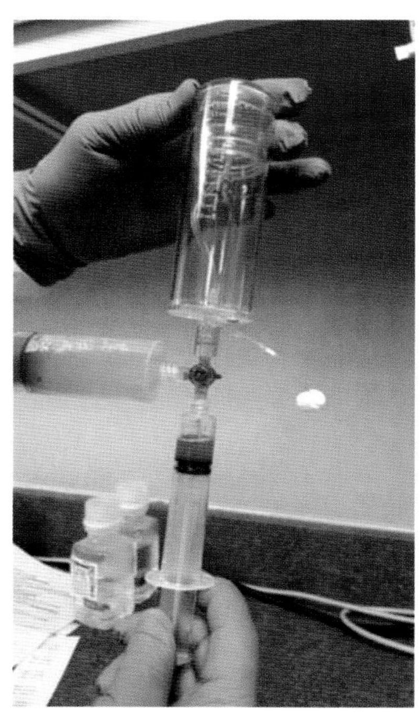

图 10.17　留下的沉淀中含血小板浓缩物可用于注射。

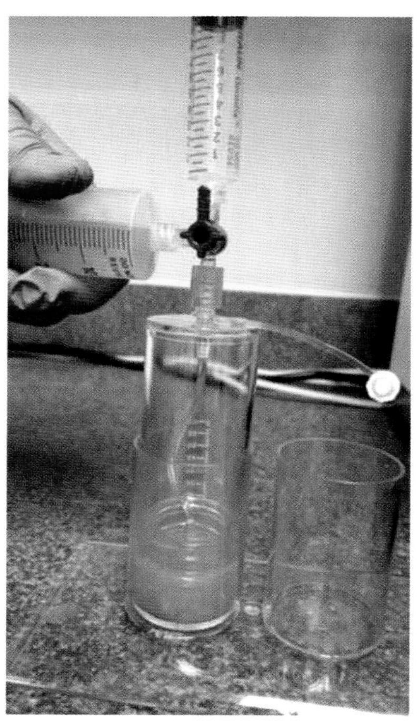

图 10.16　吸出含有缺乏血小板血浆的上清液(PPP)并丢弃。

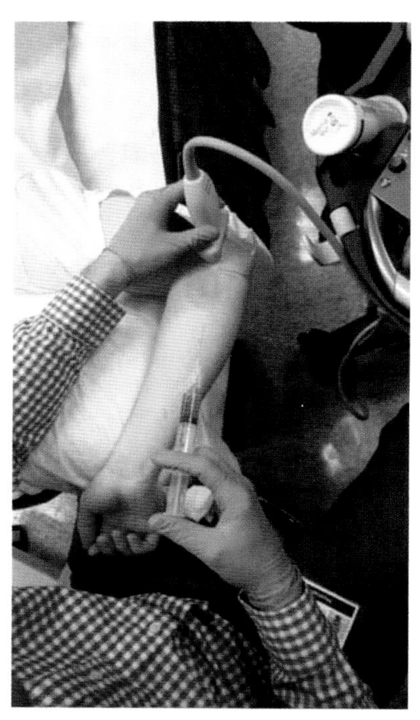

图 10.18　注射过程。

南，该指南相对全面并且经过认真研究。但该指南中仍没有真正证据支持的 PRP 术后处理方案[25]。

下面为一则私人诊所中应用的通用指南方案：明显的疼痛预计会持续 3~5 天，而且治疗区域可能会出现红肿。术后处理主要为冰敷，每次 10~15 分钟，每天 2~3 次。应避免过度冰敷，以免冻伤或加重 PRP 带来的炎症反应。注射后 2 周内禁止使用任何 NSAID，如萘普生、布洛芬、阿司匹林、美林及爱克赛德林。可使用对乙酰氨基酚或处方止痛药作为 NSAID 的替代品。术后处理方案在另一章节中会有更详细说明。

PRP 术后康复

目前 PRP 术后的康复方案还缺乏文献支持。Verchenko 和 Aspenberg 在急性损伤模型中证明注射 PRP 后肌腱承受一定负荷可改善生物力学性能[26]。运动员的 PRP 术后康复方案应进行特别定制。定制的考虑因素包括受伤程度、位置、运动类型和比赛阶段。不同康复阶段和特定的运动方案将在本书第 13 章关于物理治疗的章节中详述。

结论

过去十年中，生物制剂在运动和肌肉骨骼医学中的使用量急剧增加[2]。但目前还没有明确“理想”的血小板浓度用于治疗肌肉骨骼疾病。除血小板浓度外，白细胞、红细胞、抗凝血剂和激活方法等问题也需要考虑，因为这些对预期效果可能产生影响[6]。未来对 PRP 的应用研究应明确生物分子特征，包括生长因子数量和类型[9]。但遗憾的是，大多数临床研究并没有应用标准化的分类系统来描述 PRP 制剂中的成分。目前，研究者提出了两种分类系统，即“PAW”和“PLRA”系统，用于标准化 PRP 制剂和提高临床文献质量[4,12]。PRP 中生物活性因子的浓度和含量取决于制备和活化方法，不同 PRP 制剂的应用领域各异[8]。PRP 制备和注射的步骤应由临床医生操作，而操作者应对 PPR 的质量参数有一定了解。注射时选择恰当的导航方式以确保穿刺针到达目标组织。PRP 术后康复应基于组织愈合时间窗和康复原则。最后，临床医生在处理 WB 之前和之后应测量血小板浓度，以确定真实浓度和“剂量”，即注射的血小板数量。目前在市场上有不同类型和品牌的 PRP 系统在本章中并未详述。每种系统的 PRP 制备方法不尽相同，应遵循说明书进行操作。

（吴昊 译 雷星 校）

参考文献

1. Dhurat R, Sukesh M. Principles and methods of preparation of platelet-rich plasma: a review and author's perspective. *J Cutan Aesthet Surg*. 2014;7(4):189–197.
2. Marx RE, Carlson ER, Eichstaedt RM, et al. Platelet-rich plasma: Growth factor enhancement for bone grafts. *Oral Surg Oral Med Oral Pathol Oral Radiol Endod*. 1998;85(6):638–646.
3. Mishra A, Pavelko T. Treatment of chronic elbow tendinosis with buffered platelet-rich plasma. *Am J Sports Med*. 2006;34(11):1774–1778.
4. Mautner K, Malanga GA, Smith J, et al. A call for a standard classification system for future biologic research: the rationale for new PRP nomenclature. *PM R*. 2015;7(4 Suppl):S53–S59.
5. Nguyen RT, Borg-Stein J, McInnis K. Applications of platelet-rich plasma in musculoskeletal and sports medicine: an evidence-based approach. *PMR*. 2011;3(3):226–250.
6. Mishra A, Harmon K, Woodall J, et al. Sports medicine applications of platelet-rich plasma. *Curr Pharm Biotechnol*. 2012;13(7):1185–1195.
7. Molloy T, Wang Y, Murrell G. The roles of growth factors in tendon and ligament healing. *Sports Med*. 2003;33(5):381–394.
8. Krüger JP, Freymannx U, Vetterlein S, et al.

Bioactive factors in platelet-rich plasma obtained by apheresis. *Transfus Med Hemother*. 2013;40(6): 432–440.
9. Oh JH, Kim W, Park KU, et al. Comparison of the cellular composition and cytokine-release kinetics of various platelet-rich plasma preparations. *Am J Sports Med*. 2015;43(12):3062–3070.
10. Menetrey J, Kasemkijwattana C, Day CS, et al. Growth factors improve muscle healing in vivo. *J Bone Joint Surg Br*. 2000;82(1):131–137.
11. Sánchez M, Anitua E, Azofra J, et al. Comparison of surgically repaired Achilles tendon tears using platelet-rich fibrin matrices. *Am J Sports Med*. 2007;35(2):245–251.
12. DeLong JM, Russell RP, Mazzocca AD. Platelet-rich plasma: the PAW classification system. *Arthroscopy*. 2012;28(7):998–1009.
13. Kevy S, Jacobson M, Mandle R. Defining the composition and healing effect of platelet-rich plasma. Presented at the Platelet-Rich Plasma Symposium, New York, NY, August 5, 2010.
14. Giusti I, Rughetti A, D'Ascenzo S, et al. Identification of an optimal concentration of platelet gel for promoting angiogenesis in human endothelial cells. *Transfusion*. 2009;49(4):771–778.
15. Braun HJ, Kim HJ, Chu CR, et al. The effect of platelet-rich plasma formulations and blood products on human synoviocytes: implications for intra-articular injury and therapy. *Am J Sports Med*. 2014;42(5):1204–1210.
16. Hooiveld M, Roosendaal G, Wenting M, et al. Short-term exposure of cartilage to blood results in chondrocyte apoptosis. *Am J Pathol*. 2003;162(3):943–951.
17. Roosendaal G, Vianen ME, Marx JJ, et al. Blood-induced joint damage: a human *in vitro* study. *Arthritis Rheum*. 1999;42(5):1025–1032.
18. Araki J, Jona M, Eto H, et al. Optimized preparation method of platelet-concentrated plasma and noncoagulating platelet-derived factor concentrates: maximization of platelet concentration and removal of fibrinogen. *Tissue Eng Part C Methods*. 2012;18(3):176–185.
19. Amaral R, Silva N, Haddad N, et al. Platelet-rich plasma obtained with different anticoagulants and their effect on platelet numbers and mesenchymal stromal cells behavior in vitro. *Stem Cells Int*. 2016; 1–11.
20. Liao H, Marra K, Rubin P. Application of platelet-rich plasma and platelet-rich fibrin in fat grafting: basic science and literature review. *Tissue Engineering*. 2014;20(4):267–276.
21. Schippinger G, Pruller F, Divjak M, et al. Autologous platelet-rich plasma preparation: influence of nonsteroidal anti-inflammatory drugs on platelet function. *Orthop J Sports Med*. 2015;3(6). doi:10.1177/2325967115588896
22. Curtiss HM, Finnoff JT, Peck E, et al. Accuracy of ultrasound-guided and palpation-guided knee injections by an experienced and less-experienced injector using a superolateral approach: a cadaveric study. *PM R*. 2011;3(6):507–515.
23. Eustace JA, Brophy DP, Gibney RP, et al. Comparison of the accuracy of steroid placement with clinical outcome in patients with shoulder symptoms. *Ann Rheum Dis*. 1997;56(1):59–63.
24. Patel DN, Nayyar S, Hasan S, et al. Comparison of ultrasound-guided versus blind glenohumeral injections: a cadaveric study. *J Shoulder Elbow Surg*. 2012;21(12):1664–1668.
25. Krogman K, Sherry M, Wilson J. "Platelet-Rich Plasma Rehabilitation Guidelines." University of Wisconsin Health Sports Rehabilitation. 2014. http://www.uwsportsmedicine.org
26. Virchenko O, Aspenberg P. How can one platelet injection after tendon injury lead to a stronger tendon after 4 weeks? Interplay between early regeneration and mechanical stimulation. *Acta Orthop*. 2006;77(5):806–812.

第 11 章

干细胞用于骨科的基础科学与合理性

Christopher J. Williams, Walter I. Sussman, Kenneth R. Mautner

间充质干细胞的定义

间充质干细胞(MSC)于 20 世纪 50 年代首次在文献中描述，由 Friedenstein 等在 1970 年分离提取[1-3]。他从大鼠骨髓中分离出非吞噬性、非造血性、成纤维细胞样细胞，这些细胞可以贴壁生长，并具有多向分化潜能。它们在体外培养基中被少量分离出来，并可以分化为骨、软骨、脂肪组织、肌腱、肌肉和纤维组织。从这些细胞的初步鉴定开始，它们被赋予许多不同的名字。Caplan 等在 1991 年提出了“间充质干细胞”这一术语，并得到了广泛认同。尽管关于这些细胞的命名[4,5]一直存在争论，但间充质干细胞这个术语是目前使用最广泛、最被认可的一个。鉴于这些细胞在信号传导方面越来越明显的作用，Caplan 等最近提出了 MSC 的新定义：医学信号细胞[6]。信号转导特性包括损伤后免疫调节因子和营养因子的分泌，本章稍后将进一步详细讨论。

基本标准与表面标记

国际细胞治疗学会(ISCT)间充质干细胞和组织干细胞委员会提出了鉴定 MSC 的基本标准[7]。这些标准包括：①实验室培养条件下，黏附于聚苯乙烯(即塑料)表面呈现纺锤形；②在体外至少具有分化为成骨细胞、脂肪细胞和软骨细胞的能力；③表达一组非特异性表面标志物 CD73、CD90 和 CD105，并且不表达 CD34、CD45、CD11b、CD14、CD19、CD79a 和 HLA-DR(表 11.1)[7-9]。

周细胞起源

MSC 的其他功能包括支持造血和分泌免疫调节因子[10]。现在普遍认为，间充质干细胞几乎存在于所有的组织中，并且具有与来源组织不同的一些特性。研究表明，MSC 样

表 11.1　ISCT MSC 鉴定基本标准

阳性表面标记物	分化潜能	特殊特性
CD73+	成骨分化	塑料黏附性
CD90+	成软骨分化	纺锤形形态
CD105+	成脂分化	
阴性表面标记物		
CD34−		
CD45−		
CD11b−		
CD14−		
CD19−		
CD79a−		
HLA-DR−		

ISCT，国际细胞治疗学会；MSC，间充质干细胞。

前体细胞存在于所有血管化组织中，具有两个不同的血管周围群体：微血管周围细胞和外膜细胞[11-13]。这些细胞被称为“血管周干细胞”(PSC)，并提供丰富的祖细胞，对损伤作出迅速反应[10,14,15,171]。一旦从血管壁释放，PSC 通过其多能性和调节信号通路发挥间充质干细胞的作用，在免疫调节和营养作用、造血调节以及组织再生等方面发挥作用(图 11.1)[10]。

分化与基本特性

MSC 在体外培养时表现出中胚层的三系分化能力，即分化为成骨细胞、软骨细胞和脂肪细胞[16-20]。然而，最近的研究也显示，在一定的培养条件下间充质干细胞可以分化为其他中胚层组织(例如，骨骼肌、肌腱、心肌、平滑肌和内皮)，并且还具有分化为内胚层(例如，上皮细胞)和外胚层(例如，神经元)起源的其他胚系的能力[21-29]。我们应该注意的是，体外分化并不等于体内功能。仍然缺乏支持骨髓间充质干细胞分化的体内研究，其治疗效果是否通过分化或营养作用(即细胞因子和生长因子的分泌)发挥仍然存在争议[30-32,180]。

MSC 的来源

间充质干细胞遍及全身[6]，包括脂肪组织、脐带组织、肌腱、上皮、滑膜、外周血、肌肉和骨膜(图 11.2)[33-43]。目前，间充质干细胞的最佳采集组织部位尚未明确，但理想的间充质干细胞来源应为自体来源，易于收集，相关并发症低，不需要培养，易于获得治疗浓度所需的细胞量，并满足 ISCT 关于 MSC 的基本标准(图 11.3)[10,44-52]。

在临床实践中，间充质干细胞可以从自体或异体组织获得。自体细胞来源于同一患者并回输到同一患者，而同种异体细胞则从供者体内采集并注射到其他患者体内。自体细胞的缺点包括收集过程复杂和随着年龄

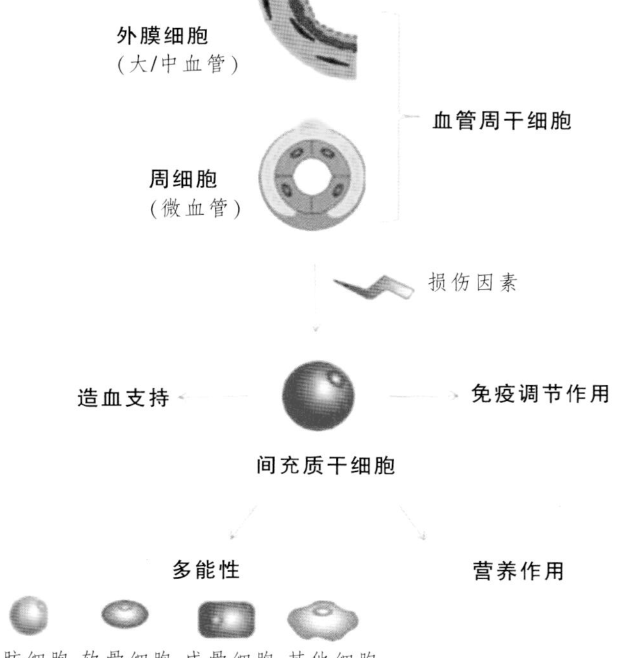

图 11.1 图示周细胞和外膜细胞处于体内平衡状态，机体损伤后，周围血管系统会释放血管周围干细胞。间充质干细胞的迁移和活化是对损伤部位的反应。间充质干细胞主要通过免疫调节作用、营养作用及其多能性促进愈合。MSC，间充质干细胞；PSC，血管周围干细胞。[Source: Adapted from Refs. (7,10–14).]

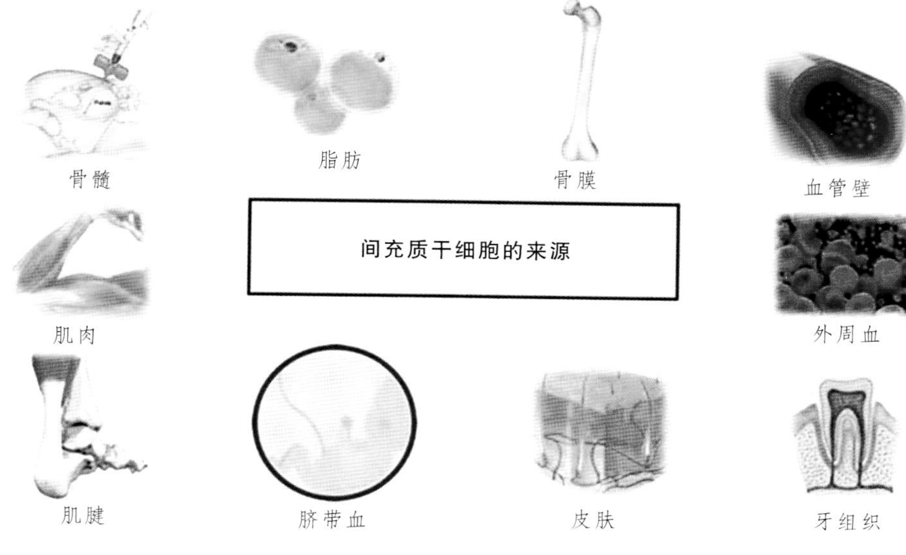

图 11.2　间充质干细胞的常见来源。

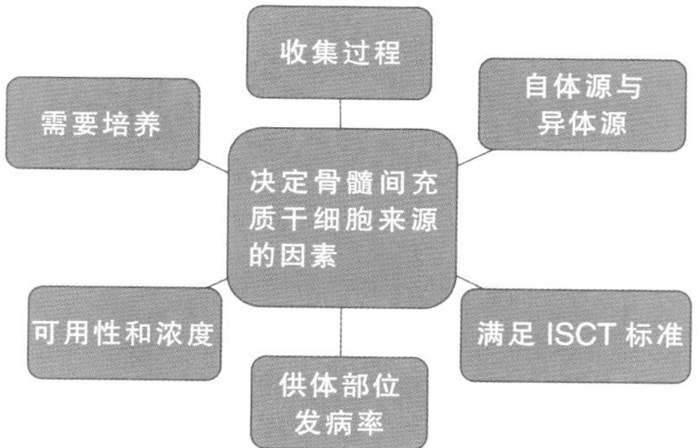

图 11.3　用于治疗的 MSC 的理想来源是自体来源，易于收集，具有最低手术相关发病率，易于获得治疗浓度所需的细胞量，不需要培养，并且满足国际细胞治疗学会关于间充质干细胞的最低标准。ISCT，国际细胞治疗学会；MSC，间充质干细胞。

的增长分化潜能降低[53,54]。同种异体细胞具有能够大量生产的优势，可以生产出“即用”型产品。然而，同种异体细胞可能传播病理性遗传物质和感染性疾病。另外，与自体细胞不同，同种异体细胞缺少免疫赦免，可能被受体的免疫系统识别为外来组织而加以攻击和清除[55,56]。

由于骨髓抽吸物（BMA）是骨髓间充质干细胞的第一来源，它已成为骨科研究中应用最广泛的间充质干细胞来源。几项研究表明，从 BMA 收集的有核细胞只产生少量 MSC，0.001%~0.02%[47,57]。来自 BMA 的间充质干细胞随着年龄的增长产量急剧下降（图 11.4）[50,58-63]。虽然相对安全，但与脂肪组织相比，BMA 具有更高的并发症发病率（即供区疼痛、出血和感染）[64,65]。然而，英国的一项包括 19 000 位患者的大型研究发现，BMA 不良事件很少发生，在 BMA 的操作过程中并发症的发生率仅为 0.08%[65]。出血是最常见的不良事件，占 16 例不良事件中的 70%。然而，应该指出的是，本研究中的所有患者都患有血液疾病，包括骨髓肿瘤（如白血病）和淋巴增生性疾病（如特发性血小板减少性紫癜），这些疾病都增加了出血的风险。在普通患者群体中应用骨科再生治疗，出血发生的概率很低。

骨科中脂肪来源的干细胞（ASC）是自体干细胞的另一种常见来源。Zuk 等 1976 年首次通过黏附脂肪干细胞的贴壁生长特性从

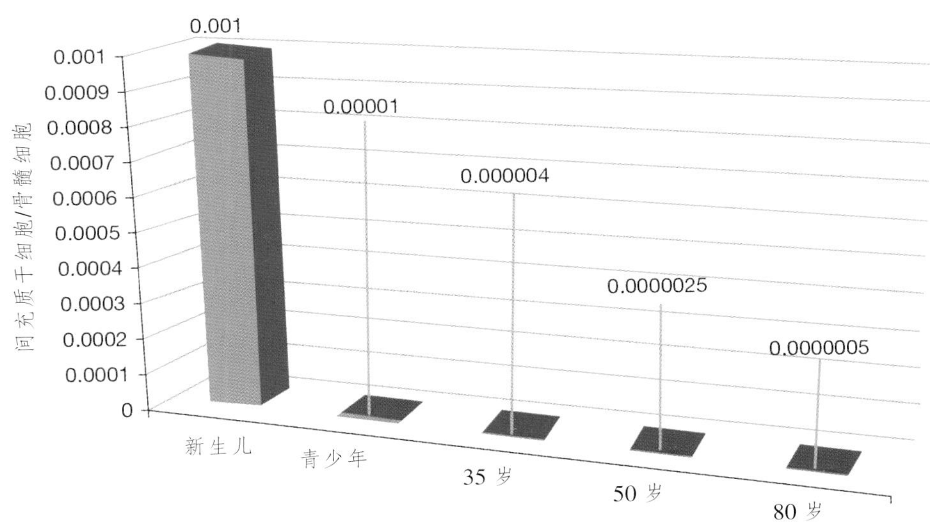

图 11.4 人骨髓间充质干细胞及其与年龄相关的减少。MSC,骨髓间充质细胞。[Source:Adapted from Refs.(50,58–63).]

人体脂肪中分离出人脂肪干细胞前体,并在2001年首次在人脂肪抽吸物中分离出人脂肪干细胞前体[66,67]。吸脂术是一种微创、安全的常见手术,在美国每年进行超过400 000次吸脂手术[47,48,57,68,69]。在历史上,整形外科医生为了美容目的而做这种手术。ASC位于血管基质部分(SVF)中,只有经过机械加工或酶消化[172]后通过离心才能与脂肪细胞分离。未加工处理的SVF含有血管内皮细胞、周细胞、平滑肌细胞、红细胞和ASC[70–72]。在总的有核细胞部分中,ASC占脂肪抽吸细胞的1%~7%,占未加工处理的血管基质部分细胞的30%~40%[70,71,73]。图11.5显示了脂肪组织和BMA中MSC的提取步骤以及含量的示意图。

早先的研究表明,源于骨髓抽吸物的间充质干细胞向软骨、骨以及肌肉等骨骼肌肉组织的分化能力强于脂肪组织。然而,最近许多研究证明,来自脂肪组织的间充质干细胞具有相似的成骨和成软骨分化能力[48,66,74]。人类脂肪间充质干细胞在遗传和形态方面更加稳定,表现出更强的分化潜能。有研究表明,与骨髓抽吸物来源的干细胞相比,脂肪间充质干细胞在培养条件下能够维持更长时间的分化潜能[75,173]。在最近的一项研究中,Li等(2015)比较了培养状态下骨髓间充质干细胞和脂肪间充质干细胞的生理特点。Li等发现(例如,细胞表面标记)两种细胞的形态几乎没有差异;然而,在分化潜能(即,如前所述)和蛋白质分泌(例如,生长因子分泌)上存在差异,并且与骨髓来源的细胞相比,脂肪来源的间充质干细胞可显示出更好的免疫原性[69]。这一结论至今仍然极具争议,需要进一步的深入研究。

人类脐带是间充质干细胞的丰富来源,但是关于它的使用仍然存在许多伦理问题[8,76,77]。间充质干细胞的其他潜在来源包括羊水、肌腱和不同的生殖细胞系(即外胚层和内胚层血统),但目前面临监管、安全和伦理挑战[34–43]。

迁移到损伤部位

研究还表明,MSC在损伤后具有迁移到

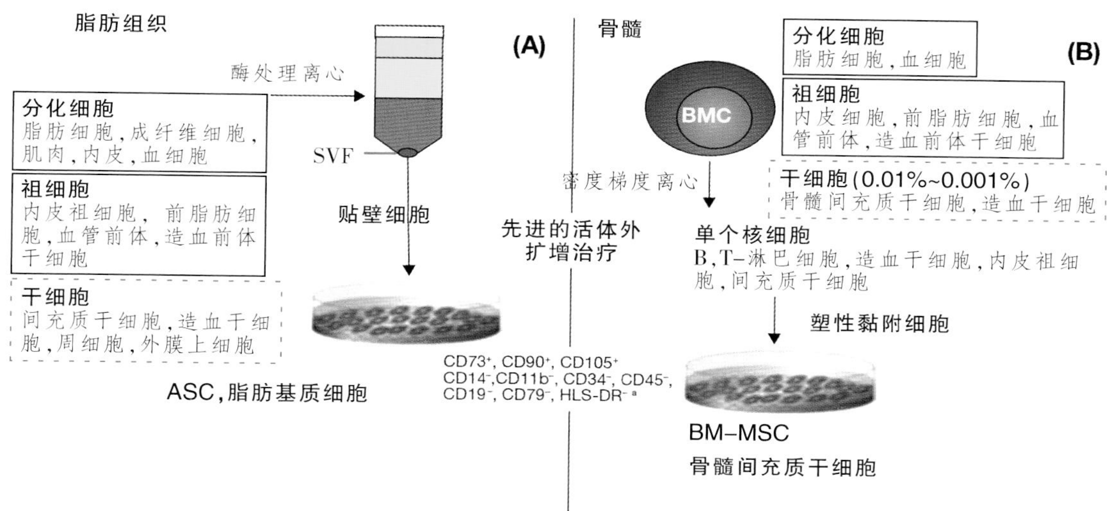

图 11.5 图示脂肪组织和骨髓来源的间充质干细胞的处理过程和细胞组成。ASC，脂肪基质细胞；BMC，骨髓基质细胞；EPC，内皮祖细胞；HSC，造血干细胞；MSC，间充质干细胞；SVF，血管基质部分。

炎症部位的能力，但这一现象的确切机制仍不明确。MSC 迁移的机制之一是趋化因子信号，如基质细胞衍生因子(SDF-1)/C-X-C 趋化因子受体 4(CXCR4)、血管内皮生长因子(VEGF)/VEGF 受体、血小板衍生生长因子 (PDGF)/PDGF 受体以及其他细胞黏附分子[78-83]。细胞外微环境中的生理电场也可能引导细胞迁移，影响间充质干细胞的分化[84]。目前正在探索增强 MSC 的自然迁移的其他技术，包括使用病毒载体和探索新的细胞培养环境(例如，诱导性的短期缺氧)[85]。

营养因素

MSC 在损伤部位释放多种营养因子(例如，外泌体)，这些营养因子改变局部环境，影响局部 MSC 分化、血管生成和细胞因子分泌[86-100,178](图 11.6)。外泌体由体内大多数细胞释放，在局部环境以及细胞信号和免疫调节中起关键作用[101-113]。正如 Caplan 等形象地描述：MSC 可看作药店，以促进和支持局部损伤的自然再生[15]。

免疫调节

MSC 还通过免疫抑制和抗炎作用与非特异性免疫和特异性免疫系统相互作用参与组织修复[15,114-116]。在急性炎症条件下，MSC 抑制巨噬细胞向 M1 极化，促进 M2 极化；抑制自然杀伤细胞和树突细胞的活化、分化和效应器功能；抑制中性粒细胞凋亡；抑制肥大细胞脱颗粒。这些变化的累积效应使局部环境对自身免疫反应敏感减弱[15,115-117]。在慢性炎症条件下，MSC 被 M2 极化，募集参与到纤维化过程中[118-129]。

特异性免疫系统的细胞主要包括 B 细胞和 T 细胞。许多研究表明，MSC 通过阻滞该细胞周期的 G0/G1 期[130]从而抑制 T 细胞和 B 细胞增殖。受到抑制的 T 细胞和 B 细胞存活率升高，凋亡减少[131]。此外，免疫抑制环境由调节性 T 细胞诱导产生，而调节性 T 细胞是由 MSC 通过直接细胞间接触和产生可溶性因子，包括肝细胞生长来调节 T 细胞因子(HGF)、一氧化氮(NO)、转化生长因子-β

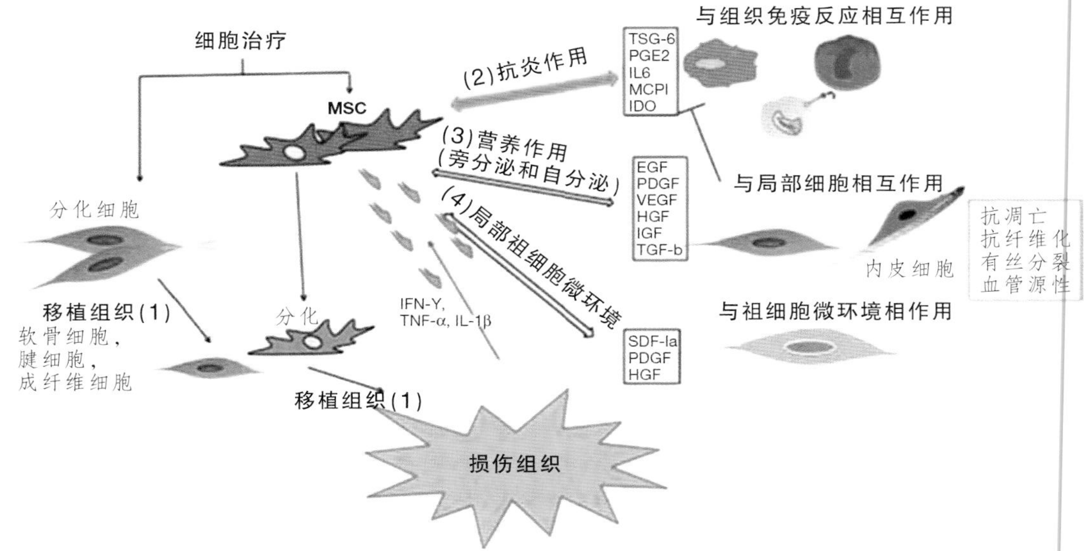

图 11.6 图示 MSC 对损伤组织的营养和炎症反应。EGF,内皮生长因子;HGF,肝细胞生长因子;IDO,吲哚胺 2.3-双加氧酶;IGF,胰岛素样生长因子;IL-6,白细胞介素 6;MCP1,单核细胞趋化蛋白 1;MSC,间充质干细胞;PGDF,血小板源性生长因子;PGE2,前列腺素 E2;SDF-1a,基质细胞衍生因子 1a;TSG-6;VEGF,血管内皮。

(TGF-β)和白细胞介素(IL)-10[132,133]等方式而产生的[132,133]。

MSC 可能通过其所分泌的细胞因子形成的微环境发挥促炎或抗炎作用,这些细胞因子包括肿瘤坏死因子-α(TNF-α)、干扰因子、基质金属蛋白酶(MMP)、HGF、NO、TGF-β 和 toll 样受体(TLR)激活(图 11.6)[134-136]。

培养、支架和调节问题

体外研究时经常通过体外培养扩增 MSC 来提高细胞产量。在培养过程中,将 BMA 或 SVF 提取的离心细胞单层接种到聚苯乙烯(即 TCPS)培养板中,使 MSC 黏附到培养板表面[10,52,137-140]。MSC 贴壁生长的特性使其能够与其他不贴壁生长的细胞分离开。在生长过程中,细胞添加营养液(即培养基)2 天后换液以去除非 MSC 的有核细胞。MSC 继续生长,直到它们彼此接触才会抑制进一步的生长。然后,将这些细胞用胰蛋白酶从培养板上消化下来,并用新鲜培养基再移植到多个新的培养板内。这一培养步骤被称为“传代”。通过增殖和扩增,MSC 数量随着传代而越来越多。然而,随着人间充质干细胞的连续传代,细胞表面各种标记物的表达、多效性和几种趋化因子的分泌逐渐减少甚至消失[141]。

MSC 培养还有其他一些必须考虑的缺点。体外培养在间充质干细胞的处理中增加了额外的步骤,通常需要几个星期并增加了额外的相关费用[10]。另一个值得关注的问题是体外培养过程中[65,142-147]具有发生肿瘤的风险。不过,临床试验尚未发现任何与长期使用培养的间充质干细胞[144,147-150]相关的肿瘤生长。最重要的是,迄今为止没有研究表明培养后的细胞与非培养细胞疗法相比有任何临床优势。此外,细胞培养中最常见的培养基成分(即胎牛血清或 FBS)可增加感染或自身免疫反应的风险[64,143,151,175]。虽然在文献中没有报道感染病例,但是在鞘内输注培养的间充质干细胞之后至少发生了一例急性自身免疫播散性脑炎样疾病[143]。目前尚不清楚所观察到的自身免疫反应是否与培养过程有关，或者是 MSC 发挥免疫调节作用的结果。

文献中已经研究了不同的 MSC 培养基和支架[176,177]。富血小板血浆(PRP)和血小板裂解物(PL)作为培养基补充物或注射间充质干细胞的载体已显示出良好的效果。作为培养基的补充，血小板产品已被证明是 FBS 的一种有效和类似的替代品，并且可以降低感染风险[152-155,179]。血小板是最早对损伤做出反应的细胞之一，含有超过 1500 种蛋白生长因子[例如，碱性成纤维细胞生长因子(bFGF)、血管内皮生长因子(VEGF)、转化生长因子β(TGF-β)、血小板衍生生长因子(PDGF)、成纤维细胞生长因子 2(FGF2)、胰岛素样生长因子 1 和 2(IGF I-II)]，具有抗菌和杀菌特性的趋化因子、肽、激素和蛋白质[50,156-160]。当用作支架辅助物时，PRP 可增加 MSC 的成骨和成软骨分化潜能，同时对 MSC 和细胞外基质具有合成代谢作用[160]。

透明质酸(HA)也被研究作为 MSC 的辅助物。在早期临床研究中，HA 用作培养基中成分和支架时可促进 MSC 的迁移、黏附和整合[161-164]。Succar 等在最近的一项研究中发现用 HA 培养的间充质干细胞的生长动力学、黏附和生长因子分泌具有剂量依赖性[165]。尽管还需要更多的研究证实，但 HA 作为 MSC 培养基一种选择和输送方法具有很好的应用前景。

虽然有越来越多的文献探讨培养基和支架辅助物的安全和有效性，但是法律规定限制了其临床应用。美国食品和药物管理局(FDA) 的指导方针要求细胞按照现行的规范的生产实践指导方针进行加工[166]。在当前的 FDA 规定下，细胞经过“超过最小限度的操作”后将归入该管理规定，这一规定将培养后的细胞归为药物。培养细胞、使用酶消化脂肪组织和(或)用生长因子处理细胞产品都不符合最低操作原则，需要 FDA 批准[167,168]。监管问题已在第 3 章详细讨论。

黏附、整合以及植入

增加细胞整合和移植的可能性是治疗成功的关键。需要考虑几个关键因素，包括：①细胞完整性；②细胞在靶样病变内的输送和锚定；③靶位点重塑；④细胞增殖和分化；⑤适当的空间；⑥充足的营养供应[50,169]。最近的文献表明，MSC 注射后 3 小时黏附，8 小时后向成纤维细胞分化[165]。这些发现可能影响关节手术后活动方案，需要更长的固定时间以改善临床结果[165]。如前所述，使用其他运载工具和(或)支架材料(例如，HA 或血小板产品)也可以帮助成功整合和移植。

未来展望

随着新的研究结果不断涌现，间充质干细胞发挥作用的确切机制被进一步阐明，但仍有几个关键问题需要解决，包括：对于 MSC，最佳的培养条件是什么？最好的输送方法是什么？为了达到预期的治疗效果，需要注射多少间充质干细胞？我们如何准确追踪注射的 MSC 以更好地了解其移植、黏附和分化？MSC 的最佳来源是什么[例如，脂肪组织相对于骨髓抽吸浓缩物(BMAC)]，并且潜在的病理学问题重要吗？(例如，同一来源对于治疗特定疾病过程效果更好吗)？

尽管缺乏Ⅰ级和Ⅱ级临床前研究，但是目前美国一些医学专家为各种肌肉骨骼疾病提供再生治疗，这主要是由于缺乏有效的非手术的替代治疗方法[49,50,52,160,170]。虽然间充质干细胞用于组织再生和骨科的潜力是无限的[174],但是这些细胞在临床应用前,应该首先进行深入的基础研究。

关键点

- 间充质干细胞于 20 世纪 70 年代首次分离,90 年代命名。
- 间充质干细胞分类 ISCT 基本标准:①表达一组独特的表面标志物;②具有向成骨细胞、软骨细胞和脂肪细胞分化的三系分化潜能;③在实验室环境下具有贴壁生长的纺锤形形态。
- PSC(即周细胞)是 MSC 的前体,存在于血管组织周围,在损伤后激活。
- 间充质干细胞已经从体内的各个组织中分离出来。大多数关于骨科疾病的文献涉及 BMA,最近也有很多研究使用脂肪组织。
- MSC 的最佳来源尚未确定。
- 趋化因子和受体相互作用引导间充质细胞迁移到损伤部位。
- MSC 的三个关键特性包括营养作用、免疫调节特性和分化潜能。
- 血小板产品可以作为 FBS 的替代品成为培养基补充物和支架辅助物。
- 目前 FDA 规定,未经批准只允许对组织和细胞进行最小限度的操作。
- 再生治疗的基础科学研究仍在探索中,新的发现以指数级速度出现。未来医学发展中,利用骨髓间充质干细胞治疗骨科疾病将具有远大的前景。

(张帅帅 译 刘斌 校)

参考文献

1. Berman L, Stulberg CS, Ruddle FH. Long-term tissue culture of human bone marrow. i. Report of isolation of a strain of cells resembling epithelial cells from bone marrow of a patient with carcinoma of the lung. *Blood*. 1955;10(9):896–911.
2. Mcculloch EA, Parker RC. Continuous cultivation of cells of hemic origin. *Proc Can Cancer Conf*. 1957;2:152–167.
3. Friedenstein AJ, Chailakhjan RK, Lalykina KS. The development of fibroblast colonies in monolayer cultures of guinea-pig bone marrow and spleen cells. *Cell Tissue Kinet*. 1970;3(4):393–403.
4. Caplan AI. Mesenchymal stem cells. *J Orthop Res*. 1991;9(5):641–650.
5. Horwitz EM, Le Blanc K, Dominici M, et al.; International Society for Cellular Therapy. Clarification of the nomenclature for MSC: the International Society for Cellular Therapy position statement. *Cytotherapy*. 2005;7(5):393–395.
6. Caplan AI. Adult mesenchymal stem cells: when, where, and how. *Stem Cells Int*. 2015;2015:628767.
7. Dominici M, Le Blanc K, Mueller I, et al. Minimal criteria for defining multipotent mesenchymal stromal cells. The International Society for Cellular Therapy position statement. *Cytotherapy*. 2006;8:315–317.
8. Bieback K, Kern S, Klüter H, et al. Critical parameters for the isolation of mesenchymal stem cells from umbilical cord blood. *Stem Cells*. 2004;22(4):625–634.
9. Boxall SA, Jones E. Markers for characterization of bone marrow multipotential stromal cells. *Stem Cells Int*. 2012;2012:975871.
10. Murray IR, Corselli M, Petrigliano FA, et al. Recent insights into the identity of mesenchymal stem cells: implications for orthopaedic applications. *Bone Joint J*. 2014;96-B(3):291–298.
11. Caplan AI. All MSCs are pericytes? *Cell Stem Cell*. 2008;3(3):229–230.
12. da Silva Meirelles L, Caplan AI, Nardi NB. In search of the in vivo identity of mesenchymal stem cells. *Stem Cells*. 2008;26(9):2287–2299.
13. Corselli M, Chen CW, Sun B, et al. The tunica adventitia of human arteries and veins as a source of mesenchymal stem cells. *Stem Cells Dev*. 2012;21(8):1299–1308.
14. Sacchetti B, Funari A, Michienzi S, et al. Self-renewing osteoprogenitors in bone marrow

sinusoids can organize a hematopoietic microenvironment. *Cell*. 2007;131(2):324–336.
15. Caplan AI, Correa D. The MSC: an injury drugstore. *Cell Stem Cell*. 2011;9(1):11–15.
16. Zhou S, Eid K, Glowacki J. Cooperation between TGF-beta and wnt pathways during chondrocyte and adipocyte differentiation of human marrow stromal cells. *J Bone Miner Res*. 2004;19(3):463–470.
17. Longobardi L, O'Rear L, Aakula S, et al. Effect of IGF-i in the chondrogenesis of bone marrow mesenchymal stem cells in the presence or absence of TGF-beta signaling. *J Bone Miner Res*. 2006;21(4):626–636.
18. Bosnakovski D, Mizuno M, Kim G, et al. Isolation and multilineage differentiation of bovine bone marrow mesenchymal stem cells. *Cell Tissue Res*. 2005;319(2):243–253.
19. Knippenberg M, Helder MN, Zandieh Doulabi B, et al. Osteogenesis versus chondrogenesis by BMP-2 and BMP-7 in adipose stem cells. *Biochem Biophys Res Commun*. 2006;342(3):902–908.
20. Bai Y, Li P, Yin G, et al. BMP-2, VEGF and BFGF synergistically promote the osteogenic differentiation of rat bone marrow-derived mesenchymal stem cells. *Biotechnol Lett*. 2013;35(3):301–308.
21. Dezawa M, Ishikawa H, Itokazu Y, et al. Bone marrow stromal cells generate muscle cells and repair muscle degeneration. *Science*. 2005;309 (5732):314–317.
22. Kuo CK, Tuan RS. Mechanoactive tenogenic differentiation of human mesenchymal stem cells. *Tissue Eng Part a*. 2008;14(10):1615–1627.
23. Shim WS, Jiang S, Wong P, et al. Ex vivo differentiation of human adult bone marrow stem cells into cardiomyocyte-like cells. *Biochem Biophys Res Commun*. 2004;324(2):481–488.
24. Jeon ES, Moon HJ, Lee MJ, et al. Sphingosylphosphorylcholine induces differentiation of human mesenchymal stem cells into smooth-muscle-like cells through a TGF-beta-dependent mechanism. *J Cell Sci*. 2006;119(Pt 23):4994–5005.
25. Oswald J, Boxberger S, Jørgensen B, et al. Mesenchymal stem cells can be differentiated into endothelial cells in vitro. *Stem Cells*. 2004;22(3):377–384.
26. Pittenger MF, Mackay AM, Beck SC, et al. Multilineage potential of adult human mesenchymal stem cells. *Science*. 1999;284(5411):143–147.
27. Schwartz RE, Reyes M, Koodie L, et al. Multipotent adult progenitor cells from bone marrow differentiate into functional hepatocyte-like cells. *J Clin Invest*. 2002;109(10):1291–1302.
28. Tropel P, Platet N, Platel JC, et al. Functional neuronal differentiation of bone marrow-derived mesenchymal stem cells. *Stem Cells*. 2006;24:2868–2876.
29. Cogle CR, Yachnis AT, Laywell ED, et al. Bone marrow transdifferentiation in brain after transplantation: a retrospective study. *Lancet*. 2004;363:1432–1437.
30. Rose RA, Keating A, Backx PH. Do mesenchymal stromal cells transdifferentiate into functional cardiomyocytes? *Circ Res*. 2008;103:e120. 17.
31. Lindner U, Kramer J, Rohwedel J, Schlenke P. Mesenchymal stem or stromal cells: toward a better understanding of their biology? *Transfus Med Hemother*. 2010;37(2):75–83.
32. Väänänen HK. Mesenchymal stem cells. *Ann Med*. 2005;37(7):469–479.
33. Zhang Y, Li C, Jiang X, et al. Human placenta-derived mesenchymal progenitor cells support culture expansion of long-term culture-initiating cells from cord blood CD34+ cells. *Exp Hematol*. 2004;32(7):657–664.
34. Petersen BE, Bowen WC, Patrene KD, et al. Bone marrow as a potential source of hepatic oval cells. *Science*. 1999;284(5417):1168–1170.
35. Bi Y, Ehirchiou D, Kilts TM, et al. Identification of tendon stem/progenitor cells and the role of the extracellular matrix in their niche. *Nat Med*. 2007;13(10):1219–1227.
36. Tan Q, Lui PP, Rui YF, et al. Comparison of potentials of stem cells isolated from tendon and bone marrow for musculoskeletal tissue engineering. *Tissue Eng Part a*. 2012;18(7–8):840–851.
37. Krampera M, Marconi S, Pasini A, et al. Induction of neural-like differentiation in human mesenchymal stem cells derived from bone marrow, fat, spleen and thymus. *Bone*. 2007;40(2):382–390.
38. Păunescu V, Deak E, Herman D, et al. In vitro differentiation of human mesenchymal stem cells to epithelial lineage. *J Cell Mol Med*. 2007;11:502–508.
39. Timper K, Seboek D, Eberhardt M, et al. Human adipose tissue-derived mesenchymal stem cells differentiate into insulin, somatostatin, and glucagon expressing cells. *Biochem Biophys Res Commun*. 2006;341(4):1135–1140.
40. Sato Y, Araki H, Kato J, et al. Human mesenchymal stem cells xenografted directly to rat liver are differentiated into human hepatocytes without fusion. *Blood*. 2005;106(2):756–763.
41. Aurich H, Sgodda M, Kaltwasser P, et al. Hepatocyte differentiation of mesenchymal stem cells from human adipose tissue in vitro promotes hepatic integration in vivo. *Gut*. 2009;58(4):570–581.

42. Khoo ML, Tao H, Meedeniya AC, et al. Transplantation of neuronal-primed human bone marrow mesenchymal stem cells in hemiparkinsonian rodents. *PLOS ONE*. 2011;6(5):e19025.
43. Hölig K, Kramer M, Kroschinsky F, et al. Safety and efficacy of hematopoietic stem cell collection from mobilized peripheral blood in unrelated volunteers: 12 years of single-center experience in 3928 donors. *Blood*. 2009;114(18):3757–3763.
44. Mafi R, Hindocha S, Mafi P, et al. Sources of adult mesenchymal stem cells applicable for musculoskeletal applications: a systematic review of the literature. *Open Orthop J*. 2011;5(Suppl 2):242–248.
45. Roubelakis MG, Pappa KI, Bitsika V, et al. Molecular and proteomic characterization of human mesenchymal stem cells derived from amniotic fluid: comparison to bone marrow mesenchymal stem cells. *Stem Cells Dev*. 2007;16(6): 931–952.
46. Bochev I, Elmadjian G, Kyurkchiev D, et al. Mesenchymal stem cells from human bone marrow or adipose tissue differently modulate mitogen-stimulated B-cell immunoglobulin production in vitro. *Cell Biol Int*. 2008;32(4):384–393.
47. Alvarez-Viejo M, Menendez-Menendez Y, Blanco-Gelaz MA, et al. Quantifying mesenchymal stem cells in the mononuclear cell fraction of bone marrow samples obtained for cell therapy. *Transplant Proc*. 2013;45(1):434–439.
48. Kern S, Eichler H, Stoeve J, Klüter H, Bieback K. Comparative analysis of mesenchymal stem cells from bone marrow, umbilical cord blood, or adipose tissue. *Stem Cells*. 2006;24(5):1294–1301.
49. Bashir J, Sherman A, Lee H, et al. Mesenchymal stem cell therapies in the treatment of musculoskeletal diseases. *PM R*. 2014;6(1):61–69.
50. Mautner K, Blazuk J. Where do injectable stem cell treatments apply in treatment of muscle, tendon, and ligament injuries? *PM R*. 2015;7(4 Suppl):S33–S40.
51. Crisostomo PR, Wang M, Wairiuko GM, et al. High passage number of stem cells adversely affects stem cell activation and myocardial protection. *Shock*. 2006;26(6):575–580.
52. Murrell WD, et al. Regenerative treatments to enhance orthopedic surgical outcome. *PM R*. 2015:541–552.
53. Gibon E, Lu L, Goodman SB. Aging, inflammation, stem cells, and bone healing. *Stem Cell Res Ther*. 2016;7:44. doi:10.1186/s13287-016-0300-9
54. Marędziak M, Marycz K, Tomaszewski KA, et al. The influence of aging on the regenerative potential of human adipose derived mesenchymal stem cells. *Stem Cells Int*. 2016;2016, Article ID 2152435:15 pages. doi:10.1155/2016/2152435
55. Klyushnenkova E, Mosca JD, Zernetkina V, et al. T-cell responses to allogeneic human mesenchymal stem cells: immunogenicity, tolerance, and suppression. *J Biomed Sci*. 2005;12(1):47–57.
56. Ueda Y, Inaba M, Takada K, et al. Induction of senile osteoporosis in normal mice by intra-bone marrow-bone marrow transplantation from osteoporosis-prone mice. *Stem Cells*. 2007;25(6):1356–1363.
57. Peng L, Jia Z, Yin X, et al. Comparative analysis of mesenchymal stem cells from bone marrow, cartilage, and adipose tissue. *Stem Cells Dev*. 2008;17(4):761–773.
58. Zhu M, Kohan E, Bradley J, et al. The effect of age on osteogenic, adipogenic and proliferative potential of female adipose-derived stem cells. *J Tissue Eng Regen Med*. 2009;3(4):290–301.
59. Stolzing A, Jones E, McGonagle D, et al. Age-related changes in human bone marrow-derived mesenchymal stem cells: consequences for cell therapies. *Mech Ageing Dev*. 2008;129(3): 163–173.
60. Majd H, Quinn TM, Wipff PJ, et al. Dynamic expansion culture for mesenchymal stem cells. *Methods Mol Biol*. 2011;698:175–188.
61. D'Ippolito G, Schiller PC, Ricordi C, et al. Age-related osteogenic potential of mesenchymal stromal stem cells from human vertebral bone marrow. *J Bone Miner Res*. 1999;14(7):1115–1122.
62. Muschler GF, Nitto H, Boehm CA, et al. Age- and gender-related changes in the cellularity of human bone marrow and the prevalence of osteoblastic progenitors. *J Orthop Res*. 2001;19(1):117–125.
63. Sorrell JM, Caplan AI. Topical delivery of mesenchymal stem cells and their function in wounds. *Stem Cell Res Ther*. 2010;1(4):30. doi:10.1186/scrt30
64. Prockop DJ, Brenner M, Fibbe WE, et al. Defining the risks of mesenchymal stromal cell therapy. *Cytotherapy*. 2010;12(5):576–578.
65. Bain BJ. Bone marrow biopsy morbidity: review of 2003. *Journal of Clinical Pathology*. 2005;58(4):406–408.
66. Zuk PA, Zhu M, Mizuno H, et al. Multilineage cells from human adipose tissue: implications for cell-based therapies. *Tissue Eng*. 2001;7(2):211–228.
67. Van RL, Bayliss CE, Roncari DA. Cytological and enzymological characterization of adult human

adipocyte precursors in culture. *J Clin Invest*. 1976;58(3):699–704.

68. Chamberlain G, Fox J, Ashton B, et al. Concise review: mesenchymal stem cells: their phenotype, differentiation capacity, immunological features, and potential for homing. *Stem Cells*. 2007;25(11):2739–2749.
69. Li CY, Wu XY, Tong JB, et al. Comparative analysis of human mesenchymal stem cells from bone marrow and adipose tissue under xeno-free conditions for cell therapy. *Stem Cell Res Ther*. 2015;6:55. doi:10.1186/s13287-015-0066-5
70. Suga H, Matsumoto D, Inoue K, et al. Numerical measurement of viable and nonviable adipocytes and other cellular components in aspirated fat tissue. *Plast Reconstr Surg*. 2008;122(1):103–114.
71. Eto H, Suga H, Matsumoto D, et al. Characterization of structure and cellular components of aspirated and excised adipose tissue. *Plast Reconstr Surg*. 2009;124(4):1087–1097.
72. James AW, Zara JN, Corselli M, et al. An abundant perivascular source of stem cells for bone tissue engineering. *Stem Cells Transl Med*. 2012;1(9):673–684.
73. Bianchi F, Maioli M, Leonardi E, et al. A new nonenzymatic method and device to obtain a fat tissue derivative highly enriched in pericyte-like elements by mild mechanical forces from human lipoaspirates. *Cell Transplant*. 2013;22(11):2063–2077.
74. Zuk PA, Zhu M, Ashjian P, et al. Human adipose tissue is a source of multipotent stem cells. *Mol Biol Cell*. 2002;13(12):4279–4295.
75. Izadpanah R, Trygg C, Patel B, et al. Biologic properties of mesenchymal stem cells derived from bone marrow and adipose tissue. *J Cell Biochem*. 2006;99(5):1285–1297.
76. Baksh D, Yao R, Tuan RS. Comparison of proliferative and multilineage differentiation potential of human mesenchymal stem cells derived from umbilical cord and bone marrow. *Stem Cells*. 2007;25(6):1384–1392.
77. Subramanian A, Shu-Uin G, Kae-Siang N, et al. Human umbilical cord Wharton's jelly mesenchymal stem cells do not transform to tumor-associated fibroblasts in the presence of breast and ovarian cancer cells unlike bone marrow mesenchymal stem cells. *J Cell Biochem*. 2012;113(6):1886–1895.
78. Rui YF, Lui PP, Lee YW, et al. Higher BMP receptor expression and BMP-2-induced osteogenic differentiation in tendon-derived stem cells compared with bone-marrow-derived mesenchymal stem cells. *Int Orthop*. 2012;36(5):1099–1107.
79. Zhi L, Chen C, Pang X, et al. Synergistic effect of recombinant human bone morphogenic protein-7 and osteogenic differentiation medium on human bone-marrow-derived mesenchymal stem cells in vitro. *Int Orthop*. 2011;35(12):1889–1895.
80. Ode A, Kopf J, Kurtz A, et al. CD73 and CD29 concurrently mediate the mechanically induced decrease of migratory capacity of mesenchymal stromal cells. *Eur Cell Mater*. 2011;22:26–42.
81. Kitaori T, Ito H, Schwarz EM, et al. Stromal cell-derived factor 1/CXCR4 signaling is critical for the recruitment of mesenchymal stem cells to the fracture site during skeletal repair in a mouse model. *Arthritis Rheum*. 2009;60(3):813–823.
82. Shinohara K, Greenfield S, Pan H, et al. Stromal cell-derived factor-1 and monocyte chemotactic protein-3 improve recruitment of osteogenic cells into sites of musculoskeletal repair. *J Orthop Res*. 2011;29(7):1064–1069.
83. Mendelson A, Frank E, Allred C, et al. Chondrogenesis by chemotactic homing of synovium, bone marrow, and adipose stem cells in vitro. *FASEB J*. 2011;25(10):3496–3504.
84. Zhao Z, Watt C, Karystinou A, et al. Directed migration of human bone marrow mesenchymal stem cells in a physiological direct current electric field. *Eur Cell Mater*. 2011;22:344–358.
85. Sohni A, Verfaillie CM. Mesenchymal stem cells migration homing and tracking. *Stem Cells Int*. 2013;2013:130763. doi:10.1155/2013/130763
86. Caplan AI, Dennis JE. Mesenchymal stem cells as trophic mediators. *J Cell Biochem*. 2006;98(5):1076–1084.
87. Wu L, Leijten JC, Georgi N, et al. Trophic effects of mesenchymal stem cells increase chondrocyte proliferation and matrix formation. *Tissue Eng Part a*. 2011;17(9–10):1425–1436.
88. de Windt TS, Saris DB, Slaper-Cortenbach IC, et al. Direct cell-cell contact with chondrocytes is a key mechanism in multipotent mesenchymal stromal cell-mediated chondrogenesis. *Tissue Eng Part a*. 2015;21(19–20):2536–2547.
89. Nakamizo A, Marini F, Amano T, et al. Human bone marrow-derived mesenchymal stem cells in the treatment of gliomas. *Cancer Res*. 2005;65(8):3307–3318.
90. Son BR, Marquez-Curtis LA, Kucia M, et al. Migration of bone marrow and cord blood mesenchymal stem cells in vitro is regulated by stromal-derived factor-1-CXCR4 and hepatocyte growth factor-c-met axes and involves matrix metallo-

proteinases. *Stem Cells*. 2006;24(5):1254–1264.

91. Forte G, Minieri M, Cossa P, et al. Hepatocyte growth factor effects on mesenchymal stem cells: proliferation, migration, and differentiation. *Stem Cells*. 2006;24(1):23–33.
92. Ball SG, Shuttleworth CA, Kielty CM. Vascular endothelial growth factor can signal through platelet-derived growth factor receptors. *J Cell Biol*. 2007;177(3):489–500.
93. Fiedler J, Röderer G, Günther KP, et al. BMP-2, BMP-4, and PDGF-bb stimulate chemotactic migration of primary human mesenchymal progenitor cells. *J Cell Biochem*. 2002;87(3): 305–312.
94. Shabbir A, Zisa D, Suzuki G, et al. Heart failure therapy mediated by the trophic activities of bone marrow mesenchymal stem cells: a noninvasive therapeutic regimen. *Am J Physiol Heart Circ Physiol*. 2009;296(6):H1888–H1897.
95. Nixon AJ, Watts AE, Schnabel LV. Cell- and gene-based approaches to tendon regeneration. *J Shoulder Elbow Surg*. 2012;21(2):278–294.
96. Doorn J, Moll G, Le Blanc K, et al. Therapeutic applications of mesenchymal stromal cells: paracrine effects and potential improvements. *Tissue Eng Part b Rev*. 2012;18(2):101–115.
97. Kinnaird T, Stabile E, Burnett MS, et al. Local delivery of marrow-derived stromal cells augments collateral perfusion through paracrine mechanisms. *Circulation*. 2004;109(12):1543–1549.
98. da Silva Meirelles L, Fontes AM, Covas DT, et al. Mechanisms involved in the therapeutic properties of mesenchymal stem cells. *Cytokine Growth Factor Rev*. 2009;20(5–6):419–427.
99. Mok PL, Leong CF, Cheong SK. Cellular mechanisms of emerging applications of mesenchymal stem cells. *Malays J Pathol*. 2013;35(1):17–32.
100. Ozaki K, Sato K, Oh I, et al. Mechanisms of immunomodulation by mesenchymal stem cells. *Int J Hematol*. 2007;86(1):5–7.
101. Valadi H, Ekström K, Bossios A, et al. Exosome-mediated transfer of MMAs and micro RNAs is a novel mechanism of genetic exchange between cells. *Nat Cell Biol*. 2007;9(6):654–659.
102. Lázaro-Ibáñez E, Sanz-Garcia A, Visakorpi T, et al. Different gDNAcontent in the subpopulations of prostate cancer extracellular vesicles: apoptotic bodies, microvesicles, and exosomes. *Prostate*. 2014;74(14):1379–1390.
103. Lotvall J, Valadi H. Cell to cell signalling via exosomes through esrna. *Cell Adh Migr*. 2007;1(3):156–158.
104. Huebner AR, Somparn P, Benjachat T, et al. Exosomes in urine biomarker discovery. *Adv Exp Med Biol*. 2015;845:43–58.
105. Keating A. How do mesenchymal stromal cells suppress T cells? *Cell Stem Cell*. 2008;2(2):106–108.
106. Ren G, Zhang L, Zhao X, et al. Mesenchymal stem cell-mediated immunosuppression occurs via concerted action of chemokines and nitric oxide. *Cell Stem Cell*. 2008;2(2):141–150.
107. Meisel R, Zibert A, Laryea M, et al. Human bone marrow stromal cells inhibit allogeneic T-cell responses by indoleamine 2,3-dioxygenase-mediated tryptophan degradation. *Blood*. 2004;103(12):4619–4621.
108. Joo SY, Cho KA, Jung YJ, et al. Mesenchymal stromal cells inhibit graft-versus-host disease of mice in a dose-dependent manner. *Cytotherapy*. 2010;12(3):361–370.
109. Zappia E, Casazza S, Pedemonte E, et al. Mesenchymal stem cells ameliorate experimental autoimmune encephalomyelitis inducing T-cell anergy. *Blood*. 2005;106(5):1755–1761.
110. González MA, Gonzalez-Rey E, Rico L, et al. Treatment of experimental arthritis by inducing immune tolerance with human adipose-derived mesenchymal stem cells. *Arthritis Rheum*. 2009;60(4):1006–1019.
111. Patel SA, Meyer JR, Greco SJ, et al. Mesenchymal stem cells protect breast cancer cells through regulatory T cells: role of mesenchymal stem cell-derived TGF-beta. *J Immunol*. 2010;184(10):5885–5894.
112. Nemeth K, Keane-Myers A, Brown JM, et al. Bone marrow stromal cells use TGF-beta to suppress allergic responses in a mouse model of ragweed-induced asthma. *Proc Natl Acad Sci USA*. 2010;107(12):5652–5657.
113. Madec AM, Mallone R, Afonso G, et al. Mesenchymal stem cells protect NOD mice from diabetes by inducing regulatory T cells. *Diabetologia*. 2009;52(7):1391–1399.
114. Shi Y, Hu G, Su J, et al. Mesenchymal stem cells: a new strategy for immunosuppression and tissue repair. *Cell Res*. 2010;20(5):510–518.
115. Fong EL, Chan CK, Goodman SB. Stem cell homing in musculoskeletal injury. *Biomaterials*. 2011;32(2):395–409.
116. Kumar S, Ponnazhagan S. Mobilization of bone marrow mesenchymal stem cells in vivo augments bone healing in a mouse model of segmental bone defect. *Bone*. 2012;50(4):1012–1018.
117. Jiang XX, Zhang Y, Liu B, et al. Human mesenchymal stem cells inhibit differentiation and function of monocyte-derived dendritic cells. *Blood*. 2005;105(10):4120–4126.

118. Glenn JD, Whartenby KA. Mesenchymal stem cells: emerging mechanisms of immunomodulation and therapy. *World J Stem Cells*. 2014;6(5):526–539.
119. Uccelli A, Moretta L, Pistoia V. Mesenchymal stem cells in health and disease. *Nat Rev Immunol*. 2008;8(9):726–736.
120. Jones S, Horwood N, Cope A, et al. The antiproliferative effect of mesenchymal stem cells is a fundamental property shared by all stromal cells. *J Immunol*. 2007;179(5):2824–2831.
121. Cho DI, Kim MR, Jeong HY, et al. Mesenchymal stem cells reciprocally regulate the M1/M2 balance in mouse bone marrow-derived macrophages. *Exp Mol Med*. 2014;46:e70. doi:10.1038/emm.2013.135
122. Spaggiari GM, Moretta L. Cellular and molecular interactions of mesenchymal stem cells in innate immunity. *Immunol Cell Biol*. 2013;91(1):27–31.
123. Maggini J, Mirkin G, Bognanni I, et al. Mouse bone marrow-derived mesenchymal stromal cells turn activated macrophages into a regulatory-like profile. *PLOS ONE*. 2010;5(2):e9252. doi:10.1371/journal.pone.0009252
124. Raffaghello L, Bianchi G, Bertolotto M, et al. Human mesenchymal stem cells inhibit neutrophil apoptosis: a model for neutrophil preservation in the bone marrow niche. *Stem Cells*. 2008;26(1):151–162.
125. Maqbool M, Vidyadaran S, George E, et al. Human mesenchymal stem cells protect neutrophils from serum-deprived cell death. *Cell Biol Int*. 2011;35(12):1247–1251.
126. Brown JM, Nemeth K, Kushnir-Sukhov NM, et al. Bone marrow stromal cells inhibit mast cell function via a COX2-dependent mechanism. *Clin Exp Allergy*. 2011;41(4):526–534.
127. Sotiropoulou PA, Perez SA, Gritzapis AD, et al. Interactions between human mesenchymal stem cells and natural killer cells. *Stem Cells*. 2006;24(1):74–85.
128. Zhang W, Ge W, Li C, et al. Effects of mesenchymal stem cells on differentiation, maturation, and function of human monocyte-derived dendritic cells. *Stem Cells Dev*. 2004;13(3):263–271.
129. Nauta AJ, Kruisselbrink AB, Lurvink E, et al. Mesenchymal stem cells inhibit generation and function of both CD34+-derived and monocyte-derived dendritic cells. *j Immunol*. 2006;177(4):2080–2087.
130. Franquesa M, Hoogduijn MJ, Bestard O, et al. Immunomodulatory effect of mesenchymal stem cells on B cells. *Front Immunol*. 2012;3:212. doi:10.3389/fimmu.2012.00212
131. Di Nicola M, Carlo-Stella C, Magni M, et al. Human bone marrow stromal cells suppress T-lymphocyte proliferation induced by cellular or nonspecific mitogenic stimuli. *Blood*. 2002;99(10):3838–3843.
132. Waterman RS, Tomchuck SL, Henkle SL, et al. A new mesenchymal stem cell (MSC) paradigm: polarization into a pro-inflammatory MSC1 or an immunosuppressive MSC2 phenotype. *PLOS ONE*. 2010;5(4):e10088. doi:10.1371/journal.pone.0010088
133. Marigo I, Dazzi F. The immunomodulatory properties of mesenchymal stem cells. *Semin Immunopathol*. 2011;33(6):593–602.
134. Lozito TP, Tuan RS. Mesenchymal stem cells inhibit both endogenous and exogenous MMPs via secreted timps. *J Cell Physiol*. 2011;226(2):385–396.
135. Uccelli A, Moretta L, Pistoia V. Immunoregulatory function of mesenchymal stem cells. *Eur J Immunol*. 2006;36(10):2566–2573.
136. Djouad F, Bouffi C, Ghannam S, et al. Mesenchymal stem cells: innovative therapeutic tools for rheumatic diseases. *Nat Rev Rheumatol*. 2009;5(7):392–399.
137. Giordano A, Galderisi U, Marino IR. From the laboratory bench to the patient's bedside: an update on clinical trials with mesenchymal stem cells. *J Cell Physiol*. 2007;211(1):27–35.
138. Centeno CJ. Clinical challenges and opportunities of mesenchymal stem cells in musculoskeletal medicine. *PM R*. 2014;6(1):70–77.
139. Banfi A, Muraglia A, Dozin B, et al. Proliferation kinetics and differentiation potential of ex vivo expanded human bone marrow stromal cells: implications for their use in cell therapy. *Exp Hematol*. 2000;28(6):707–715.
140. Izadpanah R, Kaushal D, Kriedt C, et al. Long-term in vitro expansion alters the biology of adult mesenchymal stem cells. *Cancer Res*. 2008;68(11):4229–4238.
141. Halleux C, Sottile V, Gasser JA, et al. Multi-lineage potential of human mesenchymal stem cells following clonal expansion. *J Musculoskelet Neuronal Interact*. 2001;2(1):71–76.
142. Ankrum J, Karp JM. Mesenchymal stem cell therapy: two steps forward, one step back. *Trends Mol Med*. 2010;16(5):203–209.
143. Kishk NA, Abokrysha NT, Gabr H. Possible induction of acute disseminated encephalomyelitis

(ADEM)-like demyelinating illness by intrathecal mesenchymal stem cell injection. *J Clin Neurosci*. 2013;20(2):310–312.

144. Hatzistergos KE, Blum A, Ince T, et al. What is the oncologic risk of stem cell treatment for heart disease? *Circ Res*. 2011;108(11):1300–1303.
145. Heldman AW, DiFede DL, Fishman JE, et al. Transendocardial mesenchymal stem cells and mononuclear bone marrow cells for ischemic cardiomyopathy: the TAC-HFT randomized trial. *JAMA*. 2014;311(1):62–73.
146. Tarte K, Gaillard J, Lataillade JJ, et al.; Société Française de Greffe de Moelle et Thérapie Cellulaire. Clinical-grade production of human mesenchymal stromal cells: occurrence of aneuploidy without transformation. *Blood*. 2010;115(8):1549–1553.
147. Bernardo ME, Zaffaroni N, Novara F, et al. Human bone marrow derived mesenchymal stem cells do not undergo transformation after long-term in vitro culture and do not exhibit telomere maintenance mechanisms. *Cancer Res*. 2007;67(19):9142–9149.
148. Rubio D, Garcia-Castro J, Martin M, et al. Retraction: spontaneous human adult stem cell transformation [published erratum in: Cancer Res. 2005 Jun 1;65(11):4969. doi:10.1158/0008-5472. CAN-10-1305 PMCID: PMC5363595]. *Cancer Res*. 2010;70:6682. doi:10.18632/oncotarget.12678. PMID: 20631079.
149. Lalu MM, McIntyre L, Pugliese C, et al.; Canadian Critical Care Trials Group. Safety of cell therapy with mesenchymal stromal cells (safecell): a systematic review and meta-analysis of clinical trials. *PLOS ONE*. 2012;7(10):e47559.
150. Klopp AH, Gupta A, Spaeth E, et al. Concise review: dissecting a discrepancy in the literature: do mesenchymal stem cells support or suppress tumor growth? *Stem Cells*. 2011; 29(1):11–19.
151. Gad SC. *Pharmaceutical manufacturing handbook: regulations and quality*. Hoboken: John Wiley and Sons; 2008.
152. Capelli C, Domenghini M, Borleri G, et al. Human platelet lysate allows expansion and clinical grade production of mesenchymal stromal cells from small samples of bone marrow aspirates or marrow filter washouts. *Bone Marrow Transplant*. 2007;40(8):785–791.
153. Centeno CJ, Schultz JR, Cheever M, et al. Safety and complications reporting update on the re-implantation of culture-expanded mesenchymal stem cells using autologous platelet lysate technique. *Curr Stem Cell Res Ther*. 2011;6(4):368–378.
154. Schallmoser K, Bartmann C, Rohde E, et al. Human platelet lysate can replace fetal bovine serum for clinical-scale expansion of functional mesenchymal stromal cells. *Transfusion*. 2007;47(8):1436–1446.
155. Walenda G, Hemeda H, Schneider RK, et al. Human platelet lysate gel provides a novel three dimensional-matrix for enhanced culture expansion of mesenchymal stromal cells. *Tissue Eng Part c Methods*. 2012;18(12):924–934.
156. Nagata MJ, Messora MR, Furlaneto FA, et al. Effectiveness of two methods for preparation of autologous platelet-rich plasma: an experimental study in rabbits. *Eur J Dent*. 2010;4(4):395–402.
157. Molloy T, Wang Y, Murrell G. The roles of growth factors in tendon and ligament healing. *Sports Med*. 2003;33(5):381–394.
158. Nguyen RT, Borg-Stein J, McInnis K. Applications of platelet-rich plasma in musculoskeletal and sports medicine: an evidence-based approach. *PM R*. 2011;3(3):226–250.
159. Kajikawa Y, Morihara T, Sakamoto H, et al. Platelet-rich plasma enhances the initial mobilization of circulation-derived cells for tendon healing. *J Cell Physiol*. 2008;215(3):837–845.
160. Freitag J, Bates D, Boyd R, et al. Mesenchymal stem cell therapy in the treatment of osteoarthritis: reparative pathways, safety and efficacy—a review. *BMC Musculoskelet Disord*. 2016;17:230. doi:10.1186/s12891-016-1085-9
161. Saw KY, Anz A, Siew-Yoke Jee C, et al. Articular cartilage regeneration with autologous peripheral blood stem cells versus hyaluronic acid: a randomized controlled trial. *Arthroscopy*. 2013;29(4):684–694.
162. Maniwa S, Ochi M, Motomura T, et al. Effects of hyaluronic acid and basic fibroblast growth factor on motility of chondrocytes and synovial cells in culture. *Acta Orthop Scand*. 2001;72(3):299–303.
163. Matsiko A, Levingstone TJ, O'Brien FJ, et al. Addition of hyaluronic acid improves cellular infiltration and promotes early-stage chondrogenesis in a collagen-based scaffold for cartilage tissue engineering. *J Mech Behav Biomed Mater*. 2012;11:41–52.
164. Zhu H, Mitsuhashi N, Klein A, et al. The role of the hyaluronan receptor CD44 in mesenchymal stem cell migration in the extracellular matrix. *Stem Cells*. 2006;24(4):928–935.
165. Succar P, Medynskyj M, Breen EJ, et al. Priming adipose-derived mesenchymal stem cells with

hyaluronan alters growth kinetics and increases attachment to articular cartilage. *Stem Cells Int*. 2016;2016:9364213.

166. Roseti L, Serra M, Tigani D, et al. Cell manipulation in autologous chondrocyte implantation: from research to cleanroom. *Chir Organi Mov*. 2008;91(3):147–151.
167. Halme DG, Kessler DA. FDA regulation of stem-cell-based therapies. *N Engl J Med*. 2006; 355(16):1730–1735.
168. Cyranoski D. FDA's claims over stem cells upheld. *Nature*. 2012;488(7409):14.
169. Zarembinski TI, Tew WP, Atzet SK. The use of a hydrogel matrix as a cellular delivery vehicle in future cell-based therapies: biological and nonbiological considerations. In: Eberli D, ed. *Regenerative medicine and tissue engineering—cells and biomaterials*. InTech; 2011.
170. Kim N, Cho SG. Clinical applications of mesenchymal stem cells. *Korean J Intern Med*. 2013;28(4):387–402.
171. Crisan M, Yap S, Casteilla L, et al. A perivascular origin for mesenchymal stem cells in multiple human organs. *Cell Stem Cell*. 2008;3(3):301–313.
172. Oberbauer E, Steffenhagen C, Wurzer C, et al. Enzymatic and non-enzymatic isolation systems for adipose tissue-derived cells: current state of the art. *Cell Regen (Lond)*. 2015;4:7. doi:10.1186/s13619-015-0020-0
173. Wyles CC, Houdek MT, Crespo-Diaz RJ, et al. Adipose-derived mesenchymal stem cells are phenotypically superior for regeneration in the setting of osteonecrosis of the femoral head. *Clin Orthop Relat Res*. 2015;473(10):3080–3090.
174. Schmitt A, van Griensven M, Imhoff AB, et al. Application of stem cells in orthopedics. *Stem Cells Int*. 2012;2012:394962.
175. van der Valk J, Brunner D, De Smet K, et al. Optimization of chemically defined cell culture media–replacing fetal bovine serum in mammalian in vitro methods. *Toxicol in Vitro*. 2010;24(4):1053–1063.
176. Lange C, Cakiroglu F, Spiess AN, et al. Accelerated and safe expansion of human mesenchymal stromal cells in animal serum-free medium for transplantation and regenerative medicine. *J Cell Physiol*. 2007;213(1):18–26.
177. Müller I, Kordowich S, Holzwarth C, et al. Animal serum-free culture conditions for isolation and expansion of multipotent mesenchymal stromal cells from human BM. *Cytotherapy*. 2006;8(5):437–444.
178. Ng F, Boucher S, Koh S, et al. PDGF, TGF-beta, and FGF signaling is important for differentiation and growth of mesenchymal stem cells (MSCs): transcriptional profiling can identify markers and signaling pathways important in differentiation of MSCs into adipogenic, chondrogenic, and osteogenic lineages. *Blood*. 2008;112(2): 295–307.
179. Xie X, Wang Y, Zhao C, et al. Comparative evaluation of MSCs from bone marrow and adipose tissue seeded in PRP-derived scaffold for cartilage regeneration. *Biomaterials*. 2012;33(29): 7008–7018.
180. Rose RA, Jiang H, Wang X, et al. Bone marrow-derived mesenchymal stromal cells express cardiac-specific markers, retain the stromal phenotype, and do not become functional cardiomyocytes in vitro. *Stem Cells*. 2008;26(11):2884–2892.

第12章

骨髓、脂肪中收集干细胞的方法

Jay E. Bowen, Raisa Bakshiyev, Sony M. Issac

医生要为患者制定合适的治疗方案，首先需要对患者进行详细的医学评估，包括现状、服用的药物或补品、医疗或手术相关问题、社会史、功能状态或限制、体格检查和诊断测试，再生治疗方案可能是其中一种选择。再生治疗方案设计时需要多方面的考虑：包括患者的健康和功能的优化、治疗部位（康复前）的确定、用于治疗的供体组织选择、最佳供体部位的确定、细胞的采集和应用技术的确定以及治疗后的康复锻炼。肌肉骨骼系统疾病的细胞治疗存在许多不容忽视的问题，包括伦理和监管方面。

脂肪组织（AT）或骨髓（BM）来源的间充质干细胞（MSC）具有多向分化的潜能，并且已被证明易于在体外扩增。脂肪组织或骨髓可以通过微创技术获得，MSC可分别向成骨、脂肪、肌肉、软骨和神经系统分化。扩增BM，不需要酶消化或洗涤；MSC扩增需要时间，而且被认为是超过了干预最小化的操作，因此不被美国食品和药物管理局（FDA）所批准[1]。

自体细胞来源于宿主本身，而异体细胞来源于相关或不相关的匹配供体[2]。自体细胞的使用可以避免伦理问题和移植物抗宿主反应。FDA不允许在医疗操作中对细胞进行超过最小化干预的处理或细胞扩增。BM是一种可以直接分离的细胞产品，然而脂肪的分离被认为超过了最小化干预，因其是一种结构化的组织。所有超过最小化干预的产品都必须经过FDA的官方认证，因此在脂肪抽吸物中，基质血管成分是由脂肪基质细胞、造血干细胞和祖细胞共同组成的，如果人为进行进一步的操作，其产物则被FDA认为是一种药物[2]。关于获得、加工处理和植入细胞的操作是否会影响细胞活性以及最终治疗结果还存在争议。

选择细胞获取的方法时，需注意的是局部麻醉剂的使用会影响细胞的活性[3-5]。细胞特性也被认为是一个重要特征。除了对原始祖细胞有影响外，还对细胞的其他方面如旁分泌、血管再生潜能、增殖能力、抗凋亡能力以及增强修复能力产生了影响[6]。

临床治疗应用的干细胞的来源也存在争议。已经有证据表明间充质干细胞的数量在骨髓中比在脂肪组织中要少。差异的大小取决于比较骨髓抽吸物浓度和基质血管成分占脂肪抽吸物的比例，以及许多相关的细胞扩增研究。研究显示：骨髓抽吸物中，骨髓间充质干细胞占所有有核细胞（NC）的0.01%~0.001%，即1/10 000或1/100 000。离心后，NC的浓度提高约20倍，使样品中MSC占比变为1/500~1/5000，但体积从100mL骤减，骨髓MSC含量为0.2%~0.02%。脂肪来源间充质干细胞占基质血管成分中单核细胞的比例为1%~4%。因此,两者之间有20~50倍的差异。Strem发现,ADSC的集落形成单位(CFU)为每克脂肪组织形成5000 CFU-F,而骨髓的集落形成单位为100~1000 CFU-F/mL,两者的克隆形成能力相差5~50倍[7]。这与一些文章提到的两者之间存在1000倍的差异形成对比[8-11]。然而,骨髓可抽取的体积有限,而脂肪的存储量大,限制小。此外,具有此独特优势的细胞不只有间充质干细胞,而是移植中注射入的所有细胞。再生医学治疗中的最适细胞以及最佳的混合细胞比例尚未确定。

骨髓的历史

环钻术是已知最古老的医疗方法之一,可以追溯到8000~10000年前。它最初是在颅骨内进行的,用来缓解头痛、精神疾病和颅内压[12]。1903年,意大利的Pianese公司出于诊断原因第一次采集骨髓,其方法是穿刺股骨骨骺,发现了一个贫血的病例。1922年,Morris和Falconer利用一种类似于钻机的仪器引入了胫骨骨髓活检技术。俄罗斯内科医生Anirkin随后公布了103例骨髓活检的结果,称这种操作刺激了骨髓活性。1950年,Rubenstein和Bierman建议将髂嵴作为骨髓的来源,因为在此之前最常用的是胸骨。多针技术的进步有助于获取吸引物,Wakitani等在2002年扩增骨髓来源的间充质干细胞(BMSL)并将其用于膝关节骨性关节炎(OA)的治疗[13]。

骨髓评估说明

需要获得骨髓抽吸物的原因可能包括不明原因贫血、铁储存和代谢评估、白细胞减少、血小板减少或全血细胞减少的评估。此外,骨髓活检还可用于诊断及分期淋巴瘤或白血病,或用于确定潜在的异体造血细胞供者的骨髓是否匹配。此外,在再生医学研究中,骨髓来源的间充质干细胞具有多能性,能够分化为多种细胞类型,例如肝细胞、胰脏细胞、血管内皮细胞、脂肪细胞和骨细胞等[14]。

骨髓穿刺和治疗的风险

骨髓穿刺和治疗的方法是有风险的。幸运的是,自体治疗中不存在移植物抗宿主反应,只有在同种异体供体时才会出现这一问题。骨髓穿刺的其他潜在并发症包括贫血、血肿、感染或骨折。骨髓穿刺最常见的主诉是穿刺部位疼痛,可能持续数天。

疼痛可能由于局部麻醉不充分或抽吸时腔内负压,还存在其他因素包括患者预期焦虑、手术时间长、手术难度大、技术人员的骨髓穿刺经验不足等[15]。对患者的心理疏导可以最大限度地减少焦虑。Grønkjaer等人报道,使用R技术得到的骨髓质量更好,即快速拉动注射器,造成较高的压力差,使得抽吸的时间持续约1秒,但使用"S技术"时疼痛较轻,此技术是缓慢地低压力差技术,匀速拉动10mL注射器,抽吸持续5~15秒[16]。关于是否应温和地操作以减少患者出血和疼痛,而不是通过引起机体微损伤以动员更多细胞因而可能引起患者创伤和出血更多还存在争议。

采取骨盆的髂后入路进行骨髓穿刺时,解剖结构如坐骨神经、臀神经、腰神经根、臀上血管或骶髂关节可能会受到损伤,操作人员应熟悉相关的解剖结构[17](图12.1)。Hernigou等[18]发现,通过平行于髂骨面进行骨髓穿刺术,在1800例患者的骨髓穿刺手术中只有8例出现了并发症,这一结果是令人欣慰的(图12.2)。然而,Hernigou的另外一项研究指出,观察410例尸体的套管针入口(平行于各区段)的解剖结构发现,有114

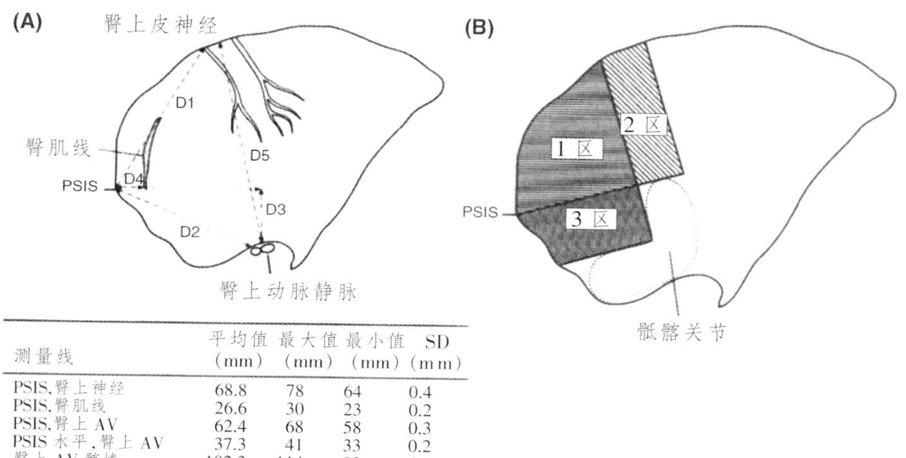

测量线	平均值（mm）	最大值（mm）	最小值（mm）	SD（mm）
PSIS,臀上神经	68.8	78	64	0.4
PSIS,臀肌线	26.6	30	23	0.2
PSIS,臀上 AV	62.4	68	58	0.3
PSIS 水平,臀上 AV	37.3	41	33	0.2
臀上 AV,髂嵴	102.3	114	92	6.4

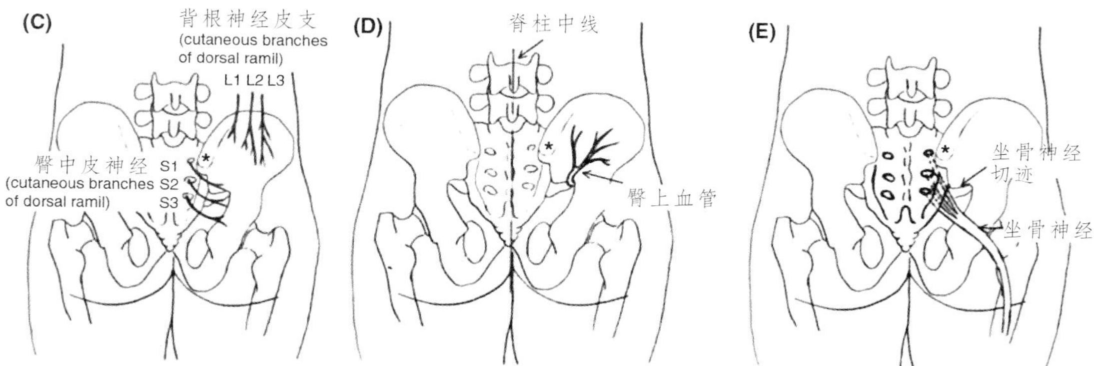

图 12.1 骨盆后部标志性结构与其他重要解剖学结构的距离测量。(A)髂骨后骨髓抽吸的解剖学结构考虑[19]。(B)髂后区区域划分示意图。获取髂后骨的解剖学考虑[19]。(C)浅表感觉神经分支[17]。(D)血管路径[17]。(E)坐骨神经路径[17]。AV,动脉和静脉;PSIS,髂后上棘;SD,标准差。[Source: Parts A and B from Ref. (19); Parts C–E from Ref. (17).]

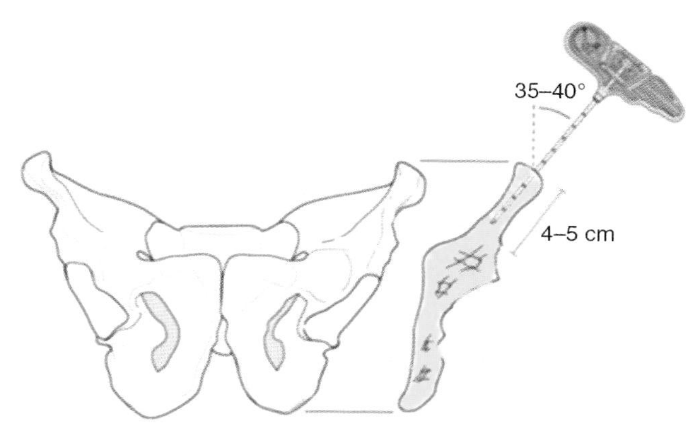

图 12.2 髂骨的两幅解剖图显示套管针引入方式。黄色图显示骨盆的横截面,显示了套管针通过髂骨表之间的平行入路进入骨髓腔所需的角度。[Source: From Ref. (20). Hernigou J, Alves A, Homma Y, et al. Anatomy of the ilium for bone marrow aspiration: map of sectors and implication for safe trocar placement. Int Orthop. 2014; 38 (12):2585 –2590. doi:10.1007/s00264 – 014–2353–7, with permission of Springer.]

例出现了内侧或外侧表面裂口(28%),这是令人担忧的[20]。如果医生经验不足或患者肥胖(体重指数>30),骨髓穿刺术出现并发症的风险更大。Bain 等人对血液学家所做的骨髓活检情况进行了调查,发现在 54 890 例垂直入路进行的骨髓穿刺活检中,不良事件共计 26 例(图 12.3)。最严重和发生频率最高的术后不良事件是出血,共计 14 例。出血相关的危险因素通常与阿司匹林的使用有关,或者与潜在的骨髓增生障碍有关,或者两者兼而有之。其中有 1 例患者因出血死亡,被认为是手术所致[21]。另外一个风险是潜在的药物过敏反应,最后可能也是最重要的一点,是获取细胞都是死细胞的风险,因为无论治疗部署地多么认真谨慎,这种治疗都不会有效。

在考虑使用麻醉剂时应当注意,尽管大多数手术是使用局部麻醉剂进行的,但是也有一定的毒性。例如,利多卡因的最大剂量为 4.5mg/kg,不含肾上腺素的利多卡因高达 300mg,或含有肾上腺素的利多卡因为 7mg/kg 或 500mg。(根据上述标准:一位体重 70kg 男性,麻醉时使用不含肾上腺素的 1% 利多卡因的最大推荐剂量为 32~45mL[22,23]。(表 12.1 和表 12.2)。

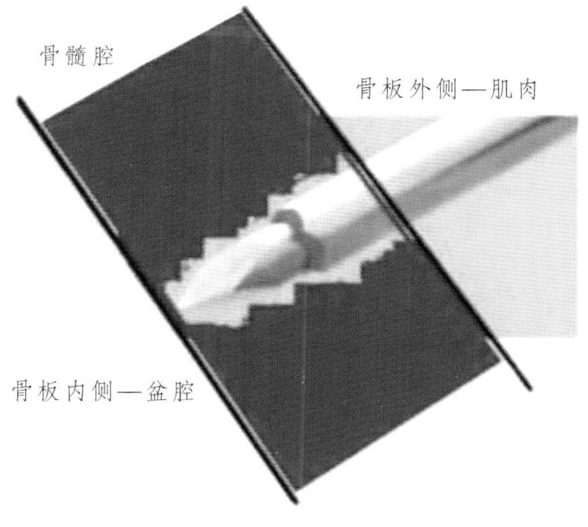

图 12.3 套管针通过骨板外侧垂直进入骨髓腔,终止于骨板内侧。[Source: Reprinted from Ref.(11). Bowen JE. Technical issues in harvesting and concentrating stem cells (bone marrow and adipose). PMR. 2015;7(4 Suppl):S8–S18, with permission from Elsevier.]

麻醉剂在骨髓腔外,因此骨髓穿刺时局部麻醉不会产生细胞毒性并造成细胞死亡。然而,脂肪抽吸术时麻醉剂渗透到脂肪组织中,因此,使用脂肪间充质干细胞进行治疗时如果细胞中含有残留的麻醉剂,就会产生负面影响。残留利多卡因浓度低至 0.03%时,会对脂肪来源干细胞(ADSL)产生负面影响,其毒性已在腱成纤维细胞、软骨细胞和人骨髓间充质干细胞中得到证实[24–29]。使用局部麻醉剂(通常包括可注射生理盐水 500mL、2% 利多卡因 25mL、1:1000 肾上腺素 2 安瓿和 8.4% 碳酸氢钠 10mL)时,推荐使用的利多卡因浓度为 0.8mg/mL 或以下,建议使用的体重比为 35mg/kg,以避免对脂肪组织产生细胞毒性。Breu 等研究了局部麻醉剂对间充质干细胞的细胞毒性作用,发现暴露于高浓度的丁哌卡因、罗哌卡因和美比卡因会导致活细胞数量下降。此外,三种麻醉药处理细胞后凋亡细胞数量在 96 小时后均增加。

表 12.1 **局部麻醉剂的毒性剂量**

麻醉剂	最小毒性剂量(mg/kg)
普鲁卡因	19.2
丁卡因	2.5
氯普鲁卡因	22.8
利多卡因	6.4
甲哌卡因	9.8
丁哌卡因	1.6
依替卡因	3.4

Source: Reprinted with permission from Ref. (22). Goldfrank LR, Flomenbaum NE, Lewin NA, Weisman RS, eds. Goldfrank's Toxicologic Emergencies. 6th ed. New York, NY: McGraw-Hill; 1998:897–903. https://www.mhprofessional.com/catalogsearch/result/?q=goldfrank%27s McGraw-Hill Education .

表 12.2　各国官方推荐的最高剂量局部麻醉剂

	芬兰	德国	日本	瑞典	美国
2-氯普鲁卡因	—	—	—	—	800mg
2 氯普鲁卡因+肾上腺素	—	—	1000mg	—	1000mg
普鲁卡因	—	500mg	600mg (硬膜外)	—	500mg
普鲁卡因+肾上腺素	—	600mg	—	—	—
阿替卡因	7mg/kg	4mg/kg	—	—	—
阿替卡因+肾上腺素	7mg/kg	4mg/kg	—	—	—
丁哌卡因	175mg (200mg! [a]) (400mg/24h)	150mg	100mg (硬膜外)	150mg	175mg
丁哌卡因+肾上腺素	175mg	150mg	—	150mg	225mg
左旋丁哌卡因	150mg (400mg/24h)	150mg	—	150mg	150mg
左旋丁哌卡因+肾上腺素	—	—	—	—	—
利多卡因	200mg	200mg	200mg	200mg	300mg
利多卡因+肾上腺素	500mg	500mg	—	500mg	500mg
甲哌卡因	—	300mg	400mg(硬膜外)	350mg	400mg
甲哌卡因+肾上腺素	—	500mg	—	350mg	550mg
丙胺卡因	400mg	—	—	400mg	—
丙胺卡因+肾上腺素	600mg	—	—	600mg	—
罗哌卡因	225mg (300mg! [a]) (800mg/24h)	未提及	200mg (硬膜外) 300mg(填充)	225mg	225mg (300mg! [a])
罗哌卡因+肾上腺素	225mg	未提及	—	225mg	225mg (300mg! [a])

[a] 成人臂丛阻滞。

Source: Reprinted with permission from Ref.(23). Rosenberg PH, Veering BT, Urmey WF. Maximum recommended doses of local anesthetics: a multifactorial concept. Reg Anesth Pain Med. 2004;29 (6):564–575; discussion 524. http://journals.lww.com/rapm/Abstract/2004/11000/Maximum_Recommended_Doses_of_Local_Anesthetics__A.10.aspx.

然而，对照组是在生理盐水处理 1 周内，细胞活性和凋亡不受影响。医生进行麻醉时可以考虑局部神经阻滞，使患者尽可能舒适。总体而言，罗哌卡因似乎是毒性最小的麻醉剂[30]。麻醉时也可以考虑使用一氧化氮作为镇痛剂，但其对细胞或治疗效果的影响尚不清楚。

同意，准备和测试

与任何医疗程序一样，知情同意是强制性的。患者有时会对骨髓活检感到焦虑，这比抽脂更甚。知情同意书的内容应包括患者的姓名、日期、时间、机构、程序的名称、所涉及的从业者姓名、风险、福利、可替代程序和治疗、声明包括操作过程解释以及患者有机会问问题、患者或监护人签名、证人和对操作程序进行解释的医生姓名[11]。医生应考虑另一项声明，说明这不是护理标准，如果适用则是实验性的治疗。应与患者沟通讨论骨髓穿刺手术的风险包括血肿、感染或骨折（骨质疏松症患者的风险较高）。对于脂肪抽吸术来说，软组织畸形的发生是另外的潜在风险。

一旦确定需要进行手术，应建议患者至少在手术前 5 天停止使用非甾体类抗炎药物[31]。此外，科学家已发现皮质类固醇对组织有负面影响，即便是一次性注射或吸入类固醇治疗哮喘，即使它曾经被认为不是全身性的[32,33]，在注射类固醇后手术至少应延迟 8 周，如果可能，应在手术之前停止使用吸入性类固醇。与此同时，美国食品和药物管理局在 2016 年 7 月发布了一份警告标签，内容是关于氟喹诺酮类药物相关的肌腱炎和肌腱断裂风险增加的黑匣子警告[34]。质子泵抑制剂和羟甲基戊二酸-辅酶 A 还原酶抑制剂对体外干细胞生长的影响也引起了关注。HMG-CoA 还原酶抑制剂确实能抑制血管生成[35]，因此这种情况下应需要考虑补充辅酶 Q-10[36]。

实验室检测标准制定的必要性尚不确定。如果计划进行大容量的抽吸，应考虑血红蛋白和血容量标准，医生也应考虑获得凝血酶原时间/促凝血酶原激酶时间（PT/PTT）和血红蛋白 A1C。糖尿病患者获得的细胞数目是减少的[37,38]。有证据表明，血红蛋白 A1C 水平异常会导致治疗效果较差。尽管有一些关于传染病患者（肝炎和艾滋病毒）进行该治疗的建议，但这对于自体治疗是不必要的。药物尤其是多种药物联合使用，或不良饮食会导致患者多种营养缺乏，这会对其组织愈合产生不利影响，而再生医学的目标是组织愈合。因此，筛查应包括绝经后妇女的 25-羟基维生素 D、白蛋白、锌和游离 T3、游离睾酮、雌二醇（E2）和孕酮[39,40]。还应考虑检测患者的 CoQ-10、硒、RBC-镁和 Ω 脂肪酸的水平。

骨髓穿刺禁忌证

当患者需要进行骨髓穿刺时，应注意手术的禁忌证，包括移植物部位感染、血友病、血管内凝血功能紊乱以及相关的出血性疾病。如果某人正在使用抗凝药物，停止这些药物导致血栓形成的风险大于出血的风险[41]，处方药物治疗医生应针对这种风险与患者进行沟通。

骨髓穿刺过程

解剖

医生对解剖学的充分理解对于最小化

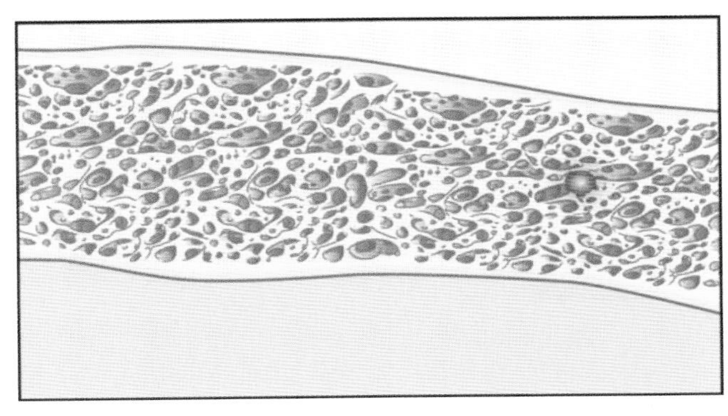

图 12.4 骨小梁的蜂窝状结构。

手术风险、患者舒适性、手术效率、获取骨髓的质量和治疗效果至关重要。髂骨解剖学结构在解剖教科书和外科教科书中有详细的描述。骨髓位于海绵状骨的正弦曲线之间，多孔骨组织形成蜂窝状骨小梁(图 12.4)。人类出生时所有的骨髓都是红色的，随着年龄的增长，红色的骨髓会变成黄色，最终都变成脂肪。骨髓中含有成熟的单个核细胞、红细胞、来自外周血的血清、骨髓造血系细胞、来自黄骨髓的脂肪细胞、内皮细胞和成骨祖细胞。骨髓中所有细胞的浓度较高并与躯干相近，但间充质干细胞所占比例向四肢方向迅速减少。骨髓中 MSC 的数量和浓度在各结构中从近端到远端逐渐减少。与胫骨远端和跟骨相比，髂骨骨髓中成骨祖细胞含量最高，但胫骨与跟骨的成骨祖细胞数量之间无显著差异[42]。Marx 等报道，总的单个核细胞产量在髂骨后部和髂骨前部相同，是通过胫骨平台获得细胞数目的两倍多[43]。

为了避免在骨髓穿刺术中神经血管受到损伤，Hernigou 等人将髂骨嵴分为 6 个不同的区域，称为“扇区”[18]。这个扇区很容易在髂前上棘和髂后上棘之间画出来，将髂嵴分为 6 个相等的部分(图 12.5 A,B)。在 480 例平行入路进行的骨髓穿刺术中发现了 94 例有裂口，并且发现当入口在骨质较薄部分、患者肥胖和手术医生缺乏经验时手术风险更高。髂嵴的最厚部分位于后部，尤其是第 5 区和第 6 区。骨髓穿刺平行入路在第 1 区的 40 名患者中有 1 名有股外侧皮神经损伤和继发性麻木，还有 2 名患者出现血肿。当套管针平均偏离超过 20°时，就发现 10cm 套管针有损伤髂外动脉的风险。但是根据患者性别和套管针入口位置的分区不同，这个数值是不同的(图 12.5 C)。Hernigous 的研究发现，坐骨切迹与髂嵴的平均距离最小为 56.6mm、平均为 70mm，这个距离根据患者的性别和体型大小而变化。因此，如果骨髓穿刺时采取髂骨后平行入路，套管针就可到达坐骨神经和臀上动脉(图 12.1 A,B)。

手术中存在发生不良事件的风险，例如通过髂骨表面的出血或穿孔，看上去与髂骨的解剖结构直接相关。例如，如果使用 8 号规格的套管针，在最小厚度小于 3mm 的髂

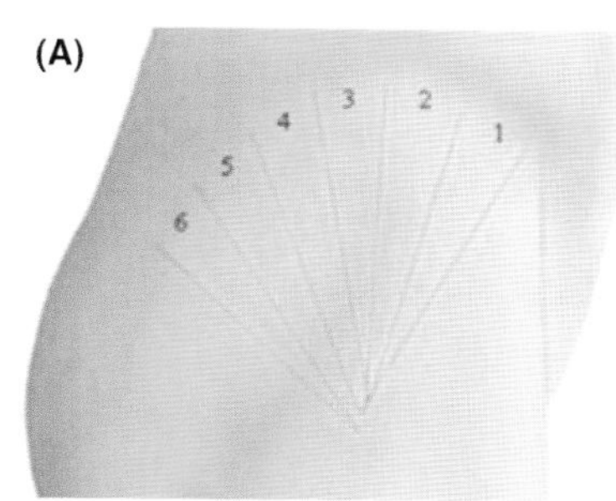

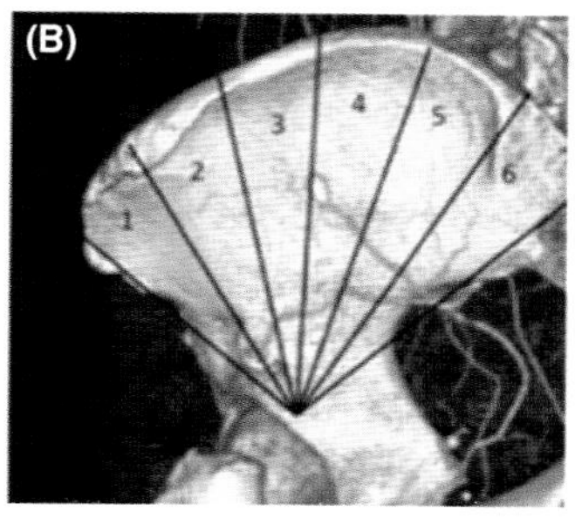

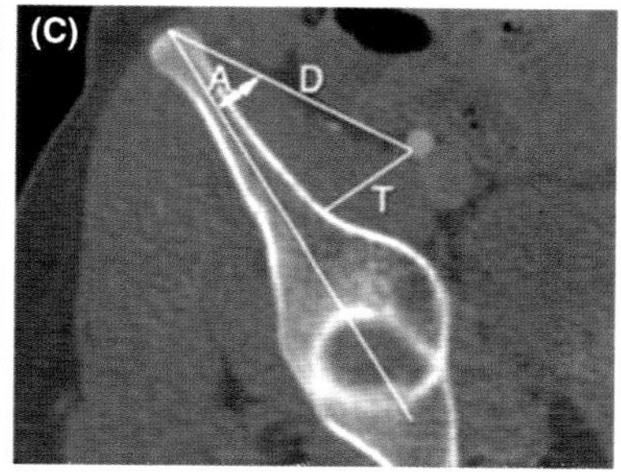

图 12.5 (A)通过相同技术在患者身上找到并标记相应的扇区，临床实践中根据患者的体位不同对应不同的骨髓穿刺区。从髂骨获取骨髓有 3 种不同的方法：患者仰卧位，髂前嵴入路(第 1,2 和 3 区)；患者俯卧，髂后嵴入路(第 4,5 和 6 区)；患者在左侧或右侧卧位，允许更容易的髂中嵴入路(3 和 4 区)。(B)髂骨翼(3D 重建)通过从沿髂嵴边缘间隔到臀部中心的等距点绘制线来划分。这些线接近垂直于髂骨的曲线切面。这些线将髂骨划分为 6 个扇区：第 1 和第 2 部分是髂骨前部，第 3 和第 4 部分是髂骨中部，第 5 和第 6 部分是髂骨后部。(C)髂骨径向 CT 切面，图中 A 为髂骨与髂外血管的夹角。[Source: Part (B) from Ref.(18). Hernigou J, Picard L, Alves A, et al. Understanding bone safety zones during bone marrow aspiration from the iliac crest: the sector rule. Int Orthop. 2014;38(11):2377-2384, with permission of Springe.]

骨翼插入套管针是不安全的(图 12.6)。

如上所述，解剖学知识对于避免潜在的并发症如神经损伤（即经后路坐骨神经损伤或经前路股外侧皮神经损伤）和血肿(由髂外动脉或臀上动脉穿刺引起)是至关重要的[18]。

设备与程序

无菌技术所需的相关标准操作规程已经公布。无菌技术通常涉及使用无菌手套和设备以防止在操作过程中感染病原体。清洁技术通过手卫生和使用非无菌清洁手套以减少接触病原体[44]。此外，一旦患者出现并发症，医生需要氧气、脉搏血氧监测仪、急救车和除颤器等来处理并发症。氯己定醇溶液治疗浅切口和深切口感染均优于碘伏即倍他定[45]，而且其干燥后有持续的抗菌作用。标准操作程序中还应包括口罩、发帽、无菌手套、窗帘或毛巾的使用规范。如果手术过程中使用超声波，可以使用无菌换能器保险套。

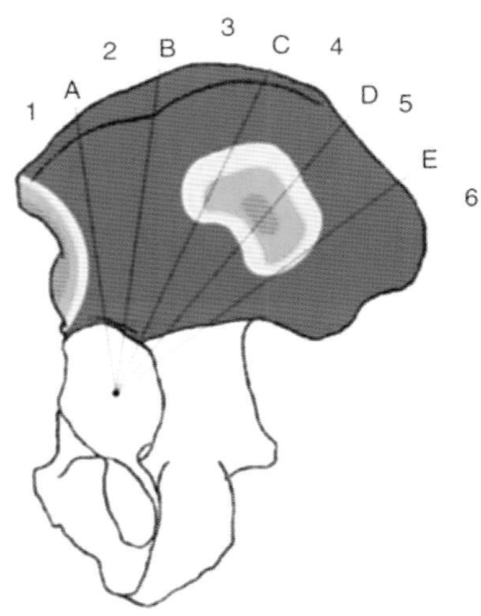

图 12.6 髂骨示意图。蓝色是髂骨的一部分，其中海绵状骨的厚度总是>3mm。黄色对应的区域中 50%骨的厚度<3mm 而>2mm。橙色对应区域中 25%骨的厚度<2mm 但>1mm。红色对应的区域中 20%骨的厚度<1mm。黄色、橙色和红色区域分别位于扇区 1、4 和 5。直线 A 是扇区 1 和 2 的分界线，直线 B 是扇区 2 和 3 的分界线，依此类推。Source: From Ref.(20). Hernigou J, Alves A, Homma Y, et al. Anatomy of the ilium for bone marrow aspiration: map of sectors and implication for safe trocar placement. Int Orthop. 2014; 38 (12):2585-2590. doi:10.1007/s00264-014-2353-7, with permission of Springer.

手术托盘应该包括一个用来吸取药物的 18 号针，一个 27 号×1.25 英寸的皮轮针，一个用于麻醉深层组织和骨膜的 22 号×2.75 英寸针头，一个 10mL 注射器，抽吸骨髓注射器(10mL 或 30mL)、Luer-Lock 注射器帽、纱布、针刺垫和储存及运输骨髓的袋子。其他用品包括冰袋、无菌 2×2 方形纱布和透明封闭的敷料盖。

手术过程中需要的药物包括 1% 不含肾上腺素的利多卡因、50% 葡萄糖、碳酸氢钠、生理盐水和肝素(20 000 U/mL×2 和 10 000 IU/mL×1)。此外，在开始手术前，应配置 1000 IU/mL 的肝素溶液并用其冲洗抽吸使用的套管针和注射器。局部麻醉剂(即可注射生理盐水 250mL、2% 利多卡因 10mL、1:1000 的肾上腺素 1 安瓿和 8.4% 碳酸氢钠 5mL)被认为是耐受性更好、起效更快、减少出血的麻醉剂。

患者应俯卧在坚固的表面，手术床上应有放置头部的开口，并给患者戴上脉搏血氧监测仪(图 12.7)。如果使用手动套管针的轴向力，则尤其需要牢固的表面。在麻醉剂的帮助下通过成像技术来确认针头放置的最佳穿刺部位，即穿刺针在皮肤和骨膜上的进入部位(图 12.8)。成像方式可以选择透视或超声波。

透视图像可用于初始观察，随后进行 20°~30°的同侧倾斜和尾侧倾斜，以显示髂骨、髂嵴和髂后上棘(PSIS)。用不透射线的标记识别 PSIS 侧面 1cm 的区域，当穿刺针从垂直入路插入后就获得了一个中心视图(图 12.9A)。

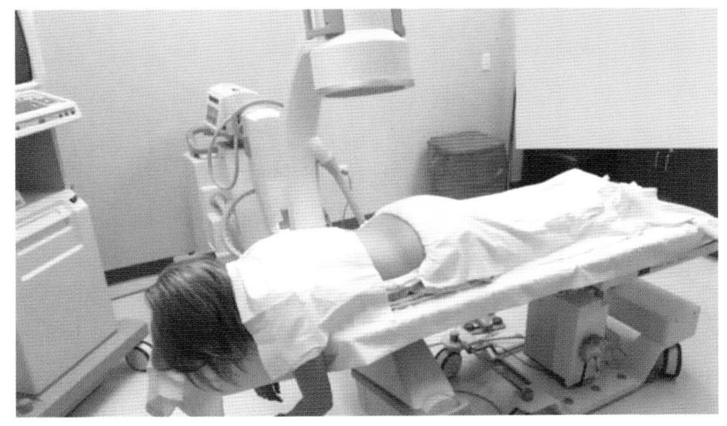

图 12.7 患者在透视床上一般采取俯卧位，将脸部放置于透视床开口位置。患者可能需要鼻插管保证氧气供应，手臂上戴有血压监测计，手指上戴有脉搏血氧仪。

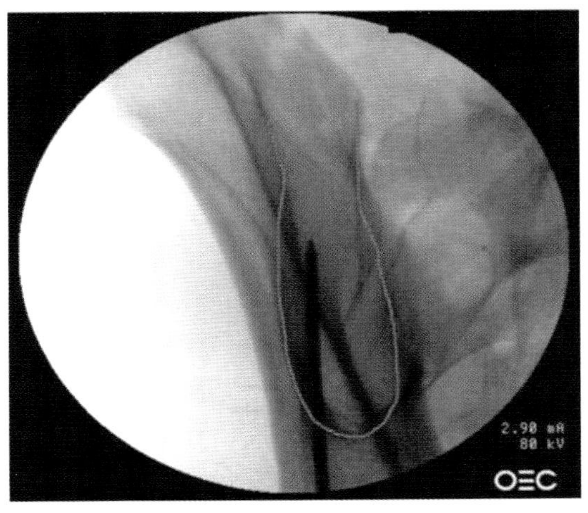

图 12.8 左侧后髂骨透视图。内侧和外侧边界轮廓为红色，下部为 PSIS。针位于皮肤上，尖端标记进入部位。定位成像并进入左侧髂嵴头至 PSIS。医生在同侧使用透视机提供对侧倾斜约 20°~30°。PSIS，髂后上棘。

现在只需要在髂骨穿刺口附近注射局部麻醉剂，另外只需要一个皮肤穿刺入口。添加碳酸氢钠将使 pH 值正常化，可以降低患者的灼烧感[46]。垂直入路有个潜在安全的特征，当穿刺针进入骨髓腔时，盆腔内压力可以暂时阻止针进入骨盆腔；而采取平行入路时，骨接触可能更容易丢失。

为了避免对臀上神经的损伤，穿刺入口不应位于臀外侧；入口也不应在 PSIS 下方，以免损伤臀上血管。平行入路时，荧光镜向对侧移动 20°(图 12.9B)，穿刺针的轮毂视图将用于指导麻醉和骨髓吸引。

如果使用超声波，传感器的选择取决于患者的身体素质。线性探头可用于偏瘦的个体，而曲线探头在较大深度进行骨成像时很可

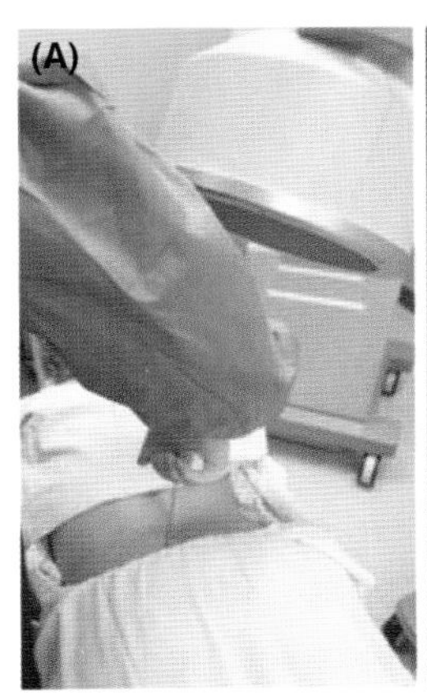

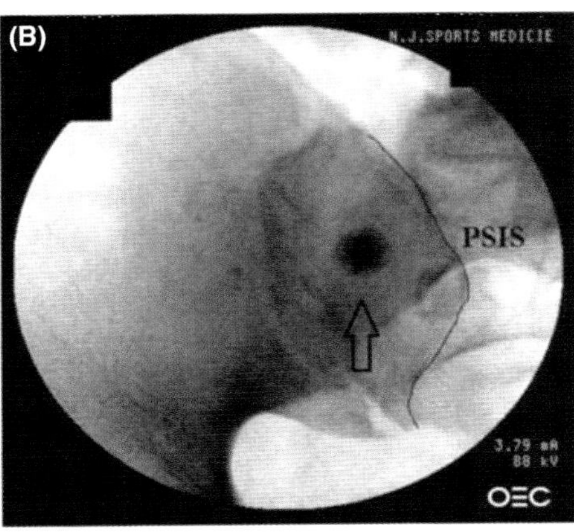

图 12.9 (A,B)左侧骨盆，髂前/髂后上棘内侧面的轮廓，箭头标识骨髓抽吸针“中心视图”，用于垂直入路。“中心视图”是指穿刺针和透视 X 线平行时，因此只能识别针的末端。PSIS，髂后上棘。[Source: Reprinted from Ref. (11). Bowen JE. Techni cal issues in harvesting and concentrating stem cells (bone marrow and adipose). PMR. 2015;7 (4 Suppl): S8–18, with permission from Elsevier.]

能是必要的。超声引导下可从垂直或平行入路抵达 PSIS,或在超声辅助下从平行入路进入 PSIS。超声引导下平行入路手术(图 12.10A)需要标记出 PSIS,同时应当考虑髂嵴的宽度,从 PSIS 前外侧约 4cm 通过皮肤表面标记进入。超声辅助下平行入路中,PSIS、内侧和外侧髂骨翼均在皮肤上标记,但是从皮肤到骨髂过程中不能直接观察到套管针(图 12.10B)。超声引导下垂直入路手术中(图 12.10C),探头的内侧部分放置在 PSIS 上,侧面部分指向大转子(图 12.11A,B)。然后将针从髂嵴横向插入距离髂嵴内部 1~2cm 深度进入骨髓,并且可以调节方向便于从其他部位获得细胞。与使用透视相似,垂直入路的一个潜在的安全特性是能够使用内部压力防止穿刺针进入骨髓腔。

吸引工具可以使用手动或机械装置。如果使用动力旋转装置,专用针头可装入电池供电的手柄中。旋转装置针通常不会像手动环形针(即 Jamshidi,T 形手柄 BMA 针)那样容易失

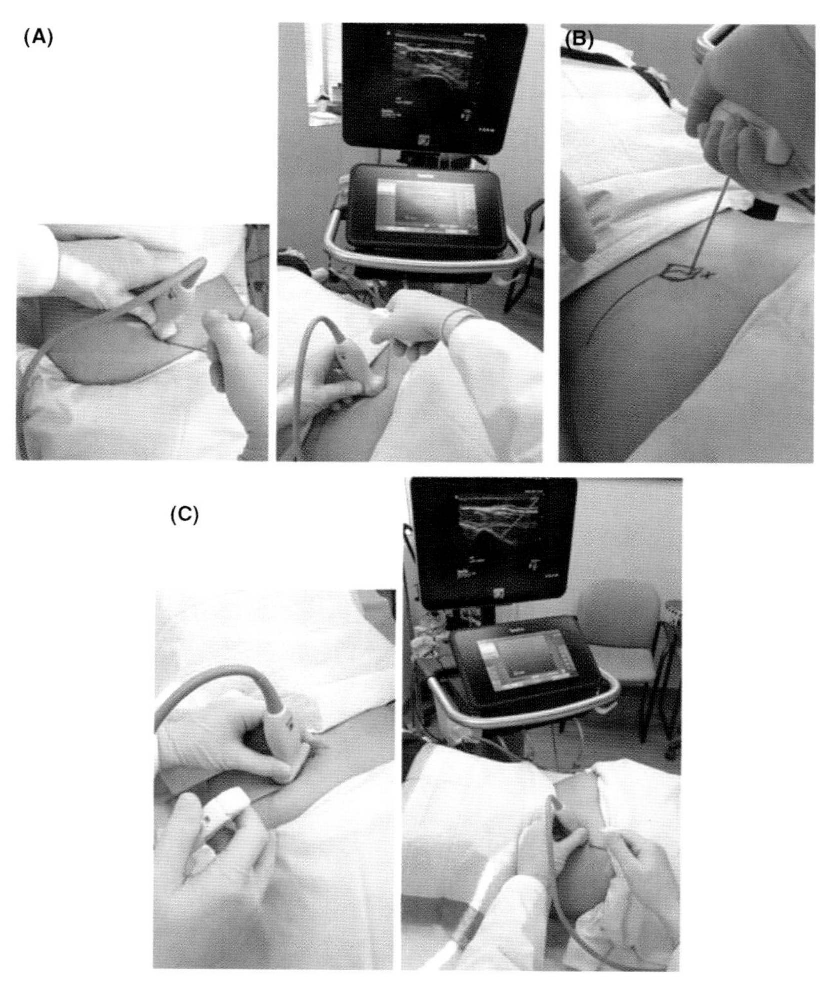

图 12.10 (A)超声引导下平行入路。左图:针进入位置和 X 标记覆盖 PSIS;右图:超声图像显示针进入状态。(B)超声辅助下平行入路。图示患者的左侧髂嵴轮廓,X 标记在 PSIS 上。矩形标记区分髂嵴的内侧和外侧部分。针的横向角度约为 30°,头部角度为 10°~20°。(C)超声引导下垂直入路。左图:针入口和 X 标记在 PSIS 上;右图:超声图像上的红线指示出针进入的轨迹。PSIS:髂后上棘。

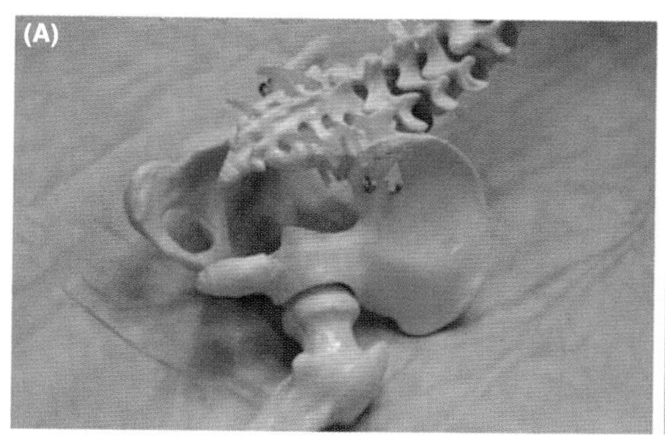

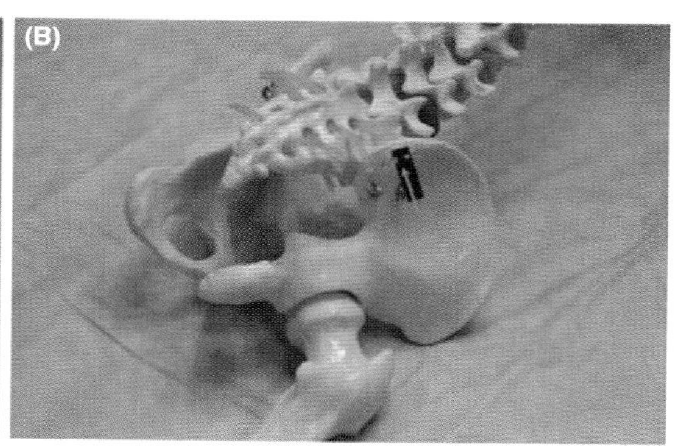

图 12.11 (A)经"垂直"入路的骨髓穿刺针进入骨盆骨性的入口部位,蓝色箭头表示抽吸针的进入位置。(B)黑框表示超声探头的成像部位,蓝色箭头表示抽吸针的抽吸部位。Source: Reprinted from Ref.(11). Bowen JE. Technical issues in harvesting and concentrating stem cells (bone marrow and adipose). PMR. 2015;7 (4 Suppl): S8–18, with permission from Elsevier.

去接触,因为需要有限的轴向聚焦以提供更好的控制。如果使用手动环钻针,金刚石尖端可以更好地防止骨接触丢失(图 12.12)。穿刺针进入骨骼时,必须施加稳固的压力,并应使用 180°旋转法,即顺时针和逆时针交替旋转 90°。人工辅助穿刺针进入骨髓腔的方法是使用锤子,以便能够精确控制穿刺针。操作可由一人执行,或者一人握针,而另一人用锤子轻击穿刺针。旋转装置需要较小的轴向

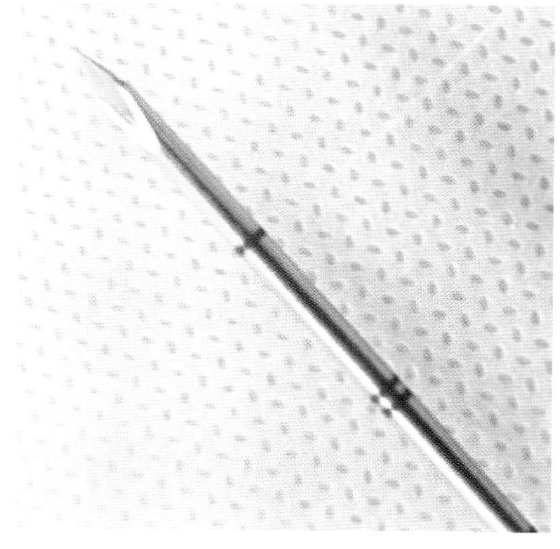

图 12.12 骨髓穿刺套管针的菱形针尖。

力,因此可以使用更小的 15 号针;小针的使用减少了手术时间和髂嵴滑动的可能性[47]。11 号旋转针与 11 号手动针使用后患者发病率较低,所以 15 号旋转针造成的问题更少。Berenson 等人研究了 102 例接受骨髓动力活检和手动活检的患者,结果发现:虽然两组患者的疼痛感没有区别,但动力组患者的手术时间较短,骨髓的抽吸量也较大;同时动力活检时必须小心不要将手套或患者的皮肤缠绕在旋转的活检针上,因为这是钻孔动力骨髓活检组中仅出现的两例并发症[47]。此外,旋转装置似乎可以减少骨折的发生,钻头上刻有深度标记也更加方便。骨髓穿刺时使用旋转装置还可以减轻医生的腕关节压力,尤其是对于骨密度高、需要进行多个部位抽吸的患者。但是,动力旋转装置比手动穿刺针昂贵得多,操作中发出的声音是患者不需要的,并且可能遇到技术问题,例如电池电量耗尽,此时就应该考虑使用手动穿刺法。

骨髓穿刺抽吸骨髓时,患者对垂直入路法的耐受性高于平行入路法。患者对这两种入路的耐受性有所不同,平行入路通常会获得更多体积的骨髓。此外,后方穿刺造成 PSIS 骨折的可能性小于前方入路[48]。如果选择做

前路手术，请记住你对于患者而言是可以看到的、处于“舞台”上的。

骨髓穿刺术用于再生治疗的目的是获得最多数量的单个核细胞。在骨髓腔内，细胞黏附在骨小梁上。穿刺技术是提高细胞产量、降低外周血含量的重要手段，为了获得更多的细胞，需要从多个位点抽取细胞。Muschler 等发现，从每个部位抽吸 2mL 就足够了，超出 2mL 会导致外周血稀释[49]，但也有人建议每个位点抽取 4mL[50]。然而实际上，每个位点抽取骨髓 5~10mL 都是可接受的。Hernigou 等发现，使用 10mL 注射器获得的 MSC 浓度比 50mL 注射器高出 3 倍[51]。此外，当注射器被填充到其全部体积的 10%~20% 时，抽吸会导致更高的 MSC 浓度，这表明高强度的负压提供了更高效的 MSC 采集，证实了先前的研究。此外，较小的注射器更容易进行更快的抽吸，而较大的注射器拉动比较缓慢[52]。缓慢抽吸可以缓解不适，但可能限制细胞采集数量。在没有足够力量引起气泡的情况下进行快速、短时间的抽吸，尽可能减少潜在溶解的同时，可能最适合于拉动细胞和最小化外周血，但这需要进一步的研究。

术后护理

当取出插管时，将压力施加到穿刺针插入部位，使用带或不带抗生素凝胶的 2cm×2cm 纱布，并用透明咬合绷带固定纱布。在穿刺部位冰敷，可以减少出血、疼痛和加速恢复；然而，冰敷时间不能超过 20 分钟，以尽量减少局部麻醉造成的热损伤风险。穿刺部位应保持清洁和干燥 24 小时，3 天内不能在热水、游泳池或浴缸中浸泡，提供术后注意事项的书面说明以协助患者遵从。如果穿刺部位疼痛、有分泌物、红斑、发冷、出汗或发热，应立刻就医，以便检查该区域是否有感染。应鼓励患者多补水，并应在 5~6 小时内避免剧烈活动或举重物。

影响骨髓干细胞产量的因素

不幸的是，关于哪些因素可以提高抽吸所获得的细胞数量或影响细胞的生存能力或降低细胞活性，目前尚缺乏相关研究。普遍观点认为，骨髓间充质干细胞的数量和浓度在各结构中从近端到远端逐渐减少。与胫骨远端或跟骨相比，髂嵴的成骨祖细胞产量最高，胫骨与跟骨之间无显著差异[30]。Marx 等报道，髂骨前部和后部获得的总单个核细胞产量相等，比胫骨平台高出 2 倍以上。

定位时，患者采取侧卧位更方便，因为有助于超声引导，同时由于重力作用使骨髓抽吸更容易。肥胖患者则可以考虑俯卧位。大量抽吸可引起血液稀释，从而增加单个核细胞的数量，但不会增加骨髓 MSC 的数量[53]，并且来自同一部位的多次抽吸可以降低获得的单个核细胞和 MSC[54]的浓度。

穿刺针规格的不同也会影响获得的骨髓中的 MSC 数量。Li 等人发现，端孔针穿刺时每毫升抽吸物平均可培养出 11.35 个集落，而侧孔针平均为 17.76 个集落[54]。研究发现，穿刺针的针芯直径越大，获得的骨髓抽吸物中的细胞密度越大[55]，并且通常人工抽吸时使用 11 号针，旋转装置抽吸时用 11 号针或 15 号针。

脂肪抽吸术

脂肪来源的细胞在多种临床疾病治疗中具有广泛的应用前景。关于脂肪间充质干细胞治疗退行性骨关节炎的研究越来越多，脂肪组织和脂肪间充质干细胞在大多数接受治疗的患者中已经证明了其临床应用的安全性和有效性[56]。

脂肪抽吸术的历史

Fournier 博士（第一个完成注射器脂肪抽吸术的医生）将脂肪抽吸术即吸脂术描述

为“轮廓模型，一项真正的建筑艺术工作，通过皮下注射脂肪组织，致力于恢复年轻协调的身体形态”。1982 年，Martin 博士成为美国第一位完成脂肪抽吸手术的医生。1984 年，Chrisman 和 Field 博士发表了第一份报道。1987 年，来自美国的 Klein 博士首次使用局部麻醉。2001 年，Zuk 等人报道了人脂肪间充质干细胞[57]。

脂肪抽吸术的禁忌证

脂肪抽吸的大部分数据来自美容研究机构，该程序主要针对健康个体。抗凝血药物应在手术开始前 2 周停止使用，因此可能需要与患者的初级保健医生和（或）心脏病专家进行讨论，以确定是否可行。应记录可能影响出血的草药和补品的病史。患者对任何一种药物过敏都需要替换。病态肥胖是一种相对禁忌证，因为它已被用于辅助减肥管理，并可以通过吸脂成形术并结合其他方法来治疗[58]。

所需的设备

类似于 BMA 程序，氧气、脉搏血氧仪、急救车、除颤器、氯己定醇溶液、无菌洞巾、可选的超声换能器、冰袋、纱布、11 号刀片、Luer-Lok 帽、18 号针、22 号 4 英寸长针头、27 号 1.25 英寸针头、无菌针刺包、冰包、透明封闭敷料等。药物包括 1% 的含有肾上腺素（1:100 000）的利多卡因或局部麻醉混合物、碳酸氢钠、生理盐水和枸橼酸葡萄糖抗凝溶液（ACD-A）[59]。

低压脂肪抽吸技术

根据脂肪采集位置的不同，患者可以采取俯卧、仰卧或侧卧位。脂肪通常来自下腹部、臀外侧、大腿的内侧、外侧或侧面。Padoin 等人发现，采集获得活细胞数量最多的部位是下腹部，其次是大腿[60]。然而，Li 等人在 12 周后并没有发现不同供区获得的脂肪移植物的重量和体积有统计学上的显著差异[61]。2012 年，Lim 等进行的一项研究未发现腹部与其他脂肪供体部位有任何显著性差异[62]。2014 年 Small 等人进行的一项研究发现，用于乳房重建的脂肪移植物的体积保持率并不受脂肪采集部位的显著影响[63]。2015 年 Choudhery 等人进行的研究指出，从同一供体的不同位点采集的脂肪组织具有相似的 MSC 产量、活力和生长特性。此外，获得的脂肪间充质干细胞的分化能力不受采集位点的影响[64]。正如预期，根据患者的性别差异，脂肪的最佳获取部位不同。医生在初次学习或患者特别消瘦时，可利用超声成像确定患者脂肪的最佳供区。

用常规无菌方法进行清洁和消毒。局部麻醉入口处使用 27G 针头提供皮肤浅表风团。在麻醉注射部位用 18G 针头或手术刀制作一个小的皮肤切口，以便通过皮肤为输送局部麻醉溶液的钝头套管提供入路。通常情况下需要输送的局部麻醉剂体积为 180~300mL，但总体来说脂肪抽吸部位的皮肤必须紧张，所以大面积将需要更多的麻醉肿胀剂。在此之后，允许麻醉剂扩散 15~20 分钟，肾上腺素开始发挥作用并减少出血。

局部麻醉剂产生的液体压力和肾上腺素可以抑制出血。麻醉时间一到，插入插管、经过几次套管传递以分配麻醉剂并分解脂肪组织，然后用带真空锁定装置的 20mL 或 60mL 注射器吸出脂肪组织（图 12.13A，B），重复这个过程直到获得 12~20mL 的脂肪。应注意根据吸入套管的孔径大小获得适当体积的脂肪。脂肪组织样本体积过大将由于中心坏死而导致细胞不能存活。样本体积过小则会因为油脂的释放而无法存活，油脂是具有细胞毒性的，然后通过 Luer-lok 连接器将

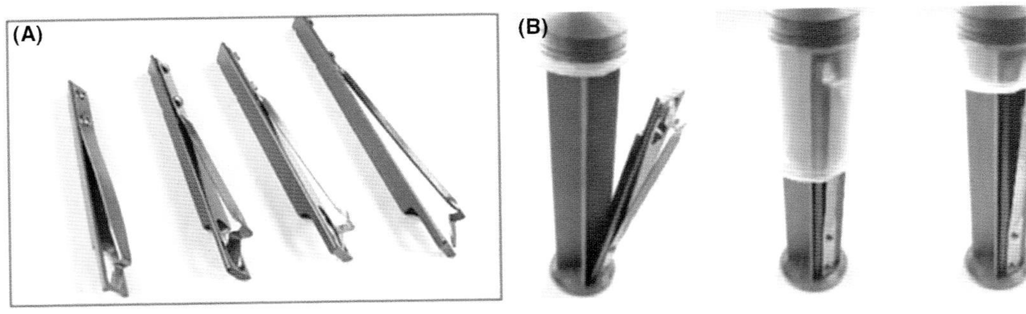

图 12.13 Snap-lok 装置(Tulip®)。(A)Snap lok 装置有四种不同的尺寸,以适应不同尺寸的注射器。(B)将 Snap-lok 装置放入注射器活塞把手处,按下银弹簧以使柱塞返回到空的注射器位置,然后抽出柱塞,直到其卡入/锁定到位。Source:http://www.tulipmedical.com/index.html

抽吸物从抽吸注射器转移到另外的注射器中进行处理。

Doi 研究发现，手动或自动化技术采集的细胞数量是相似的(分别通过手动和自动方法从 50mL 脂肪组织抽吸物中获得的细胞浓度分别为 $7.01±2.43×10^5$ 和 $7.02±1.89×10^5$ 细胞/mL)[65]。

市场上有多种用于脂肪抽吸的装置。然而,我们建议不要将它们用于简单的小体积(60~100mL)的抽吸中,因为它们会对细胞造成损伤,并且都需要验证。

脂肪抽吸物的处理

在美国,FDA 已经确定,对移植物或细胞超过最低限度的操作都被认为是他们管辖范围内的一种新药。低于规定的干预最小化的操纵将由每个州的医学检查委员会管辖。一些治疗是根据研究方案进行的，由机构审查委员会监管。未经核实,切勿依赖商业公司或代表的意见。对初始抽吸物进行处理是必要的，可去除干扰愈合并可能引起程序性疼痛的红细胞及油脂，同时降低了移植物的总体积,提高了发挥愈合作用的稀有细胞的浓度。最终产品的体积应足以治疗目标疾病,并具有最大数量的多能细胞和生长因子。

市场上有各种各样的商业化试剂盒和用品可供选择。一部分工具包只包括抽吸，其他工具包包括抽吸和加工。生产试剂盒的公司包括但不限于 Alliance Spine Cyclone®、Arthrex Angel System™、Celling® Biosciences ART BMC、DePuy Synthes PROCURE®、EmCyte GenesisCS PureBMC®、Globus Medical RETRIEVE®、Harvest® TerumoBCT BMAC® System、Magellan® MAR0Max™、Ranfac Marrow Cellution™ 和 Zimmer Biomet BioCUE®（表 12.3)。离心系统通常在大约 15~20 分钟内产出移植物，一些公司具有不同大小的试剂盒，以容纳更大的初始体积，最终获得更大体积的终产物。

生产用于获取和(或)加工脂肪组织产品的公司包括 AdiPrep® from Harvest®、AdiStem™、Lipogems®、Puregraft® 和 Tulip®。AdiPrep®系统用离心法分离出脂质/油、血细胞或上清液,离心浓缩后的脂肪组织用于治疗。AdiStem™ 推荐使用他们的培养基,该培养基通过溶解脂肪抽吸物中的脂质和结缔组织来提取基质细胞,但此终产品的临床使用不符合美国 FDA 规定。然后此最终产品用光处理,给以信号使移植物中的化学物质得以释放。Lipogems®和 Puregraft®是封闭系统,提供用于经皮输送的自体脂肪填充。它们不从脂肪结构中提取细胞,因此,符合美

表 12.3 骨髓抽吸公司目录

第 1 列	第 2 列	第 3 列	第 4 列	第 5 列	第 6 列	第 7 列	第 8 列	第 9 列	第 10 列
					加工过程		调整项目		
公司/系统	BMA 批准	即时制备	关闭	抽吸用品	离心	手动传送	WBC	RBC	最大容积(mL)
Alliance Spine Cyclone®	A	是	是	A	是	最小化	否	否	240
Arthrex Angel System™	否! b	是	是	否	是	最小化	是	是	180
Celling® Biosciences ARTBMC	否! b	是	是	否	是	最小化	是	是	60
DePuy Synthes PROCURE®	是,仅用于抽吸	是	NA	是	NA	NA	NA	NA	NA
EmCyte GenesisCS PureBMC®	是	是	是	是	是	是	是	是	120
Globus Medical RETRIEVE®	是,仅用于抽吸	是	NA	是	NA	NA	NA	NA	NA
Harvest® BMAC® System	是	是	否	是	是	是	否	否	120

(待续)

表 12.3 骨髓抽吸公司目录(续)

第 1 列	第 2 列	第 3 列	第 4 列	第 5 列	第 6 列	第 7 列	第 8 列	第 9 列	第 10 列
Magellan® MAR0Max™	否！b	是	否	是	是	最小化	否	否	60
Ranfac Marrow Cellution™	是,仅用于抽吸	是	NA	是	否	最小化	否	否	NA
Zimmer Biomet BioCUE®	否！b	是	是	是	是	是	有限		30 BMA(和 60 外周血)

a:不清楚;！b:批准源自 BMA 的 PRP。

BMA:骨髓抽吸;NA:不适用;RBC:红细胞;WBC:白细胞。

国 FDA 的最小化干预规定。Lipogems®提供手动脂肪采集以及在其封闭环形的机械装置中处理抽吸物，该机械装置温和地清洗、冲洗和调整自体脂肪组织的大小，同时维持血管基质环境，它提供了一致的、均一的最终移植物。Puregraft®产品适用于转移自体脂肪组织，用于再注射美容身体轮廓。它被设计用于获得过滤和洗涤后的脂肪抽吸物，以去除其中的血细胞、脂质和其他杂质，该系统提供可调节的移植物水化作用。Lipogems®和 Puregraft®系统提供不同的可用尺寸，用于外科手术室或办公室的无菌操作，并且是一次性使用。Lipogems®提供专门的吸脂插管和收获设备。Tulip®提供各种脂肪抽吸插管和设备（即注射器锁，注射器连接器等），它还提供 NanoTransfer™ 装置，以减小移植物的尺寸。

无论是骨髓抽吸系统还是脂肪抽吸系统，很少甚至没有相关人体研究的报道能证明其中一个系统优于另一个系统。一些公司正在进行研究，而另一些公司正试图将设备推向市场，但通常只有很少的临床数据结果可用，特别是针对肌肉骨骼问题。

成体干细胞可以分为几种不同的类型。Michalek 等人主要对血管基质成分治疗髋关节和膝关节炎的研究。1128 例患者共注射 1856 个关节，平均随访 17 个月，主要评估治疗后 3、6、12 个月的膝关节损伤和骨性关节炎结果评分（KOOS）。在 SVF 治疗后 12 个月，63%的患者得到 75%的改善，91%的患者得到 50%的改善。肥胖和 OA 分级越高，关节炎治疗越慢，SVF 治疗的患者中没有出现严重的副作用、全身感染或癌症[66]。其他 ASC 存在于脂肪移植或微损伤的原脂肪移植物。它包含 SVF 样本中的所有成分，包括附在微血管上的周细胞、外泌体、基质中的胶原蛋白和完整的脂肪细胞团。

术后护理

拔出插管后，在插管处施加压力，并用透明的 Tegaderm 固定 2cm×2cm 纱布。冰敷供体部位不应少于 20 分钟，能避免麻醉造成的热损伤。医生应该指导患者保持手术部位干燥，伤口愈合前避免泡热水澡，此过程约需要 7 天。此外，他们应该确定实施局部麻醉患者的手术部位可能需要引流 1~2 天，并应指示患者报告任何伤口改变或恶化的状况。

脂肪抽吸术的并发症

脂肪抽吸术产生并发症的风险很低。Maione 等研究了 1000 例进行脂肪抽吸患者的并发症状况，其中有 2 例患者出现抽吸部位血肿，有 83 例局部畸形[56]。在 2002 例调查中有 6 例出现了并发症，并发症发生率达到 0.07%[68]。Hanke 等人在 1995 年对 66 名皮肤科医生进行的 15 336 例脂肪抽吸术患者进行调查，结果显示：无死亡、栓塞、低血容量休克等严重并发症的发生，也无输液的必要。脂肪抽吸术相关并发症排名前五位的分别是阴囊或阴唇水肿或瘀斑（0.38%）、感染（0.34%）、永久性皮肤不规则损伤如凹陷或回缩（0.26%）、术后皮下局部脂膜炎样反应（0.20%）和血肿或皮下积液（0.17%）[69]。局部麻醉出现之前，吸脂术采用全身麻醉方式，其无止血成分，会引起出血、血肿、皮肤不平整、体积不稳定等严重并发症。肿胀法采用利多卡因和肾上腺素的稀释溶液，可用于止血和麻醉，提高了安全性、精确性，缩短了恢复时间。它还提供了更均匀的脂肪抽吸，使其成为一项安全有效的程序。如前所述，高剂量利多卡因是有毒的，但脂溶性利多卡因会随着吸出的脂肪去除，并且血管收缩使机体对其吸收最小化。此外，利多卡因可能具有抗菌特性，从而使感染风险降到最低。肾上腺素还可增加心排血量，加速利多卡因的肝脏代谢。在全球范围内，脂肪抽吸术的风险是感染、贫血或肺栓塞，而局部可能存在皮肤不平整、不对称、疼痛、纤维化、皮下积液、皮肤坏死、感染或腹部穿孔。为了降低皮下积液或血肿的风险，建议在手术结束后12小时内进行冰敷，并穿紧身衣7天。尽管进行了谨慎细致的采集和治疗，仍有获得死细胞的风险。再生医学中，使用死细胞可能产生不太理想的结果。

影响细胞收获的因素：脂肪抽吸术

众所周知，局麻药会影响ASC的存活率。Wang研究发现，局部肿胀和局部麻醉下，两组获得的ASC生存率均低于生理盐水组[70]。然而，Shoshani等人发现由利多卡因和肾上腺素组成的局部麻醉剂并不会改变抽吸获得的脂肪移植物，而且也不会影响脂肪细胞的活性[71]。

Moore等人研究了通过钝性注射器的针头抽吸切除术获得脂肪与选择性手术切除脂肪之间的差异，结果发现两组细胞无功能差异，对胰岛素刺激的反应相似，在培养中保持相同的生长状态。利多卡因可以抑制脂肪细胞的生长，但这种效应可通过洗涤细胞得以解决[72]。Moore等人假设利多卡因通过减慢葡萄糖转运和脂质分解来抑制脂肪细胞的生长，并且麻醉溶液中含有的肾上腺素可以抑制利多卡因的扩散，从而加剧患者局部由利多卡因诱导的脂肪细胞的功能损伤。然而，临床上并不会将含有局部麻醉剂的体外培养细胞用于治疗。

Agostini等人比较了分别用干法和局部麻醉法获得的65例健康女性的脂肪细胞活性，脂肪通过连接在10mL Luer-Lock注射器上的科尔曼钝性套管收集。研究发现，通过局部麻醉法收集的脂肪细胞比干法收集的多，但差异并不显著，这表明两种抽脂方法获得的细胞之间没有形态学或细胞活力差异[73]。Keck等体外分离SVF并将其暴露于不同麻醉剂中进行研究，结果发现不同麻醉剂和pH值可以影响存活脂肪细胞的数量和质量，麻醉剂为丁哌卡因时脂肪细胞存活率最高[74]。

Livaoglu等人在2012年的一项研究中比较了脂肪抽吸术分别使用含有肾上腺素的利多卡因、丙胺卡因以及生理盐水对照组的血管再生数量和体积，研究并未发现三组之间有显著性差异。Weichman等人回顾了Livaoglu的文章，指出这种新的移植模型的局限性，一般临床实践中脂肪收集和加工是不同的，麻醉剂对组织的暴露时间亦不相同。尽管如此，他们还是支持在脂肪抽吸术中使用局部麻醉[76]。

总之，关于局部麻醉剂或含有肾上腺素的局部麻醉剂对自体脂肪移植物的影响有限，也很少考虑肾上腺素作为独立因素是否会对脂肪移植物产生影响。少数研究局限于体外技术和延长麻醉接触时间，不具有临床应用的代表性。目前还没有获取和处理细胞的标准操作规程，然而在脂肪获取时使用局部麻醉似乎不会对脂肪细胞的活性产生不利的影响。

压力效应、套管的类型和大小也可以使细胞活力发生变化，然而还未达成明确的共识。Nguyen等人研究发现，压力达到-760mmHg时，90%的脂肪细胞受到损伤[77]。Cheriyan等比较了3例患者在高、低压（分别为-760mmHg和-250mmHg）状态下的腹部吸脂后细胞活性的影响[78]。两种压力体系均采用局部麻醉溶液，与高压相比，低压时获得的脂肪细胞数目立刻升高，并且低压获取的脂肪更均一、无油层，表明在抽吸过程中脂肪细胞裂解较少。虽然两组分离细胞的存活率在第7天时都下降，但低压组脂肪细胞存活率和细胞浓度均高于高压组。Herold等人在 2012 年的研究表明,10mL 注射器内的压力变化显著,注射器柱塞在 1mL 处的压力为 -42mmHg, 在 10mL 处的压力达到 -392mmHg,因此,塞子位置在 10mL 时的负压比 1mL 时测量的压力大近 9 倍[79]。2008 年,Ferguson 等人的一项研究比较了商品化脂肪抽吸系统与标准注射器脂肪抽吸的差异,发现在抽吸压力小于-762mmHg 时商品化装置更具可行性。前提是高压下,细胞会受到机械损伤,导致细胞膜完整性受损,从而导致细胞死亡[81]。

与负压裂解细胞一样, 较小尺寸的套管可能破坏细胞膜, 导致细胞活力降低和油污染增加。但是, 实际情况可能并非如此。Alharbi 等注意到:与标准的 3mm 钝头 Coleman 套管相比,具有多个穿孔的 2mm 钝头套管增加了 22.4%的细胞产量。此外,3mm 套管抽吸物含有较高水平的血管内皮生长因子(VEGF)和胰岛素样生长因子(IGF-1),但细胞因子在清洗过程中很可能被冲走, 并且可能产生负面影响。脂肪抽吸 48 小时后,3mm 套管的吸出物的活力与 2mm 套管相比也有所下降[80]。然而,2012 年,Nguyen 等研究证实,3mm Coleman 套管与多穿孔套管获取抽吸物相比具有良好的活性[82]。2009 年,Erdim 等研究在全身麻醉而不是局部麻醉条件下,分别使用 2、3、6 锥型套管和 50mL 注射器对成年女性脂肪抽吸术的影响。其结果表明,与 2mm 和 4mm 套管相比,6mm 套管能显著提高脂肪细胞的存活率[83]。Charles-de-Sá 等研究了脂肪抽吸中影响脂肪间充质干细胞(AMSC)活性的因素,发现无论是何种设备、喷嘴、直径尖端还是压力不同均未对脂肪抽吸物里面提取的活的 AMSC 数量产生显著影响[84]。尽管对此有明确的共识,但建议使用低压系统与钝头多孔 3~4mm 套管,以获得有活性的抽吸物。

Osinga 等研究了在两个相互连接的 10mL 注射器之间进行机械加工脂肪抽吸物是否影响分离的 SVF 的活性、结构或分化特性。他们将 6 名健康供者的脂肪进行了 0、5 和 30 次洗脱, 在免疫荧光染色后观察发现脂肪抽吸物的显微结构没有改变, 其活性、含有细胞数量、成脂分化和细胞组成比例也没有改变[85]。

McCurdy 对 Berdegeuer 腿部脂肪结构研究的结果[86]指出,供体部位应该是低血管性,受体部位为高血管性,脂肪细胞抽吸应该在低压下进行,采集的脂肪细胞应妥善处理,受体注射时应使用足够大的套管以减少脂肪细胞损伤,植入技术应该是同一区域的大容积到表面分多层进行,而不是大体积一次成型,并且该部位应该过度校正,并且还需要后续的移植才能达到预期的美容效果。

Onishi 等研究了不同型号针头对 AMSC 获得及活性的影响。对照组不使用针头,另外两组分别使用 18 号和 30 号针头。所有 3 组在培养第 4 天时表现出相似的生长和代谢特征。有趣的是,他们的研究结果还表明,AMSC 产生了一种细胞保护反应, 这是一种基因水平上调,以抵消细胞处理过程中出现的应激[87]。Erdim 的研究使用 6mm 套管抽吸脂肪,并分别用 14、16 和 20 号针头注射,未发现使用不同针头注射后脂肪细胞存活率有差异[83]。

细胞外周循环动员

动员可定义为造血干细胞和祖细胞在用细胞因子和(或)化疗治疗后释放到外周血。弹性蛋白酶和儿茶素等蛋白酶在动员骨髓细胞进入血液中起作用,因为它们下调黏附分子和趋化因子受体,从而驱动细胞进入血液。外周血中不存在这些锚定蛋白,表明它们在动员中发挥作用。Plerixafor 是一些锚定蛋白及其受体的抑制剂，已被证明具有显著的干细胞动员活性。研究表明，Plerixafor动员的细胞比粒细胞集落刺激因子（G-CSF）动员的细胞更原始，而且CD34⁺细胞的总数绝对增加。动员后采集外周血时，CD34⁺细胞的浓度与获得的干细胞数量呈正相关。外周血干细胞（PBSC）具有减轻采集过程中产生疼痛的优点，并且与更快速的移植相关。在自体干细胞移植中，PBSC已经取代了骨髓移植。自体干细胞移植已成为多发性骨肉瘤患者的治疗标准，并已成功用于复发或难治性非霍奇金淋巴瘤的长期治疗[88]。在小鼠模型中，还有一些药物可以动员干细胞，包括干细胞生长因子、生长激素，还可能有甲状旁腺激素、基质细胞衍生因子1（SDF-1）类似物，尤其是G-CSF以及4F-benzoyl-TN14003（T-140）和T134[89]。

虽然干细胞动员已用于癌症的治疗，但FDA并没有批准外周血动员用于再生治疗。目前，自体/异体细胞血管输注治疗疾病的研究包括慢性阻塞性肺病（COPD）[90,91]、急性呼吸窘迫综合征（ARDS）[92,93]、糖尿病[94]、多发性硬化[95]、炎性肠病[96]，但还没有针对肌肉骨骼疾病的干细胞输注治疗研究。然而，上述研究证实了全身效应，包括免疫调节效应，这可能对风湿性疾病等涉及关节或其他系统的疾病有益[97]。然而，上述研究证明了包括关节或其他系统在内的可能对风湿性疾病等有免疫调节作用的全身效应[97]。

无论是提高外周血细胞数量还是增加骨髓的产量，耐力运动和热量限制都证明了可以增加这两部分的造血干细胞或造血祖细胞数量的能力[98,99]。例如在治疗之前和（或）之后，将需要进一步的研究来确定如何最好地利用该效应获得临床收益。

（高祎 译）

参考文献

1. Minimal manipulation of human cells, tissues, and cellular and tissue-based products—draft guidance for industry and Food and Drug Administration staff. December 2014.
2. Types of stem cell transplants for cancer treatment. American Cancer Society. http://www.cancer.org/treatment/treatmentsandsideeffects/treatmenttypes/bonemarrowandperipheralbloodstemcelltransplant/stem-cell-transplant-types-of-transplants
3. Peng L, Jia Z, Yin X, et al. Comparative analysis of mesenchymal stem cells from bone marrow, cartilage, and adipose tissue. *Stem Cells Dev*. 2008;17(4):761–773.
4. Cox B, Durieux ME, Marcus MA. Toxicity of local anaesthetics. *Best Pract Res Clin Anaesthesiol*. 2003;17(1):111–136.
5. Zink W, Graf BM. The toxicity of local anesthetics: the place of ropivacaine and levobupivacaine. *Curr Opin Anaesthesiol*. 2008;21(5):645–650.
6. Breu A, Scheidhammer I, Kujat R, et al. Local anesthetic cytotoxicity on human mesenchymal stem cells during chondrogenic differentiation. *Knee Surg Sports Traumatol Arthrosc*. 2015;23(4):937–945.
7. Strem BM, Hicok KC, Zhu M, et al. Multipotential differentiation of adipose tissue-derived stem cells: review. *Keio J Med*. 2005;54(3):132–141.
8. Mizuno H, Tobita M, Uysal AC. Concise review: adipose-derived stem cells as a novel tool for future regenerative medicine. *Stem Cells*. 2012;30(5):804–810.
9. Strioga M, Viswanathan S, Darinskas A, et al. Same or not the same? Comparison of adipose tissue-derived versus bone marrow-derived mesenchymal stem and stromal cells. *Stem Cells Dev*. 2012;21(14):2724–2752.
10. Yoshimura K, Suga H, Eto H. Adipose-derived stem/progenitor cells: roles in adipose tissue remodeling and potential use for soft tissue augmentation. *Regen Med*. 2009;4(2):265–273.
11. Bowen JE. Technical issues in harvesting and concentrating stem cells (bone marrow and adipose). *PM R*. 2015;7(4 Suppl):S8–S18.
12. Parapia LA. Trepanning or trephines: a history of bone marrow biopsy. *Br J Haematol*. 2007;139(1):14–19.
13. Wakitani S, Imoto K, Yamamoto T, et al. Human autologous culture expanded bone marrow-mesenchymal cell transplantation for repair of cartilage

defects in osteoarthritic knees. *Osteoarthr Cartil*. 2002;10:199–206. doi:10.1053/joca.2001.0504
14. Konno M, Hamabe A, Hasegawa S, et al. Adipose-derived mesenchymal stem cells and regenerative medicine. *Dev Growth Differ*. 2013;55(3):309–318.
15. Degen C, Christen S, Rovo A, et al. Bone marrow examination: a prospective survey on factors associated with pain. *Ann Hematol*. 2010;89(6):619–624.
16. Grønkjær M, Hasselgren CF, Østergaard AS, et al. Bone marrow aspiration: a randomized controlled trial assessing the quality of bone marrow specimens using slow and rapid aspiration techniques and evaluating pain intensity. *Acta Haematol*. 2016;135(2):81–87.
17. Sittitavornwong S, Falconer DS, Shah R, et al. Anatomic considerations for posterior iliac crest bone procurement. *J Oral Maxillofac Surg*. 2013;71:1777–1788.
18. Hernigou J, Picard L, Alves A, et al. Understanding bone safety zones during bone marrow aspiration from the iliac crest: the sector rule. *Int Orthop*. 2014;38(11):2377–2384.
19. Xu R, Ebraheim NA, Yeasting RA, et al. Anatomic considerations for posterior iliac bone harvesting. *Spine*. 1996;21(9):1017–1020.
20. Hernigou J, Alves A, Homma Y, et al. Anatomy of the ilium for bone marrow aspiration: map of sectors and implication for safe trocar placement. *Int Orthop*. 2014;38(12):2585–2590. doi:10.1007/s00264-014-2353-7
21. Bain BJ. Bone marrow biopsy morbidity: review of 2003. *Br J Haematol*. 2003;58(4):406–408. doi:10.1136/jcp.2004.022178
22. Goldfrank LR, Flomenbaum NE, Lewin NA, et al. (eds) *Goldfrank's toxicologic emergencies*, 6th ed. New York, NY: McGraw-Hill; 1998:897–903.
23. Rosenberg PH, Veering BT, Urmey WF. Maximum recommended doses of local anesthetics: a multifactorial concept. *Reg Anesth Pain Med*. 2004;29(6):564–575; discussion 524.
24. Carragee EJ, Lincoln T, Parmar VS, et al. A gold standard evaluation of the "discogenic pain" diagnosis as determined by provocative discography. *Spine*. 2006;31(18):2115–2123.
25. Ohmura S, Kawada M, Ohta T, et al. Systemic toxicity and resuscitation in bupivacaine-, levobupivacaine-, or ropivacaine-infused rats. *Anesth Analg*. 2001;93(3):743–748.
26. Scott DB, Lee A, Fagan D, et al. Acute toxicity of ropivacaine compared with that of bupivacaine. *Anesth Analg*. 1989;69(5):563–569. doi:10.1213/00000539-198911000-00003
27. Baeszwkra P. Cytotoxicity of local anesthetics on human mesenchymal stem cells in vitro. *Arthroscopy*. 2013;29(10):1676–1684.
28. Jacobs TF, Vansintjan PS, Roels N, et al. The effect of lidocaine on the viability of cultivated mature human cartilage cells: an *in vitro* study. *Knee Surg Sports Traumatol Arthrosc*. 2011;19(7):1206–1213.
29. Dragoo JL, Braun HJ, Kim HJ, et al. The in vitro chondrotoxicity of single-dose local anesthetics. *Am J Sports Med*. 2012;40(4):794–799. doi:10.1177/0363546511434571
30. Dony P, Dewinde V, Vanderick B, et al. The comparative toxicity of ropivacaine and bupivacaine at equipotent doses in rats. *Anesth Analg*. 2000;91(6):1489–1492.
31. van Esch RW, Kool MM, van As S. NSAIDs can have adverse effects on bone healing. *Med Hypotheses*. 2013;81(2):343–346. doi:10.1016/j.mehy.2013.03.042
32. Gogia PP, Brown M, al-Obaidi S. Hydrocortisone and exercise effects on articular cartilage in rats. *Arch Phys Med Rehabil*. 1993;74(5):463–467.
33. Lipworth BJ. Systemic adverse effects of inhaled corticosteroid therapy: a systematic review and meta-analysis. *Arch Intern Med*. 1999;159(9):941–955.
34. FDA updates warnings for fluoroquinolone antibiotics. U.S. Food and Drug Administration. http://www.fda.gov/NewsEvents/Newsroom/PressAnnouncements/ucm513183.htm
35. Vincent L, Chen W, Hong L, et al. Inhibition of endothelial cell migration by cerivastatin, an HMG-CoA reductase inhibitor: contribution to its anti-angiogenic effect. *FEBS Lett*. 2001;495(3):159–166.
36. Kalén A, Appelkvist EL, Dallner G. Age-related changes in the lipid compositions of rat and human tissues. *Lipids*. 1989;24(7):579–584.
37. Westerweel PE, Teraa M, Rafii S, et al. Impaired endothelial progenitor cell mobilization and dysfunctional bone marrow stroma in diabetes mellitus. *PLOS ONE*. 2013;8(3):e60357.
38. Albiero M, Poncina N, Tjwa M, et al. Diabetes causes bone marrow autonomic neuropathy and impairs stem cell mobilization via dysregulated p66Shc and Sirt1. *Diabetes*. 2014;63(4):1353–1365.
39. Singh G, Bonham AJ. A predictive equation to guide vitamin D replacement dose in patients. *J Am Board Fam Med*. 2014;27(4):495–509.

40. Lindenfeld T, Wojtys E, Husain A. Instructional course lectures, The American Academy of Orthopaedic Surgeons. *J Bone Jt Surg*. 1999;63(March 2014): 2152–2157. http://www.ejbjs.org/cgi/content/extract/81/12/1772
41. Yoon SH, Lee HY, Lee HJ, et al. Optimal dose of intra-articular corticosteroids for adhesive capsulitis: a randomized, triple-blind, placebo-controlled trial. *Am J Sports Med*. 2013;41(5):1133–1139.
42. Hyer CF, Berlet GC, Bussewitz BW, et al. Quantitative assessment of the yield of osteoblastic. *J Bone Jt Surg*. 2013;95:1312–1316. doi:10.2106/JBJS.L.01529
43. Marx RE, Tursun R. A qualitative and quantitative analysis of autologous human multipotent adult stem cells derived from three anatomic areas by marrow aspiration: tibia, anterior ilium, and posterior ilium. *Int J Oral Maxillofac Implants*. 2013;28(5):e290–e294.
44. Preventing central line–associated bloodstream infections: useful tools, an international perspective. The Joint Commission. https://www.jointcommission.org/assets/1/6/CLABSI_Toolkit_Tool_3-8_Aseptic_versus_Clean_Technique.pdf
45. Miller HJ, Awad SS, Crosby CT, et al. Chlorhexidine–alcohol versus povidone–iodine for surgical-site antisepsis. *N Engl J Med*. 2010;362:18–26.
46. Auletta MJ. Local anesthesia for dermatologic surgery. *Semin Dermatol*. 1994;13(1):35–42.
47. Berenson JR, Yellin O, Blumenstein B, et al. Using a powered bone marrow biopsy system results in shorter procedures, causes less residual pain to adult patients, and yields larger specimens. *Diagn Pathol*. 2011;6:23. doi:10.1186/1746-1596-6-23
48. Bischoff-Ferrari HA, Willett WC, Orav EJ, et al. A pooled analysis of vitamin D dose requirements for fracture prevention. *N Engl J Med*. 2012;367(1):40–49.
49. Muschler GF, Boehm C, Easley K. Aspiration to obtain osteoblast progenitor cells from human bone marrow: the influence of aspiration volume. *J Bone Joint Surg Am*. 1997;79(11):1699–1709. doi:10.1002/jcp.1041530205
50. Hernigou P, Mathieu G, Poignard A, et al. Percutaneous autologous bone-marrow grafting for nonunions: surgical technique. *J Bone Joint Surg Am*. 2006;88(Suppl 1):322–327. doi:10.2106/JBJS.F.00203
51. Hernigou P, Homma Y, Flouzat Lachaniette CH, et al. Benefits of small volume and small syringe for bone marrow aspirations of mesenchymal stem cells. *Int Orthop*. 2013;37(11):2279–2287.
52. Kuznetsov SA, Mankani MH, Leet AI, et al. Circulating connective tissue precursors: extreme rarity in humans and chondrogenic potential in guinea pigs. *Stem Cells*. 2007;25(7):1830–1839.
53. Fennema EM, Renard AJ, Leusink A, et al. The effect of bone marrow aspiration strategy on the yield and quality of human mesenchymal stem cells. *Acta Orthop*. 2009;80(5):618–621.
54. Li J, Wong WHS, Chan S, et al. Factors affecting mesenchymal stromal cells yield from bone marrow aspiration. *Chinese J Cancer Res*. 2011;23(1):43–48. doi:10.1007/s11670-011-0043-1
55. Teraa M, Schutgens RE, Sprengers RW, et al.; Juventas Study Group. Core diameter of bone marrow aspiration devices influences cell density of bone marrow aspirate in patients with severe peripheral artery disease. *Cytotherapy*. 2015;17(12):1807–1812.
56. Maione L, Vinci V, Klinger M, et al. Autologous fat graft by needle: analysis of complications after 1,000 patients. *Ann Plast Surg*. 2015;74(3):277–280. doi:10.1097/SAP.0000000000000050
57. Zuk PA, Zhu M, Mizuno H, et al. Multilineage cells from human adipose tissue: implications for cell-based therapies. *Tissue Eng*. 2001;7(2):211–228.
58. Perez RA. Liposuction and diabetes type 2 development risk reduction in the obese patient. *Med Hypotheses*. 2007;68(2):393–396.
59. Ostad A, Kageyama N, Moy RL. Tumescent anesthesia with a lidocaine dose of 55 mg/kg is safe for liposuction. *Dermatol Surg*. 1996;22(11):921–927.
60. Padoin AV, Braga-Silva J, Martins P, et al. Sources of processed lipoaspirate cells: influence of donor site on cell concentration. *Plast Reconstr Surg*. 2008;122(2):614–618.
61. Li K, Gao J, Zhang Z, et al. Selection of donor site for fat grafting and cell isolation. *Aesthetic Plast Surg*. 2013;37(1):153–158.
62. Lim AA, Fan K, Allam KA, et al. Autologous fat transplantation in the craniofacial patient: the UCLA experience. *J Craniofac Surg*. 2012;23(4):1061–1066.
63. Small K, Choi M, Petruolo O, et al. Is there an ideal donor site of fat for secondary breast reconstruction? *Aesthet Surg J*. 2014;34(4):545–550.
64. Choudhery MS, Badowski M, Muise A, et al. Subcutaneous adipose tissue-derived stem cell utility is independent of anatomical harvest site. *Biores Open Access*. 2015;4(1):131–145.
65. Doi K, Tanaka S, Iida H, et al. Stromal vascular fraction isolated from lipo-aspirates using an automated processing system: bench and bed analysis. *J Tissue Eng Regen Med*. 2012;7(11):864–870.
66. Michalek AJ, Moster R, Lukac L, et al. Autologous

adipose tissue-derived stromal vascular fraction cells application in patients with osteoarthritis. *Cell Transplant*. 2015;20:1–36. doi:10.3727/096368915X686760

67. Housman TS, Lawrence N, Mellen BG, et al. The safety of liposuction: results of a national survey. *Dermatol Surg*. 2002;28(11):971–978.
68. Zens M, Niemeyer P, Ruhhammer J, et al. Length changes of the anterolateral ligament during passive knee motion: a human cadaveric study. *Am J Sports Med*. 2015;43(10):2545–2552.
69. Hanke CW, Bernstein G, Bullock S. Safety of tumescent liposuction in 15,336 patients. National survey results. *Dermatol Surg*. 1995;21(5):459–462.
70. Wang WZ, Fang XH, Williams SJ, et al. Lidocaine-induced ASC apoptosis (tumescent vs. local anesthesia). *Aesthetic Plast Surg*. 2014;38(5):1017–1023.
71. Shoshani O, Berger J, Fodor L, et al. The effect of lidocaine and adrenaline on the viability of injected adipose tissue: an experimental study in nude mice. *J Drugs Dermatol*. 2005;4(3):311–316.
72. Moore JH Jr, Kolaczynski JW, Morales LM, et al. Viability of fat obtained by syringe suction lipectomy: effects of local anesthesia with lidocaine. *Aesthetic Plast Surg*. 1995;19(4):335–339.
73. Agostini T, Davide L, Alessandro P, et al. Wet and dry techniques for structural fat graft harvesting. *Plast Reconstr Surg*. 2012;130(2):331e–339e. doi:10.1097/PRS.0b013e3182589f76
74. Keck M, Zeyda M, Gollinger K, et al. Local anesthetics have a major impact on viability of preadipocytes and their differentiation into adipocytes. *Plast Reconstr Surg*. 2010;126(5):1500–1505.
75. Livaoğlu M, Buruk CK, Uraloğlu M. Effects of lidocaine plus epinephrine and prilocaine on autologous fat graft survival. *J Craniofac Surg*. 2012;23(4):1015–1018.
76. Weichman KE, Warren SM. Effects of lidocaine plus epinephrine and prilocaine on autologous fat graft survival. *J Craniofac Surg*. 2012;23:1019.
77. Nguyen A, Pasyk KA, Bouvier TN, et al. Comparative study of survival of autologous adipose tissue taken and transplanted by different techniques. *Plast Reconstr Surg*. 1990;85(3):378–386; discussion 387.
78. Cheriyan T, Kao HK, Qiao X, et al. Low harvest pressure enhances autologous fat graft viability. *Plast Reconstr Surg*. 2014;133(6):1365–1368.
79. Herold CP, Utz M, Pflaum M, et al. Negative pressure of manual liposuction with Coleman technique is highly dependent on the position of plunger of the syringe. *J Plast Reconstr Aesthet Surg*. 2012;65(7):983–984.
80. Alharbi Z, Opländer C, Almakadi S, et al. Conventional vs. micro-fat harvesting: how fat harvesting technique affects tissue-engineering approaches using adipose tissue-derived stem/stromal cells. *J Plast Reconstr Aesthet Surg*. 2013;66(9):1271–1278.
81. Ferguson RE, Cui X, Fink BF, et al. The viability of autologous fat grafts harvested with the LipiVage system: a comparative study. *Ann Plast Surg*. 2008;60(5):594–597.
82. Nguyen PS, Desouches C, Gay AM, et al. Development of micro-injection as an innovative autologous fat graft technique: the use of adipose tissue as dermal filler. *J Plast Reconstr Aesthet Surg*. 2012;65(12):1692–1699.
83. Erdim M, Tezel E, Numanoglu A, et al. The effects of the size of liposuction cannula on adipocyte survival and the optimum temperature for fat graft storage: an experimental study. *J Plast Reconstr Aesthet Surg*. 2009;62(9):1210–1214.
84. Charles-de-Sá L, Gontijode Amorim NF, Dantas D, et al. Influence of negative pressure on the viability of adipocytes and mesenchymal stem cell, considering the device method used to harvest fat tissue. *Aesthet Surg J*. 2015;35(3):334–344. doi:10.1093/asj/sju047
85. Osinga R, Menzi NR, Tchang LA, et al. Effects of intersyringe processing on adipose tissue and its cellular components: implications in autologous fat grafting. *Plast Reconstr Surg*. 2015;135(6):1618–1628.
86. McCurdy JA Jr. Five years of experience using fat for leg contouring (commentary). *Am J Cosmet Surg*. 1995;12:228–233.
87. Onishi K, Jones DL, Riester SM, et al. Human adipose-derived mesenchymal stromal/stem cells remain viable and metabolically active following needle passage. *PM R*. 2015;8(9):844–854. doi:10.1016/j.pmrj.2016.01.010
88. Mohty M, Ho AD. In and out of the niche: perspectives in mobilization of hematopoietic stem cells. *Exp Hematol*. 2011;39(7):723–729.
89. Civriz Bozdag S, Tekgunduz E, Altuntas F. The current status in hematopoietic stem cell mobilization. *J Clin Apher*. 2015;30(5):273–280.
90. Ribeiro-Paes JT, Bilaqui A, Greco OT, et al. Unicentric study of cell therapy in chronic obstructive pulmonary disease/pulmonary emphysema. *Int J Chron Obstruct Pulmon Dis*. 2011;6:63–71.
91. Weiss DJ, Casaburi R, Flannery R, et al. A placebo-controlled, randomized trial of mesenchymal stem cells in COPD. *Chest*. 2013;143(6):1590–1598.
92. Zheng G, Huang L, Tong H, et al. Treatment of

acute respiratory distress syndrome with allogeneic adipose-derived mesenchymal stem cells: a randomized, placebo-controlled pilot study. *Respir Res*. 2014;15:39. doi:10.1186/1465-9921-15-39

93. Simonson OE, Mougiakakos D, Heldring N, et al. *In vivo* effects of mesenchymal stromal cells in two patients with severe acute respiratory distress syndrome. *Stem Cells Transl Med*. 2015;4(10):1199–1213.
94. Thakkar UG, Trivedi HL, Vanikar AV, et al. Insulin-secreting adipose-derived mesenchymal stromal cells with bone marrow–derived hematopoietic stem cells from autologous and allogenic sources for type 1 diabetes mellitus. *Cytotherapy*. 2015;17(7):940–947.
95. Connick P, Kolappan M, Patani R, et al. The mesenchymal stem cells in multiple sclerosis (MSCIMS) trial protocol and baseline cohort characteristics: an open-label pre-test: post-test study with blinded outcome assessments. *Trials*. 2011;12:62. doi:10.1186/1745-6215-12-62
96. Garcia-Olmo D, Schwartz DA. Cumulative evidence that mesenchymal stem cells promote healing of perianal fistulas of patients with Crohn's disease: going from bench to bedside. *Gastroenterology*. 2015;149(4):853–857.
97. Wang LT, Ting CH, Yen ML, et al. Human mesenchymal stem cells (MSCs) for treatment towards immune- and inflammation-mediated diseases: review of current clinical trials. *J Biomed Sci*. 2016;23(1):76. doi:10.1186/s12929-016-0289-5
98. Marycz K, Mierzejewska K, Smieszek A, et al. Endurance exercise mobilizes developmentally early stem cells into peripheral blood and increases their number in bone marrow: implications for tissue regeneration. *Stem Cells Int*. 2016;2016:5756901.
99. Mazzoccoli G, Tevy MF, Borghesan M, et al. Caloric restriction and aging stem cells: the stick and the carrot? *Exp Gerontol*. 2014;50: 137–148.

第13章

骨科再生操作技术

Imran James Siddiqui, Timothy J. Mazzola, Brian J. Shiple

在本章中我们编写了操作手册以指导读者如何使用最常见的肌肉骨骼再生注射物，如富血小板血浆(PRP)、骨髓浓缩物(BMC)和脂肪抽吸物(LA)。尽管大多数注射物各有特点，但基于组织和需治疗的病变部位特征，我们仍应遵循通用指南。在本章后面部分，我们还将介绍一些常用注射物的特殊注射技术，但导言部分介绍的这些通用指南适用于与肌腱、肌肉、韧带、关节和骨骼病理相关的任何组织结构和病理类型。随着超声引导下注射的适用范围越来越广，我们推荐使用注射图谱，如"超声引导下注射图谱"[1]。然而值得注意的是，这种注射常被描述成超声引导下皮质类固醇注射图谱。本章将系统介绍再生注射治疗的技术要领。

关节注射指南

相关解剖与病理

关节由两个或两个以上相连接的骨组成，每个关节的界面都有透明软骨。除了透明软骨外，一些关节还含有纤维软骨成分，如膝关节半月板和肩关节盂。关节周围有一层滑膜和一个将关节与身体其他部位分离开来的纤维囊，同时还有支持韧带以确保关节的稳定性。常见的病理表现包括透明软骨缺失、骨赘、关节积液、纤维软骨撕裂、关节囊撕裂或不稳定、滑膜肥大或炎症。

再生治疗适应证

适用于再生治疗的常见关节病变有：轻度–中度关节腔积液/滑膜炎、透明软骨退变和纤维软骨撕裂/退变。再生治疗的一个相对禁忌证是重度骨关节炎(OA)，因为骨赘会引起骨质碰撞、骨质疏松，使运动幅度(ROM)减小，所以治疗效果不够理想。在进行再生治疗前，应尝试进行一段时间的物理治疗以恢复运动幅度。如果运动幅度受限是继发于关节囊粘连，则在再生治疗前就应考虑在神经阻滞麻醉下行关节囊灌洗、囊膜水扩张和手法松解。如果运动幅度受限是由骨赘引起的，则要考虑经皮清除并灌洗关节腔或手术切除导致活动受限的占位和游离体。

无红细胞的少白细胞富血小板血浆(LP–PRP)能诱导更多的软骨细胞增殖且产生较少的炎症细胞因子，所以它比富白细胞富血小板血浆(LR–PRP)在关节内的应用更广泛[2]。一般来说，BMC的同源性最强，其再生作用要优于其他富含干细胞的组织，比如用于透明软骨再生的脂肪组织。然而，越来越多的文献支持脂肪来源的干细胞(ADSC)对包括OA在内的软骨病变有效。此外，所有LA都可能有助于构建纤维软骨较大撕裂或透明软骨缺损的结构支架。越来越多的证据表明，富含干细胞的组织，如BMC和稍做处理后的LA可以治愈软骨缺损并逆转OA病变[3-5]。

技术要点

如果是关节囊粘连导致ROM受限，水加压灌注可能有益，但要注意不能过度加压，以免引起关节疼痛增加、关节囊松弛，甚至关节囊破裂的发生。加压扩张的溶液可以选择生理盐水或者充分稀释的麻醉剂如0.5%利多卡因，但需要注意麻醉剂对肌腱和软骨细胞有毒性作用。灌注治疗后关节ROM应尽量达到健侧关节活动度的50%~75%。如果纤维软骨有明显的变性或撕裂，则在纤维软骨上穿刺，注入微量的生物制剂，然后将剩余的注射物注入关节腔内。如果关节松弛，可以考虑单独或联合治疗关节内的联合韧带。在注入骨生物制剂之前可能需要先对这些组织进行葡萄糖注射的增生疗法。在治疗韧带损伤时，应先将一部分注射物注射到损伤韧带内，然后将剩余部分注射到关节腔中。如韧带有撕裂或拉伤，可考虑在韧带损伤处穿刺注入微量药物。

肌腱注射指南

相关解剖与病理

肌腱是连接肌肉和骨骼之间的桥梁。每块肌肉都有肌腱起始点和附着点。许多肌腱都有腱鞘包裹，但也有例外，如跟腱。有些特殊的肌腱也可覆盖提供营养的脂肪垫，如髌韧带和跟腱。常见的病理表现有：肌腱变性、腱鞘炎、部分或全层肌腱撕裂。有些肌腱由上覆的支持带支撑，支持带受损可导致肌腱半脱位，这可能与肌腱病变有关。

再生治疗适应证

常见的可适用再生治疗的肌腱病理类型有：肌腱变性和部分厚度撕裂。对于许多未行外科手术修复的较大厚度的肌腱撕裂，骨生物疗法是否有效仍有争论。在这些病例中，一些能“填补缺损”的支架就很有必要了。PRP治疗慢性难治性腱鞘病是目前研究最多、应用最广泛的治疗方法之一[6,7]。临床研究表明，LR-PRP与LP-PRP在治疗腱鞘病变方面并无明显差异[8]。但是，LP-PRP已被证实能产生更强的纤维蛋白基质，而LR-PRP可刺激更强的炎症和血管增生[9,10]。对次全层撕裂或没有明显肌腱回缩的全层撕裂损伤，使用含纤维蛋白的PRP或LA移植物进行的动物模型实验就可部分证明上述观点[11]。一般来说，LA比BMC更适用于较大的撕裂，因为它是一种更同源的组织，并形成了结构性组织移植来促进损伤愈合。

技术要点

在治疗肌腱时，应该对变性或部分层厚撕裂的肌腱穿刺以注入微量的药物。但是在所需穿刺点数目上并未达成共识。对于部分厚度的撕裂，我们主要关注的对象是撕裂处周围的肉芽组织，而不是撕裂本身。虽然应注入一些生物制品到撕裂处，但应注意不能使撕裂处张力过大。在注射时，要注意观察撕裂有无延伸，以及其他未被注射物浸润的撕裂，一定要确保注射全面，把剩余的注射物注入邻近的肌腱鞘、腱周膜或关节囊内。当使用较粗的针（即18G）进行强化穿刺时，特别对于可以活动的患者可以考虑先对其进行固定。

肌肉注射指南

相关解剖与病理

肌肉收缩产生运动，并通过肌腱与骨骼相连。它们由肌纤维束组成，如果负荷过重纤维束很容易断裂。其他常见的肌肉病变包括纤维化、萎缩和异位骨化，以及中心腱断裂和部分或全层撕裂。

再生治疗适应证

适用再生治疗的最常见病理表现是肌肉撕裂。尽管证据参差不齐，但 PRP 已被证实能促进肌肉再生，减少瘢痕形成，并加速肌肉急性撕裂的愈合[12-14]。因此，PRP 疗法可促进运动的恢复，理论上也可以提高撕裂后的运动能力。此外，Dragoo 博士对人骨骼肌成肌细胞进行的体外研究表明，贫血小板血浆（PPP）可比富血小板血浆（PRP）引起更好的肌肉分化，而 PRP 则表现出更好的肌肉增殖能力。因此，在肌肉再生方面，PRP 和 PPP 组合应用可能优于单独应用 PRP。

技术要点

与肌肉撕裂相关的血肿应尽快抽吸。如果是亚急性撕裂血肿可能会形成血块，难以抽出。可以尝试用生理盐水灌洗以增加抽吸量。然后将 6~8mL 的 PRP 和 PPP 注射到撕裂口中，注意缺损的填充情况。目前，体外研究结果表明，适度增加血小板浓度（8~10 倍）的 LP-PRP 对肌细胞增殖最为有效[15]。

骨骼注射指南

相关解剖与病理

骨骼为身体提供结构支撑。根据骨的形状可分为：长骨、短骨、扁平骨、籽骨、不规则骨和缝状骨。常见的病变有应力性骨折、急慢性骨折、隐匿性骨折、骨挫伤、骨膜炎和骨肿瘤。

再生治疗适应证

BMC 和 PRP 均已被证明可有效治疗骨折延迟愈合或不愈合[16-19]，大多数证据都来自长骨骨折[20,21]。然而，同样有证据支持其在肋骨骨折[22]和下颌骨折[23]中的应用。缺损大于 4mm 的骨折不能通过再生治疗得到改善[24]，这种情况需要植骨。

技术要点

超声或透视均可引导注射。在大多数研究中使用大剂量的注射液，如在骨不连中就用 10~20mL，但具体需要多大剂量还有待研究。对于应力性骨折，则使用较少的注射剂 2~5mL。应直接在骨折端穿刺，并将部分剂量注入骨膜。体外研究结果表明，LP-PRP 对成骨细胞增殖最为有效[2]。

肩部

在这一部分我们介绍的是肩部最常见的治疗区域，包括盂肱关节（GH）、后盂唇、肩袖肌腱和肱二头肌腱（BT）长头。其他虽没有详述但也可以治疗的区域有：肩锁关节及其韧带、前盂唇、上盂唇从前到后（SLAP）区域和肱二头肌长头腱周围的旋转间隙（译者注：位于冈上肌腱与肩胛下肌腱之间的间隙称为旋转间隙）。本章导言中的通用指南以及超声引导下注射指南有助于这些区域的治疗。

盂肱关节与后盂唇

相关解剖

盂肱关节是一个球窝关节，连接肱骨头

(球)与肩胛盂(窝)。在不活动时肩关节由盂唇、关节囊和固有韧带维持稳定,在活动时则由肩袖肌肉和肌腱维持稳定。

超声影像

肩关节在跨关节处的长轴切面上显示最好,其次是冈下肌和其肌腱交界处及以上的长轴切面图(图 13.1)。常见的病理表现包括透明软骨缺损、骨赘、关节积液和盂唇变性/撕裂。内旋和外旋的活动度检查可以对盂唇产生压力,以便更好地显示小撕裂和(或)半脱位。由于肌腱腱鞘与关节是相连接的,所以 BT 无实质病变但周围出现渗出现象可作为 GH 感染的间接指征。

再生治疗适应证

盂肱关节病变中适用于再生注射治疗的常见类型有:轻中度的透明软骨变性和盂唇变性或小撕裂。再生治疗的一个相对禁忌证是严重的骨关节炎,因为骨赘会导致骨碰撞和丧失 ROM,所以治疗结果很差。可以考虑理疗来恢复 ROM,也可以在再生治疗前,考虑转诊外科行肩峰成形术。如果 ROM 受限是继发于关节囊粘连,可考虑在再生治疗前对关节囊扩张灌洗。另外,检查肩袖是否撕裂也很重要,如果撕裂也会导致功能障碍,那么需要同时治疗。

优选技术

1. 工具

a. 20~25G,1.5~3.5 英寸注射针

b. 5~10mL 注射剂

c. 关节内注射用 LP-PRP 或 BMC

2. 患者体位

a. 侧卧位

b. 患侧朝上

c. 患者抓住检查台边沿(肩内收内旋)

3. 探头位置

a. 长轴位扫描冈下肌时在 GH 后部

b. 识别有最大程度变性的后盂唇

c. 利用外/内旋确定关节位置,以便更好地确定盂唇病变

4. 进针方向

a. 平面内进针(译者注:根据穿刺方向与探头长轴的关系分为平面内、平面外两种进针技术。平面内进针技术是指穿刺方向与探头长轴一致,在超声影像上可以看到针的全长。平面外进针技术是指穿刺方向与探头长轴垂直,在超声影像上穿刺针表现为一个高回声点,但不能区分针尖与针体)

5. 靶向区域

a. GH 间隙后部与盂唇

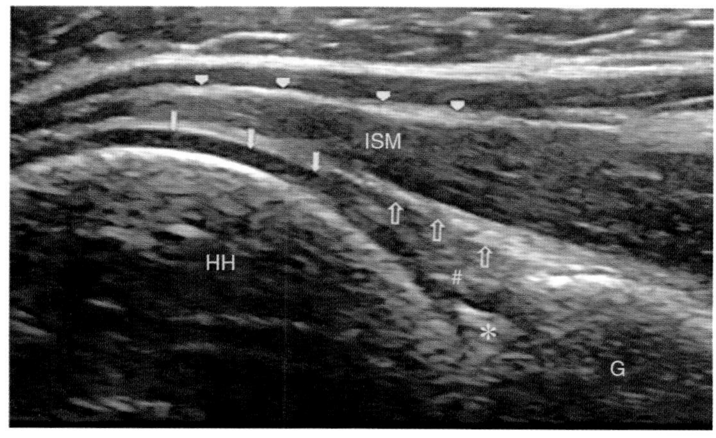

图 13.1 肩后部,盂肱关节长轴切面图。宽短箭头,冈下肌腱;实心箭头,肱骨透明软骨;星号,后盂唇;G,关节窝;HH,肱骨头;ISM,冈下肌;空心箭头,关节后囊;井号,盂肱关节。

b. 从外侧进入内侧

c. 针尖进至后唇囊和前唇下

d. 将注射液以针尖斜面朝下的方式注入 GH

6. 特殊注意事项

a. 如果治疗上盂唇后部，需在 GH 注射前进行盂唇穿刺

冈上肌腱和冈下肌腱

相关解剖

冈上肌腱(SST)起于肩峰下冈上窝的冈上肌，止于肱骨大结节上、中面。肩峰下-三角肌下滑囊位于肌腱浅部，三角肌深部。冈下肌腱(IST)起于冈下窝的冈下肌穿过 GH 关节止于大结节中面。

超声影像

患者处于 Crass 位或改良的 Crass 位且肩部外展内旋，冈上肌在跨肌腱的长轴位(译者注：探头与所扫描物长轴平行，下同)和短轴位(译者注：探头与所扫描物长轴垂直，下同)切面图上显像最好(图 13.2)[25]。这样可使冈上肌肌腱在肩峰下显像。常见的影像表现有：肌腱变性、滑囊侧部分撕裂、皮质侧部分撕裂、全层撕裂、肌腱钙化和肩峰下-三角肌下滑囊异常(钙化或炎症)。皮质不规则是皮质前侧或活动侧部分撕裂的次要指征。软骨界面征出现在透明软骨表面，是一种能表明部分到全层肩袖撕裂的高回声信号。在正中位肩外展体位进行肩峰撞击动态实验非常重要。短轴位从前向后观察全部的冈上肌肌腱也很重要。这是对旋转间隙最好的检查角度，此角度可以看到肌腱的前游离缘，也就是最常见的肌腱撕裂区域。IST 也应该作为肩关节全面超声检查的一部分。只有 IST 撕裂而无伴随 SST 损伤并不常见，而 SST 后侧撕裂通常会引起 IST 撕裂。单独的 IST 部分撕裂也可能与后盂唇撕裂有关[26]。

再生治疗适应证

SST 常见病理类型可用再生注射治疗的，包括部分厚度撕裂和肌腱变性(图 13.3A-C)[27]。对于经手术修复的冈上肌撕裂，术中或术后应用 PRP 可降低再撕裂率[28,29]。目前，全层撕裂应首先行一期外科手术修补。如果有手术禁忌证，在撕裂肌腱无明显回缩时可应用纤维蛋白或 LA 移植物联合 PRP 或 BMC。简单处理后的 ADSC 也可以应用，因为 ADSC 不仅含有用于组织愈合的细胞成分，而且还可以填补撕裂缺陷，即充当支架，这是比较有前景的。对二头肌肌腱病变或其他肩袖肌腱病变进行筛查非常重要，若有病变应同时治疗。如果有肌腱

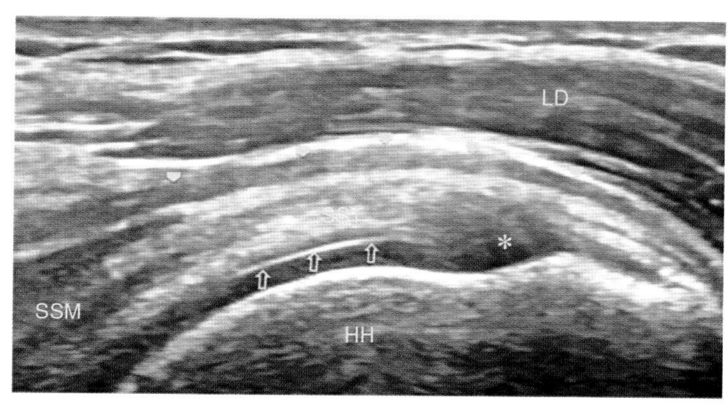

图 13.2 肩关节外侧，冈上肌腱长轴切面图(患者为 Crass 位)。宽短箭头，肩峰下三角肌下囊；星号，各向异性导致的低回声肌腱；HH，肱骨头；LD，三角肌侧面；空心箭头，肱骨透明软骨(低回声)，软骨界面征(高回声)；SSM，冈上肌；SST，冈上肌肌腱。

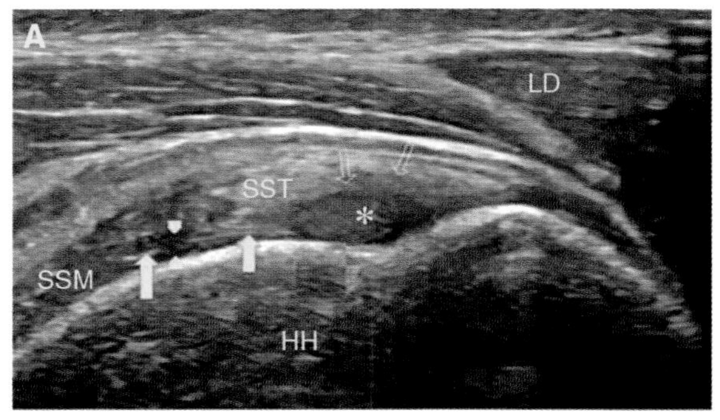

图 13.3A 冈上肌部分撕裂及肌腱变性。宽短箭头,肌腱缺损伴软骨界面征消失;实心箭头,肱骨透明软骨(低回声)和软骨界面征(高回声);星号,肌腱附着点病变;HH,肱骨头;LD,三角肌侧面;空心箭头,肌腱/肌腱变性面;SSM,冈上肌;SST,冈上肌肌腱。

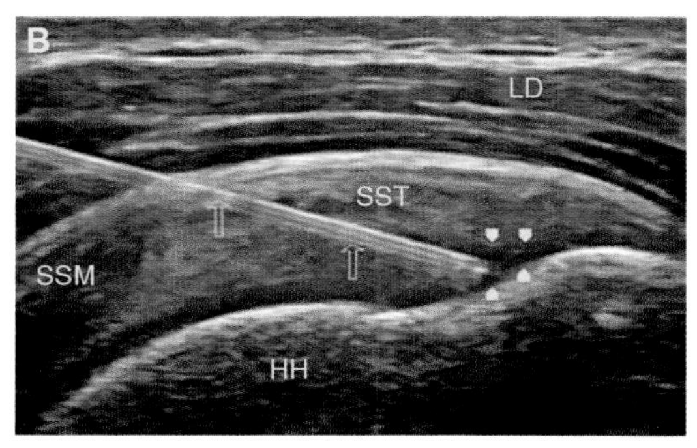

图 13.3B 冈上肌部分撕裂与肌腱变性治疗。宽短箭头,针尖插入腱鞘区;HH,肱骨头;LD,三角肌侧面;空心箭头,针;SSM,冈上肌;SST,冈上肌肌腱。

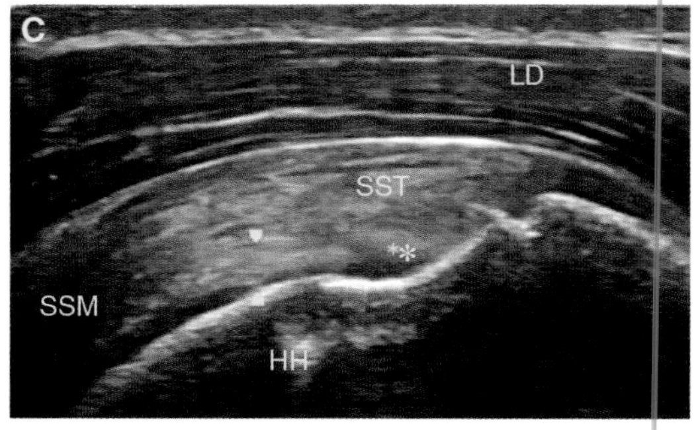

图 13.3C 冈上肌部分撕裂及肌腱变性治疗后。宽短箭头,肌腱缺损修复,仍有小面积软骨消失;星号,正常肌腱替换之前的肌腱病变;HH, 肱骨头;LD,三角肌侧面;SSM,冈上肌;SST,冈上肌肌腱。

钙化或鞘膜粘连,则应在再生治疗前进行处理。

虽然羊膜中有组织胶原蛋白、重链透明质酸、各种生长因子和金属蛋白酶组织抑制因子(TIMP)等支持其潜在用途的成分,但目前尚未有使用羊膜或脐带血制品治疗这种疾病的文献报道。

优选技术

1. 工具

a. 20~25G,1.5~2.0 英寸注射针(注射脂肪可能需要 18G 针头)

b. 3~5mL 注射剂

c. LR-PRP,LP-PRP,BMC 或 ADSC

d. 对于较大的撕裂, 可考虑纤维蛋白、羊膜移植(AMG)或脂肪移植

2. 患者体位

a. 健侧卧位

b. 上肢旋后插入后口袋或置于臀部后上方的改良 Crass 体位

3. 探头位置

a. 长轴或短轴位冈上肌全扫

b. 定位损伤区域(撕裂或肌腱病变)

4. 进针方向

a. 平面内或平面外进针

5. 靶向区域

a. 撕裂或肌腱变性部位穿刺, 将微量 PRP 注入肌腱内,注意不要把撕裂扩大

b. 将剩余注射物注入肩峰下三角肌下滑囊

6. 特殊注意事项

a. 根据病变的位置和大小，平面外入路治疗全长撕裂或肌腱病变可能更有效

b. 早期进行适量活动，防止关节囊粘连性炎症

c. 根据撕裂的大小，可在 2~4 周开始行渐进式的抗撕裂强化训练

d. 同样适用于肩胛下肌和冈下肌撕裂

近端肱二头肌和肩胛下肌肌腱

相关解剖

近端 BT 长头起源于盂上结节和上盂唇，其腱鞘与盂肱关节相通，然后通过旋转间隙在肩胛下肌和冈上肌肌腱之间向远端延伸。BT 由喙肱韧带稳定其背侧，盂肱上韧带稳定其外侧，盂肱内韧带稳定其内侧。当 BT 进入大结节和小结节之间的二头肌沟时，它被表面的肱骨横韧带所保护。然后在胸大肌肌腱下延伸形成二头肌。肩胛下肌腱(SSCT)起于肩胛下肌，沿肩胛骨前部向前延伸，止于肱骨小结节。喙突下囊处于 SSCT 浅面，深入三角肌前部，刚好在喙突外侧。

超声影像

患者保持直立，肘部 90°弯曲并手掌向上的体位，BT 肌腱的短轴位显像最好(图 13.4)。从胸大肌肌腱到肩峰的整个部分肌腱都要检查，任何可疑病变都应在长轴上确认。常见的表现包括肌腱变性和部分撕裂。近端撕裂可以延伸到关节内，提示可能是 SLAP 区域撕裂。行内旋外旋动态试验检查 BT 是否半脱位。外侧半脱位常见于 SSCT 撕裂，包括肱骨横韧带撕裂或拉伤。内侧半脱位发生于肱二头肌滑车系统损伤。肩外旋状态下 SSCT 在长轴位和短轴位上均能很好地显示。在肌腱连接处有典型的指状肌腱束，不应与病变肌腱混淆。常见的表现包括局部撕裂、全层撕裂、肌腱钙化和喙突下滑囊积液。单独的肩胛下肌撕裂是很少见的，通常与冈上肌和肱二头肌腱病变有关[30]。

再生治疗适应证

BT 病变中具有再生注射适应证和疗效的常见病理类型包括部分撕裂和肌腱变性[31]。如果韧带撕裂在关节内持续发展，那么对有可能继发的 SLAP 区域撕裂筛查就很重要。除了二头肌撕裂，还应筛查 SST 和 SSCT 病变。BT 无病变而二头肌周围有渗出，则提示伴有冈上肌撕裂或盂肱关节损伤。因为稳定的韧带需要修复，以防止半脱位复发时韧带再次撕裂，所以二头肌半脱位是再生治疗的一个相对禁忌证。

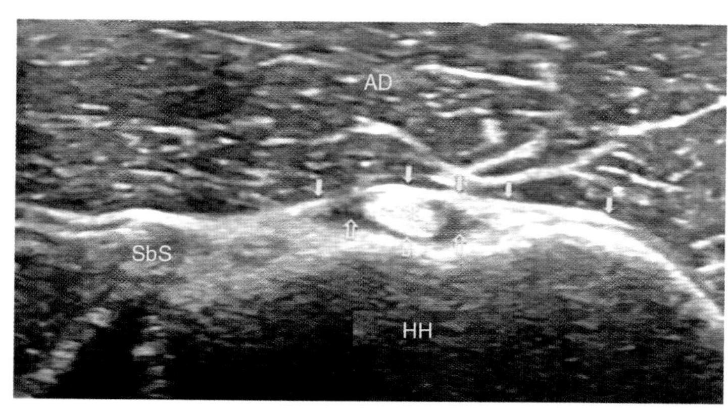

图 13.4 前肩，二头肌腱短轴切面图。AD，三角肌前侧；实心箭头，肱骨横韧带；星号，肱二头肌肌腱；HH，肱骨头；空心箭头，生理性鞘内滑液；SbS，肩胛下肌肌腱。

优选技术

1. 工具

a. 20~25G 的 1.5~2 英寸注射针

b. 3~5mL 注射剂

c. LP-PRP（肌腱在关节内相互连通）、BMC 或 ADSC

2. 患者体位

a. 仰卧位

b. 掌心向上

c. 检查肩胛下肌腱(SSCT)时，肩关节外旋。

3. 探头位置

a. 短轴位扫描时在肱二头肌肌腱上方

b. 长轴和(或)短轴位在肩胛下肌腱上方

c. 鉴别病变位置(撕裂或肌腱病变)

4. 进针方向

a. 肱二头肌肌腱外侧至内侧入路采用平面外进针，避免误穿肱二头肌沟外侧的肱骨旋前动脉

b. 对于肩胛下肌腱可以平面内和（或）平面外进针

5. 靶向区域

a. 在撕裂或腱变性点穿刺，注入微量 PRP

b. 注射时注意不要将撕裂扩大

c. 将剩余注射物注入肱二头肌肌腱鞘内(BT 注射)，或注入喙突下囊(SSCT 注射)

6. 特殊注意事项

a. 如怀疑有轻微 SLAP 区域撕裂，在长轴位以平面内进针方向行 BT 注射，以确保注射液进入关节内

b. 2~3 天内开始适度活动

c. 可在 2 周时开始进行轻柔的抗撕裂强化训练

d. 如果 BT 半脱位，不管是内侧还是外侧，均考虑手术治疗

肘部

在这一部分，我们将介绍肘部最常见的治疗区域，包括屈肌腱和伸肌腱、以及尺侧和桡侧副韧带。其他虽没有详述但也可以治疗的区域有肘关节、三头肌腱和远端二头肌腱。本章前言中所论述的指南以及超声引导下注射指南有助于这些区域的治疗。

常见伸肌腱和桡侧副韧带复合体

相关解剖

伸肌腱(CET)起于肱骨外上髁，沿桡骨后及尺骨远端延伸，形成桡侧腕短伸肌(ECRB)、尺侧腕伸肌(ECU)、指伸肌和小指伸肌。桡侧副韧带复合体(RCLC)加强了桡骨和肱骨及尺骨之间的稳定性。它由桡侧副韧带(RCL)、环状韧带(AL)和尺侧副韧带(LUCL)组成。RCL 位于深肌腱的内侧，起于外上髁止于环状韧带。AL 在肱桡关节处包绕桡骨头。LUCL 起于内上髁后侧止于尺骨冠突。其与 RCL 相对难以区分，通常被认为是 RCL 的后束。

超声影像

CET 的肌腱长轴切面成像最好，可以看到起点的全部影像(图 13.5)。患者肘关节屈曲 90°，前臂旋前。常见的病理类型包括肌腱变性、部分厚度撕裂和肌腱止点钙化。我们应该经常检查 RCL 尤其是外侧髁后方是否有部分撕裂。桡骨头半脱位可行旋前旋后动态试验，其可作为 LUCL 和 RCL 撕裂的次要指征[22]。由于 AL 撕裂可产生类似外侧髁病变症状，这也是发现的 AL 撕裂的一个重要动态试验。我们还应该在 Frohse 弓水平检查桡神经，其特征在于此处有大于 $1mm^2$ 的桡神经深支穿过，轻度压迫可产生类似于肱骨

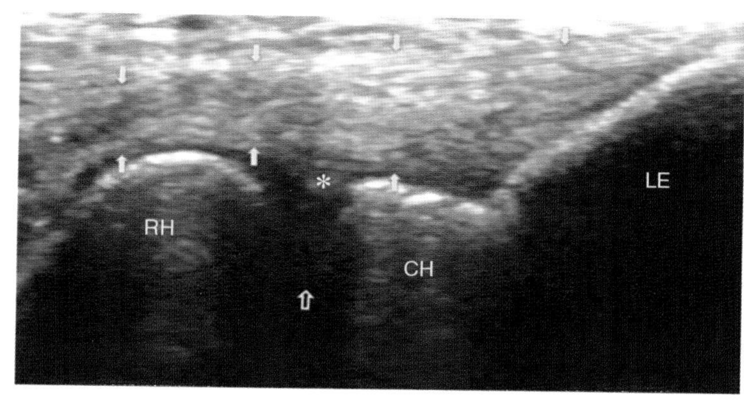

图 13.5 肘外侧，伸肌腱短轴切面图。实心箭头，普通伸肌腱；星号，桡骨环形韧带；CH，肱骨头；LE，外上髁；空心箭头，肱桡关节间隙；RH，桡骨小头。

外上髁炎的症状。

再生治疗适应证

CET病变中具有再生注射适应证和疗效的常见病理类型包括部分厚度撕裂和肌腱变性。PRP在外上髁病变中应用最广泛，有1级证据可以证实其疗效[3,4]。如果感觉不适，可以在再生治疗前对肌腱末端骨赘进行清理，但这种情况并不多见。重要的是筛查RCL和(或)LUCL是否撕裂和拉伤，若有应同时治疗。

虽然在羊膜或脐带血中有许多生长因子可以支持它们用于上述情况的治疗中，但目前尚未有使用羊膜或脐带血益于治疗的文献报道。

优选技术

1. 工具

a. 27~20G(通常为22G)，1.25~1.5英寸注射针

b. 3~4mL注射剂

c. LR-PRP或LP-PRP，BMC，LA，AMG

2. 患者体位

a. 仰卧位

b. 肘部弯曲，内旋/外旋，肩部内收，使手臂和肘部置于患者腹部

3. 探头位置

a. 长轴和短轴位扫描时在CET上方

b. 识别病变区域(肌腱撕裂或变性)

4. 进针方向

a. 平面内进针和平面外进针核对，确保病变区域的前后径都能完全穿刺并注射

5. 靶向区域

a. 穿刺肌腱撕裂或变性位点，将微量PRP注入

b. 注射时注意不要将撕裂扩大

6. 特殊注意事项

a. 如果有多个病变部位(如CET、RCL、LUCL、AL)，平面外入路可能会更有效地通过一个穿刺点治疗所有部位

b. 48小时后开始适度活动

c. 2周时开始无痛理疗（尤其是难治性的）

屈肌腱和尺侧副韧带

相关解剖

屈肌腱(CFT)起于肱骨内上髁，沿尺骨走行，形成桡侧腕屈肌、掌长屈肌、指浅屈肌和尺侧腕屈肌。旋前圆肌(PT)有两个头：肱骨头和尺骨头。PT的两个头附着于肱骨和尺骨的末端与桡骨相连接，肱骨头端比尺骨头端大。肱骨头端起于内上髁，在髁脊中部邻近CFT。尺骨头端起于肘关节下方尺骨冠

状突内侧。这两个头端大体上在前臂交叉合并形成肌腱,止于桡骨外侧面的中部。

尺侧副韧带(UCL)保证了尺骨和肱骨之间的稳定。它由内上髁到冠状突的前束和内上髁到鹰嘴的后束组成。在此平面上,尺神经在内上髁和鹰嘴之间经肘管穿入 CFT 后侧。

超声影像

CFT 的肌腱长轴切面显像最好,可以看到起点的全部影像(图 13.6)。患者肘部弯曲 90°,肩外展外旋。常见的病理表现包括肌腱变性、部分厚度撕裂和肌腱止点钙化。我们应该经常检查 UCL 以确定是否有部分撕裂。对于过度使用外翻力的人来说,动态声像图容易发现 UCL 损伤,关节间隙要比正常人的 0.5mm 和投掷运动员的 2mm 都要宽[32]。我们还应该沿着常见的卡压点检查尺神经,因为轻度压迫(神经横截面积大于 $8mm^2$)即可产生类似内上髁病变症状。

再生治疗适应证

CFT 病变中具有再生注射适应证和疗效的常见病理类型包括部分厚度撕裂和肌腱变性。如果感觉不适,可以在再生治疗前对肌腱末端骨赘进行清理。筛查是否有伴发的 UCL 撕裂和慢性拉伤很有必要,若有应同时进行治疗。

优选技术

1. 工具

a. 20~27G(通常为 22G),1.25~1.5 英寸注射针

b. 2~4mL 注射剂

c. LR-PRP 或 LP-PRP,BMC,LA,AMG

2. 患者体位

a. 仰卧位

b. 肘部弯曲 90°,肩外展外旋

3. 探头位置

a. 长轴和(或)短轴位扫描时在 CFT 上

b. 确定病变区域(肌腱撕裂或变性)

4. 进针方向

a. 平面内或平面外

5. 靶向区域

a. 穿刺肌腱撕裂或变性位点,将微量 PRP 注入

b. 注射时注意不要将撕裂扩大

6. 特殊注意事项

a. 如果有多个病变部位(如 CFT、PT、UCL),平面外入路可能会更有效地通过一个穿刺点治疗所有部位

b. 48 小时后开始适度活动

c. 2 周时开始或重新开始无痛理疗练习(尤其是偏心训练)

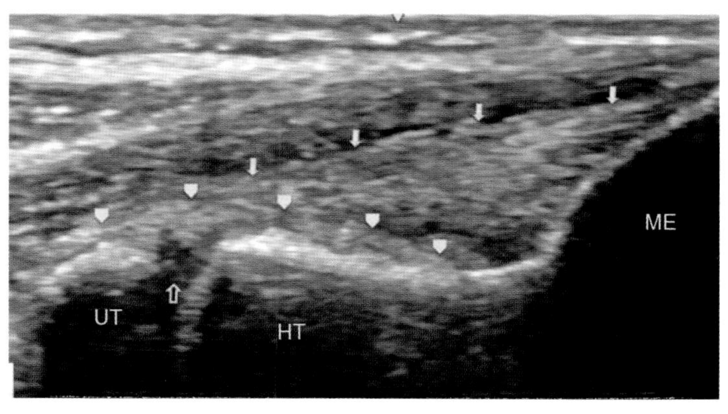

图 13.6 肘关节内侧,屈肌腱长轴切面图。宽短箭头,尺侧副韧带;实心箭头,屈肌腱;HT,肱骨滑车;ME,内上髁;空心箭头,肱桡关节间隙;UT,尺骨滑车切迹。

腕部和手部

在这一部分,我们将介绍手腕部和手部最常见的治疗区域,包括第一腕掌关节(CMC)、腕骨关节和韧带、腕伸肌腱和三角纤维软骨复合体(TFCC)。其他虽没有详述但也可以治疗的区域有指间关节(IP)、其他[2-5]腕掌关节和屈肌腱。本章前面所论述的指南以及超声引导下注射指南有助于这些区域的治疗。

第一腕掌关节

相关解剖

第一腕掌关节是第一个掌骨和大多角骨之间的关节。关节背侧位于解剖鼻烟窝的远端,关节掌侧位于鱼际隆起处。它是一个鞍状关节,可做外展、内收、屈曲、伸展、环转和对掌运动。因此,关节容易发生骨性关节炎(OA)。

超声影像

CMC 关节通过掌侧射向掌骨的长轴切面显像最好,但是整个关节显像应该从掌侧向背侧扫描(图 13.7)。常见的病理表现包括皮质不规则、骨赘、渗出、关节间隙狭窄和大多角骨背侧半脱位。

再生治疗适应证

适用于再生治疗的 CMC 关节炎病理类型包括轻度到中度退行性关节病变,且至少保留中度 ROM。如果 ROM 受限或有临床症状,再生治疗前应考虑清除轻度至中度的骨赘。有必要筛查腕部正中神经病变(腕管综合征),因为它可以产生类似于最初的 CMC 的关节疼痛或可能与之同时存在。

优选技术

1. 工具

a. 25~27G,0.5~1.5 英寸注射针

b. 0.5~2mL 注射剂

c. LP-PRP 或 BMC

2. 患者体位

a. 仰卧位或坐位

b. 手处于中立位,尺侧朝下,放于检查桌上(桡侧朝上)

3. 探头位置

a. 在手/腕背侧从 CMC 至第一掌骨行长轴位扫描

4. 进针方向

a. 平面外进针

5. 靶向区域

a. CMC 关节间隙

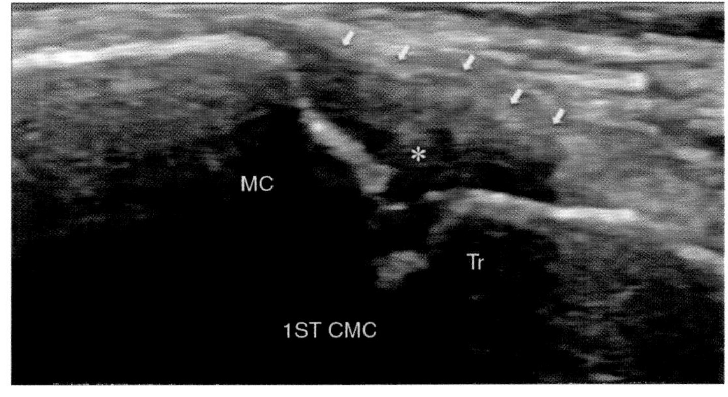

图 13.7 第一腕掌关节。实心箭头,关节囊;星号,关节间隙;MC,第一掌骨;Tr,大多角骨。

6. 特殊注意事项

a. 关节囊过度注射会导致术后疼痛加重,甚至会导致关节囊破裂

b. 如果 CMC 关节背侧半脱位幅度超过 25%, 那么这可能是再生注射治疗失败的常见原因,可能需要手术重建。

腕骨和关节

相关解剖

腕关节由 15 块骨和 20 个关节组成。这些骨包括尺桡骨远端,8 块腕骨和 5 块掌骨。与尺桡骨形成关节的第一排掌骨从桡侧到尺侧分别为:舟骨、月骨、三角骨和豌豆骨。与这些近端腕骨组成关节的远端腕骨从桡侧到尺侧分别为:大多角骨、小多角骨、头状骨和钩骨,它们又与 5 个掌骨形成关节。治疗中重要的关节有桡尺远侧关节、舟月关节、舟多角关节(译者注:舟状骨与大小多角骨形成的关节)、月头关节和腕掌关节。

超声影像

腕关节的长轴位切面显像最好。体格检查时要触诊检查这些关节以确定是否有不稳定和(或)疼痛。关节的背侧和掌侧都应检查。常见的病理表现包括皮质不规则、骨折、骨赘、渗出、韧带损伤和关节间隙狭窄。常见的渗出部位有桡尺关节、桡三角关节(桡腕关节隐窝)和月头关节(腕中隐窝)。韧带损伤引起关节不稳定的常见区域是舟月关节(图 13.8)和舟多角关节。还可能会有月骨坏死。

再生治疗适应证

适用于再生治疗的腕关节区域损伤病理类型包括轻度到中度退行性关节病变,但需有中度以上的 ROM,韧带损伤亦可适用。再生治疗之前清除可能限制 ROM 的小骨赘。PRP 和 BMC 对延迟愈合或不愈合骨折也有良好的作用[16,17](参见本章开始的骨骼注射指南)。

优选技术

1. 工具

a. 25~30G,0.5~1.5 英寸注射针

b. 1~3mL 注射剂

c. LP-PRP 或 BMC

2. 患者体位

a. 仰卧位

b. 掌侧向下,自然靠于垫子上

3.探头位置

a. 正在治疗的腕关节上的长轴位

4. 进针方向

a. 平面外进针

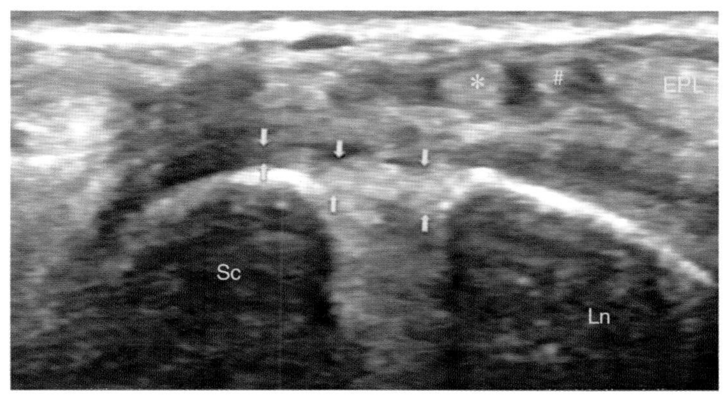

图 13.8 腕关节背侧,舟月关节长轴切面图。实心箭头,舟月韧带;星号,桡侧腕短伸肌;EPL,拇长伸肌;Ln,月骨;井号,桡侧腕长伸肌;Sc,舟状骨。

5. 靶向区域

a. 腕关节间隙

b. 腕韧带(如果需要)

6. 特殊注意事项

a. 如果怀疑伴发关节和韧带病变,先行关节注射,在注射器中留有一些注射剂。在退针时,将剩余的注射剂打入韧带的顶端。如果首先处理较浅的韧带,就有可能向组织中注入空气,影响关节的观察。

腕伸肌腱

相关解剖

腕和手部有 9 个伸肌,其肌腱由腕背和手背的 6 个不同的间隔组成。从桡侧至尺侧依次为:①拇长展肌(APL)和拇短伸肌(EPB);②桡侧腕长伸肌(ECRL)和短腕短伸肌(ECRB);③拇长伸肌(EPL);④趾伸肌(ED)和指伸肌(EI);⑤小指伸肌和⑥腕伸肌。

超声影像

腕部背侧间隔(DCW)在短轴位方向显像最好。桡骨的李斯特结节为分隔第二和第三间隔的分界。从李斯特结节扫描桡骨,先确定第二个背侧间隔,之后再确定第一个。从李斯特结节扫描尺骨,以确定第 3~6 个间隔。使用动态移动,如独立的数字扩展,以帮助正确识别间隔。

一旦确定了间隔,在与患者的解剖疼痛和功能障碍相关的间隔上近端和远端成像,同时也在长轴上成像。常见的表现包括部分撕裂、腱鞘变性和腱鞘炎。Dequervian 病(桡骨茎突狭窄性腱鞘炎)累及第一背侧间室。交点综合征是一种发生在李斯特结节近端 4~8cm 处的腱鞘炎,第一和第二背侧间隔在此融合。ECU 肌腱也可以从尺骨的沟槽向下延伸。这与肌腱下鞘的撕裂有关,经常涉及肌腱本身的撕裂。检查三角纤维软骨复合体(TFCC)很重要(见下文),因为它可以模拟尺侧疼痛,就像在 ECU 腱病中一样。TFCC 复合体中的 UCL 会在需全心投入的运动(如高尔夫和网球等)中形成隐性撕裂,也类似于 FCC 或 ECU 的病理表现。

再生治疗适应证

在 DCW 中有再生治疗指征和疗效的常见病理类型包括部分撕裂 (通常为裂性撕裂)和腱鞘变性。伴有回缩的全层撕裂比较罕见,但对于再生治疗来说却只是一个相对禁忌证。如果仅有腱鞘炎而没有腱变性或撕裂, 则考虑保守治疗和皮质类固醇注射,并建议转诊至风湿科。

优选技术

1. 工具

a. 25~30G,0.5~1.5 英寸注射针

b. 0.5~3mL 注射剂

c. LP-PRP、LR-PRP 或 BMC、AMG

2. 患者体位

a. 仰卧位

b. 对于第 1~2 间隔, 手处于中立位,尺骨在下,自然放于桌上(桡侧向上)

c. 对于第 3~6 间隔,掌侧向下,掌部自然放于桌上平枕上

3. 探头位置

a. 短轴位下治疗时在肌腱上方

b. 识别病变区域(肌腱撕裂或病变)

4. 进针方向

a. 平面内或平面外进针

5. 靶向区域

a. 穿刺肌腱撕裂或变性位点,取出针头时注入微量的注射物

b. 注射时不要使撕裂扩大

c. 将剩余的注射物注入肌腱鞘

6. 特殊注意事项

a. 开始注射时短轴位扫描，然后换长轴位，确保所有肌腱病变部位都得到了治疗

b. 夹板固定 7 天，之后仅在夜间和剧烈活动（如打字）时固定

c. 2~3 天内开始适度活动

d. 在 2 周时可以进行轻柔的抗撕裂强化训练

e. 这项技术也适用于腕屈肌腱

三角纤维软骨复合体

相关解剖

三角纤维软骨复合体（TFCC）由关节盘、桡尺骨背侧和掌侧韧带、半月板同系物、尺侧腕伸肌（ECU）腱鞘和尺腕韧带组成。关节盘位于尺骨远端，与桡骨尺侧缘连接。半月板同系物起于尺骨远端，与 ECU 腱鞘和尺腕韧带融合，止于月骨和三角骨。TFCC 稳定桡尺远侧关节和尺侧腕关节。

超声影像

TFCC 在通过腕关节的长轴切面显像最好，应该可以显示近端为尺骨而远端为三角骨的图像。TFCC 位于 ECU 肌腱浅面与月骨深面之间（图 13.9）。关节盘位于尺骨远端底部，而半月板同系物和相关的尺腕韧带位置更远且更为表浅。最常见的病理表现包括关节盘退变性撕裂、ECU 肌腱病变和桡尺骨韧带损伤。然而，半月板同系物和尺腕韧带同样也可以发生扭伤/撕裂。

再生治疗适应证

在手术治疗前，任何部分 TFCC 的退行性变和部分撕裂都适用于再生治疗。应该检查 TFCC 的所有组成结构，因为其病变的可能不止一处。

优选技术

1. 工具

a. 25~30G，0.5~1.5 英寸注射针

b. 1~2mL 注射剂

c. LP-PRP，LR-PRP，BMC，LA 或 AMG

2. 患者位置

a. 仰卧位

b. 掌侧朝下，前臂内翻，自然放在垫子上

3. 探头位置

a. 长轴位在 TFCC 背侧和（或）尺侧扫向 ECU（如超声影像部分所述）

b. 确定病变区域

4. 进针方向

a. 平面外进针

5. 靶向区域

a. 穿刺部分退行性撕裂区域，退针时注

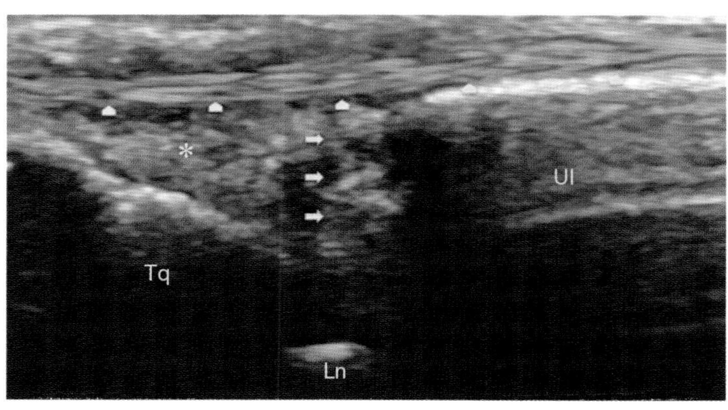

图 13.9 尺侧腕关节，尺骨-三角骨连接处的长轴切面图。宽短箭头，尺侧腕伸肌；箭头，关节盘；星号，半月板同系物；Ln，月骨；Tq，三角骨；Ul，尺骨。

入微量

b. 注意不要在注射时将撕裂扩大

c. 将剩余的注射物注入 ECU 和 TFCC 之间

6. 特殊注意事项

a. 考虑使用腕部夹板 7 天，之后过渡到仅在夜间和剧烈活动（如打字）时使用。

b. 2~3 天内开始适度活动

c. 在 2 周时可以进行轻柔的抗撕裂强化训练

臀部

这一部分，我们将讲述臀部最常见的治疗部位，包括髋关节、髋臼盂唇、臀中肌和臀小肌肌腱。其他未提及的部位包括髂腰肌肌腱、腘绳肌腱、内收肌腱、耻骨联合和外旋肌腱也可以进行治疗。理论上腘绳肌腱与臀肌腱的治疗方法相似。我们可以将本章导言中的通用指南与超声引导注射手册结合应用，以协助治疗这些部位。

髋关节

相关解剖与适应证

髋关节是一种典型的球窝关节，其两个关节面均为透明软骨，髋臼边缘为纤维软骨构成的盂唇。在臀部关节畸形中，髋关节存在早期软骨退变的风险。畸形类型包括发育性髋关节发育不良（DDH）和股骨髋臼骨撞击综合征（凸轮撞击型、钳夹撞击型或混合型）。创伤后遗症、幼年性变形性骨软骨炎、股骨骨骺滑脱（SCFE）和股骨头缺血性坏死都可导致早期关节炎。虽然临床证实再生治疗对髋关节骨性关节炎的恢复有效[33-35]，但作者的经验表明其疗效不如其他关节，这可能与下列因素有关：髋部和腰骶部的解剖复杂性，病变后期的表现，严重丧失的关节活动范围（ROM），应用经典超声或透视引导下注射技术缺乏近端随机注射入路，关节截骨困难和（或）其他未治疗的相关病变。

超声影像

髋关节及髋臼盂唇在沿髋关节长轴切面上显像最好（图 13.10）。在此角度中，髋臼靠近顶端或内侧，前唇自髋臼向远端延伸至股骨头近端。当探头向远端延伸时，股骨颈随之向远离探头的方向倾斜。一般的关节注射要在股骨颈部位瞄准关节，避免损伤软骨，而治疗盂唇时则要更靠近软骨。髋关节注射的关键是针要刺入关节囊深部，在关节囊内，注射针要穿入股骨头颈交界隐窝处的腔隙，确保注射物进入关节腔内。如果进针

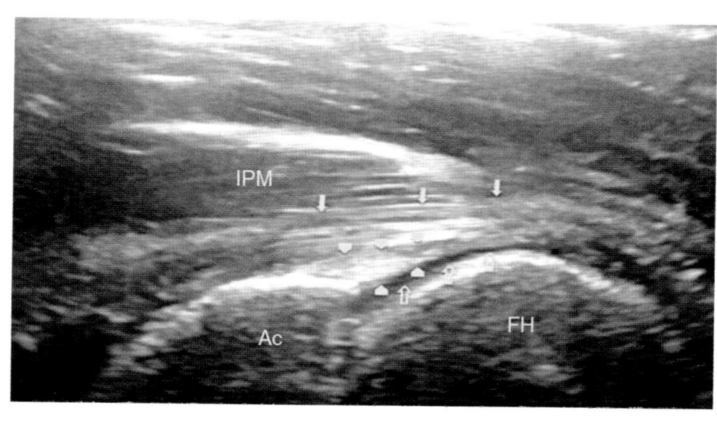

图 13.10 前髋关节，髋关节长轴切面图。AC，髋臼；宽短箭头，前盂唇；实心箭头，髂腰肌肌腱；FH，股骨头；IPM，髂腰肌；空心箭头，股骨头透明软骨。

过分靠近软骨，针腔可能位于关节囊外或损伤透明软骨表面。如果进针过分远离软骨，针尖可能刺入关节囊的囊壁中，而未进入关节腔。

优选技术

1. 工具

a. 对于体型较瘦的患者，选用25G，2.0英寸的注射针

b. 对于体型较胖的患者，选用22G，3.5~4.0英寸的注射针

c. 注射LA时选用20G，3.5英寸的脊髓注射针

d. 注射物为4~8mL关节内注射用LP-PRP、BMC、AMG

2. 患者体位

a. 仰卧位

3. 探头位置

a. 长轴位在髋关节上

4. 进针方向

a. 从远端到近端平面内进针

5. 靶向区域

a. 仅行髋关节IA注射：股骨头颈交界近端到远端髋关节囊的皱褶处

b. 同时治疗髋臼盂唇：也可以在股骨髋臼关节处注射，盂唇下进针

6. 特殊注意事项

a. 避免注射针刺中股骨头软骨。由于早期髋关节骨性关节炎常发生退行性盂唇病变，所以应该考虑同时治疗髋臼盂唇、髋关节囊和关节本身。建议髋关节不负重(NWB)治疗1~2天后过渡到部分负荷（PWB)治疗2~5天。在治疗过程中，可以考虑使用无负荷髋关节支具(例如可以穿在衣服内的Ossur无负荷髋关节支具)，理论上可以使用4~6周。

髋臼盂唇

相关解剖与适应证

如前所述，在髋关节畸形病例中髋关节和盂唇就有盂唇软骨早期退变或明显撕裂的风险。畸形类型包括DDH和髋关节撞击综合征（凸轮撞击型、钳夹撞击型或混合型）。大多数情况下，首先退变的结构是盂唇，其次是其相邻的透明软骨。在超声影像下可以清楚地看到盂唇和关节囊，后者由髂股韧带前部组成。盂唇再生治疗对纤维软骨疗效明确，其中LA+PRP/羊膜的作用可能是最好的[36]。BMC也可以考虑，但其缺乏填充缺损最佳的细胞外基质（ECM)。Hauser在2013年发现葡萄糖增生疗法也有治疗作用[37]。基于盂唇病变的类型(即部分撕裂、退行性变、钙化或完全撕裂)选择治疗方案，对于盂唇大面积完全撕裂可能就不宜应用非手术再生治疗。然而，作者已经在多个病例中使用细胞移植技术对小到中等大小的全层撕裂进行了相当有效的治疗。选用再生治疗还是外科手术切除或修复要靠医生的经验来决定。虽然理论上羊膜中含有的许多生长因子和胶原支架使其可用于上述情况的治疗中，但尚未有确切治疗益处的文献报道。

超声影像

在髋臼盂唇前缘，唇部变性和部分撕裂通常呈现低回声。撕裂可以是垂直、水平或星形外观。其他病变包括钙化、撞击型外生骨赘、盂唇增厚和黏液样变性，以及唇旁囊肿。

优选技术

1. 工具

a. 25G，2英寸针

b. 18~21G，3.5英寸针用于注射ADSC

c. 注射剂：LP-PRP、LR-PRP（RBC+）、ADSC、BMC、AMG 或以上产品的组合

2. 患者体位

a. 仰卧位

3. 探头位置

a. 探头长轴位于髋关节和盂唇上方，平行于股骨颈

4. 进针方向

a. 在平面内由内向外治疗，确认可以覆盖平面外部分

b. 或者，如果撕裂源于髋臼，可以使用从外到内的平面外方法。可以使用细胞移植技术来检查和填充撕裂，从而使关节透明软骨区域的侵入损伤最小化

5. 靶向区域

a. 髋臼盂唇

6. 特殊注意事项

a. 盂唇的血管供应均等地来自近端的骨性髋臼和覆盖远端盂唇的前关节囊。使用多普勒超声技术确保在注射期间针头避开血管和股骨头软骨

b. 尽管没有文献证实减轻关节负重对结果是否有影响，但在注射后 4~6 周，可以考虑用拐杖、NWB 和 PWB 辅助承重 2~5 天和（或）应用髋关节承重支架，如 Ossur 支架，以减轻髋关节负重

臀中肌、臀小肌和髂胫束

相关解剖学

髋关节外侧有三束重要的肌腱，最外层的是阔筋膜张肌及其髂胫束（IT），远端沿大腿外侧延伸并插入胫骨前外侧的 Gerdy 结节。臀中肌和臀小肌的肌腱位于髋部外侧 IT 束深处，并分别止于大转子的外侧和前部。臀中肌附着点的面积是相当大的，附着于 3.5cm 矩形区域的侧面上，与股骨长轴呈 37°夹角[38]。因此，肌腱前部更偏内偏下，而肌腱附着的上后部则更偏外偏上，且明显厚而结实。

所有四个区域的病变都可以识别，治疗取决于所对应的病变特征。虽然臀肌腱附着点应用 PRP 治疗有一定前景[39]，但是针刺、前瞻治疗和其他治疗才是合理的选择[40]。较大的撕裂可能需要支架或 ADSC 填充。虽然理论上羊膜或脐带中含有的许多生长因子使其可用于上述病变的治疗中，但尚未有确切治疗益处的文献报道。

超声影像

臀中肌和臀小肌在探头短轴位上最易辨认，大转子尖将前面和侧面分开（图 13.11）。准确理解之前讨论的解剖结构有助于临床医生更好地识别可治疗的肌腱病变，包括肌腱变性、部分撕裂、钙化和肌腱附着点炎，还可以看到 IT 带增厚和（或）钙化、全层撕裂和滑囊炎。

膝关节

这里，我们将介绍膝关节最常用的治疗区域，包括膝关节、股四头肌和髌腱、ACL、内外侧半月板和侧副韧带。其他可以治疗但未论述的区域包括远端腘绳肌腱、腘肌及其肌腱、后交叉韧带和鹅足肌腱。读者可以使用本章引言中的通用指南结合关于如何执行超声引导注射的手册以帮助治疗这些区域。

膝关节髌上隐窝

相关解剖及适应证

膝关节由内侧间室、外侧间室和髌股关节三部分组成。对于关节内注射，膝关节髌上囊外侧可能是成功进行关节内注射的最

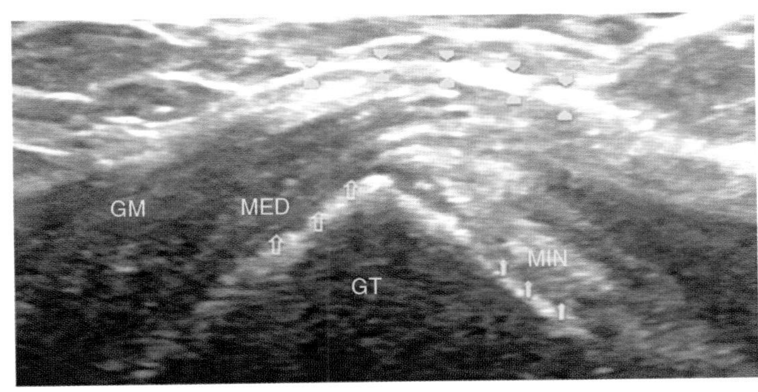

图 13.11 髋部外侧，位于股骨大转子上方的短轴切面图。宽短箭头，髂径束；实心箭头，臀小肌下囊；GM，臀大肌；GT，大转子；MED，臀中肌腱（探头各向异性时表现为低回声）；MIN，臀小肌腱；空心箭头，臀中肌下囊。

佳位置（图 13.12）[41–43]。髌上隐窝是膝关节近侧的延伸，位于较深的滑车上（或股前）脂肪垫和较浅表的髌上脂肪垫之间。

关于膝骨性 OA 的再生疗法，全球范围内发表了一些具有标志性的文献。有多项荟萃分析显示不论短期和长期，PRP 均优于传统方法，特别是在缓解疼痛和恢复功能方面，如类固醇和黏液补充剂（译者注：如关节内注射透明质酸衍生物）[44–48]。富干细胞组织，包括 BMC 和 ADSC，在 MRI 和关节镜复查中都显示可以再生软骨缺损[3–5]。虽然羊膜或脐带血制品中有许多生长因子支持对这种疾病治疗的有效性，但是没有文献报道其具体的获益情况。

超声影像

正常膝关节很难实现可视化，但出现流体时却很容易。关节内注射的关键标志是区分脂肪垫和髌上隐窝。将探头放在远端股四头肌腱的长轴上，首先在髌上和股前脂肪垫之间寻找低回声流体线（图 13.12）。找到后，切换成探头短轴，并使用针在平面内由外向内刺向流体线。如果不存在流体，可以让患者进行股四头肌收缩以使该界面可视化。如果仍然不确定，检查者可以用手指由外向内推动股骨前脂肪垫或外侧髌骨，以便在它们相互滑动时看到脂肪垫和股四头肌腱之间的界面。另一种选择是观察内侧和外侧髌旁隐窝，此处可找到代表膝关节伸展的非常表

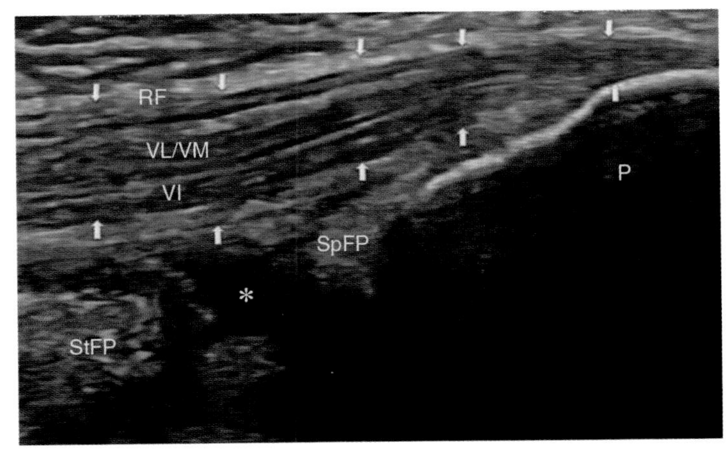

图 13.12 膝前，股四头肌腱的长轴切面。箭头，股四头肌；星号，髌上隐窝；P，髌骨；RF，股四头肌腱的股直肌腱部分；SpFP，髌上脂肪垫；StFP，滑车上脂肪垫；VI，股四头肌腱的股中间肌腱部分；VL/VM，股四头肌腱的股外侧肌和股内侧肌腱部分。

浅的薄的低回声线。通过侧向推动髌骨，使髌股关节外侧间隙的髌旁隐窝扩大（图 13.13）。靶标是关节液无回声区，注意避开髌后软骨[49]。

优选技术

1. 工具

a. 18（用于 ADSC 注射）~25G，1.5~2 英寸的针

b. 注射剂：LP-PRP，BMC，ADSC，AMG

2. 患者体位

a. 仰卧位，膝盖放在小枕头上或完全放松地伸直

3. 探头位置

a. 探头短轴位于股四头肌远端或髌旁隐窝

b. 对于髌股入路，探头短轴位，在髌股外侧关节上方以观察髌旁隐窝（图 13.13）

4. 进针方向

a. 平面内

5. 靶向区域

a. 膝关节髌上隐窝

b. 膝关节髌旁隐窝

6. 特殊注意事项

a. 在注射前先对麻醉剂进行稀释（≤0.2%利多卡因）有助于麻醉针道和确定真正的关节间隙，因为可以看到麻醉剂自外向内注入关节并消失在关节间隙中

b. 如果注入麻醉剂时脂肪垫或股四头肌腱肿胀，特别是疼痛增加，说明针不在关节间隙中，应该重新调整针的位置

c. 如果髌上隐窝难以显像，则可以使用外侧髌旁隐窝或其他技术，如内侧髌旁隐窝

股四头肌与髌腱

相关解剖及适应证

股直肌、股外侧肌、股内侧肌和股中间肌汇聚形成股四头肌腱，并插入髌骨近端。髌骨是人体内最大的籽骨。髌腱起源于髌骨远端，并附着于胫骨结节。股四头肌腱和髌腱易致部分撕裂、肌腱变性、钙化和术后瘢痕形成，在超声引导下容易诊断。病变通常涉及近端深部肌腱变性和部分撕裂，远端附着部较为少见，整个肌腱受累则更为少见。有证据支持使用 PRP 治疗上述肌腱病变[38,50,51]。

超声影像

股四头肌和髌腱开始时最好在探头长轴位观察。股四头肌腱的三层可以区分，其

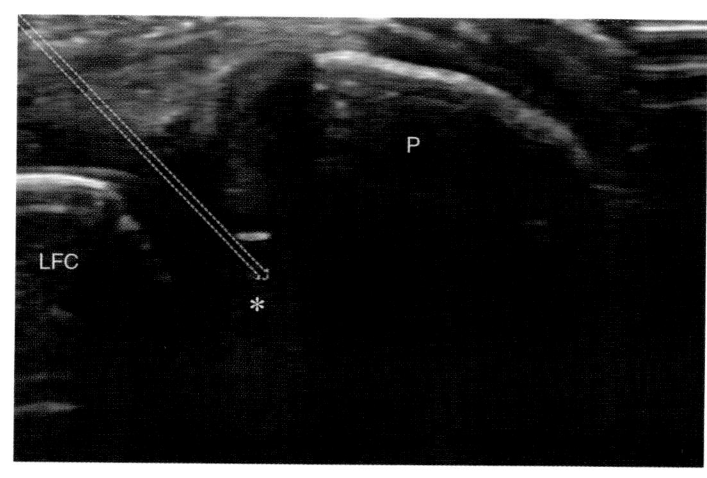

图 13.13 膝关节关节内注射的外侧入路（髌骨外侧入路）。星号，膝关节；虚线箭头，进针轨迹；LFC，股骨外侧髁；P，髌骨。

中浅层为股直肌，中间层为股内侧肌和股外侧肌，深层为股中间肌（图 13.12）。髌上隐窝位于股四头肌腱深处，而 Hoffa 脂肪垫位于髌腱深处（图 13.14）。股四头肌和髌腱肌腱变性的主要诊断标志为肥厚和低回声，可能伴有钙化、部分撕裂和附着点炎。

优选技术

1. 工具

a. 18~25G，1.5 英寸的针

b. 注射剂：PRP，ADSC，BMC，AMG

2. 患者体位

a. 仰卧位，膝盖放在成卷的毛巾或小枕头上呈屈曲 30°

3. 探头位置

a. 开始时探头以短轴位置于肌腱病损的最大面积处

b. 治疗时探头改为长轴位以确保整个立体病变区域都能得到治疗

4. 进针方向

a. 开始时平面内进针，但要确保自内向外的立体治疗

5. 靶向区域

a. 肌腱病变区

6. 特殊注意事项

a. 对肌腱穿刺注入注射剂治疗后，可考虑使用剩余的注射剂对髌腱进行水分离

前交叉韧带(ACL)

相关解剖及适应证

ACL 部分撕裂可以自愈，再生技术可能有助于加快愈合。但 ACL 完全撕裂的治疗显然是一个很大的挑战，期待未来再生技术能有用武之地。根据作者的经验，患者的检查结果和 MRI 会有不一致的情况，如 MRI 报告 ACL 为全层完全撕裂，但膝关节镜检查则经常发现只是部分撕裂。这样，这些患者就有机会接受再生药物注射治疗而不是手术韧带重建。当然，这项工作目前还处于起步阶段，全层 ACL 撕裂应该通过手术重建进行确切治疗。对猪和犬等动物模型研究发现，与单纯缝合修复相比，胶原蛋白-PRP 水凝胶增强了一期 ACL 缝合修复效果[52,53]。同样，一项人体体外研究显示 PRP 显著增加了 ACL 的细胞数量和胶原蛋白的表达[54]。

尽管在理论上羊膜或脐带血等制品中所含的众多生长因子可用于治疗 ACL 撕裂，但目前还没有相关文献支持。

超声影像

用 MRI 观察 ACL 撕裂比超声更具优越性。MRI 一旦确定 ACL 扭伤的性质和位置，就可以准确地定位 ACL 的病灶，如近端、远

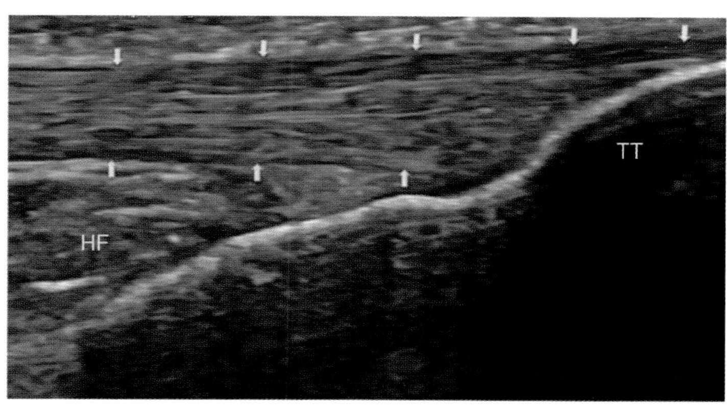

图 13.14 膝前髌腱远端超声长轴切面图。箭头，髌腱；HF，Hoffa 脂肪垫；TT，胫骨结节。

端、两端或中段等位置行靶向治疗。影像学和超声引导治疗的流程已在文献中描述[55,56]。

优选技术

1. 工具

a. 25 G,2 英寸针

b. 注射剂:PRP,ADSC 或 BMC

2. 患者体位

a. ACL 远端:仰卧位,膝关节屈曲约 90°

b. ACL 近端:膝关节倾向于伸展

3. 探头位置

a. ACL 远端:探头长轴和短轴位视图都可以。在短轴位,将光束向后下倾斜约 45°角,以找到覆盖近端胫骨的 ACL 圆形纤维。当探头垂直于 ACL 纤维时韧带表现为高回声圆球,当探头各向异性时,表现为低回声。

b. ACL 近端:探头短轴位视图显示近端 ACL 在 LFC(股骨外侧髁)内侧,于 PCL 止点的前外方向附着于髁间窝外侧壁。PCL 的起点表现为圆球状高回声,而 ACL 的起点为较薄的椭圆形。当韧带损伤时,ACL 的起点与正常时致密的外观相比显得折屈、低回声和蓬松。

4. 进针方向

a. ACL 远端:开始探头长轴位扫描韧带,针平面外刺入 ACL 止点,然后移动探头为短轴位使针的方向可以切换为平面内视图,以确保针在 ACL 内,自内向外进行治疗。

b. ACL 近端:探头短轴位的 ACL 扫描切面是确保安全到达 ACL 起点的关键,同时应避免刺入膝后神经血管束。关键的安全措施应使腘动脉可视化,并根据腘动脉的位置决定是否可以从内侧向外侧刺入,如果动脉更偏内侧,则应采取更垂直的探头短轴位。

5. 靶向区域

a. ACL 远端:靶标是 ACL 附着于胫骨上的远端止点,并向近端延伸至可以看到的位置。

b. ACL 近端:靶标是髁间窝外侧壁上的 ACL 近端起点,并向远端延伸至可以看到的位置。

6. 特殊注意事项

a. 部分撕裂的 ACL 对压力敏感。可考虑用少量麻醉剂预处理韧带注射部位以促进无痛注射。

b. 应与患者和物理治疗师一起制定具体的功能康复计划。这可能包括注射后行短期(1 周)的有限负重。也应考虑注射后 6 周内需 ACL 的临时支撑。

内侧半月板和内侧副韧带

相关解剖及适应证

内侧半月板为纤维软骨,位于内侧副韧带(MCL)的深处。在治疗膝关节内侧间室 OA 时,两者都应该进行评估,因为它们都可能导致关节线疼痛。动态超声联合移出内侧半月板的外翻应力检测有助于确定内侧支撑支架的使用,特别是确定是否允许半月板复位到关节中。在这种情况下,需治疗冠状韧带,它连接半月板并将半月板连接到胫骨,然后是短期的 NWB 和长达 6 周的内侧支架支撑。对于 MCL,大多数撕裂位于近端,且许多是隐匿性的,这意味着它们仅在液体注射或治疗前麻醉中被发现。

对于半月板,体内和体外动物研究显示,相比于缺乏血小板血浆(PPP)或单独使用水凝胶,接受明胶水凝胶和 PRP 融合治疗的兔子的组织学评分及 DNA 和 ECM 合成更高[57]。最近的体外和半月板细胞培养研究表明,10%的人血清优于 5% PRP 或 ACP[58],但以前的研究表明,最佳的半月板细胞培养生长环境是 10%~20% PRP 溶液[59];因此,人血清应与较高的 PRP 浓度来进行比较。不幸的是，并非所有的体外和动物研究都表明PRP对半月板有良性结果[60,61]。然而，BMC在改善羊急性半月板撕裂的愈合方面看起来很有前景[62,63]。ADSC具有提供结构支架、亚全能细胞和细胞巢以保护这些细胞的优点。它们在兔半月板中显示出极好的应用前景[64]，并且可以帮助在外科患者中提高同种异体半月板移植物的存活率[65]。在马中植入接种骨髓和ADSC的胶原支架，一年后可促进撕裂半月板的愈合[66]。MCL的临床数据仅限于人类的病例报道[67]，然而在兔动物模型中的研究表明PRP有利于维持良好的组织学和结构特性[68-70]。

虽然羊膜或脐带血制品中有许多生长因子可以支持两者对这种疾病的潜在用途，但缺乏有明确获益的相关报道。

超声影像

内侧半月板的超声检查在MCL的超声长轴位上显示最好(图13.15)。半月板在侧副韧带深处。MCL有两条明显的带，浅层和深层，深层附着于内侧半月板。半月板撕裂表现为无回声，而黏液样变性则一般表现为低回声。同样重要的是寻找膝关节伸展时半月板有无挤出的证据。MCL部分撕裂表现为无回声，而韧带拉伸所致损伤则表现为低回声区。

优选技术

1. 工具

a. 18(用于ADSC注射)~25G，1.5~2英寸的针

b. 注射剂：PRP，BMC，ADSC，羊膜

2. 患者体位

a. 仰卧，膝盖略微屈曲，腿向外旋转

3. 探头位置

a. 探头长轴位先在MCL上方，然后短轴位确认由前向后的治疗

4. 进针方向

a. 对于半月板治疗，优选平面外进针

b. 对于MCL，从平面内或平面外位置进针

5. 靶向区域

a. 对于内侧半月板，目标平面在MCL和内侧半月板之间，以及半月板本身的退变部分

b. 定位伴有半月板多发撕裂且突出的冠状韧带缺损是非常重要的，在治疗关节其他病损时一并刺入关节内部进行治疗

6. 特殊注意事项

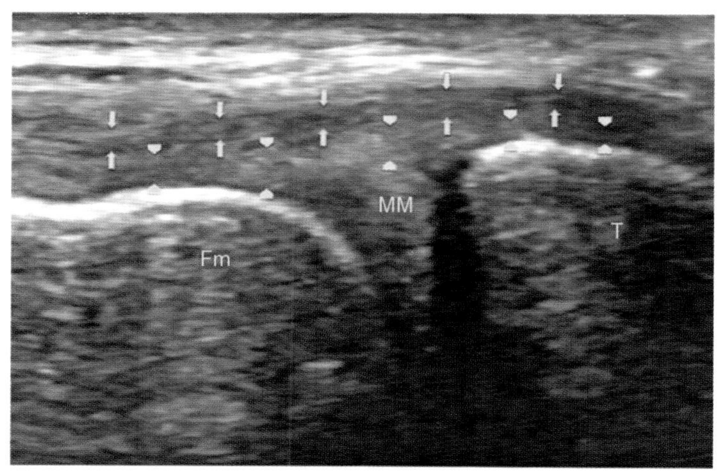

图13.15 膝内侧，膝内侧副韧带超声长轴切面图。宽短箭头，内侧副韧带深层；实心箭头，内侧副韧带浅层；Fm，股骨；MM，内侧半月板；T，胫骨。

a. 在 MCL 和内侧半月板注射时可能非常疼痛。可考虑在远端闭孔管行深部闭孔神经阻滞或内侧膝状神经阻滞

b. 多普勒超声显示内侧膝状动脉的搏动情况似乎有助于预测内侧半月板的愈合潜力

外侧半月板与外侧副韧带

相关解剖及适应证

膝外侧间室关节炎对关节再生治疗反应不佳，尤其当外侧半月板受累时。这是因为外侧半月板比内侧半月板与胫骨平台附着更为紧密。当撕裂时，它更容易受到剪切应力的影响，使得用再生疗法治疗和愈合更加困难。如果半月板是盘状、严重撕裂、不稳定、截断和显著地挤压，即使对周围起静态和动态稳定作用的韧带组织进行精心护理，再生技术的预测性也很小。如内侧间室和内侧半月板所讨论的那样，在关节和（或）半月板治疗后进行外侧卸载支撑是明智的，以避免横跨关节的过度剪切力。与内侧关节间室一样，建议在半月板治疗前评估膝外侧动脉的搏动性。

评估膝关节外侧的主要韧带是纤维侧副韧带（FCL），也称为“外侧副韧带”（LCL）（图 13.16）。附着点病变、钙化和部分撕裂可以用超声鉴定和治疗，通常先用增殖疗法或 PRP。

请参阅内侧半月板和内侧副韧带部分，了解可应用于外侧间室、半月板和侧副韧带的治疗建议。

踝关节

在这里，我们介绍踝关节最常用的治疗区域，包括胫距关节、胫后肌腱、距下关节、距腓前韧带（ATFL）、跟腓韧带和胫腓前下韧带（AITFL）。可以治疗但未论述的其他区域包括腓骨长短肌腱、胫骨前肌、屈趾肌腱和屈拇肌腱。所有这些肌腱的治疗在理论上与胫后肌腱相似。可以使用本章导言中的通用指南，结合参考如何超声引导注射治疗的手册。

胫距关节

相关解剖及适应证

胫距关节内注射的有效途径是胫骨前肌腱深处和 ATFL 深部踝关节的前外侧沟（图 13.17）。必须小心避免针尖刺到软骨。如果在站立位 X 线片上注意到胫距关节的显著内翻或外翻畸形，则应考虑通过后跟垫楔形垫块、穿定制的矫形鞋或一段时间的 NWB 进行去负载。

与单纯行内翻踝关节 OA 的微骨折治

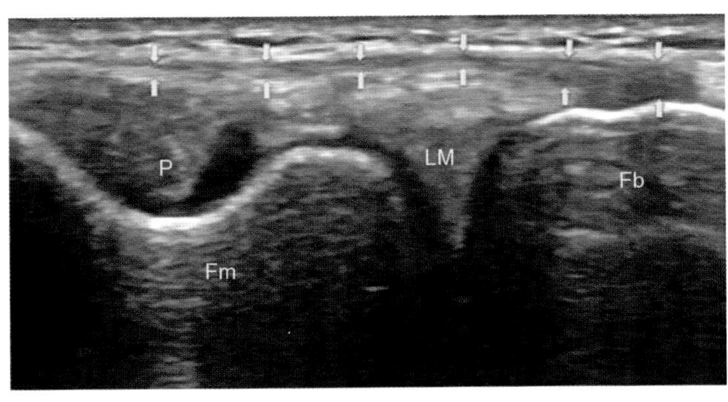

图 13.16　膝关节外侧，外侧副韧带超声长轴切面图。箭头，外侧副韧带；Fb，腓骨；Fm，股骨；LM，外侧半月板；P，腘肌腱。

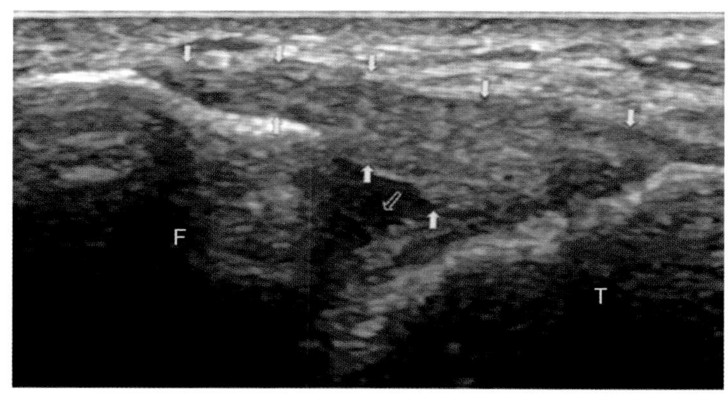

图 13.17 踝关节外侧超声长轴切面图。箭头，距腓前韧带(ATFL)；F，腓骨；空心箭头，踝关节；T，距骨。

疗[71,72]相比，生物力学重排和 ADSC 注射可改善疗效。在接受踝关节镜下清理 OA 伴距骨软骨病变的患者中，骨髓源性细胞的使用也是有益的[73]。毫不奇怪，在本研究中 OA 的早期阶段和 BMI 较低的患者可以获得更好的疗效。

优选技术

1. 工具

a. 20~25G，1.5 英寸的针

b. 注射剂：LP-PRP，BMC，ADSC，AMG

2. 患者体位

a. 仰卧，前入路

b. 侧卧，外踝向上行 ATFL 下技术，在胫骨远端下垫枕头或支撑物，便于踝关节旋后以扩张胫距关节外侧间隙

3. 探头位置

a. 对于前入路，探头长轴位于胫距关节上方

b. 对于侧向隐窝，探头长轴位于 ATFL 上方(图 13.16)

4. 进针方向

a. 平面内或平面外

5. 靶向区域

a. 覆盖胫距关节的前脂肪垫深处的关节腔内

b. ATFL 视角的 ATFL 深处

6. 特殊注意事项

a. 远端至近端穿刺时应小心谨慎，远离距骨穹顶软骨操作避免刺入

b. 由于前路手术有损伤距骨透明软骨的风险，作者首选的是 ATFL 下技术

c. 与其他承重关节一样，可以考虑 NWB 到 PWB 的周期

胫后肌腱

相关解剖及适应证

当慢性扁平足患者中有胫后肌腱(PTT)变性和部分撕裂时，其治疗位置通常在舟骨止点或靠近端处。当治疗 PTT 的部分撕裂时，作者建议先行几天 NWB，然后再行 7~14 天 PWB，具体取决于损伤的严重程度。此外，根据生物力学失调的严重程度，建议先在靴子内进行足弓支撑，持续治疗 2 周，然后在鞋内行足弓支撑，甚至用定制矫形器行永久性治疗。

优选技术

1. 工具

a. 20~25G，1.5 英寸的针

b. 注射剂：PRP，ADSC，羊膜和 BMC

2. 患者体位

a. 仰卧，膝盖略微弯曲，下肢外旋

3. 探头位置

a. PTT 上的探头短轴和长轴位视图，覆盖肌腱病变的最大区域

4. 进针方向

a. 在平面外将针刺入肌腱，然后在平面内看进针长度和深度

5. 靶向区域

a. PTT 的病变区域

b. 将剩余的注射液注入腱鞘中

6. 特殊注意事项

a. 对于长期过载的肌腱，术后康复方案进行去负荷是必要的

b. 在某些情况下，肌腱内的钙化会引起疼痛，如果钙化不太大，可以用 Tenex 装置去除

距下关节

相关解剖及适应证

作者认为距下关节的入路点最好是在外侧间隙。腓骨肌腱正好位于跟腓韧带(CFL；一个探头的宽度)的远端，向下跨过跟骨，允许进入距下关节[74]。最好采用远端到近端、平面外的入路，将探头保持在 CFL 的平面内，CFL 的长轴一般仅是一个探头的宽度。

优选技术

1. 工具

a. 20~25G，1.5 英寸的针

b. 注射剂：LP-PRP，BMC，ADSC

2. 患者体位

a. 侧卧，患侧踝关节向上

3. 探头位置

a. 平面内 CFL，CFL 的长轴一般仅是一个探头的宽度

4. 进针方向

a. 平面外从远侧到近侧

5. 靶向区域

a. 外侧距下关节

6. 特殊注意事项

a. 避免刺入腓骨肌腱，并使用多普勒以确保关节内注射

距腓前韧带(ATFL)，跟腓韧带(CFL)和胫腓前下韧带(AITFL)

相关解剖及适应证

如果上述介绍的韧带在伤后 6~12 周没有完全愈合，应考虑治疗。对于高水平运动员来说，所需等待时间可能更短。ATFL 对再生治疗反应良好，可以完全愈合(图 13.18A，B)。然而，值得特别注意的是，与伴有或不伴有 CFL 扭伤的 ATFL 相比，高位踝关节扭伤通常需要两倍的时间才能愈合(译者注：高位踝关节扭伤，即胫腓联合韧带损伤，是踝关节部位维系胫骨和腓骨的一处或多处韧带损伤)。如果踝关节踝穴位(译者注：踝关节的内外侧关节间隙完全相等，比普通的正位片更容易评价踝关节的复位情况)X 线检查显示下胫腓联合增宽超过 1mm，或超声下动态应力测试 AITFL 严重不稳定，则应延迟再生治疗，转而行下胫腓联合螺钉手术治疗以稳定踝关节位置关系。

超声影像

这些韧带的扭伤或撕裂在超声下动态应力测试中表现为低回声，部分增厚或完全撕裂，伴有韧带松弛(图 13.18A)。慢性愈合不良可表现为“韧带病”，类似于肌腱变性，伴有增厚、低回声和钙化。

优选技术

1. 工具

a. 25G，1.5 英寸的针

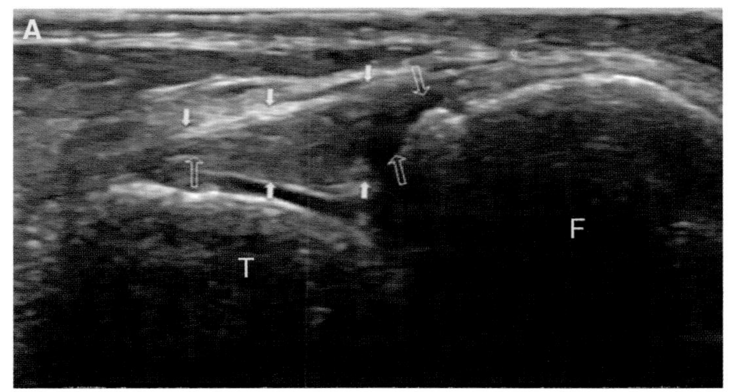

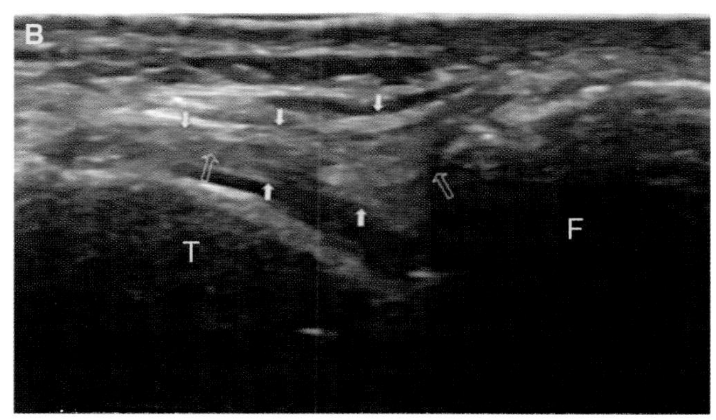

图 13.18 (A)前胫腓韧带撕裂。实心箭头,前胫腓韧带;F,腓骨;空心箭头,部分撕裂;T,距骨。(B)前胫腓韧带治疗后。实心箭头,前胫腓韧带;F,腓骨;空心箭头,撕裂愈合;T,距骨。

b. 注射剂:PRP,BMC,LA,AMG

2. 患者体位

a. 侧卧

b. 患侧踝关节向上

3. 探头和针的位置

a. ATFL

i)探头长轴位于 ATFL 上方,针从远端到近端平面内刺入

b. CFL

i)探头长轴位于 CFL 上方,针在平面内由浅到深刺入

c. AITFL

i)探头长轴位于 AITFL 上方,针在平面外刺入

4. 靶向区域

a. 每处韧带撕裂和(或)瘢痕组织

b. 在治疗 ATFL 和 AITFL 时考虑将部分注射液注射到胫距关节或远端胫腓关节中

跟腱

相关解剖及适应证

跟腱是腓骨三头肌的止点,附着于跟骨后部,在其深部有 Kager 脂肪垫(图 13.19)。跟腱的治疗根据肌腱病变的位置而不同:分为中段或止点。跟腱中段的治疗旨在治愈组织间隙的部分撕裂,这在手术的麻醉期间很容易辨认,有助于医生确定肌腱的哪一部分损伤并制定相应的治疗计划。对于附着点肌腱钙化病,在没有 Haglund 畸形的情况下再生疗法可能更为有效。因为这种畸形会引起跟腱深层纤维在跟骨处的撞击,发生跟骨后滑囊炎。

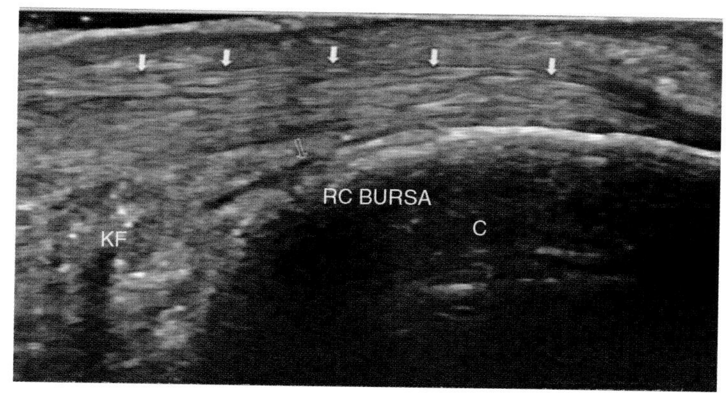

图 13.19　跟腱超声长轴切面图。箭头，跟腱；C，跟骨；KF，Kager 脂肪垫；空心箭头，跟骨后滑囊。

超声影像

跟腱中段肌腱变性的标志是肌腱梭形增厚、间质低回声变化和潜在的新生血管形成。麻醉期间的诊断性腱鞘造影对于明确定位典型的多发性肌腱撕裂是至关重要的。肌腱变性的特征是止点的低回声增厚，常伴有高回声钙化。超声触诊是决定哪个部位最有症状的关键。严重的炎性跟骨后滑囊炎和(或)跟腱前滑囊炎可能会降低再生技术的有效性。

优选技术

1. 工具

a. 25G，1.5~2 英寸的针

b. 注射剂

i)中段：PRP[75,76]，BMC，羊膜

ii)止点：超声引导下针肌腱切断术，并用 Tenex 工具或更大的针清除钙化，随后用 PRP、LA、羊膜或 BMC

2. 患者体位

a. 俯卧位，跟腱向上

b. 脚踝放在枕头或长枕上

3. 探头位置

a. 从肌腱的长轴开始，以确定肌腱病变的区域

b. 在病变的最大区域转向短轴，并在此位置开始注射

c. 在治疗期间切换回长轴以确保整个病变区域的立体治疗

4. 进针方向

a. 从平面内开始，在肌腱的短轴位视图中，从内侧到外侧避开腓肠神经。由内到外、由浅到深地治疗病变。在肌腱的长轴位视图中重新成像，并由近到远地治疗病变，确保所有病变都能得到全面立体的治疗

5. 靶向区域

a. 肌腱中段：在腱鞘造影探查病变时发现的各种肌腱撕裂都应该是治疗靶标，且均需要大剂量注射

b. 肌腱附着止点：远端跟腱的钙化、肌腱撕裂和变性，以及跟骨后滑囊也可能需要治疗。建议在注射再生物质之前清除钙化物

6. 特殊注意事项

a. 在使用注射液进行肌腱开窗术后，考虑使用剩余的注射液对跟腱进行水分离

b. 腓肠神经刚好位于跟腱近侧 4cm 处的跟腱外侧，注射时应注意避开。建议在注射再生物质之前清除钙化物

c. 建议踮脚时同时使用双侧脚跟，穿靴子和 PWB 以卸载肌腱负荷

足部

本节我们介绍足部最常用的治疗区域，包括足底筋膜和跖趾关节(MTP)。其他可以治疗但未介绍的区域包括足底板、趾伸肌腱(即EHL和EDL)、跟舟韧带（又称弹簧韧带)、跖骨骨折以及足部的所有其他小关节。读者可以使用本章导言中的通用指南结合超声引导注射的手册以帮助治疗这些区域。

足底筋膜

相关解剖及适应证

足底筋膜是一种类似肌腱的结构，附着于足底跟骨的内外侧，容易出现筋膜变性和撕裂。如果经2~3个月的适当保守治疗效果欠佳，包括采用Alfredson方案行腓肠肌-比目鱼肌和软组织松解术，可以考虑再生干预。迄今为止，最全面研究的治疗手段是使用Tenex工具进行超声引导经皮筋膜切开术。然而，有证据表明葡萄糖增生疗法和PRP注射也可以缓解疼痛[77,78]。

虽然理论上羊膜中含有的许多生长因子使其可用于该病症的治疗中，但尚未有确切治疗益处的文献报道。

超声影像

足底筋膜炎包括筋膜增厚(大于0.5cm)，低回声变化，以及潜在的高回声钙化和瘢痕组织。在麻醉时行腱鞘造影，可以看到筋膜撕裂无回声并随流体而波动。

优选技术

1. 工具

a. 20~25G，1.5~2英寸的针

b. 注射剂：PRP，ADSC，BMC，AMG

2. 患者体位

a. 患者仰卧，腿部外旋，膝盖弯曲，脚放在枕头上，脚踝内侧向上

b. 更换位置：患者俯卧，脚踝用枕头支撑，以便针在平面内由近到远注射入病变组织

3. 探头位置

a. 足底筋膜短轴位视图，从脚后跟内侧进针

b. 更换足底入路：从近端到远端(或从远端到近端)的长轴位入路

4. 进针方向

a. 平面内治疗足底筋膜炎

5. 靶向区域

a. 对病变部位中的所有瘢痕组织和钙化点进行清创，然后应用再生注射剂浸润局部撕裂位置

6. 特殊注意事项

a. 强烈建议在内踝近3~4cm处行胫神经阻滞(以确保其内侧跟骨支也被麻醉)，以使患者在治疗操作过程中感到舒适，否则会非常痛苦

b. 推荐用CAM步行机卸载筋膜负荷1~2周

跖趾(MTP)关节

相关解剖及适应证

MTP关节可能受到OA的影响，并且第一MTP是最常受累部位，称为“拇趾强直”。第二MTP在MTP OA中受累次之。IP关节可能也会受牵连，但不太常见，并且很可能在创伤后疼痛时发生。

超声影像

最好在长轴位上观察MTP关节(图13.20)。超声常见的发现包括背侧骨赘、关节

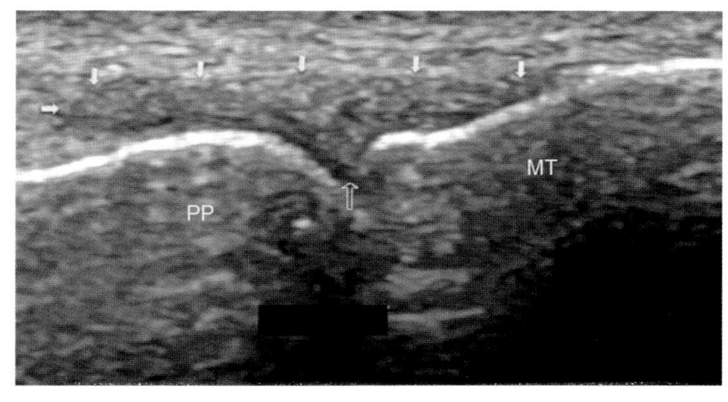

图 13.20 第一趾背侧，跖趾关节超声长轴切面图。实心箭头，MTP 关节囊；MT，跖骨；空心箭头，MTP 关节间隙；PP，近端趾骨。

间隙狭窄和积液。如果有临床症状，可考虑对背侧小骨赘进行经皮清创术。

优选技术

1. 工具

a. 25~30G，1~1.5 英寸的针

b. 注射剂：LP-PRP，BMC。虽然透明软骨的所有再生治疗都有帮助，但作者发现透明质酸黏液补充剂在轻中度第一 MTP OA 中治疗效果较好

2. 患者体位

a.仰卧，膝盖弯曲，足平放在桌子上

3. 探头位置

a. MTP 探头长轴位

4. 进针方向

a. 平面外

5. 靶向区域

a. 关节间隙

6. 特殊注意事项

a. 避开跖骨头软骨

b. 如果怀疑有粘连性关节囊发炎，首先应考虑容积膨胀以松解第一 MTP 关节的粘连

c. MTP 或 IP 关节中注射超过 0.5~1mL 的注射剂会加剧注射后持续疼痛的风险，建议咨询相关专家

（苗胜 雷星 译 宋岳 吴昊 校）

参考文献

1. Malanga G, Mautner K. *Atlas of ultrasound guided injection*. New York: McGraw-Hill Education 2014.
2. Cavallo C, Filardo G, Mariani E, et al. Comparison of platelet-rich plasma formulations for cartilage healing: an *in vitro* study. *J Bone Joint Surg Am*. 2014;96(5):423–429.
3. Bornes TD, Adesida AB, Jomha NM. Mesenchymal stem cells in the treatment of traumatic articular cartilage defects: a comprehensive review. *Arthritis Res Ther*. 2014;16(5):432.
4. Vega A, Martín-Ferrero MA, Del Canto F, et al. Treatment of knee osteoarthritis with allogeneic bone marrow mesenchymal stem cells: arandomized controlled trial. *Transplantation*. 2015;99(8):1681–1690.
5. Michalek J, Moster R, Lukac L, et al. Autologous adipose tissue-derived stromal vascular fraction cells application in patients with osteoarthritis. *Cell Transplant*. 2015. Jan 20. doi: 10.3727/096368915X686760. [Epub ahead of print]
6. Arirachakaran A, Sukthuayat A, Sisayanarane T, et al.. Platelet-rich plasma versus autologous blood versus steroid injection in lateral epicondylitis: systematic review and network meta-analysis. *J Orthop Traumatol*. 2016;17(2):101–112.
7. Murray DJ, Javed S, Jain N, et al. Platelet-rich-plasma injections in treating lateral epicondylosis: a review of the recent evidence. *J Hand Microsurg*. 2015;7(2):320–325.
8. Fitzpatrick J, Bulsara M, Zheng MH. Effectiveness of platelet-rich plasma in the treatment of tendinopathy: response. *Am J Sports Med*. 2016;44(10):NP55–NP56. doi:10.1371/journal.pone.0121713.

9. Anitua E, Zalduendo M, Troya M, et al. Leukocyte inclusion within a platelet rich plasma-derived fibrin scaffold stimulates a more pro-inflammatory environment and alters fibrin properties. *PLOS ONE*. 2015;10(3):e0121713.
10. Kobayashi Y, Saita Y, Nishio H, et al. Leukocyte concentration and composition in platelet-rich plasma (PRP) influences the growth factor and protease concentrations. *J Orthop Sci*. 2016;21(5):683–689.
11. Hankemeier S, Hurschler C, Zeichen J, et al. Bone marrow stromal cells in a liquid fibrin matrix improve the healing process of patellar tendon window defects. *Tissue Eng Part A*. 2009;15(5):1019–1030.
12. Zanon G, Combi F, Combi A, et al. Platelet-rich plasma in the treatment of acute hamstring injuries in professional football players. *Joints*. 2016;4(1):17–23.
13. Cianforlini M, Mattioli-Belmonte M, Manzotti S, et al. Effect of platelet rich plasma concentration on skeletal muscle regeneration: an experimental study. *J Biol Regul Homeost Agents*. 2015;29(4 Suppl):47–55.
14. Hamid MS, Mohamed Ali MR, Yusof A, et al. Platelet-rich plasma injections for the treatment of hamstring injuries: a randomized controlled trial. *Am J Sports Med.* 2014;42(10):2410–2418.
15. Mazzocca AD, McCarthy MB, Chowaniec DM, et al. The positive effects of different platelet-rich plasma methods on human muscle, bone, and tendon cells. *Am J Sports Med*. 2012;40(8):1742–1749.
16. Lee DH, Ryu KJ, Kim JW, Kang KC, Choi YR. Bone marrow aspirate concentrate and platelet-rich plasma enhanced bone healing in distraction osteogenesis of the tibia. *Clin Orthop Relat Res*. 2014;472(12):3789–3797.
17. Akram M, Irshad M, Farooqi FM, et al. Role of injecting bone marrow aspiration injection in treating delayed union and non-union. *J Pak Med Assoc*. 2014;64(12 Suppl 2):S154–S158.
18. Sugaya H, Mishima H, Aoto K, et al. Percutaneous autologous concentrated bone marrow grafting in the treatment for nonunion. *Eur J Orthop Surg Traumatol*. 2014;24(5):671–678.
19. Desai P, Hasan SM, Zambrana L, et al. Bone mesenchymal stem cells with growth factors successfully treat nonunions and delayed unions. *HSS J*. 2015;11(2):104–111.
20. Malhotra R, Kumar V, Garg B, et al. Role of autologous platelet-rich plasma in treatment of long-bone nonunions: a prospective study. *Musculoskelet Surg*. 2015;99(3):243–248.
21. Golos J, Walinski T, Piekarczyk P, Kwiatkowski K. Results of the use of platelet rich plasma in the treatment of delayed union of long bones. *Ortop Traumatol Rehabil*. 2014;16(4):397–406.
22. Gunay S, Candan H, Yılmaz R, et al. The efficacy of platelet-rich plasma in the treatment of rib fractures. *Thorac Cardiovasc Surg*. 2016 May 5. [Epub ahead of print].
23. Daif ET. Effect of autologous platelet-rich plasma on bone regeneration in mandibular fractures. *Dent Traumatol*. 2013;29(5):399–403.
24. Le Nail LR, Stanovici J, Fournier J, et al. Percutaneous grafting with bone marrow autologous concentrate for open tibia fractures: analysis of forty three cases and literature review. *Int Orthop*. 2014;38(9):1845–1853.
25. Crass JR, Craig EV, Feinberg SB. The hyperextended internal rotation view in rotator cuff ultrasonography. *J Clin Ultrasound*. 1987;15(6): 416–420.
26. Jacobson J. *Fundamentals of musculoskeletal ultrasound*. 2nd ed. Philadelphia, PA: Saunders; 2013.
27. Wesner M, Defreitas T, Bredy H, et al. A pilot study evaluating the effectiveness of platelet-rich plasma therapy for treating degenerative tendinopathies: a randomized control trial with synchronous observational cohort. *PLOS ONE*. 2016;11(2):e0147842.
28. Jo CH, Shin JS, Lee YG, et al. Platelet-rich plasma for arthroscopic repair of large to massive rotator cuff tears: a randomized, single-blind, parallel-group trial. *Am J Sports Med*. 2013;41(10):2240–2248.
29. Vavken P, Sadoghi P, Palmer M, et al. Platelet-rich plasma reduces retear rates after arthroscopic repair of small- and medium-sized rotator cuff tears but is not cost-effective. *Am J Sports Med*. 2015;43(12):3071–3076.
30. Morag Y, Jamadar DA, Miller B, et al. The subscapularis: anatomy, injury, and imaging. *Skeletal Radiol*. 2011;40(3):255–269.
31. Ibrahim VM, Groah SL, Libin A, et al. Use of platelet rich plasma for the treatment of bicipital tendinopathy in spinal cord injury: a pilot study. *Top Spinal Cord Inj Rehabil*. 2012;18(1):77–78.
32. Nazarian LN, McShane JM, Ciccotti MG, et al. Dynamic US of the anterior band of the ulnar collateral ligament of the elbow in asymptomatic major league baseball pitchers. *Radiology*. 2003;227(1):149–154.
33. Battaglia M, Guaraldi F, Vannini F, et al. Efficacy of ultrasound-guided intra-articular injections

of platelet-rich plasma versus hyaluronic acid for hip osteoarthritis. *Orthopedics*. 2013;36(12): e1501–e1508.

34. Sánchez M, Guadilla J, Fiz N, Andia I. Ultrasound-guided platelet-rich plasma injections for the treatment of osteoarthritis of the hip. *Rheumatology (Oxford)*. 2012;51(1):144–150.
35. Dallari D, Stagni C, Rani N, et al. Ultrasound-guided injection of platelet-rich plasma and hyaluronic acid, separately and in combination, for hip osteoarthritis: a randomized controlled study. *Am J Sports Med*. 2016;44(3):664–671.
36. Gordon A, Karam C, Blatz D, et al. administration of platelet rich plasma to hip labral tears reduces pain and improves function. Presented at the Annual Meeting of the Association of Academic Physiatrists on March 12, 2015, March 10–14, 2015.
37. Hauser RA, Orlofsky A. Regenerative injection therapy (prolotherapy) for hip labrum lesions: rational and retrospective study. *The Open Rehab J*. 2013;6:59–68.
38. Robertson WJ, Gardner MJ, Barker JU, et al. Anatomy and dimensions of the gluteus medius tendon insertion. *Arthroscopy*. 2008;24(2): 130–136.
39. Mautner K, Colberg RE, Malanga G, et al. Outcomes after ultrasound-guided platelet-rich plasma injections for chronic tendinopathy: a multicenter, retrospective review. *PM R*. 2013;5(3):169–175.
40. Housner JA, Jacobson JA, Misko R. Sonographically guided percutaneous needle tenotomy for the treatment of chronic tendinosis. *J Ultrasound Med*. 2009;28(9):1187–1192.
41. Curtiss HM, Finnoff JT, Peck E, et al. Accuracy of ultrasound-guided and palpation-guided knee injections by an experienced and less-experienced injector using a superolateral approach: a cadaveric study. *PM&R*. 2011;3(6):507–515.
42. Sibbet WL, Peisajovich A, Michael AA, et al. Does sonographic needle guidance affect the clinical outcome of intraarticlular injections. *J Rheum*. 2009; 36(9):1892–1902.
43. Bum Park Y, Ah Choi W, Kim YK, et al. Accuracy of blind versus ultrasound guided suprapatellar bursal injection. *Journal of Clinical Ultrasound*. 2012;40(1):20–25.
44. Xie X, Zhang C, Tuan RS. Biology of platelet-rich plasma and its clinical application in cartilage repair. *Arthritis Res Ther*. 2014;16(1):204. doi:10.1186/ar4493.
45. Filardo G, Kon E, Roffi A, et al. Platelet-rich plasma: why intra-articular? A systematic review of preclinical studies and clinical evidence on PRP for joint degeneration. *Knee Surg Sports Traumatol Arthrosc*. 2015;23(9):2459–2474.
46. Gobbi A, Lad D, Karnatzikos G. The effects of repeated intra-articular PRP injections on clinical outcomes of early knee osteoarthritis of the knee. *Knee Surg Sports Traumatol Arthrosc*. 2015;23(8):2170–2177.
47. Raeissadat SA, Rayegani SM, Hassanabadi H, et al. Knee osteoarthritis injection choices: platelet-rich plasma (PRP) versus hyaluronic acid (A one-year randomized clinical trial). *Clin Med Insights Arthritis Musculoskelet Disord*. 2015;8:1–8.
48. Campbell KA, Saltzman BM, Mascarenhas R, et al. Does intra-articular platelet-rich plasma injection provide clinically superior outcomes compared with other therapies in the treatment of knee osteoarthritis? A systematic review of overlapping meta-analyses. *Arthroscopy*. 2015;31(11):2213–2221.
49. Jackson DW, Evans NA, Thomas BM. Accuracy of needle placement into the intra-articular space of the knee. *J Bone Joint Surg Am*. 2002;84-A(9):1522–1527.
50. Horst J. The efficacy of platelet-rich plasma injection in the treatment of patellar tendinopathy. School of Physician Assistant Studies. Paper 485; 2014.
51. Pascual-Garrido C, Rolón A, Makino A. Treatment of chronic patellar tendinopathy with autologous bone marrow stem cells: a 5-year-followup. *Stem Cells Int*. 2012;2012. doi:10.1155/2012/953510.
52. Murray MM, Spindler KP, Abreu E, et al. Collagen-platelet rich plasma hydrogel enhances primary repair of the porcine anterior cruciate ligament. *J Orthop Res*. 2007;25(1):81–91.
53. Murray MM, Spindler KP, Devin C, et al. Use of a collagen-platelet rich plasma scaffold to stimulate healing of a central defect in the canine ACL. *J Orthop Res*. 2006;24(4):820–830.
54. Fallouh L, Nakagawa K, Sasho T, et al. Effects of autologous platelet-rich plasma on cell viability and collagen synthesis in injured human anterior cruciate ligament. *J Bone Joint Surg Am*. 2010;92(18):2909–2916.
55. Smith J, Hackel JG, Khan U, et al. Sonographically guided anterior cruciate ligament injection: technique and validation. *PM R*. 2015;7(7):736–745.
56. Centeno CJ, Pitts J, Al-Sayegh H, Freeman MD. Anterior cruciate ligament tears treated with percutaneous injection of autologous bone marrow nucleated cells: a case series. *J Pain Res*. 2015;8:437–447.
57. Ishida K, Kuroda R, Miwa M, et al. The regenerative effects of platelet-rich plasma on meniscal cells *in vitro* and its *in vivo* application with biodegradable gelatin hydrogel. *Tissue Eng*. 2007;13(5):1103–1112.
58. Freymann U, Metzlaff S, Krüger JP, et al. Effect of

human serum and 2 different types of platelet concentrates on human meniscus cell migration, proliferation, and matrix formation. *Arthroscopy*. 2016;32(6):1106–1116.

59. Gonzales VK, de Mulder EL, de Boer T, et al. Platelet-rich plasma can replace fetal bovine serum in human meniscus cell cultures. *Tissue Eng Part C Methods*. 2013;19(11):892–899.
60. Lee HR, Shon OJ, Park SI, et al. PRP increases the levels of catabolic molecules and cellular dedifferentiation in the meniscus of a rabbit model. *Int J Mol Sci*. 2016;17(1):120. doi:10.3390/ijms17010120.
61. Shin KH, Lee H, Kang S, et al. Effect of leukocyte-rich and platelet-rich plasma on healing of a horizontal medial meniscus tear in a rabbit model. *Biomed Res Int*. 2015;2015:179756. doi:10.1155/2015/179756.
62. Duygulu F, Demirel M, Atalan G, et al. Effects of intra-articular administration of autologous bone-marrow aspirate on healing of full-thickness meniscal tear: an experimental study on sheep. *Acta Orthop Traumatol Turc*. 2012;46(1):61–67.
63. Desando G, Giavaresi G, Cavallo C, et al. Autologous bone-marrow concentrate in a sheep model of osteoarthritis: new perspectives for cartilage and meniscus repair. *Tissue Eng Part C Methods*. 2016;22(6):608–619.
64. Toratani T, Nakase J, Numata H, et al. Scaffold-free tissue-engineered allogenic adipose-derived stem cells promote meniscal healing. *Arthroscopy*. 2017;33(2):346–354.
65. Nordberg RC, Charoenpanich A, Vaughn CE, et al. Enhanced cellular infiltration of human adipose-derived stem cells in allograft menisci using a needle-punch method. *J Orthop Surg Res*. 2016;11(1):132. doi:10.1186/s13018-016-0467-x.
66. González-Fernández ML, Pérez-Castrillo S, Sánchez-Lázaro JA, et al. Assessment of regeneration in meniscal lesions by use of mesenchymal stem cells derived from equine bone marrow and adipose tissue. *Am J Vet Res*. 2016;77(7):779–788.
67. Eirale C, Mauri E, Hamilton B. Use of platelet rich plasma in an isolated complete medial collateral ligament lesion in a professional football (soccer) player: a case report. *Asian J Sports Med*. 2013;4(2):158–162.
68. Yoshioka T, Kanamori A, Washio T, et al. The effects of plasma rich in growth factors (PRGF-Endoret) on healing of medial collateral ligament of the knee. *Knee Surg Sports Traumatol Arthrosc*. 2013;21(8):1763–1769.
69. Hildebrand KA, Woo SL, Smith DW, et al. The effects of platelet-derived growth factor-BB on healing of the rabbit medial collateral ligament. An *in vivo* study. *Am J Sports Med*. 1998;26(4):549–554.
70. Batten ML, Hansen JC, Dahners LE. Influence of dosage and timing of application of platelet-derived growth factor on early healing of the rat medial collateral ligament. *J Orthop Res*. 1996;14(5):736–741.
71. Kim YS, Lee M, Koh YG. Additional mesenchymal stem-cell injection improves the outcomes of marrow stimulation combined with supramalleolar osteotomy in varus ankle osteoarthritis: short-term clinical results with second-look arthroscopic evaluation. *J Exp Orthop*. 2016;3(1):12. doi:10.1186/s40634-016-0048-2.
72. Kim YS, Koh YG. Injection of mesenchymal stem cells as a supplementary strategy of marrow stimulation improves cartilage regeneration after lateral sliding calcaneal osteotomy for varus ankle osteoarthritis: clinical and second-look arthroscopic results. *Arthroscopy*. 2016;32(5):878–889.
73. Buda R, Castagnini F, Cavallo M, et al. "One-step" bone marrow-derived cells transplantation and joint debridement for osteochondral lesions of the talus in ankle osteoarthritis: clinical and radiological outcomes at 36 months. *Arch Orthop Trauma Surg*. 2016;136(1):107–116.
74. Smith J, Finnoff JT, Henning PT, Turner NS. Accuracy of sonographically guided posterior subtalar joint injections: comparison of 3 techniques. *J Ultrasound Med*. 2009;28(11):1549–1557.
75. Monto RR. Platelet rich plasma treatment for chronic Achilles tendinosis. *Foot Ankle Int*. 2012;33(5):379–385.
76. Gaweda K, Tarczynska M, Krzyzanowski W. Treatment of Achilles tendinopathy with platelet-rich plasma. *Int J Sports Med*. 2010;31(8):577–583.
77. Kim E, Lee JH. Autologous platelet-rich plasma versus dextrose prolotherapy for the treatment of chronic recalcitrant plantar fasciitis. *PM R*. 2014;6(2):152–158.
78. Monto RR. Platelet-rich plasma efficacy versus corticosteroid injection treatment for chronic severe plantar fasciitis. *Foot Ankle Int*. 2014;35(4):313–318.

第 14 章

再生疗法后物理治疗的注意事项

Angela T. Gordon, Kwang Han

再生医学技术在骨科治疗中越来越常见，物理治疗普遍认为是骨科损伤后治疗的重要环节，在再生疗法后物理治疗也同样重要。物理治疗需与时俱进，不断更新，寻求不同再生疗法，比如增生疗法和富血小板血浆（PRP）术后最佳的治疗方式。

增生疗法或 PRP 术后最佳的参数现在仍有争议，实际上现在没有足够的文献涉及再生医学的康复过程。因此，需要更多再生医学康复的研究发表。根据目前的研究和我们的临床经验，我们提出了不同再生疗法术后的康复治疗原则以及方法。

什么是增生疗法？

增生疗法是通过诱导新的细胞扩增以修复缺损结构的方法。核心是通过数次注射，将少量溶液注入疼痛的肌腱或韧带位置及其相邻的关节区域[1,2]。增生疗法大多涉及在腱骨结合部通过注射溶液来诱导炎症反应。

增生疗法是一种刺激再生的治疗，可应用于多处疼痛部位如腱骨止点、肌腱韧带疼痛触发点和相邻关节腔的注射疗法[3,4]。注射后可诱导产生生长因子，刺激细胞和组织的增生。最常用的溶液是基于右旋葡萄糖的药剂，其他溶液在文献中也有报道。右旋葡萄糖被证实可以增加细胞蛋白合成、DNA 合成、细胞体积和数量扩增。这最终可导致韧带体积增加、肌腱肥大、腱骨结合增强和软骨缺损修复。右旋葡萄糖在广泛的浓度范围内都可诱导再生。

增生疗法导致受伤区域短暂的炎症反应，介导身体机能修复该区域。针刺导致的微小损伤可刺激组织启动炎症反应。这将激活纤维细胞活化合成胶原及纤维连接组织。增生疗法在慢性肌肉骨骼问题上被证实可有效增强肌腱韧带的功能[1,3-5]。

什么是富血小板血浆？

富血小板血浆（PRP）疗法是一种将一定浓度血浆注射到特定组织的增生疗法。血浆包含一定数量和浓度的血小板，含有 3~5 倍的生长因子[6-8]。血浆还包含蛋白质、细胞因子以及其他诱发和调节伤口愈合的生物活性分子[6,9]。

PRP 可全面促进骨重塑、扩增、血管重塑、血管新生、炎症、血凝和细胞分化。细胞因子和其他从 PRP 中释放的生物活性因子也可影响代谢过程，如细胞的扩增、细胞趋化、血管新生、细胞分化、基因表达和细胞外基质产生[8,10,11]。

干细胞治疗

20世纪初期开始已经有“成体干细胞”的使用[3]。可用做增生液体使用的成体干细胞主要是“间充质干细胞”(MSC)。MSC在全身存在，可替代死亡细胞，修复受损组织。它们可在骨髓和脂肪组织中提取获得。MSC有分化成骨、软骨、脂肪、肌腱、肌肉等各种组织的能力[3]。

在运动医学中应用再生治疗的注意事项

PRP在运动医学中广泛使用。其中最常用来治疗慢性肌腱炎，比如网球肘、跟腱炎和髌腱炎[8]。PRP在急性损伤的治疗方面也有尝试，如肌肉肌腱劳损或部分撕裂。一些研究显示，可以通过对骨-腱交界区域的血运重建改善膝关节的稳定性，而其他研究则表明，由于创伤后关节内存在纤溶酶，该方法在受损关节中没有修复效果[8,12]。

急、慢性条件下的愈合过程

在愈合的不同阶段，增生疗法和PRP疗法发挥着不同的作用。基于不同组织的特性，再生的结果各不相同。注射后的康复治疗依赖于靶向组织的自身条件。物理治疗师需要知道靶向组织的条件和预期的结果。修复的不同阶段(急性或慢性)也是重建过程需要考虑的另一个重要因素。

肌腱-腱细胞

提高肌腱的康复对医疗团队来说是一个挑战。在过去的20年，慢性肌腱疼痛的术语从“肌腱炎”变为“肌腱变性”再到慢性肌腱病[13,14]。多种不同的疗法被应用于慢性肌腱病的治疗中来诱导组织的修复。慢性肌腱病患者导致疼痛的其他因素包括神经出芽或重新分布[13]。

肌腱退变是多种炎症因子，如P物质和基质金属蛋白酶(MMP)介导的长期的主动反应。血管内皮生长因子(VEGF)是由巨噬细胞产生的，诱导慢性肌腱病的血管新生和神经支配。

肌腱纤维细胞和腱细胞组成了肌腱90%~95%的细胞结构，可以在炎症阶段受到细胞因子和生长因子的刺激进行扩增。肌腱还包括一小部分软骨细胞、滑膜细胞和血管细胞。I型胶原占肌腱干重的65%~80%，弹性蛋白占干重的2%[15]。

肌腱将应力从肌肉传导到骨骼上，并吸收多余的应力防止肌肉的损伤。应力应变曲线(图14.1)显示了肌腱最大的形变范围。应

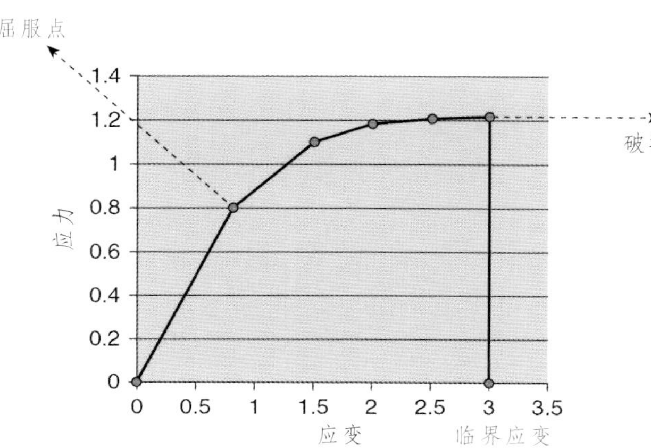

图14.1 应力-应变曲线。肌腱和韧带将首先在曲线起点开始变直，然后胶原纤维将在曲线的线性区域沿着机械载荷的方向伸展，最后在屈服点达到生理极限。如果应变继续持续，则组织将达到破坏点，发生不可逆的变形。

力和负荷在肌腱断裂和肌腱病中扮演了重要的角色。无法适应负荷将导致细胞因子的释放。反复的机械应力增加了细胞因子的水平，导致 MMP 释放刺激细胞外基质的退变，最终导致肌腱病[15]。

最近的文献显示，肌肉收缩协调性的丧失将增加肌肉拉伸缩短周期(SSC)的频率，最终导致肌腱受到额外的张力。肌腱复合体周围的肌肉必须保持正常，这是肌腱病康复的关键[16,17]。

"机械传导"是指身体将机械载荷传导成细胞反应的过程[18,19]。作为物理治疗师，需要理解骨骼通过负荷增加其力量和粗细的概念，以及内耳将声波转换为可沿听觉神经传导的动作电位的过程[18-20]。

这个理念决定了为什么在肌腱受伤后不能长期的固定。力学刺激，比如主动活动范围(AROM)和锻炼，有助于细胞的反应，以增加蛋白的合成，利于组织修复。在肌腱内部，肌腱细胞是力学的感受器。超负荷将增加炎性细胞因子的表达，生理负荷可维持基质的稳态，有利于肌腱细胞的扩增和基质的产生。过小的负荷将减少数种 ECM 蛋白的表达，包括胶原蛋白[19]。因此，我们认为经常、持续和适度的负荷可以产生有助于组织稳态和修复的细胞反应[19]。

韧带–纤维细胞

韧带是连接肌肉骨骼系统中两块或两块以上骨的致密纤维结缔组织条带。它们可以在大小、形状、方向和位置上发生变化。关节连接处具有广泛的运动范围和功能，主要在静态和正常运动范围内稳定关节。韧带可对局部和全身的影响做出反应。韧带损伤是非常常见的，它会破坏关节活动和稳定性之间的平衡。由于组织松弛和应力的增加，韧带损伤还会导致关节复合体内部和周围的其他结构损伤[21]。在脊柱中，韧带中的机械感受器提供本体感觉和运动感觉，并可能因损伤而失效。

韧带由水、胶原蛋白和氨基酸组成。I 型胶原占韧带干重的 75%。另外 25%由蛋白聚糖、弹性蛋白和糖蛋白组成[21]。成纤维细胞位于胶原纤维之间，维持韧带的细胞外基质。

当施加拉力时，韧带通过卷曲胶原纤维以非线性的方式变形。随着张力的增加，纤维逐渐伸长，直到所有的纤维都变直。这使得韧带结构在承受载荷时变得越来越硬[21]。韧带遵循与肌腱相同的蠕变原理(见图 14.1)。

脊柱韧带，如髂腰椎韧带没有充足的血液供应。脊柱中的动脉分布是这样的：来自前椎管的营养动脉向前供应大多数椎体中央的血供。较大的分支伴随神经根或脊髓节段，供应神经根和脊柱的血供。髂腰椎韧带由腰骶干和髂内动脉供应。当损伤发生时，需要加强脊韧带的血液供应和营养，以确保愈合[22]。

当韧带受伤时，重建阶段可能需要几个月到几年的时间才能结束。持续的组织合成和降解使韧带逐步适应以变得更有功能，但也有可能因不当的负荷导致组织降解和修复失败。重塑的韧带组织在形态学和生物力学上均低于正常韧带，可导致韧带的松弛[21]。损伤的韧带组织表现为蛋白聚糖、胶原蛋白、未成熟胶原交联、细胞连接的改变，以及血管增多、神经支配改变和基质不完全溶解。

增生疗法已用于各种韧带愈合。促炎症反应可增强愈合，包括成纤维细胞和毛细血管增生以及生长因子的刺激，已被证明与增生疗法有关。生长因子，如碱性成纤维细胞生长因子(bFGF)和血小板源性生长因子(PDGF)是韧带愈合过程所需的。增生疗法的临床研究结果显示，韧带的强度、质量和细胞外基质均有所增加[21]。增生疗法已经应用于脊柱、骨盆和关节周围韧带的治疗，以增强其稳定性。

肌肉-成肌细胞

肌肉拉伤是运动员在训练和比赛中最容易漏诊的损伤[6]。最常损伤的肌肉群包括下肢的腘绳肌、腓肠肌和股四头肌。根据受伤的严重程度，运动员在受伤后最多可缺席6周的体育活动。

肌肉损伤遵循与身体其他部位相同的三阶段愈合过程，愈合反应取决于组织的血管密度。骨骼肌细胞的增殖分化和肌卫星细胞的活化是骨骼肌愈合的特征。新的前体细胞分化形成肌结节。许多生长因子在肌肉再生中起作用。PDGF在肌肉再生过程中调节成肌细胞增殖，增加成肌细胞。

PRP已被证明可以减少肌肉损伤引起的疼痛和肿胀，并将恢复时间缩短一半[9]。其他研究也提出了对诱导肌肉纤维化愈合反应的关注。纤维化治疗的副作用是转化生长因子β(TGF-β)在PRP注入后的高表达。这种纤维化愈合可提高再损伤的发生率，必须在PRP疗法之前加以考虑。

软骨-软骨细胞

关节软骨损伤可由运动损伤、创伤或老化引起。可导致骨关节炎(OA)、软骨下骨组织坏死等更为严重的病理变化。透明关节软骨由于缺乏血液供应，几乎没有自我修复的能力。因此，即使是对关节的轻微损伤，也可能导致渐进性损伤或关节退行性变。软骨的退化主要是由于软骨细胞的活性由活跃到分解代谢的改变所致。这种活性的改变导致软骨下骨硬化、水肿和滑膜炎症[10,23]。

最终将导致软骨损失和软骨下骨负荷的增加，也就是OA。在OA中，不同基质金属蛋白酶(MMP)和细胞因子在该退行性过程中的作用已经得到研究，如白细胞介素-1(IL-1)和肿瘤坏死因子(TNF)。研究结果证实了OA病理环境下的促炎症条件，支持血管化软骨下区可能增加细胞因子和MMP的合成，从而导致邻近软骨降解的观点[24]。实验证实，在OA软骨的表面区域内软骨细胞在类似的位置产生IL-1、TNF和6种不同的MMP(1、2、3、8、9、13)，这支持了细胞因子-MMP关联是导致自身原位软骨细胞和软骨退变的原因[25]。

PRP通过生长因子的释放，特别是TGF-β，在软骨细胞上调和软骨基质合成中发挥作用。通过启动Ⅱ型胶原合成与降低软骨退化，TGF-β被认为是软骨细胞合成代谢的体外刺激剂，关节内注射有助于增加骨形成[10]。这种生长因子有助于促进骨髓基质细胞向损伤部位的迁移。TGF-β1也刺激细胞增殖和成软骨分化，持续释放的TGF-β1在成软骨分化的过程中必不可少。

关节软骨细胞生活在一个动态的环境中，在关节生理负荷时不同的力量可调节基因表达的反应。动态、循环的压缩和流体压力可上调ECM蛋白的转录和翻译，而静态的压力可下调其转录和翻译。MSC可对细胞和化学信号起反应，能够分化成软骨细胞等间充质组织，从而进行软骨修复[26]。

骨-软骨细胞/骨细胞

骨折和应力性骨折是几种可能发生的骨伤类型之一。一般来说，骨愈合需要12周的时间来进行完全的骨重建。

一旦发生骨折线上断裂的血管被破坏，血液就会在断裂的两端之间流向髓腔，迅速凝固形成血栓，由此产生的坏死物质会引发强烈的炎症反应。血肿作为纤维蛋白支架和修复细胞发挥功能的环境。MSC从纤维蛋白凝块中的活化血小板中招募，并分化为成纤维细胞、软骨细胞和（或）成骨细胞，为软骨或骨生成纤维组织基质[27]。

然而，在某些情况下，特别是在糖尿病等慢性病患者中，PRP 用于骨愈合被证明反而会影响成骨细胞、破骨细胞和间充质骨干细胞的活性。PRP 刺激的生长因子可以刺激破骨细胞的形成，有助于骨的生长和重塑[3,15]。

康复原则

修复过程

为了恰当地评估和治疗使用再生疗法的患者，我们必须知道并理解愈合修复的三个阶段（图 14.2）：

- 第一阶段——炎症/破坏阶段；
- 第二阶段——扩增/修复阶段；
- 第三阶段——基质形成/重塑/成熟阶段。

炎症阶段

损伤发生后的前 3~5 天为炎症阶段。这个阶段也可以持续 2 周[28]。炎症期的目的是包裹和消除受损的组织，使机体能够愈合。这种反应包括血流增加、血管通透性增加以及液体、蛋白质和白细胞的迁移。

炎症的四个症状是：发红、发热、肿胀和疼痛。发红是小血管扩张引起的，发热是小血管扩张引起的血流量增加，肿胀是血管外液体的积聚，而疼痛与肿胀和化学介质（缓激肽、组胺、血清素和前列腺素）释放导致的组织形变有关。血浆负责释放这些介质及凝血因子、补体蛋白和纤溶系统[18]。

在修复阶段，复杂的修复过程需要加以重视。组织的休息对于液体交换的通透性是很重要的。这将为该区域带来巨噬细胞、细胞分化和成体干细胞（MSC）。吞噬细胞被招募到这个区域，它可以消灭细菌、清除组织空间中的碎片和死亡细胞，从而开始修复过程。血小板也被刺激聚集和分泌生长因子、细胞因子和止血因子[29]。血小板释放组胺和血清素，增加毛细血管的通透性。

典型的肌肉修复第一阶段为：肌肉“撕裂”发生后肌原纤维撕裂成为坏死组织，部分坏死组织被“防火门”隔离开，几小时内收缩带被新的肌纤维膜封闭两端。破裂的肌纤维收缩，撕裂的空隙被血肿填充。这种损伤可引起快速的炎症细胞反应。血小板是一种悬浮在血浆中的特殊细胞成分，是受伤部位最早形成血栓进行止血的细胞之一[31]。

炎症期的康复直接与损伤、炎症的程度及组织的类型相关。因此，应尊重修复的自然过程，选择适当的治疗技术。

扩增阶段

一旦初始的炎症期结束，扩增阶段于伤后第 2~5 天开始，最长可持续 8 周[28]。在这个阶段，任何能够增殖的细胞都会再生。细胞再生的速度和复杂性各不相同。

血小板和巨噬细胞是修复过程中的调节细胞，它们触发生物活性因子的释放，包括对组织修复中细胞和基质的增殖至关重要的生长因子。这些生长因子，如 PDGF 为具有调节作用的蛋白，可招募成纤维细胞到损伤部位，在伤口内成纤维细胞可合成胶原[32]。因此，血小板在修复过程中也可能调控纤维蛋白的沉积、纤维的增生和血管新生。

在这个阶段，新的胶原蛋白开始形成。新的胶原纤维以杂乱的瘢痕形式出现（松散的结缔组织结构）。这种瘢痕是由密集的胶原蛋白构成的。因此新组织很脆弱，过度活动容易受到损伤。然而根据戴维斯定律，类似于骨组织的沃尔夫定律，软组织修复受到机械张力的影响（图 14.3）。这适用于纤维性

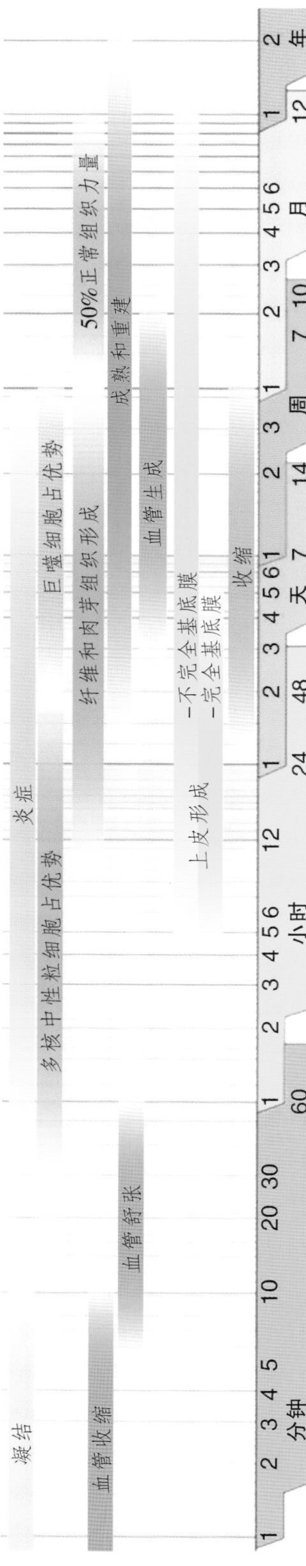

图 14.2 修复阶段。[Source: Adapted from Ref.(30). Medical Gallery of Mikael Haggstrom. Wiki Journal of Medicine. 2014;1(2). doi:10.15347/wjm/2014.008.]

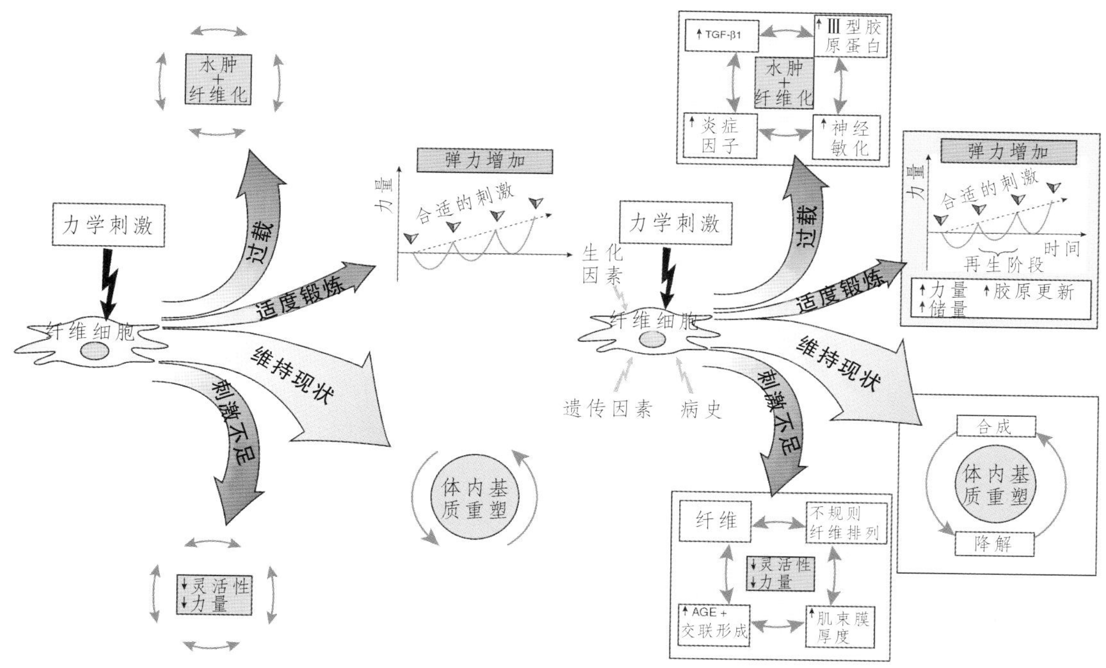

图 14.3　戴维斯法则图示。超载和负荷不足将导致组织强度的损失。适当的组织刺激可诱导组织强度的增加。(Source: www.fascialnet.com)

胶原的结缔组织,如韧带、肌腱、筋膜等。

以肌肉损伤为例:血液中的单核细胞发挥吞噬作用清除坏死组织。肌源性储备细胞和卫星细胞被激活并开始修复破裂的肌纤维[29]。首先定向卫星细胞开始分化成成肌细胞。接着未分化的卫星干细胞在 24 小时内开始增殖,然后促进成肌细胞的形成,同时通过不对称细胞分裂提供新的卫星细胞,为以后再生做准备。成肌细胞起源于定向和卫星干细胞,然后在几天内融合形成肌管。5~6 天后"撕裂"的坏死组织部分被再生的肌纤维所取代。损伤部位也可通过内生毛细血管网在损伤的 3 天后出芽生长实现再血管化[31]。卫星细胞产生生长因子,如胰岛素样生长因子-1(IGF-1)、bFGF、表皮生长因子(EGF)、肝细胞生长因子(HGF)和 TGF-β1,可能会影响成肌细胞和肌肉干细胞的增殖和分化[29]。

在修复的增殖阶段,康复方案在选择适当的运动方式时应考虑到这些原则。组织的完全制动休息是禁止的,这只会让杂乱的致密瘢痕继续形成。允许患者受伤部位主动的活动并逐渐开始抗阻力活动,将有助于胶原蛋白的重塑,形成更有规则的结构。这种有组织的胶原蛋白会变得更强,更像天然的组织。几周后,方案可从同心圆运动进展到偏心运动,开始拉长新生组织并修复肌腱或肌肉。脊柱和关节周围的韧带组织不适合偏心负荷,因为这些组织通常试图自然"收缩",以帮助支撑有功能障碍的区域。

重塑阶段

组织继续重塑、增强和改善其细胞结构组织。新形成的胶原较少,但胶原纤维的结构增加,它们之间的结合更强。胶原纤维的交联和缩短逐渐促进了紧致坚硬的瘢痕形成[28]。胶原纤维最终的聚集、定向排列也发生在这个阶段。适当的张力成为关键，因为新的胶原蛋白必须沿着张力的方向，以最好地适应功能所需的负荷。组织重塑何时结束还不清楚，可能需要数月至数年才能完成。

在这一阶段的方案可以进行额外的功能活动，患者可进行增强性训练，恢复体育运动。炎症、疼痛和刺激都已停止，应进一步增强对活动的耐受性，使患者恢复正常的功能。

康复方案

再生医学技术被应用于不同的组织，带来不同的结果。目前文献提供了PRP注射后使用的方案，但没有区分组织类型或针对某一特定的组织[33-35]。再生医学技术包括使用增生疗法、PRP和干细胞，可针对肌腱、韧带、肌肉、骨骼和软骨等多种组织。再生治疗常与经皮穿刺肌腱切开术和瘢痕组织清除术相结合。可以治疗从急性到慢性的各种复杂病理情况。所有这些都是患者在进行康复治疗时需要考虑的因素。本章概述了每种组织类型的注意事项和相关的康复方案。由于缺乏基于证据的再生医学康复研究，这些方案是根据临床经验和我们对组织愈合原理的认识所制订的。

肌腱

多项研究结果表明，肌腱损伤后的长期固定可减少肌腱的水分和蛋白多糖含量，增加胶原的交联（表14.1）。这可能导致肌腱的萎缩、低代谢和血管化。机械负荷对肌腱愈合过程中肌腱细胞的分化和增殖有重要影响。然而，过度负荷可诱导腱细胞分化为脂肪细胞、软骨细胞和骨细胞，从而抑制肌腱的愈合过程。它对理解渐增负荷对于增强成纤维细胞的增殖、胶原蛋白的合成和胶原蛋白的重新排列以提高肌腱的强度和加速愈合这一概念非常重要[8]。

在愈合的急性炎症期后，适当的拉伸和早期活动可增加胶原蛋白的合成、改善纤维的排列，从而形成更高的拉伸强度。在增殖和重塑阶段，如果胶原蛋白处于无应力状态，其组织将变得杂乱无章，比正常应力状态下的胶原蛋白更弱。DNA含量、蛋白质合成和细胞增殖在这一阶段反复出现。

在肌腱行再生治疗后，建议休息3~5天保护肌腱以进行移植或注射。一般来说不鼓励固定。几天后，建议进行早期运动以开始愈合过程和胶原蛋白的合成。对组织的反复负荷是必要的，以使新的胶原组织能够形成正常结果，并使组织在最初的炎症期后具有适当的强度。应注意避免组织负荷过载。非甾体抗炎药（NSAID）也应该避免超过6周，因为文献已经证明其对肌腱的长期愈合有害[15]。

在最初的炎症阶段之后，康复方案应符合戴维斯定律的原则。低负荷的机械应力可以通过等距、同心和最终偏心的活动进行。应注意不同患者和组织的耐受性。偏心负荷对肌腱愈合和新组织重塑至关重要[14,16]。在进行增强训练和体育特定训练之前，应施加偏心负荷。由于愈合和组织重塑的原则，在注射后4~6周应谨慎使用偏心活动。早期的偏心活动将导致愈合过程的中断，并使再生治疗的任何潜在效果荡然无存。

一旦偏心活动开始，建议重复进行3×15次，每天1~2次，持续12周，以使组织发生足够的变化[14]。文献中关于偏心运动如何改善肌腱病变的机制仍存在争议。目前的文献表明，神经肌肉输出的变化、肌肉肌腱单位（MTU）的刚度增加和肌肉力量的增加改变了长度张力曲线。也有临床提示，不适当的肌肉功能将导致肌腱张力改变，相关的肌肉

表 14.1　增生疗法/PRP 注射后的肌腱

总体目标		
• 控制疼痛和炎症 • 恢复正常的力量和耐力 • 恢复正常 ROM • 达到最佳的功能水平 • 实现患者个人目标 临床应用： • 外上髁炎 • 跟腱附着点病变 • 足底筋膜炎 • 膝关节肌腱病 • 如果经皮穿刺肌腱切开术与 PRP 联合进行，那么在前 3 天可以非负重或保护性负重		
炎性期	第 0~3 天	指南： • 不使用非甾体抗炎药 • 组织完全休息，可能需要固定 • AROM
增生期 I	第 4~14 天	指南： • 相对休息——逐渐完全负重 • 6 周内不使用非甾体抗炎药 • 增加对 ADL 的耐受性 • 纠正关节周围的生物力学功能障碍

增生期 I 的目标：	
• 控制疼痛和炎症 • 促进组织愈合 • 恢复组织活动能力 • 教育患者并改善姿势 • 延缓瘢痕组织形成 • 从 AROM 逐渐增加到抵抗 ROM • 促进肌肉收缩/恢复肌肉平衡 • 获得完整 ROM • 改善平衡和本体感受 • 避免高速度、高强度的运动 • 避免运动后疼痛	
治疗	锻炼
评估（注射后 1 周）	评估动力学链
手册	被动 ROM 纠正相关关节功能障碍的生物力学 如同所示伸展 Ⅰ/Ⅱ期关节疼痛和肿胀控制后 2 周开始活动
力量	单平面 AROM 进展到抵抗 ROM 不要在 2 周内过度承载压力
心血管	开始对侧肢体的有氧运动，反之亦然

（待续）

表 14.1 （续）

模式		根据需要控制注射后疼痛
增生期Ⅱ	2~8 周	指南： • 全负重 • 6 周内不使用非甾体抗炎药 • 在第 3~4 周开始渐进式偏心力量锻炼 • 在实现完整 ROM 之前，避免开始偏心锻炼
手册		锻炼 可以在第 2 周开始软组织技术 将摩擦按摩转移到受影响部位 关节活动Ⅲ，Ⅳ用于增加关节活动度，按指示保持囊平衡、拉伸和运动范围 矫正相邻关节生物力学
力量		第 3~4 周逐渐从同心抵抗运动过渡到偏心运动 同心运动的重量逐渐增加 2 周后开始本体平衡感觉活动
进阶标准： • 全 ROM • 活动后无疼痛 • 无痛，5/5 静态力量		
重建期：	操作后 6~8 周开始	指南： • 返回运动阶段 • 通常每周复查
重建期的目标： • 表现出良好的偏心控制 • 展示对称的本体感受 • 多平面活动中的动态控制		
治疗		练习
手册		根据关节动力学的需要 根据需要拉伸
力量		在此阶段完成所有功能运动，无单平面运动 增强训练 进展到高速/强化活动 重返体育运动
重返体育运动条件： • 无痛 • 疼痛不超过 24 小时 • 良好的多平面动态控制活动 • 医生批准		

ADL：日常生活活动；AROM，主动活动范围；PRP：富血小板血浆；ROM，运动范围。

康复与偏心运动是必要的[16]。

在这种偏心运动中,肌肉向运动范围的末端伸展。然后肌肉延长停止,肌腱经历一个拉伸缩短周期(SSC)。如果肌肉无力或协调性差，就会出现一种停止-开始的偏心收缩,Rees 等人将其定义为力的波动。在给定的动作中,力的波动使肌腱暴露在更频繁的 SSC 中。神经肌肉协调问题可能使肌腱在单一功能运动如步行或跑步中重复进行 SSC。SSC 的频率越高，越会影响肌腱的磨损率，并最终影响肌腱的修复能力。这可能与肌腱病的发展和进程有关[16]。

一般跟腱康复指南是：

- 初始保护阶段为 0~7 天
- 初始强度阶段 3~7 天
- 同心强度阶段 7 天至 2~4 周(取决于进程和医生)
- 偏心阶段 2~4 周或 6 周(取决于进程和患者耐受性)
- 增强训练/重返运动阶段 6~8 周

在重返运动之前,物理治疗师应与医生商议以进行功能测试。功能测试有多种选择:功能运动屏幕(FMS)、选择性功能运动评估(SFMA)、体育运动指标(AMI)、单足跳跃测试和着陆误差评分系统(LESS)。从一般的全运动链评估到具体的局部评估,有许多可供选择的方法。用一种功能性的方法来评估运动员，尤其是运动员的全面活动是明智的。

修复肌腱的重要组成部分：

- 炎症期(注射后 3~5 天)
  - 红细胞和中性粒细胞进入
  - 单核细胞和巨噬细胞在损伤部位主导坏死物质的吞噬
  - 细胞迁移至该部位,Ⅲ型胶原合成启动
- Ⅲ型胶原的增殖阶段
  - Ⅲ型胶原合成的最高峰
  - 含水率和葡萄糖胺聚糖保持在较高水平
- 重塑阶段(6 周)
  - 细胞数量减少,胶原蛋白和葡萄糖胺聚糖合成减少
  - 肌腱细胞代谢保持高水平,胶原纤维沿应力方向排列
  - Ⅰ型胶原合成
  - 1 年内纤维组织逐渐形成瘢痕样肌腱

韧带

许多韧带的愈合开始于损伤或压力消除之后。一些韧带由于其自身的环境,愈合的潜力很小,例如,前交叉韧带(表 14.2)。一般来说,韧带的愈合遵循与肌腱相同的三阶段愈合过程。韧带损伤导致关节的固定和滑膜的粘连,随着胶原合成的减少及胶原降解的增加,胶原纤维紊乱程度增大。因此不鼓励进行固定。韧带组织负荷的减少改变了基质的更换。新合成的基质组织减少导致组织刚度和强度下降。长时间的固定会降低韧带中的含水量和糖胺聚糖。当韧带的负荷降低时,整体质量和强度也会降低[21]。

因此,对于大多数韧带损伤,对受伤关节加以保护以给予韧带某种支撑力,允许其在可控制的范围内活动。软组织损伤早期可控的活动已显示出有益的结果。损伤后早期进行组织的活动可使细胞活性和组织质量增加,基质组织得以改善,胶原蛋白的含量得以正常化。

愈合韧带的重要组成部分：

- 急性炎症期
  - 血液在损伤部位聚集
  - 血小板与基质相互作用形成血凝块

表 14.2 增生疗法/PRP 注射后的韧带

总体目标		
• 控制疼痛和炎症 • 恢复正常的力量和耐力 • 恢复正常活动范围 • 达到最佳的功能水平 • 实现患者个人目标		
临床应用： • 关节周边韧带 • 腱骨交界区		
炎性期	第 0~3 天	指南： • 不用非甾体抗炎药 • 组织的完全休息 • 主动活动范围
增生阶段 I	第 4~14 天	指南： • 教育患者并恢复姿势 • 4~6 周不用非甾体抗炎药 • 增加对日常活动的耐受性 • 纠正关节周围的生物力学功能障碍
增生第一阶段的目标： • 控制疼痛和炎症 • 促进组织愈合 • 恢复组织活动能力 • 从主动活动逐渐增加到负荷下活动 • 促进肌肉收缩/恢复肌肉平衡		
治疗		锻炼
评估(注射后 1 周内)		评估运动链
手册		被动活动 关节活动 Ⅰ/Ⅱ 用于疼痛和肿胀控制，Ⅲ/Ⅳ 用于恢复关节活动能力 纠正关节的生物力学错误 按指导拉伸
力量		2 周后从单平面主动运动到抗阻力活动 2 周内不要给组织施加过大的压力
心血管		开始从相反区域有氧，然后交替
形式		根据术后疼痛情况进行控制
增生阶段 Ⅱ	第 2~8 周	指南： • 完全承重 • 最长 4~6 周不使用 NSAID • 渐进式强度计划，在第 3 周开始本体感受活动和关节负荷活动

(待续)

表14.2 增生疗法/PRP注射后的韧带(续)

增生第二阶段目标： • 获得完全的活动 • 改善平衡和本体感受 • 避免高速度、高强度的运动 • 避免运动后疼痛		
治疗		锻炼
手册		可以在第2周开始软组织技术 将摩擦按摩转移到受影响的部位 关节活动Ⅲ,Ⅳ用于增加关节活动度 按指示进行拉伸和被动活动 矫正相邻关节的生物力学
力量		进行同心抵抗练习 第3周本体感觉活动和闭合动力学链活动 同心活动的重量逐渐增加 2周后开始本体平衡感觉活动
进阶标准 • 完全的活动范围 • 活动后无疼痛 • 无痛,5/5静态力量		
重塑阶段：	术后第6~8周开始	指南： • 重返体育运动 • 每周一次预约复查
重塑阶段的目标： • 偏心控制良好 • 展示对称的本体感觉 • 多平面活动的动态控制		
治疗		锻炼
手册		根据关节运动学的需要 根据需要拉伸
力量		所有功能活动都在这个阶段,没有单一的平面运动 增强运动培训 进展到高速度/高强度活动 重返体育运动
重返体育运动的条件： • 无痛苦 • 疼痛持续时间不超过24小时 • 具有良好的多平面动态控制能力 • 医生批准		

NSAID：非甾体抗炎药。

  ○ 血小板-富纤维蛋白的血凝块释放生长因子
  ○ 中性粒细胞、单核细胞等免疫细胞迁移到该区域
  ○ 成纤维细胞被招募到损伤区
- 增殖阶段
  ○ 免疫细胞释放各种生长因子和细胞因子
  ○ 成纤维细胞开始沉积各种胶原组织
  ○ 血管、脂肪细胞、成纤维细胞和炎症细胞形成瘢痕组织
  ○ 胶原整齐排列
- 重塑期
  ○ 胶原成熟
  ○ 组织基质开始类似于正常的韧带组织
  ○ 持续长达一年

肌肉

肌肉损伤可分为三级:一级肌纤维撕裂少,肿胀小,肌力损失小;Ⅱ级肌肉损伤程度较大,部分肌肉丧失力量,活动受限;Ⅲ级是一段肌肉完全撕裂并丧失肌肉功能(表14.3)。骨骼肌再生的特点是前体细胞的增殖和分化。生长因子在肌肉再生过程中起着重要作用。由于愈合和纤维化的相互竞争,肌肉组织是否完全恢复到以前的水平仍值得怀疑[6,9]。

再生注射后要修复肌肉组织,损伤的阶段必须是一个重要的考虑因素。如果增生疗法或PRP用于慢性阶段,那么治疗方案就会短得多,加速修复更快。如果在原发性损伤的急性期进行增生治疗或PRP治疗,则应考虑采用保守的康复方法。这是由于肌肉组织在愈合的急性期将经历广泛的修复过程。在急性期和增殖期必须注意不要过多牵拉新生组织，保持适度的活动以避免瘢痕的形成。在损伤后3~4周的重塑阶段,应力增大作用于愈合组织,以帮助胶原纤维重塑和规则排列。完整的肌肉长度和伸展性应该是临床医生关注的目标,以尽可能多地恢复原始肌肉组织的力量[9]。

对于大多数下肢肌肉损伤,偏心训练将是康复过程中不可缺少的一部分。偏心负荷已被证明在组织重塑、胶原重组、胶原合成速率增加和改善肌肉收缩的协调性方面是有效的[16,17,36]。

大多数情况下,在4周的时候就可以开始进行偏心训练。这一阶段有可能会造成疼痛,理疗师应该小心谨慎,以缓慢渐进的负荷方式进行偏心训练。偏心运动可以提高肌肉的力量，应该在增强训练/特定体育活动之前进行。在开始偏心运动前,应使肌肉组织恢复全长。

肌肉愈合的重要组成部分:
- 炎症期
  ○ 血凝块形成
  ○ 局部血小板脱颗粒
  ○ 疼痛、肿胀、发红和局部温度升高
  ○ 招募卫星肌肉细胞和干细胞
- 增殖期
  ○ 成纤维细胞合成瘢痕组织
  ○ 毛细管新生
- 重塑期
  ○ 胶原重塑
  ○ 肌肉组织再生

软骨:干细胞治疗

在20世纪90年代早期,研究发现成体MSC的存在,被称为“非定向祖细胞”,在结缔组织修复中起着积极的作用(表14.4)。1991年,Caplan首次将这些细胞标记为“间充质”干细胞(MSC),因为它们具有向间充

表 14.3　增生疗法/PRP 注射后的肌肉

总体目标		
• 控制疼痛和炎症 • 恢复正常的力量和耐力 • 恢复正常活动范围 • 达到最佳的功能水平 • 实现患者个人目标 临床应用： • 肌肉相关问题		
炎性期 I	1 周内	指南： • 不用非甾体抗炎药 • 组织完全休息，但不制动
增生期 II	第 1~8 周	指南： • 4~6 周不用非甾体抗炎药 • 增加对日常活动的耐受性 • 纠正关节周围的生物力学功能障碍 • 避免高速度、高强度的运动 • 避免运动后疼痛
增生期 II 的目标： • 控制疼痛和炎症 • 促进组织愈合 • 恢复组织活动能力 • 教育患者并改善姿势 • 延缓瘢痕组织形成 • 从主动活动逐渐增加到负荷下活动 • 促进肌肉收缩/恢复肌肉平衡 • 在第 3 周开始组织重塑的偏心肌肉收缩 • 改善平衡和本体感受		
治疗		锻炼
评估(注射后 1 周内)		评估运动链
手册		被动活动 力量 相关关节制动 纠正关节的生物力学错误
力量		2 周后从单平面主动运动过渡到抗阻力活动 1~2 周等张活动 2 周之前不要给组织施加过大的压力 在第 3 周如果活动范围恢复则开始偏心运动
心血管		开始从相反区域有氧，然后交替
形式		根据术后疼痛情况进行控制

（待续）

表 14.3 增生疗法/PRP 注射后的肌肉(续)

进阶标准		
• 完全的活动范围		
• 活动后无疼痛		
• 无痛的 5/5 级肌力		
重塑期Ⅲ	术后第 8 周开始	指南： • 重返体育运动 • 每周一次预约复查
重塑期Ⅲ的目标：		
• 偏心控制良好		
• 展示对称的本体感觉		
• 多平面活动的动态控制		
治疗		锻炼
手册		根据关节运动学的需要 根据需要拉伸
力量		所有功能活动都在这个阶段，没有单一的平面运动 增强运动训练 进展到高速度/高强度活动 重返体育运动
重返体育运动的条件：		
• 无痛苦		
• 疼痛持续时间不超过 24 小时		
• 具有良好的多平面动态控制能力		
• 医生批准		

质谱系组织分化的能力，并且被认为是组织修复过程的重要组成部分[37]。有两种干细胞——胚胎干细胞(产前)和成体干细胞(产后)。干细胞可位于脂肪组织和骨髓中。最近的研究表明，脂肪来源的干细胞具有与骨髓干细胞相同的结构及分化能力。而且脂肪组织获取干细胞具有更多的数量和较少的创伤性[38]。

MSC 和脂肪中的其他细胞对细胞和化学信号做出反应，进行分化，以帮助多种细胞类型修复。包括软骨修复、OA、肌腱缺损、韧带组织和椎间盘退变。

在干细胞增生治疗中，干细胞从一个富含脂肪的组织转移到一个缺乏脂肪的结缔组织中进行修复。脂肪来源的干细胞/基质细胞(AD-SC)作为细胞库用于修复结缔组织和关节软骨，是干细胞增生治疗的理论基础。在多项研究中，AD-SC 可以促进生长因子、细胞因子分泌，刺激成纤维细胞增殖、迁移和胶原蛋白分泌[4,37]。研究也表明，成体干细胞治疗可以成功再生骨关节炎和关节软骨损伤导致的软骨缺损[8,37]。

再生医学已经开始利用 AD-SC 移植到脂肪支架上，结合高密度 PRP 浓缩物(HD-PRP)提供一个强有力的治疗方案。HD-PRP 能够促进肌肉骨骼的愈合，刺激局部微环境的再生能力，特别是在肌腱愈合的早期阶段。AD-SC 的增殖和分化与血小板的浓度直接相关。HD-PRP 释放大量生长因子，活化后显著增强干细胞基质细胞增殖，提高脂肪

表 14.4　软骨干细胞注射后

总体目标		
• 控制疼痛和炎症 • 保护注射区域 • 恢复正常的力量和耐力 • 恢复正常活动范围 • 达到最佳的功能水平 • 实现患者个人目标		
临床应用		
• 骨关节炎 • 软骨变性/缺损 • 椎间盘变性		
炎性期	0~3 天	指南： • 不用非甾体抗炎药 • 组织完全休息 • 主动活动
增生期 Ⅰ	4~14 天	指南： • 相对休息；过渡到完全负重 • 最长 4~6 周不使用非甾体抗炎药 • 增加对日常活动的耐受性 • 纠正关节周围的生物力学功能障碍
增生期Ⅰ的目标： • 控制疼痛和炎症 • 促进组织愈合 • 保护干细胞注射的组织支架 • 教育患者 • 从主动活动逐渐增加到负荷下活动		
治疗		锻炼
评估（注射后 1~2 周内）		评估运动链
手册		被动活动 关节活动Ⅰ/Ⅱ治疗疼痛和肿胀 纠正关节的生物力学错误 按指示拉伸活动
力量		2 周后从单平面主动运动过渡到抗阻力活动 3~4 周不要给组织施加过大的压力
心血管		2 周内从相反区域有氧活动，然后交替
形式		根据术后疼痛情况进行控制
增生期Ⅱ	2~8 周	指南： • 完全承重 • 最长 4~6 周不使用非甾体抗炎药 • 渐进式力量计划，在第 4~6 周开始偏心活动

（待续）

表 14.4 （续）

增生期Ⅱ的目标：		
• 获得完全的活动范围		
• 在第 4~6 周开始实施偏心活动		
• 改善平衡和本体感受		
• 避免高速度、高强度的运动		
• 避免运动后疼痛		
治疗		锻炼
手册		可以在第 2 周开始软组织技术
		关节活动Ⅲ/Ⅳ
		按指示伸展和被动活动
		矫正相邻关节的生物力学
力量		第 3 周从同心抵抗运动过渡到偏心运动
		同心运动的重量逐渐增加
		2 周后开始本体平衡感觉活动
进阶标准：		
• 完全的活动范围		
• 活动后无疼痛		
• 无痛，5/5 级静态力量		
重塑期	术后第 6~8 周开始	指南：
		• 重返体育运动
		• 每周一次预约复查
重塑期的目标：		
• 偏心控制良好		
• 展示对称的本体感觉		
• 多平面活动的动态控制		
治疗		锻炼
手册		根据关节运动学的需要
		根据需要拉伸
力量		所有功能活动都在这个阶段，没有单一的平面运动
		增强运动培训
		进展到高速度/高强度活动
		重返体育运动
重返体育运动的条件：		
• 无痛苦		
• 疼痛持续时间不超过 24 小时		
• 具有良好的多平面动态控制能力		
• 医生批准		

支架的存活率[37]。

对接受干细胞增生治疗的患者进行康复治疗时，有几个因素需要注意。首先，当将 AD-SC 支架注射到目标组织时，必须注意在支架连接到现有组织并开始分化之前，不要对该组织施加过大的压力，休息一段时间后再开始物理治疗。在开始物理治疗时，应完成运动链评估，从受影响的区域开始进行 PROM。虽然注射后活动范围的丧失不是个问题，但进行 PROM 和Ⅰ级、Ⅱ级的关节活动将有助于血液流向愈合组织。在干细胞患者康复过程中要考虑的第二个问题是适度渐进的阻力训练。当细胞开始分化、胶原蛋白从Ⅲ型重塑为Ⅰ型时，适当的组织应力是至关重要的；组织过多应力会破坏细胞的再生过程。康复计划中保守比激进更明智。从第 2 周开始，等长活动可以开始，然后进展到同心等张练习。第 4~6 周在医生的指导下可以开始进行偏心运动。最终在注射后的 6~8 周恢复原先的活动能力。

干细胞康复的重要组成部分：

- 愈合的 3 个阶段 MSC 的分化
- 成骨过程是成骨细胞分化为骨细胞
- 软骨生成是软骨细胞变成肥大的软骨细胞
- 肌肉生成是从成肌细胞变成肌管再到肌肉
- 肌腱生成/韧带生成是成纤维细胞变成肌腱/韧带[26]

脊柱疾病

脊柱骨性或软组织的损伤易使关节过早发生疼痛的退行性改变(表 14.5)。节段间松弛或不稳可能是对损伤或不良姿势的修复不足和退行性改变的结果，尤其是在颈椎。小关节有丰富的神经支配，但血液供应不足，导致其甚至对低暴力损伤的修复能力较差。椎间盘一旦受伤，就会失去水分和其果冻状的内核。随着时间的推移，其高度会降低并退化。虽然椎间盘退变后可能不会疼痛，但由于脊柱复合体高度降低，周围组织可能受到影响。而周围组织的磨损增加会导致疼痛和不稳[33]。

脊柱失稳是指脊柱失去承受生理负荷的能力，难以维持椎体间的正常关系以防止神经根的损伤或刺激[39]。不稳的迹象包括失去硬度、椎间盘高度的减少、韧带和小关节囊的松弛、小关节的退行性变。随着时间的推移，韧带失去了控制活动度的能力并可能导致交感神经系统参与其中。并且关节囊和脊柱韧带周围的瘢痕组织形成，由于韧带松弛关节囊受到重复的应力，这也会导致肌肉紧张、痉挛和肌筋膜疼痛。椎间盘和小关节的血供均有限，导致愈合能力和组织重塑能力差，最终导致椎间盘退变。肌肉保护机制和痉挛往往发生在脊柱不稳和力学完整性丧失的情况下。研究表明，立脊肌与关节突关节囊的距离较近，并在关节突关节囊间形成纤维，实现对关节活动的控制。

关节突关节的增生疗法注射不仅可以改善关节的症状，还可以改善韧带和小关节的病变，从而改善关节的疼痛和功能。这反过来又提高了韧带的强度和关节的稳定性。增生疗法可以每周注射 3~6 次，也可以持续几个月。溶液的浓度为 5%~25%，可以与包括利多卡因[39]在内的多种溶液混合。文中概述了用葡萄糖进行脊髓节段增生疗法治疗后的康复方案。需要注意的是，脊柱注射后康复的总体目标是促进关节本体感觉的稳定和恢复。由于机械负荷过重和韧带松弛是关节病变的根本原因，所以不建议脊柱过多活动。目前，小关节和椎间盘疼痛的治疗方法包括使用皮质类固醇注射和(或)去神经化手术，即射频消融术。人们已经开始关注

表 14.5 增生疗法/PRP 注射后的脊柱

总体目标		
• 控制疼痛和炎症		
• 恢复正常的力量和耐力		
• 恢复正常活动范围		
• 达到最佳的功能水平		
• 实现患者个人目标		
临床应用		
• 脊柱不稳定/活动过度		
炎性期Ⅰ	0~3 天到 1 周	指南： • 不用非甾体抗炎药 • 主动活动到正常日常活动
增生期Ⅱ	1~8 周	指南： • 最长 4~6 周不用非甾体抗炎药 • 增加对日常活动的耐受性 • 教育患者改善姿势 • 纠正关节周围的生物力学功能障碍
增生期Ⅱ的目标：		
• 控制疼痛和炎症		
• 促进组织愈合		
• 恢复组织活动性，获得完全的活动范围		
• 从主动活动逐渐增加到负荷下活动		
• 开始脊柱稳定训练		
• 改善脊柱的本体感觉		
• 避免高速度、高强度的运动		
• 避免运动后疼		
治疗		锻炼
评估（注射后 1~2 周内）		评估运动链
指南		可以在第 2 周开始软组织技术 被动活动 相邻低活动度节段的关节活动（保护高活动度节段和注射节段） 纠正相关关节的生物力学错误
力量		运动训练，以达到适当的脊柱曲线与主动活动 脊柱运动先于脊柱稳定 脊柱稳定——激活竖脊肌和腹部肌肉的共同收缩 本体感觉提高关节的意识
心血管		2 周内从相反区域有氧活动，然后交替
形式		根据术后疼痛情况进行控制

（待续）

表14.5　（续）

进阶标准： • 完全的活动范围 • 活动后无疼痛 • 无痛，5/5级静态力量		
增生期Ⅲ	术后6~8周开始	指南： • 重返体育运动 • 每周一次预约复查
增生期Ⅲ的目标： • 获得完全的活动范围 • 改善平衡和本体感受 • 避免运动后疼痛		
治疗		锻炼
手册		根据关节运动学的需要 根据组织伸长的需要进行拉伸
力量		所有功能活动都在这个阶段，没有单一的平面运动 增强运动训练 进展到高速度/高强度活动 重返体育运动
重返体育运动的条件 • 无痛苦 • 疼痛持续时间不超过24小时 • 具有良好的多平面动态控制能力 • 医生批准		

到这些治疗方法潜在的并发症及其有限的疗效。因此越来越多的证据显示了再生疗法的有效性[40]。

脊柱椎体周围的脊间韧带经常被忽视，这是患者背部疼痛和活动障碍的来源。韧带组织中含有传入神经的末梢，而椎间盘内则没有。因此，如果患者有椎间盘退变的情况，疼痛更有可能来自周围的软组织。这是由于椎间盘高度的降低，导致软组织承受了过大的压力。髂腰韧带就是L5/S1退行性椎间盘合并骶髂关节不稳定的患者疼痛来源的一个很好的例子。髂腰韧带是起源于L5横突尖并插入髂嵴内后方的一种强大的韧带。减轻这种韧带疼痛的传统疗法包括横向的摩擦按摩、关节稳定化和关节活动。然而，存在真正的骶髂关节不稳时，增生疗法被证明是一种有效的治疗方法，可以恢复韧带横截面的强度，增加骶髂关节复合体的稳定性[41,42]。

脊柱韧带康复的重要组成部分：

- 急性炎症期
  - 在损伤部位血液汇集
  - 血小板相互作用形成血凝块
  - 血小板丰富的纤维蛋白血凝块释放生长因子
  - 中性粒细胞、单核细胞和其他免疫细胞迁移到该区域
  - 成纤维细胞募集到受伤部位

- 扩增阶段
  - 免疫细胞释放各种生长因子和细胞因子
  - 成纤维细胞开始分泌不同胶原组织
  - 紊乱的瘢痕组织与血管、脂肪细胞、成纤维细胞和炎症细胞一起形成
  - 胶原纤维重新排列
- 重塑期
  - 胶原成熟
  - 组织基质开始类似于正常的韧带组织
  - 可持续一年以上

结论

物理治疗是慢性软组织损伤恢复的重要组成部分。各种损伤都可以用再生医学来治疗。诸如增生疗法、PRP 和干细胞疗法等技术就是这些疗法中的一种。适当的康复方案可以帮助确保这些再生治疗的效果最佳。到目前为止，再生医学的康复方案仍缺乏基于证据的实践证实。作为肌肉骨骼方面的专家，物理治疗师应详细了解康复的过程，以及不同再生治疗方法影响肌腱、韧带、肌肉和软骨的过程，以便更好地指导患者进行康复。

（樊俊俊 译　毕龙 校）

参考文献

1. Hauser RA, Maddela HS, Alderman D, et al. Journal of Prolotherapy International Medical Editorial Board Consensus Statement on the use of prolotherapy for musculoskeletal pain. *J Prolother.* 2011;3(4):744–764.
2. Rabago D, Slattengren A, Zgierska A. Prolotherapy in primary care practice. *Prim Care.* 2010;37(1):65–80.
3. Alderman D. The new age of prolotherapy. *Pract Pain Manag*. 2010;10(4):54–72.
4. Hauser RA, Hauswer MA, et al. Evidence-based use of dextrose prolotherapy for musculoskeletal pain: a scientific literature review. *J Prolother.* 2011;3(4):765–789.
5. Hauser RA, Sprague IS. Outcomes of prolotherapy in chondromalacia patella patients: improvements in pain level and function. *Clin Med Insights Arthritis Musculoskelet Disord*. 2014;7:13–20.
6. Foster TE, Puskas BL, Mandelbaum BR, et al. Platelet-rich plasma: from basic science to clinical applications. *Am J Sports Med*. 2009;37(11):2259–2272.
7. Marx RE. Platelet-rich plasma (PRP): what is PRP and what is not PRP? *Implant Dent*. 2001;10(4):225–228.
8. Yuan T, Zhang CQ, Wang JH. Augmenting tendon and ligament repair with platelet-rich plasma (PRP). *Muscles Ligaments Tendons J*. 2013;3(3):139–149.
9. Borrione P, Gianfrancesco AD, Pereira MT, et al. Platelet-rich plasma in muscle healing. *Am J Phys Med Rehabil*. 2010;89(10):854–861.
10. Zhu Y, Yuan M, Meng HY, et al. Basic science and clinical application of platelet-rich plasma for cartilage defects and osteoarthritis: a review. *Osteoarthr Cartil*. 2013;21(11):1627–1637.
11. Charousset C, Zaoui A, Bellaiche L, et al. Are multiple platelet-rich plasma injections useful for treatment of chronic patellar tendinopathy in athletes? A prospective study. *Am J Sports Med*. 2014;42(4):906–911.
12. World Anti-Doping Agency. WADA 2011 prohibited list now published, 2010. www.wada-ama.org/en/media/news/2010-09/wada-2011-prohibited-list-now-published
13. Rees JD, Stride M, Scott A, et al. Tendons—time to revisit inflammation. *Br J Sports Med.* 2012;1–7.
14. Murtaugh B, Ihm JM. Eccentric training for the treatment of tendinopathies. *Curr Sports Med Rep*. 2013;12(3):175–182.
15. Sharma P, Maffulli N. Tendon injury and tendinopathy: healing and repair. *J Bone Joint Surg Am*. 2005;87(1):187–202.
16. O'Neill S, Watson PJ, Barry S. Why are eccentric exercises effective for Achilles tendinopathy? *Int J Sports Phys Ther*. 2015;10(4):552–562.
17. Rees JD, Wolman RL, Wilson A. Eccentric exercises; why do they work, what are the problems and how can we improve them? *Br J Sports Med*. 2009;43(4):242–246.
18. Khan KM, Scott A. Mechanotherapy: how physical therapists' prescription of exercise promotes tissue repair. *Br J Sports Med*. 2009;43(4):247–252.

19. Dunn SL, Olmedo ML. Mechanotransduction: relevance to physical therapist practice: understanding our ability to affect genetic expression through mechanical forces. *Phys Ther*. 2016;96(5):712–721.
20. Gillespie PG, Müller U. Mechanotransduction by hair cells: models, molecules, and mechanisms. *Cell*. 2009;139(1):33–44.
21. Hauser RA, Dolan EE, Phillips HJ, et al. Ligament injury and healing: a review of current clinical diagnostics and therapeutics. *Open Rehabilit J*. 2013;6:1–20.
22. Bogduk N. *Clinical and Radiological Anatomy of the Lumbar Spine*. Churchill: Livingstone, Elsevier (2nd edition); 2005.
23. Yamaguchi S, Aoyama T, Ito A, et al. The effects of exercise on the early stages of mesenchymal stromal cell-induced cartilage repair in a rat osteochondral defect model. *PLOS ONE*. 2016;11(3):1–10.
24. Hulejová H, Baresová V, Klézl Z, et al. Increased level of cytokines and matrix metalloproteinases in osteoarthritic subchondral bone. *Cytokine*. 2007;38(3):151–156.
25. Tetlow LC, Adlam DJ, Woolley DE. Matrix metalloproteinase and proinflammatory cytokine production by chondrocytes of human osteoarthritic cartilage: associations with degenerative changes. *Arthritis Rheum*. 2001;44(3):585–594.
26. Alderman DD, Alexander RW, Harris GR, et al. Stem cell prolotherapy in regenerative medicine: background, theory and protocols. *J Prolotherapy*. 2011;3(3):689–708.
27. Echeverri LF, Herrero MA, Lopez JM, et al. Early stages of bone fracture healing: formation of a fibrin-collagen scaffold in the fracture hematoma. *Bull Math Biol*. 2015;77(1):156–183.
28. McCulloch JM, Kloth LC, Feeder JA. *Wound healing in alternatives in management*. Philadelphia: F.A. Davis Company; 1995:3–43.
29. Prisk V, Huard J. Muscle injuries and repair: the role of prostaglandins and inflammation. *Histol Histopathol*. 2003;18(4):1243–1256.
30. Medical Gallery of Mikael Haggstrom. *Wiki Journal of Medicine*. 2014;1(2). DOI:10.15347/wjm/2014.008. ISSN 2002-4436. Public Domain.
31. Järvinen TA, Järvinen M, Kalimo H. Regeneration of injured skeletal muscle after the injury. *Muscles Ligaments Tendons J*. 2013;3(4):337–345.
32. Middleton KK, Barro V, Muller B, et al. Evaluation of the effects of platelet-rich plasma (PRP) therapy involved in the healing of sports-related soft tissue injuries. *Iowa Orthop J*. 2012;32:150–163.
33. Krogman K, Sherry M, Wilson J, et al. Platelet-rich plasma rehabilitation guidelines. 2014. PDF File. www.uwsportsmedicine.org
34. Kaux JF, Forthomme B, Namurois MH, et al. Description of a standardized rehabilitation program based on sub-maximal eccentric following a platelet-rich plasma infiltration for jumper's knee. *Muscles Ligaments Tendons J*. 2014;4(1):85–89.
35. Dolgin E. Cellular rehab: physical therapy and exercise are critical to the success of cell therapies approaching the clinic. *The Scientist*. 2015; 12:1–8.
36. Rees JD, Lichtwark GA, Wolman RL, et al. The mechanism for efficacy of eccentric loading in Achilles tendon injury; an *in vivo* study in humans. *Rheumatology (Oxford)*. 2008;47(10):1493–1497.
37. Alderman DD, Alexander RW, Harris GR, et al. Stem cell prolotherapy in regenerative medicine. *J Prolother*. 2011;3(3):689–708.
38. Zuk PA. The adipose-derived stem cell: looking back and looking ahead. *Mol Biol Cell*. 2010;21(11):1783–1787.
39. Hauser RA, Steilen DR, Fisher, P. Upper cervical instability of traumatic origin treated with dextrose prolotherapy: a case report. *J Prolother*. 2015;7:932–936.
40. Landa J, Kim Y. Outcomes of interlaminar and transforminal spinal injections. *Bull NYU Hosp Joint Diseases*. 2012;70(1):6–10.
41. Auburn A, Benjamin S, Bechtel PT, et al. Increase in cross sectional area of the iliolumbar ligament using prolotherapy agents: an ultrasonic case study. *J Prolother*. 2009;1(3):156–162.
42. Auburn A, Benjamin S, Bechtel R. Prolotherapy for pelvic ligament pain: a case report. *J Prolother*. 2009;1(2):89–95.

索 引